全国普通高等中医药院校药学类专业"十三五"规划教材（第二轮规划教材）

药物分析

（第2版）

（供药学、药物制剂、制药工程、医药营销及相关专业使用）

主　编　彭　红　文红梅

副主编　邓　放　吴　虹　徐　玫　谢　云

编　者　（以姓氏笔画为序）

王　瑞（山西中医药大学）　　　文红梅（南京中医药大学）

邓　放（成都中医药大学）　　　平欲晖（江西中医药大学）

叶世芸（贵阳中医药大学）　　　丘　琴（广西中医药大学）

杨燕云（辽宁中医药大学）　　　李　彧（福建中医药大学）

李遇伯（天津中医药大学）　　　吴　虹（安徽中医药大学）

邹　莉（浙江中医药大学）　　　张云静（安徽中医药大学）

周　晋（湖南中医药大学）　　　俞　捷（云南中医药大学）

姚卫峰（南京中医药大学）　　　贺吉香（山东中医药大学）

徐　玫（河南大学）　　　　　　崔力剑（河北中医学院）

崔兰冲（长春中医药大学）　　　麻秋娟（河南中医药大学）

彭　红（江西中医药大学）　　　谢　云（湖北中医药大学）

熊　魏（江西中医药大学）

中国健康传媒集团

中国医药科技出版社

内 容 提 要

　　本教材为"全国普通高等中医药院校药学类专业'十三五'规划教材（第二轮规划教材）"之一，是根据药物分析教学要求和课程特点，结合《中国药典》（2015 年版）编写而成。

　　全书共 19 章。第一章药物分析概论主要介绍药物分析的意义、性质、任务以及药品质量管理规范；第二至七章是以药物分析技术和方法的实际应用为重点，强调药物分析的共性与特点，依次为药品质量标准与分析方法验证、药物的鉴别、药物的杂质检查、药物的含量测定、药物制剂分析及体内药物分析；第八至十六章是通过 9 类典型药物的质量分析，强调药物结构、理化性质、质量特征与分析研究方法选择之间的关系；第十七章中药分析概论介绍中药分析的基本方法；第十八章生物制品分析介绍了生物制品质量控制要求和方法；第十九章主要介绍了药物分析前沿技术。本书为书网融合教材，即纸质教材有机融合电子教材、教学配套资源和数字化教学服务（在线教学、在线作业、在线考试）。

　　本教材主要供高等中医药院校药学、药物制剂、制药工程、医药营销及相关专业使用，也可作为医药行业考试与培训的参考用书。

图书在版编目（CIP）数据

　　药物分析/彭红，文红梅主编 . —2 版 . —北京：中国医药科技出版社，2018.8

　　全国普通高等中医药院校药学类专业"十三五"规划教材（第二轮规划教材）

　　ISBN 978 – 7 – 5214 – 0238 – 4

　　Ⅰ.①药… 　Ⅱ.①彭… 　②文… 　Ⅲ.①药物分析 – 中医学院 – 教材 　Ⅳ.①R917

　　中国版本图书馆 CIP 数据核字（2018）第 097895 号

美术编辑　陈君杞

版式设计　诚达誉高

出版　**中国健康传媒集团** | 中国医药科技出版社

地址　北京市海淀区文慧园北路甲 22 号

邮编　100082

电话　发行：010 – 62227427　邮购：010 – 62236938

网址　www.cmstp.com

规格　889×1194mm $\frac{1}{16}$

印张　21 $\frac{3}{4}$

字数　460 千字

初版　2015 年 3 月第 1 版

版次　2018 年 8 月第 2 版

印次　2023 年 1 月第 4 次印刷

印刷　北京市密东印刷有限公司

经销　全国各地新华书店

书号　ISBN 978 – 7 – 5214 – 0238 – 4

定价　**50.00 元**

获取新书信息、投稿、为图书纠错，请扫码联系我们。

全国普通高等中医药院校药学类专业"十三五"规划教材（第二轮规划教材）
编写委员会

主 任 委 员	彭　成（成都中医药大学）	
副主任委员	朱　华（广西中医药大学）	
	杨　明（江西中医药大学）	
	冯卫生（河南中医药大学）	
	刘　文（贵阳中医药大学）	
	彭代银（安徽中医药大学）	
	邱智东（长春中医药大学）	
委　　员（以姓氏笔画为序）		

王　建（成都中医药大学）	王诗源（山东中医药大学）
文红梅（南京中医药大学）	尹　华（浙江中医药大学）
邓　赟（成都中医药大学）	史亚军（陕西中医药大学）
池玉梅（南京中医药大学）	许　军（江西中医药大学）
严　琳（河南大学）	严铸云（成都中医药大学）
杨　云（云南中医药大学）	杨怀霞（河南中医药大学）
杨武德（贵阳中医药大学）	李　峰（山东中医药大学）
李小芳（成都中医药大学）	李学涛（辽宁中医药大学）
吴　虹（安徽中医药大学）	吴培云（安徽中医药大学）
吴啟南（南京中医药大学）	吴锦忠（福建中医药大学）
何　宁（天津中医药大学）	张　丽（南京中医药大学）
张　梅（成都中医药大学）	张师愚（天津中医药大学）
张朔生（山西中医药大学）	陆兔林（南京中医药大学）
陈振江（湖北中医药大学）	金传山（安徽中医药大学）
周长征（山东中医药大学）	周玖瑶（广州中医药大学）
郑里翔（江西中医药大学）	赵　骏（天津中医药大学）
胡　明（四川大学）	夏厚林（成都中医药大学）
郭　力（成都中医药大学）	郭庆梅（山东中医药大学）
容　蓉（山东中医药大学）	康文艺（河南大学）
巢建国（南京中医药大学）	彭　红（江西中医药大学）
蒋桂华（成都中医药大学）	韩　丽（成都中医药大学）
傅超美（成都中医药大学）	曾　南（成都中医药大学）
裴　瑾（成都中医药大学）	

全国普通高等中医药院校药学类专业"十三五"规划教材（第二轮规划教材）

出 版 说 明

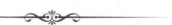

　　"全国普通高等中医药院校药学类'十二五'规划教材"于 2014 年 8 月至 2015 年初由中国医药科技出版社陆续出版，自出版以来得到了各院校的广泛好评。为了更新知识、优化教材品种，使教材更好地服务于院校教学，同时为了更好地贯彻落实《国家中长期教育改革和发展规划纲要（2010－2020年）》《"十三五"国家药品安全规划》《中医药发展战略规划纲要（2016－2030 年）》等文件精神，培养传承中医药文明，具备行业优势的复合型、创新型高等中医药院校药学类专业人才，在教育部、国家药品监督管理局的领导下，在"十二五"规划教材的基础上，中国健康传媒集团·中国医药科技出版社组织修订编写"全国普通高等中医药院校药学类专业'十三五'规划教材（第二轮规划教材)"。

　　本轮教材建设，旨在适应学科发展和食品药品监管等新要求，进一步提升教材质量，更好地满足教学需求。本轮教材吸取了目前高等中医药教育发展成果，体现了涉药类学科的新进展、新方法、新标准；旨在构建具有行业特色、符合医药高等教育人才培养要求的教材建设模式，形成"政府指导、院校联办、出版社协办"的教材编写机制，最终打造我国普通高等中医药院校药学类专业核心教材、精品教材。

　　本轮教材包含 47 门，其中 39 门教材为新修订教材（第 2 版），《药理学思维导图与学习指导》为本轮新增加教材。本轮教材具有以下主要特点。

一、教材顺应当前教育改革形势，突出行业特色

　　教育改革，关键是更新教育理念，核心是改革人才培养体制，目的是提高人才培养水平。教材建设是高校教育的基础建设，发挥着提高人才培养质量的基础性作用。教材建设以服务人才培养为目标，以提高教材质量为核心，以创新教材建设的体制机制为突破口，以实施教材精品战略、加强教材分类指导、完善教材评价选用制度为着力点。为适应不同类型高等学校教学需要，需编写、出版不同风格和特色的教材。而药学类高等教育的人才培养，有鲜明的行业特点，符合应用型人才培养的条件。编写具有行业特色的规划教材，有利于培养高素质应用型、复合型、创新型人才，是高等医药院校教育教学改革的体现，是贯彻落实《国家中长期教育改革和发展规划纲要（2010－2020 年）》的体现。

二、教材编写树立精品意识，强化实践技能培养，体现中医药院校学科发展特色

　　本轮教材建设对课程体系进行科学设计，整体优化；对上版教材中不合理的内容框架进行适当调整；内容（含法律法规、食品药品标准及相关学科知识、方法与技术等）上吐故纳新，实现了基础学科与专业学科紧密衔接，主干课程与相关课程合理配置的目标。编写过程注重突出中医药院校特色，适当融入中医药文化及知识，满足 21 世纪复合型人才培养的需要。

　　参与教材编写的专家以科学严谨的治学精神和认真负责的工作态度，以建设有特色的、教师易用、学生易学、教学互动、真正引领教学实践和改革的精品教材为目标，严把编写各个环节，确保教材建设质量。

三、坚持"三基、五性、三特定"的原则，与行业法规标准、执业标准有机结合

本轮教材修订编写将培养高等中医药院校应用型、复合型药学类专业人才必需的基本知识、基本理论、基本技能作为教材建设的主体框架，将体现教材的思想性、科学性、先进性、启发性、适用性作为教材建设灵魂，在教材内容上设立"要点导航""重点小结"模块对其加以明确；使"三基、五性、三特定"有机融合，相互渗透，贯穿教材编写始终。并且，设立"知识拓展""药师考点"等模块，与《国家执业药师资格考试考试大纲》和新版《药品生产质量管理规范》（GMP）、《药品经营管理质量规范》（GSP）紧密衔接，避免理论与实践脱节，教学与实际工作脱节。

四、创新教材呈现形式，书网融合，使教与学更便捷、更轻松

本轮教材全部为书网融合教材，即纸质教材与数字教材、配套教学资源、题库系统、数字化教学服务有机融合。通过"一书一码"的强关联，为读者提供全免费增值服务。按教材封底的提示激活教材后，读者可通过 PC、手机阅读电子教材和配套课程资源，并可在线进行同步练习，实时反馈答案和解析。同时，读者也可以直接扫描书中二维码，阅读与教材内容关联的课程资源（"扫码学一学"，轻松学习 PPT 课件；"扫码练一练"，随时做题检测学习效果），从而丰富学习体验，使学习更便捷。教师可通过 PC 在线创建课程，与学生互动，开展在线课程内容定制、布置和批改作业、在线组织考试、讨论与答疑等教学活动，学生通过 PC、手机均可实现在线作业、在线考试，提升学习效率，使教与学更轻松。此外，平台尚有数据分析、教学诊断等功能，可为教学研究与管理提供技术和数据支撑。

本套教材的修订编写得到了教育部、国家药品监督管理局相关领导、专家的大力支持和指导；得到了全国高等医药院校、部分医药企业、科研机构专家和教师的支持和积极参与，谨此，表示衷心的感谢！希望以教材建设为核心，为高等医药院校搭建长期的教学交流平台，对医药人才培养和教育教学改革产生积极的推动作用。同时精品教材的建设工作漫长而艰巨，希望各院校师生在教学过程中，及时提出宝贵的意见和建议，以便不断修订完善，更好地为药学教育事业发展和保障人民用药安全有效服务！

中国医药科技出版社
2018 年 6 月

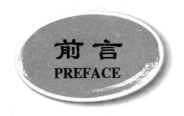

前 言
PREFACE

　　药物分析是药学领域中的一门重要学科，药物分析的任务就是对药物进行全面的分析研究。通过药物分析课程的学习，可培养学生具备药品全面质量控制的观念，胜任药品研究、生产、供应和临床使用过程中药物质量分析工作。随着我国医药事业快速发展，药物分析知识在不断更新，为适应我国"十三五"高等医药教育带来的新形势、新目标和新要求，在第一版《药物分析》教材的基础上进行了修订编写。本版教材的编写围绕药学类专业教育和人才培养目标要求，突出药物分析特点，强调特色与实用相结合的原则。本教材具有以下特点。

　　1. 内容力求实用、先进，理论阐述和实例紧密结合。本教材着重介绍了药物分析基本理论、基本知识和基本技能，也反映了药物分析的发展前沿，紧密结合《中国药典》（2015 年版）及国家执业药师资格考试新要求，实例比较多。理论和实例的结合，可提高学生分析、解决问题的能力。

　　2. 在教材编写形式和呈现方式上，通过书网互动增加了数字化内容，即纸质教材有机融合电子教材，教学配套资源，题库系统，数字化教学服务（在线教学、在线作业、在线考试），提供了多样化、立体化教学资源和手段。可促进师生互动，提升学生的学习自觉性和主动性。

　　全书共 19 章，第一章药物分析概论，主介绍药物分析的意义、性质、任务以及药品质量管理规范。第二至七章是以药物分析技术和方法的实际应用为重点，强调药物分析的共性与特点，依次为药品质量标准与分析方法验证、药物的鉴别试验、药物的杂质检查、药物的含量测定、药物制剂分析及体内药物分析。第八至十六章是通过 9 类典型药物的质量分析，强调药物结构、理化性质、质量特征与分析研究方法选择之间的关系。第十七章中药分析概论，介绍中药分析的基本方法，突出中药分析的特点。第十八章生物制品分析，介绍了生物制品质量控制要求和方法。第十九章主要介绍了药物分析前沿技术，包括手性 HPLC 技术、毛细管电色谱技术、质谱联用技术以及超高效液相色谱等前沿技术。

　　本教材主要供高等中医药院校药学、药物制剂、制药工程、医药营销及相关专业使用，也可作为医药行业考试与培训的参考用书。

　　限于作者水平，教材中难免有疏漏和错误，恳请广大师生和读者批评指正。

编　者

2018 年 6 月

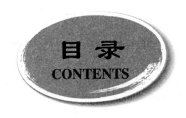

目 录
CONTENTS

· 1 ·

第三章 ● 药物的鉴别

第四章 ● 药物的杂质检查

第五章　● 药物的含量测定

第九章 ● 巴比妥类药物分析

第十章 ● 胺类药物分析

第十三章　● 糖类药物分析

第十六章 ● 抗感染类药物分析

第十七章 ● 中药分析概论

第一章 药物分析概论

要点导航

1. 掌握药物分析的性质和任务。
2. 熟悉药品质量管理规范。
3. 了解药物分析的发展和课程学习要求。

第一节 药物分析的性质和任务

扫码"学一学"

药物（drug）是用于预防、治疗、诊断人的疾病，有目的地调节人的生理功能并规定有适应证或者功能主治、用法和用量的物质。

药品（medicinal products）通常是指由药物经一定的处方和工艺制备而成的制剂产品，是可供临床使用的商品，包括中药材、中药饮片、中成药、化学原料药及其制剂、抗生素、生化药品、放射性药品、血清、疫苗、血液制品和诊断药品等。药品质量的优劣直接关系到用药者的健康与生命安危。因此，必须对药品质量实现全面控制，以确保人们用药的安全、合理和有效。

药物分析学（pharmaceutical analysis）是利用分析测定手段，发展药物的分析方法，研究药物的质量及其规律，对药物进行全面检验与控制的科学，是药学学科的重要分支学科。其内容涉及药物质量控制、临床药学、中药及天然药物分析、药物代谢分析、法医毒物分析、创新药研究等诸多方面，此外，药物分析学还大量应用于药物滥用和运动员兴奋剂检测，保健食品中的活性成分分析等。

药物分析贯穿于药物研发、药物的质量检验、药品的生产、经营、使用、监督管理等各个环节，所以，哪里有药物，哪里就有药物分析。

一、药物分析在药品质量检验中的应用

《中华人民共和国药品管理法》（以下简称《药品管理法》）规定"药品必须符合国家药品标准"。为确保药品的质量，应严格按照国家法定的药品质量标准，对药品进行分析检验。国家设有专门负责药品检验的各级法定机构，如中国食品药品检定研究院，各省、市、县级药品检验所，对管辖地区生产的药品质量进行抽查。药品生产企业生产的药品必须经过检验，合格者方可出厂，药品经营企业必须对购进的药品进行验收检验，合格者方可入库。药物分析是国家对药品实施监督和管理，维护药品生产和使用正常秩序，打击假冒伪劣的重要技术支撑和工具手段。

二、药物分析在药品生产过程中的应用

药品的质量与其生产过程直接相关，为保证质量，必须进行药品生产过程的质量控制。包括药品生产所需原辅料的检验、半成品的检验、制药过程分析以及成品检验。为了保证最终产品的质量，还须对关键中间体、制剂半成品（如片剂压片前的颗粒、注射剂灌封前的溶液等）进行主要质量指标的检验，从而及时发现问题、促进生产、提高质量。随着人们对制药过程的关键工艺对保证药品质量重要性的认识逐渐深入，过程分析技术（process analysis technology，PAT）应运而生。PAT是指为保证最终产品的质量，通过实时测量原料、中间体和产物的关键质量和特性，对制药过程进行设计、分析和控制的系统方法。过程分析通常是动态的、连续的分析，这对保证药品质量、提高生产能力、降低生产风险有重要意义。

三、药物分析在药品经营过程中的应用

为了保障药品的质量，药品在经营过程中，必须严格按药品规定条件进行贮运和保存。药品在贮存过程中由于受各种环境因素（光照、温度、湿度、空气）的影响，往往会产生变化，因而要定期检测，考察药品质量是否稳定、贮藏条件是否科学合理，这是保证临床用药安全、有效不可忽视的问题。因此，必须进行药品质量稳定性考察，密切注意贮藏过程药物的质量变化，以便进一步研究、改进药物的稳定性或贮藏条件，采取科学合理的管理方法。

四、药物分析在药品使用中的应用

药品是否安全、有效，最终应以临床应用和实际疗效来决定，所以，对药物及其制剂的体内过程、作用机制及药物效应进行研究。通过药物分析的手段了解药物在体内数量与质量的变化，获得药物代谢动力学的各种参数和代谢的机制等信息，开展治疗药物监测。通过测定血液中的药物浓度，评估治疗方案的合理性、药物的不安全性、药物相互作用的可能性，以及病人对药物治疗的依从性等，以便更好地指导临床用药，减少药物的毒副作用和不良反应的发生。近年来，药物分析与生命科学结合紧密，如生物样品中药物浓度测定的分析方法、临床药物代谢动力学、代谢性药物相互作用、滥用药物和兴奋剂分析、药物制剂的人体生物利用度与生物等效性评价、人体基因表型分布等，开展这些研究已成为药物分析学的重要任务。

五、药物分析在药物研发中的应用

药物从研制开始就伴随着质量分析，如化学药物的合成工艺优化、中药或天然药物的提取分离方法的选择、生物药物的分离纯化、制剂的处方筛选等均需要药物分析提供技术保障。对创新药物须采用各种分析方法对其化学结构、理化性质、真伪、纯度、均一性、安全性、有效性、含量（效价）和稳定性等进行研究分析，并通过药物代谢动力学、生物利用度、生物等效性、药物代谢与相互作用、药物分子与生物大分子（酶、受体、蛋白质）之间的关系等研究，获取药物在体内"命运"的各种信息，从而对所研究药物的质量、疗效和安全性做出评估，并根据研究结果，结合生产实际，由研制单位制定出能有效控制药

品质量的新药质量标准草案。药物分析是创新药物研究的重要组成,药物分析学的技术运用于整个新药发现和开发过程。

综上所述,在新药的发现,药品的生产、经营、使用以及监督等方面,药物分析学为系统地全面控制药品质量提供了科学的技术和方法。

第二节 药品质量管理与管理规范

扫码"学一学"

良好的管理规范是全面控制药品质量的基础,药品质量的全面控制是一项涉及多方面、多学科的综合性工作。为了保证药品质量,国家食品药品监督管理部门先后制定了一系列对药品质量全过程起指导作用的法令性文件。

一、药物非临床研究质量管理规范

《药物非临床研究质量管理规范》(good laboratory practice,GLP)主要用于为申请药品注册而进行的非临床研究,从事药品非临床研究的单位必须执行该规范,以确保实验资料的真实性、完整性和可靠性。非临床研究,是指为评价药品安全性,在实验室条件下,用实验系统(指用于毒性试验的动植物、微生物以及器官、组织、细胞、基因等)进行的各种毒性试验,包括单次给药的毒性试验、反复给药的毒性试验、生殖毒性试验、遗传毒性试验、致突变试验、致癌试验、局部毒性试验、免疫原性试验、各种刺激性试验、依赖性试验、药物代谢动力学、毒代动力学及与评价药品安全性有关的其他试验。

二、药物临床试验质量管理规范

《药物临床试验质量管理规范》(Good Clinical Practice,GCP)是临床试验全过程的标准规定,包括方案设计、组织、实施、监查、稽查、记录、分析总结和报告。凡进行各期临床试验、人体药物代谢动力学、药物生物利用度或者生物等效性试验,均需按本规范执行,以保证药品临床试验过程规范、结果科学可靠,保护受试者的权益并保障其安全。临床试验(clinical trial)是指任何人体(病人或健康志愿者)进行药物的系统性研究,以证实或揭示试验药物的作用、不良反应及(或)试验药物的吸收、分布、代谢、排泄,目的是确定试验药物的疗效与安全性。选择临床试验方法必须符合科学和伦理要求。

三、药物生产质量管理规范

《药物生产质量管理规范》(Good Manufacture Practice,GMP)是药品生产和质量管理的基本准则,其主要精神是对药品生产全过程实行监督管理,对企业生产药品所需要的人员、厂房、设备、原辅料、工艺、质监、卫生等提出明确要求,旨在最大限度地降低药品生产过程中污染、交叉污染以及混淆、差错等风险。2010年新修订的《药品生产质量管理规范》内容有总则、质量管理、机构与人员、厂房与设施、设备、物料与产品、确认与验证、文件管理、生产管理、质量控制与质量保证、委托生产与委托检验、产品发运与召回、自检和附则等共十四章三百一十二条。在总则中明确规定:企业应当建立药品质量管理体系。该体系应当涵盖影响药品质量的所有因素,包括确保药品质量符合预定用途的有组织、有计划的全部活动。

四、药物经营质量管理规范

《药物经营质量管理规范》（Good Supply Practice，GSP）是药品经营质量管理的基本准则。其内容包括：管理职责，人员与培训，设施与设备，采购，收货验收，储存与养护，销售，出库，运输与配送，售后管理等。GSP 是药品经营企业在药品进货、储运和销售等环节中必须执行的规范。

五、中药材生产质量管理规范

为规范中药材生产，保证中药材质量，促进中药标准化、现代化，国家食品药品监督管理部门制定了《中药材生产质量管理规范（试行）》（Good Agriculture Practice，GAP）。GAP 是中药材生产和质量管理的基本准则，适用于中药材生产企业生产中药材（含植物、动物药）的全过程。内容包括：产地生态环境、种质和繁殖材料，栽培与养殖管理，采收与初加工，包装、运输与贮藏，质量管理，人员和设备、文件管理。生产企业应运用规范化管理和质量监控手段，保护野生药材资源和生态环境，坚持"最大持续产量"原则，实现资源的可持续利用。

六、人用药品注册技术要求国际协调会

人用药品注册技术要求国际协调会（International Conference on Harmonisation of Technical Requirements for Registration of Pharmaceuticals for Human Use，ICH）是由欧盟、美国、日本三方的政府药品管理部门和药品生产研发部门共同发起的，目标是协调各国药品注册技术要求，对新药研发程序的相互可接受性、临床实践与试验的可靠性及新药的安全性和有效性等方面进行研讨，制定出一系列有关质量、安全性和有效性的指导原则。ICH 的文件分为质量、安全性、有效性和综合四类。如药品注册文件的统一格式、原材料的 GMP 标准（ICH Q7A）以及质量控制实验的具体指导原则等，在世界范围引起了广泛关注和高度重视。协调成果推广到了 ICH 成员国以外的国家，并得到国际认可。许多国家根据 ICH 的指导原则，结合本国国情，制定了全面控制药品质量的相应规范和指导原则。如我国新药研究中的一些指导原则：《化学药物质量标准建立的规范化过程技术指导原则》、《化学药物质量控制分析方法验证技术指导原则》、《化学药物杂质研究技术指导原则》、《化学药物稳定性研究技术指导原则》、《化学药物有机溶剂残留量研究技术指导原则》、《化学药物非临床药代动力学研究技术指导原则》、《化学药物临床药代动力学研究技术指导原则》、《化学药物制剂人体生物利用度和生物等效性研究技术指导原则》等，均是参照 ICH、WHO 等相关指导原则，结合我国国情而制定的。

第三节 药物分析学发展趋势

随着药学科学事业的飞速发展，各相关学科对药物分析不断提出新要求，药物分析新技术也在不断涌现。如手性色谱、高效毛细管电泳、高效毛细管电色谱、多维色谱、色谱与光谱联用、色谱与质谱联用、色谱与核磁共振联用、计算机辅助药物分析等，使药物分析方法向自动化、智能化和微量化发展。

扫码"学一学"

目前药学研究已从以物质为中心转移到物质与生命科学结合的基础上来，生命科学与药学的结合日益加深，要求运用适当的药物分析技术研究药物作用于机体产生的效应及其作用机制；中药及其制剂的质量控制以及中药药效物质基础研究等，需要应用多种先进的分离分析技术进行综合评价；生物技术药物的发展同样离不开现代分析技术的质量监控；对复杂体系中微量未知物的鉴定与定量技术，如液相色谱与质谱联用（LC－MS）、液相色谱与核磁共振联用（LC－NMR）等，将色谱的高分离性能与 NMR、MS 强大的结构确证能力结合，具有快速、灵敏和高通量的特点，已成为药物代谢研究、药物及其代谢产物的高通量分析、药物中微量杂质和降解物的结构鉴定、中药与天然药物中有效成分的分离与结构确证、药效物质基础研究等方面应用最广泛和最有价值的技术之一。加强学科交叉，药物分析与生物学、医学、分子生物学等学科的合作及协同创新，加强微量活性物质的研究、发展分子探针、药物在线、分子成像及疾病诊断快速分析新技术新方法研究。

近年来，药品不良反应事件时有发生，使药品质量越来越成为关注的焦点，药物分析在药物的发展、研究、生产和使用的全过程都起着极其重要的作用。医药技术的发展及人们对于用药安全性和有效性要求的日益提高，将不断促进药物分析技术的发展和进步。

第四节　药物分析学的学习要求

扫码"学一学"

药物分析课程要求学生明确药物分析在药学科学中的重要地位，培养学生具备强烈的药品质量全面控制的观念，使学生掌握药物分析研究的方法和技能，从而能够胜任药品研究、生产、供应、临床使用及监督管理过程中的分析检验工作。本课程是在无机化学、有机化学、分析化学、药物化学、药剂学以及其他有关课程的基础上开设的，是一门实践性很强的方法学课程。学习药物分析，不仅要掌握药物分析学的基本理论、基本知识，还要有扎实的操作技能和实事求是的科学态度，应特别强调如何运用必要的分析技术与方法进行药品的质量分析和监控。通过药物分析课程的理论学习和实验技能训练，学生应掌握以下五方面的专业知识和技能。

（1）药典的内容及在药物分析中的应用。

（2）药物质量研究的内容和质量标准的制定。

（3）药物的鉴别、检查和含量测定的基本要求和方法。

（4）典型药物的化学结构、理化性质、存在状态与分析方法选择关系。

（5）药物质量研究中的分析技术与方法进展。

在药物分析学习的过程中，应将理论课程的学习与实验操作课的实践并重，熟练掌握各类仪器的使用，并围绕药品质量问题，研究控制药品质量的内在规律和方法，强调分析问题和解决问题的能力，以期更好地培养学生的创新能力和实践能力。

扫码"练一练"

简答题

1. 药品的概念是什么？对药品进行质量控制的意义何在？

2. 药物分析在药品的质量控制中担任着主要的任务是什么？

3. 简述 ICH 的基本内容。

第二章 药品质量标准与药物分析方法验证

要点导航

1. 掌握《中国药典》2015 年版的基本内容、药品质量标准制订原则以及药物分析方法验证基本内容。
2. 熟悉药品检验的基本程序。
3. 了解中国药典进展概况以及外国药典的概况。

第一节 药品标准

扫码"学一学"

药品是一种特殊的商品，它关系到临床用药的安全和有效。为了确保药品的质量，国家对药品有强制执行的质量标准，即国家药品标准。国家药品标准（Drug Standard）是国家对药品质量的规格及检验方法所做的技术规定，是药品的生产、供应、使用、检验和药品监督管理部门共同遵循的法定依据。《药品管理法》中明确规定：药品必须符合国家药品标准，凡药品不符合药品标准规定的均不得出厂、不得销售、不得使用，体现出药品标准具有法定性、强制性的特点。

药典（Pharmacopoeia）是国家监督管理药品质量的法定技术的标准，和其他法令一样具有法定的约束力。世界许多国家及地区出版有本国的或区域性药典，主要有美国药典、英国药典、日本药局方以及欧洲药典和国际药典等。

一、我国药品质量标准分类

我国现行的药品标准分为国家药品标准和企业药品标准。

（一）国家药品标准

国家药品标准包括《中华人民共和国药典》、《药品标准》和药品注册标准等三类标准，均由国家食品药品监督管理总局（CFDA）颁布实施。在国家药品标准中，不仅有药品的质量规格（包括检验的项目和限度要求），还规定了检验的方法。检验时应按照规定的项目和方法进行检验，符合标准的药品才是合格的药品。

1.《中华人民共和国药典》 是国家药品生产和管理的法典，由国家药典委员会编纂出版，报请 CFDA 批准颁布执行。

2. 药品标准 国家食品药品监督管理总局颁布的药品标准，简称局颁标准（原先由卫生部颁布的药品标准称为部颁标准），也是由药典委员会编纂出版，报请 CFDA 批准颁布执行。

3. 药品注册标准 根据《药品注册管理办法》的规定，新药研究的不同阶段也必须制订相应的质量标准，包括临床研究用药品质量标准、生产用试行药品质量标准以及生产用正式质量标准等。

（二）企业标准

由药品生产企业自行制订并用于控制其药品质量的标准，称为企业标准或企业内控标准，它仅用于本企业的产品管理，属于非法定标准，不具有法律的约束力，对外不公开。企业药品标准大都必须高于法定标准的要求，在确保产品质量、提高企业竞争和严防假冒等方面均起到重要作用。

二、《中国药典》（2015 年版）的内容

《中华人民共和国药典》（简称《中国药典》）是国家监督管理药品的法定技术标准，英文名称为 Chinese Pharmacopoeia（Ch. P. 或 ChP），通常在名称后以年份标注版次。

《中国药典》（2015 年版）分为四册：一部、二部、三部和四部。一部收载中药，二部收载化学药品，三部收载生物制品，四部收载通则和药用辅料。

（一）凡例

"凡例"是正确使用《中国药典》进行药品质量检定的基本原则，是对《中国药典》正文、通则与药品质量检定有关的共性问题的统一规定。凡例中的有关规定具有法定的约束力。

凡例是药典的重要组成部分，分类项目有：名称及编排，项目与要求，检验方法和限度，标准品、对照品，计量，精密度，试药、试液、指示剂，动物试验，说明书、包装、标签等。

鉴于有关内容会在以后的章节中说明，在此仅列举数项说明之。

1. 名称与编排　正文收载的药品中文名称系按照《中国药品通用名称》收载的名称及其命名原则命名，《中国药典》收载的药品中文名称均为法定名称；药品英文名称除另有规定外，均采用国际非专利药名（International Nonproprietary Names，INN）。

2. 项目与要求　药典对正文，即质量标准项下的性状、鉴别、检查、含量测定、类别、制剂的规格、贮藏等项目作了具体的规定。

性状是对药物的外观、臭、味、溶解度以及物理常数等的规定。

鉴别是根据药品某些物理、化学或生物学等特性所进行的药物鉴别试验，以判定药物的真伪。

检查是对药物的安全性、有效性、均一性和纯度四个方面的状态进行试验分析。

含量测定是指采用规定的试验方法，用于测定原料及制剂中有效成分的含量。一般可采用化学、仪器或生物测定方法。

类别系按药品的主要作用与主要用途或学科的归属划分，不排除在临床实践的基础上作其他类别药物使用。

制剂的规格系指每一支、片或其他每一个单位制剂中含有主药的重量（或效价）或含量（%）或装量，即制剂的标示量。

贮藏项系为避免污染和降解而对药品贮存与保管的基本要求。

3. 检验方法和限度　药典收载的所有品种，均应按规定的方法进行检验；如采用其他方法，应将该方法与规定的方法做比较试验，根据试验结果掌握使用，但在仲裁时仍以药

典规定的方法为准。

标准中规定的各种纯度和限度数值以及制剂的重（装）量差异，系包括上限和下限两个数值本身及中间数值。规定的这些数值不论是百分数还是绝对数字，其最后一位数字都是有效位。

试验结果在运算过程中，可比规定的有效数字多保留一位数，而后根据有效数字的修约规则进舍至规定有效位。计算所得的最后数值或测定读数值均可按修约规则进舍至规定的有效位，取此数值与标准中规定的限度数值比较，以判断是否符合规定的限度。

原料药的含量（％），除另有注明者外，均按重量计。如规定上限为100％以上时，系指用本药典规定的分析方法测定时可能达到的数值，它为药典规定的限度或允许偏差，并非真实含有量；如未规定上限时，系指不超过101.0％。

制剂的含量限度，系根据主药含量的多少、测定方法误差、生产过程不可避免偏差和贮存期间可能产生降解的可接受程度而制定的，生产中应按标示量100％投料。如已知某一成分在生产或贮存期间含量会降低，生产时可适当增加投料量，以保证在有效期内含量能符合规定。

4. 标准品与对照品 系指用于鉴别、检查、含量测定的标准物质。标准品与对照品（不包括色谱用的内标物质）均由国务院药品监督管理部门指定的单位制备、标定和供应。标准品系指用于生物检定或效价测定的标准物质。其特性量值一般按效价单位（或μg计）。

对照品系指采用理化方法进行鉴别、检查或含量测定时所用的标准物质，其特性量值一般按纯度（％）计。

标准品与对照品的建立或变更批号，应与国际标准物质或原批号标准品或对照品进行对比，并经过协作标定和一定的工作程序进行技术审定。

标准品与对照品均应按其标签或使用说明书所示的内容使用和贮藏。

5. 计量 试验用的计量仪器均应符合国务院质量技术监督管理部门的规定。

药典采用的法定计量单位有长度、体积、质（重）量、压力、动力黏度、运动黏度、波数、密度、放射性活度，并规定了单位符号。

使用的滴定液和试液的浓度，以 mol/L（摩尔/升）表示者，其浓度要求精密标定的滴定液用"XXX 滴定液（YYY mol/L）"表示；作其他用途不需精密标定其浓度时，用"YYYmol/L XXX 溶液"表示，以示区别。如碘滴定液（0.05mol/L）为精密标定的滴定液。

温度通常以摄氏度（℃）表示，规定了水浴温度（系指98～100℃）、热水（系指70～80℃）、微温或温水、室温（常温）（系指10～30℃）、冷水、冰浴（系指约0℃）、放冷等条件下的具体温度。

百分比用"％"表示，系指重量的比例；但溶液的百分比，除另有规定外，系指溶液100ml 中含有溶质若干克；乙醇的百分比，系指在20℃时容量的比例。此外，根据需要可采用下列符号：

％（g/g）	表示溶液100g 中含有溶质若干克；
％（ml/ml）	表示溶液100ml 中含有溶质若干毫升；
％（ml/g）	表示溶液100g 中含有溶质若干毫升；
％（g/ml）	表示溶液100ml 中含有溶质若干克。

缩写"ppm"和"ppb"分别表示百万分比和十亿分比，系指重量或体积的比例。

溶液后标示的"（1→10）"等符号，系指固体溶质1.0g或液体溶质1.0ml加溶剂使成10ml等的溶液；未指明用何种溶剂时，均系指水溶液；两种或两种以上液体的混合物，名称间用半字线"－"隔开，其后括号内所示的"："符号，系指各液体混合时的体积（重量）比例。

液体的滴，系在20℃时，以1.0ml水为20滴进行换算。

乙醇未指明浓度时，均系指95%（ml/ml）的乙醇。

6. 精确度　药典规定取样量的准确度和试验精密度。

试验中供试品与试药等"称重"或"量取"的量，均以阿拉伯数码表示，其精确度可根据数值的有效数位来确定，如称取"0.1g"，系指称取重量可为0.06～0.14g；称取"2g"，系指称取重量可为1.5～2.5g；称取"2.0g"，系指称取重量可为1.95～2.05g；称取2.00g，系指称取重量可为1.995～2.005g。

"精密称定"系指称取重量应准确至所取重量的千分之一；"称定"系指称取重量应准确至所取重量的百分之一；"精密量取"系指量取体积的准确度应符合国家标准中对该体积移液管的精密度要求；"量取"系指可用量筒或按照量取体积的有效数位选用量具。取用量为"约"若干时，系指取用量不得超过规定量的±10%。

恒重，除另有规定外，系指供试品连续两次干燥或炽灼后的重量差异在0.3mg以下的重量；干燥至恒重的第二次及以后各次称重应在规定条件下继续干燥1小时后进行；炽灼至恒重的第二次称重应在继续炽灼30分钟后进行。

试验中规定"按干燥品（或无水物，或无溶剂）计算"时，除另有规定外，应取未经干燥（或未去水，或未去溶剂）的供试品进行试验，并将计算中的取用量按检查项下测得的干燥失重（或水分，或溶剂）扣除。

试验中的"空白试验"，系指在不加供试品或以等量溶剂替代供试液的情况下，按同法操作所得的结果；含量测定中的"并将滴定的结果用空白试验校正"，系指按供试品所耗滴定液的量（ml）与空白试验中所耗滴定液的量（ml）之差进行计算。

试验时的温度，未注明者，系指在室温下进行；温度高低对试验有显著影响者，除另有规定外，应以25℃±2℃为准。

7. 试药、试液、指示剂　试验用的试药，除另有规定外，均应根据通则试药项下的规定，选用不同等级并符合国家标准或国务院有关行政主管部门规定的试剂标准。

试验用水，除另有规定外，均系指纯化水。酸碱度检查所用的水，均系指新沸并放冷至室温的水。

酸碱性试验时，如未指明用何种指示剂，均系指石蕊试纸。

8. 动物试验　动物试验所使用的动物应为健康动物，其管理应按国家有关行政主管部门颁布的规定执行。动物品系、年龄、性别、体重等应符合药品检定要求。除另有规定外，均应使用清洁级或清洁级以上的动物。

随着药品纯度的提高，凡是有准确的化学和物理方法或细胞学方法能取代动物试验进行药品质量检测的，应尽量采用，以减少动物试验。

9. 说明书、包装、标签　药品说明书应符合《药品管理法》及国务院药品监督管理部门对说明书的规定。

直接接触药品的包装材料和容器应符合国务院药品监督管理部门的有关规定，均应无毒、洁净，与内容药品应不发生化学反应，并不得影响内容药品的质量。

药品的标签应符合《药品管理法》及国务院药品监督管理部门对包装标签的规定，不同包装标签其内容应根据上述规定印制，并应尽可能多的包含药品信息。

麻醉药品、精神药品、医疗用毒性药品、放射性药品、外用药品和非处方药品的说明书和包装标签，必须印有规定的标识。

（二）正文

正文系根据药物自身的理化与生物学特性，按照批准的处方来源、生产工艺、贮藏运输条件等所制定的，用以检测药品质量是否达到用药要求并衡量其质量是否稳定均一的技术规定。正文所收载的品种按中文名称笔画顺序排列，同笔画数的字按起笔笔形一、丨、丿、丶、乛的顺序排列；单方制剂排在其原料药后面；药用辅料采用集中编排。

正文内容根据品种和剂型的不同，按顺序可分别列有：①品名（包括中文名、汉语拼音与英文名）；②有机药物的结构式；③分子式与分子量；④来源或有机药物的化学名称；⑤含量或效价规定；⑥处方；⑦制法；⑧性状；⑨鉴别；⑩检查；⑪含量或效价测定；⑫类别；⑬规格；⑭贮藏；⑮制剂等。

以《中国药典》（2015年版）正文品种中收载的维生素 C 的质量标准示例如下。

维生素 C

Weishengsu C

Vitamin C

$$C_6H_8O_6 \qquad 176.13$$

本品为 L – 抗坏血酸，含 $C_6H_8O_6$ 不得少于 99.0%。

【性状】 本品为白色结晶或结晶性粉末；无臭，味酸；久置色渐变微黄；水溶液显酸性反应。

本品在水中易溶，在乙醇中略溶，在三氯甲烷或乙醚中不溶。

熔点 本品的熔点为 190～192℃，熔融时同时分解。

比旋度 取本品，精密称定，加水溶解并定量稀释制成每 1ml 中约含 0.10g 的溶液，依法测定，比旋度为 +20.5°至 +21.5°。

【鉴别】（1）取本品 0.2g，加水 10ml 溶解后，分成二等份，在一份中加硝酸银试液 0.5ml，即生成银的黑色沉淀；在另一份中，加二氯靛酚钠试液 1～2 滴，试液颜色即消失。

（2）本品的红外光吸收图谱应与对照的图谱（光谱集 450 图）一致。

【检查】溶液的澄清度与颜色 取本品 3.0g，加水 15ml，振摇使溶解，溶液应澄清无色；如显色，将溶液经 4 号垂熔玻璃漏斗滤过，取滤液，照紫外 – 可见分光光度法，在 420nm 波长处测定吸光度，不得过 0.03。

草酸 取本品 0.25g，加水 4.5ml，振摇使维生素 C 溶解，加氢氧化钠试液 0.5ml、稀醋酸 1ml 与氯化钙试液 0.5ml，摇匀，放置 1 小时，作为供试品溶液；另精密称取草酸

75mg，置 500ml 量瓶中，加水溶解并稀释至刻度，摇匀，精密量取 5ml，加稀醋酸 1ml 与氯化钙试液 0.5ml，摇匀，放置 1 小时，作为对照溶液。供试品溶液产生的浑浊不得浓于对照溶液（0.3%）。

炽灼残渣　不得过 0.1%。

铁　取本品 5.0g 两份，分别置 25ml 量瓶中，一份中加 0.1mol/L 硝酸溶液溶解并稀释至刻度，摇匀，作为供试品溶液（B），另一份中加标准铁溶液（精密称取硫酸铁铵 863mg，置 1000ml 量瓶中，加 1mol/L 硫酸溶液 25ml，用水稀释至刻度，摇匀，精密量取 10ml，置 100ml 量瓶中，加水稀释至刻度，摇匀）1.0ml，加 0.1mol/L 硝酸溶液溶解并稀释至刻度，摇匀，作为对照溶液（A）。照原子吸收分光光度法，在 248.3nm 的波长处分别测定，应符合规定。

铜　取本品 2.0g 两份，分别置 25ml 量瓶中，一份中加 0.1mol/L 硝酸溶液溶解并稀释至刻度，摇匀，作为供试品溶液（B），另一份中加标准铜溶液（精密称取硫酸铜 393mg，置 1000ml 量瓶中，加水稀释至刻度，摇匀，精密量取 10ml，置 100ml 量瓶中，加水稀释至刻度，摇匀）1.0ml，加 0.1mol/L 硝酸溶液溶解并稀释至刻度，摇匀，作为对照溶液（A）。照原子吸收分光光度法，在 324.8nm 的波长处分别测定，应符合规定。

重金属　取本品 1.0g，加水溶解成 25ml，依法检查，含重金属不得过百万分之十。

细菌内毒素　取本品，加碳酸钠（170℃加热 4 小时以上）适量，使混合，依法检查，每 1ml 维生素 C 中含内毒素的量应小于 0.020EU（供注射用）。

【含量测定】取本品约 0.2g，精密称定，加新沸过的冷水 100ml 与稀醋酸 10ml 使溶解，加淀粉指示液 1ml，立即用碘滴定液（0.05mol/L）滴定，至溶液显蓝色并在 30 秒钟不褪。每 1ml 碘滴定液（0.05mol/L）相当于 8.806mg 的 $C_6H_8O_6$。

【类别】维生素类药。

【贮藏】避光，密封保存。

【制剂】（1）维生素 C 片　　（2）维生素 C 泡腾片　　（3）维生素 C 泡腾颗粒　　（4）维生素 C 注射液　　（5）维生素 C 颗粒

（三）通则

2015 版药典将原一部、二部、三部附录整合为一体形成通则。通则主要收载制剂通则、通用检测方法和指导原则等。制剂通则系按照药物剂型分类，针对剂型特点所规定的基本技术要求；通用检测方法系各正文品种进行相同检查项目的检测时所应采用的统一的设备、程序、方法及限度等；指导原则为执行药典、考察药品质量、起草与复核药品标准等所制定的指导性规定。

（四）索引

（2015 年版）《中国药典》（二部）除了正文品种中品名目次是按中文笔画及起笔笔形顺序排列外，在书末分别列有中文索引和英文索引，中文索引按汉语拼音顺序排序；英文索引按英文名称，均以英文字母顺序排列。这些索引可供方便、快速地查阅药典中有关内容。

三、《中国药典》的进展

新中国成立至今，《中国药典》（ChP）已经先后颁布 10 版，即 1953、1963、1977、1985、1990、1995、2000、2005、2010 和 2015 年版。

1953 年版（第一版）共一部，收载品种 531 种，1963 年版（第二版）开始分一、二两部，各有凡例和有关的附录；1985 年版（第四版）出版了第一部英文版《中国药典》Chinese Pharmacopoeia (1985)；1990 年版（第五版）《药品红外光谱集》另行出版；1995 年版（第六版）首次收载了药品标准分析方法验证要求等六项指导原则；2005 年版（第八版）将《中国生物制品规程》并入药典，设为药典三部；2010 年版（第九版）化学药品中采用了具有特殊分离效能的离子色谱法和毛细管电泳法。生物制品部分品种采用了体外方法替代单位试验用于活性/效价测定。

2015 年版（第十版）为现行版，与历版药典比较，收载品种有所增加。现代分析技术得到进一步扩大应用，除在通则中扩大收载成熟的新技术方法外，品种正文中进一步扩大了对新技术的应用，对药品质量可控性、有效性的技术保障得到进一步提升，除在通则中新增和修订相关的检查方法和指导原则外，在品种标准正文中增加或完善了有效性检查项目。

四、主要国外药典简介

目前世界上已有几十个国家编制出版有本国的药典，如 USP、BP 等，同时还有 EP 及 Ph. Int 区域和世界性药典。

（一）《美国药典》

1.《美国药典》的概况　美国药典（United States Pharmacopoeia, USP）由美国药典委员会（United States Pharmacopoeial Convention）编辑出版。首版于 1820 年 12 月 15 日出版，同时有拉丁文版和英文版。从 1820 到 1942 年每 10 年出版 1 版，自 1942 到 2000 年每 5 年修订出版 1 次，从 2002 年起每年修订出版 1 版。

《国家处方集》（National Formulary, NF）为美国药典补充，原由美国药学会（American Pharmaceutical Association）编纂，于 1888 年出版了首部国家处方集，收载药用辅料及其标准物质的标准。1980 年美国药典 20 版与国家处方集 15 版合并，但仍由 USP 和 NF 组成，缩写成 USP 20 和 NF 15，由美国药典委员会出版，并统一了目录和索引，省去正文中的重复部分。USP 主要收载原料药和制剂，而 NF 则主要收载制剂辅料。从 2000 年 USP 24 – NF 19 版开始，美国药典委员会在发行其印刷版的同时，还发行光盘版（CD – ROM）。目前版本为 USP 41 – NF 36，于 2017 年 12 月出版，于 2018 年 5 月 1 日实施。

2.《美国药典》的主要内容　现行版本为 USP 41 – NF 36CD – ROM 分为 5 卷，1 卷包括：绪言 Font Matter（药典宗旨和前言、药典委员会成员、组织和管理，增订修订内容和辅料分类说明），USP 药品英文名称 A – L 的标准正文。2 卷收载：USP 英文名称 J – Z 的标准正文。3 卷收载：全球健康正文 Global Heath Monographs，食品补充剂 Dietary Supplements，NF 正文。4 卷收载：试剂 Reagents，常用理化常数参考表 Reference Tables，通则方法 Tests and Assays。5 卷收载：食品补充剂，辅料。各卷药典均收录凡例 General Notices，通则 General Chapters TOC 及索引 Combined Index。

USP 凡例（General Notices）是为解释和适用《美国药典》的标准、检查、含量测定和其他规格提供简单的基本指导，避免在全书中重复说明。"凡例"与药典的正文各论或附录一样具有法定约束力。

正文（Monographs）中各药品项下的质量标准中没有性状和药物类别的描述，药物的性状和溶解度集中列于参考表（Reference Tables）项下。原料药（Official Substance）质量标准的内容包括：药品英文名、结构式、分子式与分子量、化学名与 CA 登记号、含量限度、包装和贮藏、参比标准品、鉴别、物理常数、检查、含量测定。制剂（Official Preparation）质量标准的内容包括：英文名、含量限度、包装和贮藏、参比标准品、鉴别、检查、含量测定。

USP 通则（General Chapters）中涉及的品种有活性原料药、生物技术药物、辅料、活性制剂、生物制品、疫苗、血液制品、基因治疗与体细胞治疗药物、食品添加组分、食品添加产品等。

（二）《英国药典》

1.《英国药典》的概况 英国药典（British Pharmacopoeia，BP）由英国药典委员会（British Pharmacopoeia Commission）编制出版，是英国制药标准的重要来源。自 1816 年开始编制《伦敦药典》后出版有《爱丁堡药典》和《爱尔兰药典》，1864 年合并为《英国药典》。BP 的最新版本为 2018 年版，缩写 BP（2018），自 2018 年 1 月 1 日起生效。

2.《英国药典》的主要内容 BP（2014）共分为六卷，第 1 卷和第 2 卷收载：原料药物、药用辅料；第 3 卷和第 4 卷收载：制剂通则、药物制剂、血液制品、免疫制品、放射性药品、手术用品、植物药物和辅助治疗药品；第 5 卷收载：标准红外光谱、附录方法（Appendices）、辅助性指导原则（Supplementary Chapters）和索引；第 6 卷为兽药典（Veterinary）。

"凡例"分为三部分，第一部分内容说明了欧洲药典（EP）品种（包含 BP 药典中所载入的欧洲药典品种）和 ICH 的品种的标记；第二部分内容为适用于 BP 正文和附录的规定，如法定标准、标准的表示、温度、称量和量取、恒重、浓度表示、水浴、试剂、指示剂、溶解度、鉴别、检查和含量测定与试验等；第三部分为 EP 的凡例，内容较第二部分更丰富和详尽，如检查和含量测定项下内容更细化了，包括范围、计算、限量、杂质允许限量的表示、植物药和当量；该部分除列出了缩写和符号之外，还列出了用于药典的国际单位制（International System of Units）及其与其他单位的换算关系。

正文中收载的原料药质量标准的格式为：英文名、结构式、分子式和分子量、CA 登记号、作用和用途、化学名称、含量限度、性状、鉴别、检查、含量测定、贮藏，最后列出了杂质的结构式和名称。制剂质量标准的组成顺序为：英文名、含量限度、性状、鉴别、检查、含量测定、贮藏和制剂类别。

"附录"共分 28 类，每类按内容分类。如，第 1 类为试剂、标准溶液、缓冲溶液、标准物质；第 2 类为光谱分析法（IR、UV-Vis、NMR、MS、Raman 等）；第 3 类为色谱法（TLC、GC、LC、SFC、CE 等）；第 5 类为物理常数测定法（熔点、沸点、旋光和比旋度、pH、热分析等）；第 8 类为容量和滴定分析法（非水滴定、氧瓶燃烧法、残留溶剂测定法等）；第 12 类为制剂有效性测定法（溶出度、含量均匀度等）。

BP 辅助性指导原则（Supplementary Chapters）的内容包括：有关物质控制、多晶型研究、细菌内毒素检查、天然和半合成药品的结构与命名、药品标准起草中的方法与验证、生物检定法统计法、色谱试验材料等。

（三）《欧洲药典》

《欧洲药典》（European Pharmacopoeia，EP），由欧洲药品质量管理局起草和出版，有英文版和法文版，为欧盟所认可。1977年出版第1版欧洲药典，现行的欧洲药典第9版（EP9）包括两个基本卷，于2016年7月出版发行，2017年1月1日实施，有8个非累积增补本（9.1~9.8）。

除人用和兽用疫苗、免疫制剂、放射性药物、天然药物等制品外，《欧洲药典》不收载制剂，均为原料药。其正文部分为法定标准，制剂通则项下的规定为指导性原则，制剂产品的质量需要符合各国药典或药品管理当局批准的质量标准要求。

《欧洲药典》收载的附录，不仅包括各论中通用的检测方法，而且凡是与药品质量密切相关的项目和内容在附录中均有规定。在附录中，除了采用通用的检测方法外，收载的先进技术也比较多，如原子吸收光谱法、原子发射光谱法、质谱法、核磁共振法等，对色谱法还专门设立一项色谱分离技术附录。

《欧洲药典》虽不收载制剂，但制订的制剂通则与制剂有关的检测方法很全面，并具有一定的特点。每个制剂通则总则中包含三项内容：定义（definition）、生产（production）和检查（test）。附录中与制剂有关的专项，根据不同内容和要求分别在三项内容中作出规定，如药品包装容器列在定义项下；非灭菌制剂微生物限度检查、非包衣片的脆碎度及抗压力的测定等设在生产项下；某些规定虽作为指导原则，但明确制造者应保证其产品符合该项要求；其他直接测定药品质量的专项，如溶出度、含量均匀度等，设在检查项下。

《欧洲药典》的权威性和影响力正在不断扩大，参与制订和执行《欧洲药典》的国家在不断增加。现有欧盟36个国家以及欧盟委员会参与制定和执行欧洲药典。另有包括WHO和中国等在内的20多个国家和组织作为欧洲药典委员会的观察员，有利于进一步加强联系与合作。

（四）《日本药局方》

《日本药局方》（Japanese Pharmacopoeia，JP）由日本药典委员会编制，日本厚生劳动省颁布实施。JP第1版于1886年6月出版，1887年7月实施；2016年，正式执行第十七改正版（JP17）。JP 17分为两部，第一部包括通则、制剂总则、一般试验法和各种药品，所列出的制剂有气雾剂、液体制剂、溶液剂、浸膏、胶囊剂、颗粒剂和丸剂等；一般试验法项下列出了各类测定方法，类同于《中国药典》通则的内容编排；第二部包括通则、生药总则、制剂总则、一般试验法和各种药品，还有原子量表、附录和索引。第一部和第二部中均有红外光谱附图和紫外-可见吸收光谱图。

原料药正文项下依次列出了药品日文名、英文名、化学结构式、分子量和分子式、化学系统名称（CAS登记号）、性状、鉴别、检查、含量测定和贮藏（保存条件和容器），少量品种列出了有效期限；制剂正文项下为药品日文名、英文名、含量限度、制法、性状、鉴别、检查、含量测定和贮藏。

索引置于最后，《日本药局方》的索引有药物的日本名索引、英文名索引和拉丁名索引三种。其中拉丁名索引用于生药品种。

JP的内容和编排在许多方面和ChP具有一定的相似性。

（五）国际药典

《国际药典》（International Pharmacopoeia，Ph. Int.）是由世界卫生组织（WHO）国际药典和药物制剂专家咨询组编纂，收载药物原料、药用辅料、药物制剂、标准物质的标准，以及它们的分析检验方法等内容，由世界卫生大会批准出版，并建议"由药典官方机构来考虑是否最终收载其中的条款"。主要目的是，满足 WHO 成员国中的发展中国家实施药品监管的需要。经成员国法律明确规定执行时，Ph. Int. 才具有法定效力。

《国际药典》的编纂 1874 年即发起，1902 年才在比利时政府的倡导下于布鲁塞尔举行首次会议，形成的共同文件于 1906 年由 19 个参与国签署。经过反复多次协调落实，第 1 版 Ph. Int. 于 1951 年用英语、法语和西班牙语出版了第 1 卷，1955 年出版第 2 卷，1959 年出版其增补版；同时翻译为德语和日语版。Ph. Int. 第 2 版和第 3 版分别于 1967 年和 1979 年开始出版。

目前，《国际药典》现行版为第 5 版，共两卷，于 2015 年出版。

扫码"学一学"

第二节　药品质量标准制订

药物的质量研究与质量标准的制订是药物研发的主要内容之一，也是药物分析学科的重要应用之一。在药物的研发过程中需要对药品进行系统、深入的质量研究，制订出科学、合理、可行的质量标准，并不断地修订和完善，用以控制药品的质量，确证其在有效期内的安全性和有效性。

一、制订药品质量标准的原则

为了保障人民的用药安全和健康，确保药品的安全性、有效性、稳定性和可控性，药品标准的制订必须坚持质量第一，充分体现"安全有效、技术先进和经济合理、不断完善"的原则。

（一）确保药品的安全性和有效性

药品作为特殊商品，确保其安全性和有效性是药品质量标准制订的首要原则。应充分考虑来源、生产、流通及使用等各个环节中影响药品质量、安全性和有效性的因素，对其进行认真研究，并纳入质量标准中。

（二）检测项目和标准限度的合理性

不同的分析对象如原料药、制剂（如片剂、胶囊剂、注射剂）等，各有其不同的特点，在制订药品质量标准时，要充分考虑各种影响质量的因素，有针对性地规定检测项目。同时要考虑药品的生理效用和临床应用的合理性，外用药要求稍宽，内服药要求严格，注射用药和麻醉用药更严格。

（三）检测方法的可行性和先进性

质量标准应充分反映现阶段国内外药品质量控制的先进水平。在药品质量标准的制订过程中，应根据"准确、灵敏、简便、快速"的原则，科学地选择检验方法，既要注意检测方法的可行性和适用性，又要强调先进分析技术的应用，不断提高检测的水平。

总之，要求在确保人民用药安全有效的原则下，经过细致的质量研究工作，制订出既能确保药品质量，又能符合生产实际水平的药品质量标准。随着生产条件和技术手段的不断发展，药品质量标准也将不断完善和修订。

二、质量标准建立的基本过程

药物质量标准的建立主要包括以下过程：确定质量研究的内容、进行方法学研究、确定质量标准的项目及限度、制订及修订质量标准。以上过程密切相关，相互支持。

（一）质量研究内容的确定

药物的质量研究是质量标准制订的基础，质量研究的内容应尽可能全面，既要考虑一般性要求，又要有针对性。确定质量研究的内容，应根据所研制药品的特性（原料药或制剂），采用的制备工艺，并结合稳定性研究结果，以使质量研究的内容能充分地反映产品的特性及质量变化的情况。

1. 所研制药物的特性　原料药一般考虑其结构特征、理化性质等，制剂应考虑不同剂型的特点、临床用法，复方制剂不同成分之间的相互作用，以及辅料对制剂安全性和有效性的影响。

2. 制备工艺对药物质量的影响　原料药通常考虑在制备过程中所用的起始原料及试剂、制备中间体及副反应产物，以及有机溶剂对最终产品质量的影响。制剂通常考虑所用辅料、不同工艺的影响，以及可能产生的降解产物等。同时还应考虑生产规模的不同对产品质量的影响。

3. 药物的稳定性　确定质量研究内容时还应参考药物稳定性的研究结果，应考虑在贮藏过程中质量可能发生的变化和直接接触药品的包装材料对产品质量的影响。

（二）方法学研究

方法学研究包括方法的选择和方法的验证。

通常要根据选定的研究项目及试验目的选择试验方法。一般要有方法选择的依据，包括文献依据、理论依据及试验依据。

选择的试验方法应经过方法学验证。分析方法的验证内容详见本章第三节。

（三）质量标准项目及限度的确定

质量标准的项目及限度应在充分的质量研究基础上，根据不同药物的特性确定，以达到控制药品质量的目的。质量标准中既要设置通用性项目，又要设置针对产品自身特点的项目，能灵敏地反映药品质量的变化情况。质量标准中限度的确定通常基于安全性、有效性的考虑，研发者还应注意产业化生产规模产品与进行安全性、有效性研究样品质量的一致性。对一般杂质，可参照现行版《中国药典》的常规要求确定其限度，也可参考其他国家的药典。对特殊杂质，则需要有限度确定的试验或文献的依据。

（四）质量标准的制订

根据已确定的质量标准的项目和限度，参照现行版《中国药典》的规范用语及格式，制订出合理、可行的质量标准。各项目应有相应的起草说明。详见本节后续介绍。

（五）质量标准的修订

药品的质量标准分为临床研究用质量标准、生产用试行质量标准、生产用正式质量标准。药物研发阶段的不同，其质量标准制订的侧重点也有不同。随着药物研发的进程、分析技术的发展、产品质量数据的积累以及生产工艺的放大和成熟，质量标准应进行相应的修订。质量标准的完善过程通常要伴随着产品研发和生产的始终。一方面使质量标准能更客观、全面及灵敏地反映产品质量的变化情况，并随着生产工艺的成熟和稳定以及产品质量的提高，不断提高质量标准，另一方面是通过实践验证方法的可行性和稳定性，并随着新技术的发展，不断地改进或优化方法，使项目设置更科学、合理，方法更成熟、稳定，操作更简便、快捷，结果更准确、可靠。

三、药品质量研究的内容

（一）原料药的结构确证

原料药的结构确证研究是药物研发的基础，需要提供化学结构式、分子式、相对分子质量、样品的精制方法和纯度。确证化学结构的方法包括理化常数，元素分析、紫外 – 可见吸收光谱（UV – Vis）、红外吸收光谱（IR）、核磁共振谱（NMR）、质谱（MS）等。在对新药进行元素分析时，应与理论值进行对比，要注意可能存在的化学结构上的各种异构体，对有左旋、右旋、消旋体的药物，由于可能存在的药效和毒性不同，在制订质量标准时一定要注意这些情况，必要时还应增加其他方法，如旋光光谱、单晶 X 射线衍射、热分析等进行研究。

（二）原料药质量研究的一般内容

原料药的质量研究应在确证化学结构或组分的基础上进行。原料药的一般研究项目包括性状、鉴别、检查和含量测定等几个方面。

1. 性状　性状既是其内在特性的体现，又是其质量的重要表征。性状研究中应考察和记载药品的外观、臭、味、溶解度、物理常数以及内在的稳定性特征等。

（1）一般性状　外观、色泽、臭、味、结晶性、引湿性等为药物的一般性状，应予以考察并应注意在贮藏期内是否发生变化，如有变化，应如实描述，如遇光变色、易吸湿、风化、挥发等情况。

（2）溶解度　通常考察药物在水及常用溶剂中的溶解度。表示溶解度的术语应按照药典规定。按溶解度从大到小依次排列，溶解度相似的溶剂按其极性从大到小依次排列，在酸性或碱性溶液中的溶解度列于最后。

（3）熔点或熔距　熔点或熔距是已知结构化学原料药的一个重要的物理常数，熔点或熔距数据是鉴别和检查该原料药的纯度指标之一。

（4）旋光度或比旋度　旋光度或比旋度是反映具有光学活性化合物固有特性及其纯度的指标。对这类药物，应采用不同的溶剂考察其旋光性质，并测定比旋度。测定时应注意温度、浓度和溶剂对比旋度的影响，并详细记录。如硫酸奎宁和硫酸奎尼丁为手性异构体，奎宁是左旋体，比旋度为 $[\alpha]_D$（0.1mol/L HCl，20mg/ml）为 – 237° 至 – 244°，为抗疟药；奎尼丁是右旋体，比旋度为 $[\alpha]_D$（0.1mol/L HCl，20mg/ml）为 +275° 至 +290°，为抗心律失常药。

（5）吸收系数　化合物的吸收系数是体现该化合物的共轭结构特征的物理常数，如头孢克洛的吸收系数：取本品适量，精密称定，加水溶解并定量稀释制成每1ml 中约含 20μg 的溶液，照紫外 – 可见分光光度法，在 264nm 的波长处测定吸光度，吸收系数（$E_{1cm}^{1\%}$）为 230 ~ 255。

（6）相对密度　相对密度可反映物质的纯度。

（7）凝点　凝点系指一种物质由液体凝结为固体时，在短时间内停留不变的最高温度。物质的纯度变更，凝点亦随之改变。

（8）馏程　某些液体药物具有一定的馏程，测定馏程可以区别或检查药物的纯杂程度。

（9）折光率　对于液体药物，尤其是植物精油，利用折光率数值可以区别不同的油类或检查某些药物的纯杂程度。

（10）黏度　黏度是指流体对流动的阻抗能力。测定液体药物或药物溶液的黏度可以区别或检查其纯度。

（11）碘值、酸值、皂化值、羟值等　这些是脂肪与脂肪油类药物的重要理化性质指标，在此类药物的质量研究中应考察。

2. 鉴别　原料药的鉴别试验要采用专属性强、灵敏度高、重复性好、操作简便的方法，常用的方法有化学反应法、色谱法和光谱法等。

"药物的鉴别试验"详细内容见本书第三章。

（1）化学反应法　化学反应法的主要原理是选择官能团专属的化学反应进行鉴别。包括显色反应、沉淀反应、盐类的离子反应等。

（2）色谱法　色谱法主要包括气相色谱法（GC）、高效液相色谱法（HPLC）和薄层色谱法（TLC）等。可采用 GC、HPLC 法的保留时间 t_R 及 TLC 法的比移值（R_f）和颜色等进行鉴别。

（3）光谱法　常用的光谱法有红外吸收光谱法（IR）和紫外－可见分光光度法（UV－Vis）。

3. 检查　检查项目通常应考虑安全性、有效性和纯度三个方面的内容。药物按既定的工艺生产和正常贮藏过程中可能产生需要控制的杂质，包括工艺杂质、降解产物、异构体和残留溶剂等，因此要进行质量研究，并结合实际制订出能真实反映产品质量的杂质控制项目，以保证药品的安全有效。

"药物的杂质检查"详细内容见本书第四章。

（1）一般杂质　一般杂质包括氯化物、硫酸盐、重金属、砷盐、炽灼残渣等。在检验时应根据各项试验的反应灵敏度配制不同浓度系列的对照液，考察多批数据，确定所含杂质的范围。采用现行版药典通则方法试验。

（2）有关物质　有关物质主要是在生产过程中引入的起始原料、中间体、聚合体、副反应产物，以及贮藏过程中的降解产物等。有关物质研究是药物质量研究中关键性的项目之一，其含量是反映药物纯度的直接指标。对药物的纯度要求，应基于安全性和生产实际情况两方面的考虑，因此，允许含一定量无害或低毒的共存物，但对有毒杂质应严格控制。

有关物质检查通常采用色谱法，可根据有关物质的性质选用专属性好、灵敏度高的 TLC、HPLC、GC 法等。

（3）有机溶剂残留　由于某些有机溶剂具有致癌、致突变、有害健康以及危害环境等特性，且残留溶剂亦在一定程度上反映精制等后处理工艺的可行性，故应对生产工艺中使用的有机溶剂在药物中的残留量进行研究。

（4）晶型　许多药物具有多晶型现象。因物质的晶型不同，其物理性质会有不同，并可能对生物利用度和稳定性产生影响，故应对结晶性药物的晶型进行研究，晶型检查通常采用熔点、红外吸收光谱、粉末 X – 射线衍射、热分析等方法。如棕榈氯霉素有 A 型、B 型、C 型和无定形 4 种。其中 A 型属于稳定型，它在肠道内很难被酯酶水解，所以很难被吸收，另外，其溶出速度缓慢，生物活性很低。B 型属于亚稳定型，易被酯酶水解，溶出速度比 A 型快，易被体内吸收，血药浓度几乎为 A 型的 7 倍，所以疗效很高。C 型为不稳定型，它可以转化为 A 型，溶出速度介于 A、B 之间。所以生产时 B 型棕榈氯霉素时必须要测定产品中 A 型的限量。

（5）粒度 用于制备固体制剂或混悬剂的难溶性原料药，其粒度对生物利用度、溶出度和稳定性有较大影响时，应检查原料药的粒度和粒度分布，并规定其限度。

（6）溶液的澄清度与颜色、溶液的酸碱度 是原料药质量控制的重要指标，通常应作此二项检查，特别是制备注射剂用的原料药。如氨甲环酸溶液的澄清度与颜色：取本品 1.0g，加水 20ml 溶解后，溶液应澄清无色。

（7）干燥失重和水分 此二项为原料药常规的检查项目。含结晶水的药物通常应测定水分，再结合其他试验研究确定所含结晶水的数目。质量研究中一般应同时进行干燥失重检查和水分测定，并将二者的测定结果进行比较。

（8）异构体 异构体包括顺反异构体和光学异构体等。由于不同的异构体可能具有不同的生物活性或药代动力学性质，因此，必须进行异构体的检查。具有顺、反异构现象的原料药应检查其异构体，单一光学活性的药物应检查其光学异构体，如对映体杂质检查。如氨甲环酸为反 – 4 – 氨甲基环己烷甲酸，有关物质检查中对顺式异构体和环烯烃、氨甲苯酸等杂质采用 HPLC 法检查。

（9）其他 根据研究品种的具体情况，以及工艺和贮藏过程中发生的变化，有针对性地设置检查研究项目。如聚合物药物应检查平均分子量等。

抗生素类药物或供注射用的原料药（无菌粉末直接分装），必要时检查异常毒性、细菌内毒素或热原、降压物质、无菌等。

4. 含量（效价）测定 凡用理化方法测定药物含量的称为"含量测定"，凡以生物学方法或酶化学方法测定药物效价的称为"效价测定"。化学原料药的含量（效价）测定是评价药品质量的主要指标之一，应选择适当的方法对原料药的含量（效价）进行研究。

原料药要求纯度高，含量限度要求严格。如果杂质可严格控制，则可着重于测定方法的准确性，一般首选容量分析法。UV 法由于专属性较色谱法低，准确性又不及容量分析法，一般不用于原料药的含量测定。若确需采用 UV 法测定含量时，可用对照品同时测定进行比较计算。GC 法用于具有一定挥发性原料药的含量测定，HPLC 法主要用于多组分抗生素、甾体激素类和杂质干扰其他测定方法的原料药的含量测定。

含量测定中用生物效价法测定的原料药，若改用理化测定方法，需对两种测定方法进行对比。

"药物的含量测定"详细内容见本书第五章。

（三）制剂质量研究的一般内容

药物制剂的质量研究，通常应结合制剂的处方工艺研究进行。质量研究的内容应结合不同剂型的质量要求确定。与原料药相似，制剂的研究项目一般亦包括性状、鉴别、检查和含量测定等几个方面。

1. 性状 制剂的性状是考察样品的外形和颜色。如片剂应描述是什么颜色的压制片或包衣片（包薄膜衣或糖衣），除去包衣后片芯的颜色，以及片的形状，如异形片（长条形、椭圆形、三角形等），片面有无印字或刻痕或有商标记号等也应描述。硬胶囊剂应描述内容物的颜色、形状等。注射液一般为澄明液体（水溶液），但也有混悬液或黏稠性溶液，需注意对颜色的描述，还应考察贮藏过程中性状是否有变化。举例如下。

布洛芬片：本品为糖衣或薄膜衣片，除去包衣后显白色。

布洛芬缓释胶囊：本品内容物为白色球形小丸。

布洛芬口服溶液：本品为淡黄色至黄色溶液。

布洛芬混悬滴剂：本品为乳白色或着色的混悬液体。

布洛芬糖浆：本品为淡黄棕色的澄清黏稠液体，有芳香气味。

2. 鉴别 通常采用灵敏度较高、专属性较强、操作较简便、不受辅料干扰的方法对制剂进行鉴别。制剂的鉴别试验，其方法要求同原料药，通常尽可能采用与原料药相同的方法进行研究。制剂鉴别需注意：由于多数制剂中均加有辅料，不宜用原料药性状项下的物理常数作为鉴别。如采用 IR 鉴别，须将药物分离提取后试验。制剂的含量测定采用紫外分光光度法时，可用含量测定的最大吸收波长或特定波长下的吸光度或吸光度比值作鉴别。

3. 检查 各种制剂需进行的检查项目，除应符合相应的制剂通则中的共性规定（具体内容请参照现行版《中国药典》通则中制剂通则）外，还应根据其特性、工艺及稳定性考察结果，制订其他的检查项目。如口服片剂、胶囊剂除按制剂通则检查外，一般还应进行溶出度、杂质（或已知杂质）等检查，缓控释制剂、肠溶制剂、透皮吸收制剂等应进行释放度检查，小剂量制剂（主药含量低）应进行含量均匀度检查，注射剂应进行 pH 值、颜色（或溶液的颜色）、杂质（或已知杂质）检查，注射用粉末或冻干品还应检查干燥失重或水分，大体积注射液检查重金属与不溶性微粒等。

4. 含量（效价）测定 由于制剂的含量限度较原料药宽，且含有辅料，通常应采用专属、准确的方法对药物制剂的含量（效价）进行测定。

（1）当原料药的含量测定方法不受制剂辅料的干扰时，可采用原料药的含量测定方法作为制剂的含量测定方法。

（2）UV 法操作简便，适用于测定制剂的含量，并可同时用于含量均匀度和溶出度的测定。UV 法测定常采用对照品法，以减少不同仪器间的误差。但是应充分考察辅料、共存物质和降解产物等对测定结果的干扰。

（3）复方制剂或需经过复杂分离除去杂质与辅料干扰的品种，或在鉴别、检查项中未能进行专属控制质量的品种，可以采用 HPLC 法或 GC 法测定含量。

（4）当制剂中主药含量很低或无较强的发色团，以及杂质干扰 UV 法测定时，可考虑选择显色较灵敏，专属性和稳定性较好的比色法或荧光分光光度法测定含量。

（四）标准物质

药品标准物质是指供药品标准中物理和化学测试及生物方法试验用，具有确定特性量值，用于校准设备、评价测量方法或者给供试药品赋值的物质，包括标准品、对照品、对照药材、参照品。

中国食品药品检定研究院负责标定国家药品标准物质。研制单位在申请新药生产时，应当提供制备该药品标准物质的原材料，并报送有关标准物质的研究资料。中国食品药品检定研究院负责对标定的标准物质从原材料选择、制备方法、标定方法、标定结果、定值准确性、量值溯源、稳定性及分装与包装条件等资料进行全面技术审核，并做出是否可作为国家药品标准物质的结论。

四、药品质量标准的制订与起草说明

质量标准主要由检测项目、分析方法和限度三方面内容组成。在全面、有针对性的质量研究基础上，充分考虑药物的安全性和有效性，以及生产流通、使用各个环节的影响，确定控制产品质量的项目和限度，制订出合理、可行并能反映产品特征和质量变化情况的质量标准，有效地控制产品批间质量的一致性及验证生产工艺的稳定性。质量标准中所用的分析方法应经过方法学验证，应符合"准确、灵敏、简便、快速"的原则，而且要有一定的适用性和重现性，同时还应考虑原料药和其制剂质量标准的关联性。

（一）质量标准项目确定的一般原则

质量标准项目的设置既要有通用性，又要有针对性（针对产品自身的特点），并能灵敏地反映产品质量的变化情况。

1. 化学原料药质量标准中的项目 主要包括药品名称（通用名、汉语拼音名、英文名），化学结构式、分子式、分子量，化学名、含量限度，性状、理化性质，鉴别，检查（纯度检查及与产品质量相关的检查项等），含量（效价）测定，类别，贮藏，制剂，有效期等项内容。其中检查项主要包括酸碱度（主要对盐类及可溶性原料药）、溶液的澄清度与颜色（主要对抗生素类或供注射用原料药）、一般杂质（氯化物、硫酸盐、重金属、炽灼残渣、砷盐等）、有关物质、残留溶剂、干燥失重或水分等。

2. 化学制剂质量标准中的项目 主要包括：药品名称（通用名、汉语拼音名、英文名），含量限度，性状，鉴别，检查（与制剂生产工艺有关的及与剂型相关的质量检查项等），含量（效价）测定，类别，规格，贮藏，有效期等项内容。其中口服固体制剂的检查项主要有溶出度、释放度（缓释、控释及肠溶制剂）等，注射剂的检查项主要有pH值、溶液的澄清度与颜色、澄明度、有关物质、重金属（大体积注射液）、干燥失重或水分（注射用粉末或冻干品）、无菌、细菌内毒素或热原等。

（二）质量标准限度确定的一般原则

质量标准限度的确定首先应基于对药品安全性和有效性的考虑，并应考虑分析方法的误差。在保证产品安全有效的前提下，可以考虑生产工艺的实际情况以及兼顾流通和使用过程的影响。研发者必须要注意工业化生产规模产品与进行安全性、有效性研究样品质量的一致性，也就是说，实际生产产品的质量不能低于进行安全性和有效性试验样品的质量，否则要重新进行安全性和有效性的评价。

对有关产品品质的项目，其限度应尽量体现工艺的稳定性，并考虑测定方法的误差。对有关物质和残留溶剂，则需要有限度确定的试验或文献依据；还应考虑给药途径、给药剂量和临床使用情况等；根据技术指导原则的要求制订。

对化学结构不清楚的或尚未完全弄清楚的杂质，因没有合适的理化方法，可采用现行版《中国药典》通则规定的一些方法对其进行控制，如异常毒性、细菌内毒素或热原、升压物质、降压物质检查等。限度应按照《中国药典》（2015年版）的规定及临床用药情况确定。

（三）质量标准的格式和用语

质量标准应按现行版《中国药典》的格式和用语进行规范，注意用词准确、语言简练、逻辑严谨，避免产生误解或歧义。确保制订出科学性、先进性、规范性和权威性的药品质量标准。

（四）质量标准的起草说明

制订新药质量标准的同时，应编写起草说明。质量标准的起草说明是对制订药品质量标准的详细注释，其内容应充分反映制订新药质量标准的过程，并用实验的数据、结果和结论详细说明所制订的分析项目的合理性及各种检测方法的可靠性。

起草说明应包括下列内容（以化学药为例）。

1. 药品名称　参照现行版《中国药典》的格式，先后列出药品的中文通用名称、英文名称，再列出化学结构式，分子式与分子量列于结构式的右下方。

2. 概况　简要说明药物的类别，主要的药理作用和临床适应证，体内吸收与代谢，具有光学异构体的药物应说明构型与药效的关系，药物不良反应。介绍药物的研制过程，简略地说明实验室研究与临床试验的时间、机构及试验结论，解释制订或选用的中外文名称的理由。对国外已有的药品，则要介绍最早投放市场的厂家和时间，目前生产的厂家和采用的商品名称以及在其他国家注册登记的情况，并注意知识产权情况。

3. 制法　扼要说明药物的来源与制法。用化学反应式表明合成的路线，或简明表述生产制备的工艺路线流程，成品的精制方法，以便了解生产中可能引入的杂质。如有采用不同的工艺路线或精制方法，应分别列出。

4. 性状　性状项下的内容一般已经明确表达，不必再赘述。有关药物的稳定性状态，如发生分解、降解、失效等变化的条件、因素和程度，可结合试验研究结果加以说明。

5. 鉴别　鉴别方法应明确说明依据。化学鉴别法，可以采用化学反应式，结合文字，扼要说明反应的原理、条件和现象。光谱和色谱鉴别法，应明确试验条件、影响因素，并附供试品和（或）对照品的典型图谱。

6. 检查　检查项目应侧重说明制定的依据和意义。对药品的有效性、安全性与生物活性的检查，应侧重说明方法的要点、操作注意事项与结果的正确判定等内容。有关物质的检查，应结合制备工艺路线与稳定性研究结果等加以说明，明确杂质的来源，检查方法的原理与条件；并以试验数据说明限度制定的合理性，检查方法的专属性和灵敏度的适用性。还应说明，已经研究而未列入标准的检查项目和理由。一般杂质的检查，如果无特殊需要，可不说明。

7. 含量测定　含量测定应说明方法的原理、操作的注意事项、影响测定结果的因素。对操作中易出现的异常现象和成功的经验要突出说明，并列出数据证明。对方法的专属性、准确度和精密度等的验证结果应进行说明，对方法的优缺点应略加评述，并对含量的计算方法和计算式作必要的说明。

8. 贮藏　贮藏的规定应结合稳定性试验结果进行注释，并尽量用数据表达。同时确定药品的合理有效期限。

9. 其他内容　质量标准的起草说明，应列出起草和复核单位，及其对拟定标准的意见，包括标准中尚存在的问题，以及改进的建议。并列出主要参考文献。

扫码"学一学"

第三节 药物分析方法的验证

一、药品质量标准中分析方法验证的内容

分析方法验证在药品质量标准的建立过程中具有重要的作用，只有经过验证的分析方法才能用于药品质量的控制，验证的目的是证明采用的方法适合于相应检测要求。

在建立药品质量标准时，分析方法需经验证；在药品生产工艺变更、制剂的组分改变、原分析方法进行修订时，质量标准分析方法也需进行验证，该验证过程亦被称为方法再验证，方法再验证的内容可以是全面验证或是部分验证。方法验证理由、过程和结果均应记载在药品标准起草或修订说明中。

验证指标有：准确度、精密度（包括重复性、中间精密度和重现性）、专属性、检测限、定量限、线性、范围和耐用性。

1. 准确度 准确度系指用该方法测定的结果与真实值或参考值接近的程度，一般用回收率（%）表示。涉及定量测定的检测项目均需验证准确度。

2. 精密度 精密度系指在规定的测试条件下，同一个均匀供试品，经多次取样测定所得结果之间的接近程度。精密度一般用偏差 d、标准偏差（SD）或相对标准偏差（$RSD\%$）表示。涉及定量测定的检测项目均需验证精密度。

3. 专属性 专属性系指在其他成分（如杂质、降解产物、辅料等）存在下，采用的分析方法能正确测定被测物的能力。鉴别反应、杂质检查和含量测定方法，均应考察其专属性。如方法不够专属，应采用多种不同原理的方法予以补充。

4. 检测限 检测限（LOD）系指试样中被测物能被检测出的最低量。LOD 是一种限度检验效能指标，它反映方法是否具备足够的灵敏度，无须准确定量，只要指出高于或低于该规定的量即可。药品的鉴别试验和杂质检查方法，均应通过测试确定方法的检测限。

5. 定量限 定量限（LOQ）系指试样中被测物能被定量测定的最低量，其测定结果应符合准确度和精密度要求。LOQ 体现分析方法是否具备灵敏的定量检测能力。杂质和降解产物用定量测定方法研究时，应确定方法的定量。

6. 线性 线性系指在设计的范围内，测试响应值与试样中被测物浓度呈正比关系的程度。线性是定量测定的基础，涉及定量测定的项目，如含量测定和杂质定量检查均需要验证线性。

7. 范围 范围系指分析方法能达到一定精密度、准确度和线性要求时的高低限浓度或量的区间。范围是规定值，应在试验研究开始前确定验证的范围和试验方法。可以采用符合要求的原料药配制成不同的浓度，按照相应的测定方法进行试验。

8. 耐用性 耐用性系指在测定条件有小的变动时，测定结果不受影响的承受程度，为使分析方法可用于常规检验提供依据。耐用性表明测定结果的偏差在可接受范围内，测定条件的最大允许变动范围。开始研究分析方法时，就应考虑其耐用性。如果测试条件要求苛刻，则应在方法中写明。

二、药品质量标准中分析方法验证的要求

验证一种分析方法，并不一定对上述八项验证内容都有要求，而应视方法使用对象拟

定验证的内容。药品质量标准中各分析项目所涉及的分析方法需验证的具体内容见表2-1。

表2-1　检验项目和验证指标

项目 内容	鉴别试验	杂质测定		含量测定及 溶出量测定	校正因子
		定量	限度		
准确度	-	+	-	+	+
精密度					
重复性	-	+		+	+
中间精密度	-	+①		+①	+
专属性②	+	+	+	+	+
检测限	-	-③	+		
定量限	-	+		+	+
线性	-	+		+	+
范围	-	+		+	+
耐用性	+	+	+	+	+

注：①已有重现性验证，不需验证中间精密度。
　　②如一种方法不够专属，可用其他分析方法予以补充。
　　③视具体情况予以验证。

大体上有以下三种情况。

1. 非定量分析方法　如鉴别试验只需要验证"专属性"、"耐用性"。杂质的限度检查法，一般需要验证方法的"专属性"、"检测限"和"耐用性"三项内容。

2. 定量分析方法　如原料药或制剂的含量测定及含量均匀度、溶出度或释放度的测定方法，除用于验证方法灵敏度的"检测限"和"定量限"外，其余六项内容均需验证。

3. 微量定量分析方法　如杂质的定量测定方法，除"检测限"视情况而定外，其余七项内容均需验证。即在定量分析方法验证的基础上，增加"定量限"，以确保方法可准确测定微量组分的含量。

第四节　药品检验的基本程序

药品检验工作的根本目的就是保证人民用药的安全、有效。药品分析检验工作者必须具备严谨求实和一丝不苟的工作态度，掌握扎实的药物分析专业理论知识、正确而熟练的实践操作技能，从而确保药品检验工作的客观性和公正性。

一、检验机构

《药品管理法》规定"药品监督管理部门设置或者确定的药品检验机构，承担依法实施药品审批和药品质量监督检查所需的药品检验工作。"

国家食品药品监督管理总局（CFDA）领导下的国家级药品检验机构是中国食品药品检定研究院，各省、自治区、直辖市药品检验所分别承担各辖区内的药品检验工作。

药品生产企业、药品经营企业和医疗机构的药品检验机构或者人员，应当接受当地药品监督管理部门设置的药品检验机构的业务指导。并承担起药品生产、经营和使用过程中的质量分析检验和控制任务，确保药品安全有效、质量合格。

扫码"学一学"

二、药品检验的基本程序

药品检验工作的基本程序一般为取样（检品收检）、检验（鉴别、检查、含量测定）、留样、检验报告的书写。

（一）取样

取样是药品检验的首项工作。从大量的药品中取出少量的样品进行分析时，取样必须具有科学性、真实性和代表性，取样的基本原则应该是均匀、合理，有代表性。

收检的样品必须：检验目的明确、包装完整、标签批号清楚、来源确切。常规检品收检数量为一次全项检验用量的 3 倍，数量不够不予收检。特殊管理的药品（毒性药品、麻醉药品、精神药品、放射性药品等）、贵重药品，应由委托单位加封或当面核对名称、批号、数量等后方可收检。

（二）检验

常规检验以国家药品标准为检验依据；按照质量标准及其方法和有关标准操作规程（SOP）进行检验，并按要求记录。检品应由具备相应专业技术的人员检验，见习期人员、外来进修或实习人员不得独立进行检验分析。

1. 性状　首先检查性状是否符合要求，再进行鉴别、检查、含量测定等药品标准检查项目。

2. 鉴别　是依据药物的化学结构和理化性质进行某些化学反应，测定理化常数或光谱特征，用来判定药物的真伪。

3. 检查　通常按照药品质量标准规定的项目进行检查。

4. 含量测定　是测定药物中主要有效成分的含量。一般采用化学分析或理化分析方法来测定，以确定药物的含量是否符合标准的规定要求。

概括来说，鉴别用来判定药物的真伪，而检查和含量测定可用来判定药物的优劣。所以，判断一个药物的质量是否符合要求，必须全面考虑性状、鉴别、检查和含量测定的检验结果。

（三）留样

接收检品检验必须留样，留样数量不得少于一次全项检验用量。剩余检品由检验人员填写留样记录，注明数量和留样日期，清点登记，签封后入库保存。放射性药品、毒、麻、精神药品的剩余检品，其保管、调用、销毁均应按国家特殊药品管理规定办理。易腐败、霉变、挥发及开封后无保留价值的检品，注明情况后可不留样。

留样检品保存 1 年，进口检品保存 2 年，中药材保存半年，医院制剂保存 3 个月。

（四）检验报告的书写

检验过程中，必须有完整的原始记录，实验数据必须真实，不得涂改，全部项目检验完毕后，还应写出检验报告，并根据检验结果得出明确的结论。检验记录是出具检验报告书的依据，是进行科学研究和技术总结的原始资料；为保证药品检验工作的科学性和规范化，检验记录必须做到记录原始、真实，内容完整、齐全，书写清晰、整洁。

药物分析工作者在完成药品检验工作，并写出书面报告后，还应对不符合规定的药品提出处理意见，以便供有关部门参考，并协助生产企业尽快地使药品的质量符合要求。

扫码"练一练"

简答题

1. 简述国家药品标准。

2. 简述《中国药典》（2015 年版）四部收载的内容。

3. 简述药品质量标准制订的原则。

4. 简述药品质量研究的主要内容。

5. 简述药品检验工作的基本程序。

第三章 药物的鉴别

 要点导航

1. 掌握药物鉴别试验常用的方法。
2. 熟悉鉴别试验的条件和方法验证。
3. 了解药物鉴别的意义

药物的鉴别（identification）是根据药物的分子结构和理化性质，采用物理、化学、物理化学或生物学方法，对药物的真伪作出判断的过程。只有在药物鉴别无误的情况下，进行药物的杂质检查、含量测定等分析工作才有意义，因此它是药品检验的首项工作。《中国药典》（2015年版）中鉴别项下规定的试验方法，仅适用于鉴别药品的真伪，不完全代表药品的化学结构。

药物的鉴别不同于一般化学药物结构的确证，它具有以下几个特点：①药物鉴别的对象为已知物，鉴别目的是确证供试品的真伪，而不是鉴定未知物的组成和结构。②鉴别试验是个别分析而不是系统分析。其试验项目比较少，一般有3~5个，有的仅1~2个试验就可以做出明确结论。③药物鉴别通常选用药物外观性状、物理常数、一般的化学反应、特征吸收光谱等不同方法鉴别同一种供试品，综合分析试验结果而作出判断。

第一节 鉴别的项目

扫码"学一学"

一、性状

药物的性状（description）主要反映了药物特有的物理性质，如外观、臭、味、溶解度及其物理常数等。

1. 外观 是指药物的外表感官和色泽，包括药品的聚集状态、晶型、色泽以及臭、味等性质。

示例3-1 丙氨酸

本品为白色或类白色结晶或结晶性粉末；有香气，味甜。

2. 溶解度 溶解度是药物的一种物理性质，在一定程度上反映了药品的纯度。药物的近似溶解度以下列名词术语表示。

极易溶解	系指溶质1g（ml）能在溶剂不到1ml中溶解；
易溶	系指溶质1g（ml）能在溶剂1~不到10ml中溶解；
溶解	系指溶质1g（ml）能在溶剂10~不到30ml中溶解；
略溶	系指溶质1g（ml）能在溶剂30~不到100ml中溶解；

微溶	系指溶质 1g（ml）能在溶剂 100 ~ 不到 1000ml 中溶解；
极微溶解	系指溶质 1g（ml）能在溶剂 1000 ~ 不到 10 000ml 中溶解；
几乎不溶或不溶	系指溶质 1g（ml）在溶剂 10 000ml 中不能完全溶解。

溶解度试验法：除另有规定外，称取研成细粉的供试品或量取液体供试品，置于 25℃ ±2℃一定容量的溶剂中，每隔 5 分钟强力振摇 30 秒钟；观察 30 分钟内的溶解情况，如无目视可见的溶质颗粒或液滴时，即视为完全溶解。

示例 3-2　山梨酸

本品在乙醇中易溶，在乙醚中溶解，在水中极微溶解。

3. 物理常数　物理常数是评价药品质量的主要指标之一。其测定结果不仅对药品具有鉴别意义，也反映了药品的纯净度。《中国药典》（2015 年版）收载的物理常数包括：相对密度、馏程、熔点、凝点、比旋度、折光率、黏度、吸收系数等。下面主要介绍熔点、比旋度和吸收系数的测定方法。

（1）**熔点**　熔点是指供试品按规定的方法测定，由固体熔化成液体的温度、熔融同时分解的温度或在熔化时自初熔至全熔的一段温度。它是多数固体有机药物的重要物理常数。根据待测物的性质不同，《中国药典》（2015 年版）收载了四种测定方法：第一法适用于测定易粉碎的固体药品（传温液加热）；第二法适用于测定易粉碎的固体药品（电热块空气加热）；第三法适用于测定不易粉碎的固体药品（如脂肪、脂肪酸、石醋、羊毛脂等）；第四法适用于测定凡士林或其他类似物质。一般未注明时均指"第一法"。

示例 3-3　盐酸酚苄明

本品的熔点为 137 ~ 140℃。

（2）**比旋度**　当偏振光通过长 1dm 且每 1ml 中含有旋光性物质 1g 的溶液时，在一定波长与温度下测得的旋光度称为比旋度。比旋度（或旋光度）可以用于区别或检查某些手性药物的纯杂程度，也可以测定其含量。

示例 3-4　麦芽糖

取本品置 80℃ 干燥 4 小时，取约 10g，精密称定，置 100ml 量瓶中，加氨试液 0.2ml，再加水稀释至刻度，摇匀，依法测定，比旋度为 +126°至 +131°。

（3）**吸收系数**　在一定条件下，吸光物质在单位浓度及单位厚度时的吸光度。吸光系数有两种表示方式：即摩尔吸收系数和百分吸收系数。《中国药典》（2015 年版）采用百分吸收系数，系指溶液浓度为 1%（g/100ml）、液层厚度为 1cm 时的吸光度，用 $E_{1cm}^{1\%}$ 表示。

示例 3-5　对乙胺嘧啶

取本品，精密称定，加 0.1mol/L 盐酸溶液溶解，并定量稀释制成每 1ml 中约含 13μg 的溶液，照分光光度法在 272nm 的波长处测定吸光度，吸收系数 $E_{1cm}^{1\%}$ 为 309 ~ 329。

二、一般鉴别

一般鉴别试验是依据某一类药物的化学结构或理化性质的特征，通过化学反应来鉴别药物的真伪。对无机药物是根据其组成的阴离子和阳离子的特殊反应；对有机药物则大都采用典型的官能团反应。一般鉴别试验只能证实某一类药物，而不能证实是哪一种药物，需进行专属鉴别试验，方可确认。《中国药典》（2015 年版）通则中的一般鉴别试验所包括的项目有：丙二酰脲类、托烷生物碱类、芳香第一胺类、有机氟化物、无机金属盐类、有机酸盐等。现以几个典型的有机物官能团及无机离子为例来阐明鉴别试验原理。

1. 有机氟化物 有机氟化物经氧瓶燃烧法破坏，被碱性溶液吸收成为无机氟化物，与茜素氟蓝、硝酸亚铈在 pH 4.3 溶液中形成蓝紫色络合物，反应式如下。

2. 有机酸盐

（1）水杨酸盐 本品在中性或弱酸性条件下，与三氯化铁试液生成配位化合物，在中性时呈红色，弱酸性时呈紫色。或供试品溶液加稀盐酸，即析出白色水杨酸沉淀，分离，沉淀在醋酸铵试液中溶解。

（2）酒石酸盐 取供试品的中性溶液，置洁净的试管中，加氨制硝酸银试液数滴，置水浴中加热，银游离并附在试管内壁成银镜。

3. 芳香第一胺类 取供试品约 50mg，加稀盐酸 1ml，必要时缓缓煮沸使溶解，放冷，加 0.1mol/L 亚硝酸钠溶液数滴，滴加碱性 β-萘酚试液数滴，视供试品不同，生成粉红到猩红色沉淀。

4. 托烷生物碱类 托烷生物碱类均具有莨菪酸结构，可发生 Vitali 反应，水解后生成莨菪酸，经发烟硝酸加热处理，转变为三硝基衍生物，再与氢氧化钾醇溶液作用，转变成醌型产物而显深紫色。

托烷类 → （水解）→ 莨菪酸 →（3HNO₃）→ 三硝基衍生物

→（KOH, C₂H₅OH）→ → （KOH）→ 深紫色

5. 无机金属盐

（1）钠盐、钾盐、钙盐、钡盐的焰色反应　某些金属或它们的化合物在无色火焰中灼烧时，使火焰呈现特征的颜色的反应。每种元素的光谱都有一些特征谱线，发出特征的颜色而使火焰着色，根据焰色可以判断某种元素的存在。如：钠离子显鲜黄色；钾离子显紫色；钙离子显砖红色；钡离子显黄绿色。

（2）铵盐　取供试品，加过量的氢氧化钠试液后，加热，即分解，发生氨臭；遇用水润湿的红色石蕊试纸，能使之变蓝色，并能使硝酸亚汞试液润湿的滤纸显黑色。

$$NH_4^+ + OH^- \longrightarrow NH_3\uparrow + H_2O$$

$$4NH_3 + 2Hg_2(NO_3)_2 + H_2O \longrightarrow \left[O \begin{matrix} Hg \\ Hg \end{matrix} NH_2 \right] \cdot NO_3 + 2Hg\downarrow + 3NH_4NO_3$$

6. 无机酸根

（1）氯化物

鉴别试验一：取供试品溶液，加稀硝酸使成酸性后，滴加硝酸银试液，即生成白色凝乳状沉淀；分离，沉淀加氨试液即溶解，再加稀硝酸酸化后，沉淀复生成。如供试品为生物碱或其他有机碱的盐酸盐，须先加氨试液使成碱性，将析出的沉淀滤过除去，取滤液进行试验。

鉴别试验二：取供试品少量，置试管中，加等量的二氧化锰，混匀，加硫酸润湿，缓缓加热，即发生氯气，能使水润湿的碘化钾淀粉试纸显蓝色。

（2）硫酸盐

鉴别试验一：取供试品溶液，滴加氯化钡试液，即生成白色沉淀；分离，沉淀在盐酸或硝酸中均不溶解。

鉴别试验二：取供试品溶液，滴加醋酸铅试液，即生成白色沉淀；分离，沉淀在醋酸铵试液或氢氧化钠试液中溶解。

鉴别试验三：取供试品溶液，加盐酸，不生成白色沉淀（与硫代硫酸盐区别）。

（3）硝酸盐

鉴别试验一：取供试品溶液，置试管中，加等量的硫酸，小心混合，冷却后，沿管壁加硫酸亚铁试液，使成两液层，接界面显棕色。

鉴别试验二：取供试品溶液，加硫酸与铜丝（或铜屑），加热，即发生红棕色的蒸气。

鉴别试验三：取供试品溶液，滴加高锰酸钾试液，紫色不应褪去（与亚硝酸盐区别）。

三、专属鉴别

专属鉴别试验（specific identification test）是证实某一种药物的依据，是根据药物间化学结构的差异及其物理化学特性的不同，选用某种药物特有的灵敏定性反应来鉴别药物的真伪。如巴比妥类药物含有丙二酰脲母核，主要的区别在于5,5 - 位取代基和2 - 位取代基的不同，苯巴比妥含有苯环，司可巴比妥含有双键，硫喷妥钠含有硫原子，可根据这些取代基的性质，采用各自的专属反应进行鉴别。专属鉴别试验的内容在以后的章节将详细介绍。

一般鉴别试验是以某些类别药物的共同化学结构为依据，根据其相同的物理化学性质进行药物真伪的鉴别，以区别不同类别的药物。而专属鉴别试验则是在一般鉴别试验的基础上，利用各种药物的化学结构差异，来鉴别药物，以区别同类药物或具有相同化学结构部分的各个药物单体，达到最终确证药物真伪的目的。

第二节 药物的鉴别方法

扫码"学一学"

药物的鉴别方法要求专属性强，重现性好，灵敏度高，操作简便、快速等。常用鉴别方法有化学法、光谱法、色谱法。

一、化学鉴别法

化学鉴别法是根据药物与化学试剂在一定的条件下发生易于观测的化学变化，如颜色变化、生成沉淀、产生气体、呈现荧光等现象，从而作出定性分析结论。它必须具有反应迅速、现象明显的特点才具有实用价值。常用的化学鉴别法如下。

（一）呈色反应鉴别法

呈色反应鉴别法是指供试品溶液中加入适当的试剂溶液，在一定条件下进行反应，生成易于观测的有色产物。在鉴别试验中最为常用的反应类型如下。

（1）三氯化铁呈色反应　具有酚羟基或水解后产生酚羟基的药物。

（2）异羟肟酸铁反应　多为芳酸及其酯类、酰胺类的药物。

（3）茚三酮呈色反应　具有脂肪氨基的药物。

（4）重氮化 - 偶合显色反应　具有芳伯氨基或能产生芳伯氨基的药物。

（5）氧化还原显色反应及其他颜色反应。

（二）沉淀生成反应鉴别法

沉淀生成反应鉴别法是指供试品溶液中加入适当的试液，在一定的条件下进行反应，生成不同颜色或具有特殊沉淀形式的沉淀。常用的沉淀反应如下。

（1）与重金属离子的沉淀反应　在一定条件下，药物和重金属离子反应，生成不同形式的沉淀。

（2）与硫氰化铬铵（雷氏盐）的沉淀反应　多为生物碱及其盐，具有芳香环的有机碱及其盐。

（3）其他沉淀反应。

（三）荧光反应鉴别法

在适当的溶剂中药物本身可在可见光下发射荧光，如硫酸奎宁的稀硫酸溶液显蓝色荧光；药物与适当试剂反应后发射出荧光，如氯普噻吨加硝酸后用水稀释，在紫外灯下显绿色荧光；维生素 B_1 的硫色素反应等。

（四）气体生成反应鉴别法

（1）大多数的胺（铵）类药物、酰脲类药物以及某些酰胺类药物，可经强碱处理后，加热，产生氨（胺）气。

（2）化学结构中含硫的药物，可经强酸处理后，加热，发生硫化氢气体。

（3）含碘有机药物经直火加热，可生成紫色碘蒸气。

（4）含醋酸酯和乙酰胺类药物，经硫酸水解后，加乙醇可产生乙酸乙酯的香味。

（五）使试剂褪色的鉴别法

如维生素 C 的二氯靛酚反应，氧烯洛尔的高锰酸钾反应，司可巴比妥钠的碘试液反应。

（六）测定生成物的熔点

该法操作繁琐、费时，应用较少。

二、光谱鉴别法

（一）紫外－可见分光光度法

对于含有不饱和共轭结构的药物在紫外－可见光区（200~760nm）有特征吸收，可以采用紫外－可见光谱法进行鉴别。其吸收光谱的形状、吸收峰数目、吸收峰（或谷）波长的位置、吸收强度以及相应的吸收系数等可作为鉴别的信息参数。

由于吸收光谱比较简单，吸收曲线变化不大，缺乏精细结构，所以鉴别的专属性远不如红外光谱法。通常应与其他方法配合，才能对药物的真伪做出判定。紫外光谱 UV 鉴别的常用方法如下。

（1）对比最大吸收波长或同时对比最小波长的一致性。将供试品用规定的溶剂配成一定浓度的供试液，测定最大吸收波长或同时测定最小波长。

（2）对比最大吸收波长和对应吸光度（百分吸收系数）的一致性。将供试品用规定的溶剂配制成一定浓度的供试液，在规定波长范围内测定最大吸收波长和相应的吸光度。

（3）对比吸收系数的一致性。将供试品用规定的溶剂配成一定浓度的供试液，在规定波长处测定其吸光度，由浓度和吸光度计算吸收系数。

（4）对比最大、最小吸收波长和相应吸光度比值的一致性。将供试品用规定的溶剂配成一定浓度的供试液，测定最大吸收波长和最小吸收波长和相应的吸光度。

（5）经化学处理后，测定其反应产物的吸收光谱特性。

以上方法可以单个应用，也可几个结合起来使用，以提高鉴别方法的专属性，药物鉴别实例见表 3－1。

表 3 - 1　药物的紫外 - 可见分光光度法鉴别方法实例

鉴别方法	药物鉴别实例（《中国药典》（2015 年版）二部）
对比最大吸收波长或同时对比最小波长的一致性	水杨酸镁　【鉴别】（1）取含量测定项下的溶液，照紫外 - 可见分光光度法测定，在 296nm 的波长处有最大吸收
	二羟丙茶碱片　【鉴别】（2）取含量测定项下的溶液，照紫外 - 可见分光光度法测定，在 273nm 的波长处有最大吸收，在 246nm 的波长处有最小吸收
对比最大吸光波长和对应吸光度（百分吸收系数）的一致性	比沙可啶　【鉴别】（1）取本品，加 0.1mol/L 甲醇制氢氧化钾溶液制成每 1ml 中含 10μg 的溶液，照紫外 - 可见分光光度法，在 248nm 的波长处有最大吸收，其吸光度为 0.62 ~ 0.68
	贝诺酯　【性状】取本品，精密称定，加无水乙醇溶解并定量稀释制成每 1ml 中约含 7.5μg 的溶液，照紫外 - 可见分光光度法（通则 0401）测定，在 240nm 的波长处测定吸光度，吸收系数（$E_{1cm}^{1\%}$）为 730 ~ 760
对比吸收系数的一致性	艾司唑仑　【性状】取本品，精密称定，加盐酸溶液（9 →1000）溶解并定量稀释制成每 1ml 中的含 10μg 的溶液，照紫外 - 可见分光光度法，在 271nm 的波长处测定吸光度，吸收系数 $E_{1cm}^{1\%}$ 为 345 ~ 367
对比最大、最小吸收波长和相应吸光度比值的一致性	二氟尼柳　【鉴别】（2）取本品，加 0.1mol/L 盐酸乙醇溶液溶解并稀释制成每 1ml 中含有 20μg 的溶液，照紫外 - 可见分光光度法测定，在 251nm 和 315nm 的波长处有最大吸收，吸光度比值应为 4.2 ~ 4.6
经化学处理后，测定其反应产物的吸收光谱特性	苯妥英钠　【鉴别】（2）取本品约 10mg，加高锰酸钾 10mg，氢氧化钠 0.25g 与水 10ml，小火加热 5 分钟，放冷，取上清液 5ml，加正庚烷 20ml，振摇提取，静置分层后，取正庚烷提取液，照紫外 - 可见分光光度法测定，在 248nm 处有最大吸收

（二）红外分光光度法

红外光谱（IR）具有明显的特征性，专属性强，准确度高，应用广（固体、液体、气体样品），凡化学结构明确的单一组分有机原料药物，尤其是结构复杂、结构间差别较小的药物的鉴别与区别，均采用 IR 法。此外，红外光谱法也常用于晶型鉴别，而且越来越多的制剂经提取后也采用 IR 法鉴别，如《中国药典》（2015 年版）收载的氨茶碱、氨茶碱片、氨茶碱注射液均采用 IR 鉴别。

常用的鉴别方法为标准图谱对照法，《中国药典》和《英国药典》均采用本法鉴别。即首先按规定测定供试品的 IR 图谱，然后与《药品红外光谱集》中对照图谱对比，并规定检品的红外光吸收图谱应与对照的图谱一致（某些光学异构体如对映异构体、大分子同系物和高分子聚合物除外）。

虽然红外光谱法的专属性强，但绘制红外吸收光谱时受外界条件影响较大，图谱容易发生变化，为了确保鉴别结果准确无误，《中国药典》（2015 年版）较少单独使用本法对药品进行鉴别，常与其他理化方法联合进行。因此采用 IR 法鉴别时应注意：①样品应不含有水分，其纯度应大于 98%；②有机碱的盐酸盐采用溴化钾压片时，可能发生复分解反应，此时可采用氯化钾压片，并比较氯化钾压片和溴化钾压片法的光谱，若二者没有区别，则仍使用溴化钾压片；③压片时，供试品研磨以粒度 2 ~ 5μm 为宜，防止晶格结构被破坏或晶型转化，为防光谱干扰，片厚宜在 0.5mm 以下；④空白片光谱图的基线应大于 75% 透光率，除在 3440cm^{-1} 及 1630 cm^{-1} 附近因残留或附着水而呈现一定吸收峰外，其他区域不应出现大于基线 3% 透光率的吸收谱带；⑤制剂的鉴别，应先除去辅料等干扰组分后再测定。

三、色谱鉴别法

色谱鉴别法系将供试品与对照品在相同条件下进行色谱分离并进行比较，要求其保留行为和检测结果都相互一致。色谱法用于药物的鉴别不如 IR 法专属性强，须配合其他方法佐证，一般通过空白试验，考察其专属性。

色谱法受实验条件的影响较大，因此，在测定前需按要求进行系统（由分析设备、电子仪器、试剂、实验操作以及被分析样品的组成等构成）适用性试验，以检查色谱系统是否符合要求。常用的方法有薄层色谱法（TLC）、高效液相色谱法（HPLC）和气相色谱法（GC）。TLC 法已成为解决复杂体系中药物鉴别的较好方法，如中药制剂的鉴别一般首选 TLC 法。HPLC 和 GC 法通常只有在检查或含量测定项下已采用该法时才使用。

（一）薄层色谱法

薄层色谱鉴别法系将供试品溶液点样于薄层板上，经展开、检视所得的色谱斑点，与适宜的对照物按同法所得的斑点比较颜色、位置等，亦可采用比移值或相对比移值判定。具有简便、快速、灵敏、专属性强、显色方便等特点，在制剂和中药鉴别中应用更为广泛。

示例 3 – 6　二氟尼柳胶囊的鉴别

取本品的内容物适量（约相当于二氟尼柳 50mg）加甲醇 5ml，振摇使二氟尼柳溶解，滤过，滤液作为供试品溶液；另称取二氟尼柳对照品适量，用甲醇溶解制成每 1ml 中约含 10mg 的溶液，作为对照品溶液，照薄层色谱法试验，吸取上述两种溶液各 5μl，分别点于同一硅胶 GF_{254} 薄层板上，用环己烷 – 二氧六环 – 冰醋酸（85∶10∶5）为展开剂，展开，晾干，置紫外光灯（254nm）下检视，供试品溶液所显主斑点的位置和颜色应与对照品溶液的主斑点一致。

（二）高效液相色谱法

一般规定按供试品含量测定项下的高效液相色谱条件进行试验，要求供试品和对照品色谱峰的保留时间应一致。含量测定方法为内标法时，可要求供试品溶液和对照品溶液色谱图中药物峰保留时间与内标物峰的保留时间比值应相同。复方制剂、杂质或辅料干扰因素多的药品多采用此法进行鉴别。

（三）气相色谱鉴别法

其鉴别原理同高效液相色谱法，适合于含有挥发性成分药品的鉴别。

示例 3 – 7　维生素 E 片的鉴别

采用气相色谱法，在含量测定项下记录的色谱图中，供试品溶液主峰的保留时间应与对照品溶液主峰的保留时间一致。

第三节　鉴别试验的条件与方法验证

扫码"学一学"

一、鉴别试验的条件

鉴别试验的目的是判断药物的真伪，它以所采用的化学反应或物理特性产生的明显的易于觉察的特征变化为依据，因此，鉴别试验必须在规定条件下完成，否则将会影响结果的判断。影响鉴别反应的因素主要有被测物浓度、试剂的用量、溶液的温度、pH、反应时间和干扰物质等。

1. 溶液的浓度　在鉴别试验中加入的各种试剂一般是过量的，溶液的浓度主要是指被鉴别药物的浓度。鉴别试验多采用观察沉淀、颜色或测定各种光学参数（λ_{max}、λ_{min}、A、$E^{1\%}_{1cm}$）的变化来判定结果，药物的浓度直接影响上述参数的变化，必须严格规定。

2. 溶液的温度　温度对化学反应的影响很大，一般温度每升高10℃，可使反应速度增加2~4倍。但温度的升高也可使某些生成物分解，导致颜色变浅，甚至观察不到阳性结果，所以试验中注意温度的影响并保持恒温。

3. 溶液的酸碱度　许多鉴别反应是在一定酸碱度的条件下才能进行。溶液酸碱度的作用，在于能使各反应物有足够的浓度处于反应活化状态，使反应生成物处于稳定和易于观测的状态。

4. 试验时间　有机化合物的化学反应和无机化合物不同，一般反应速度较慢，达到预期试验结果需要较长的时间。这是因为有机化合物是以共价键相结合，化学反应能否进行，依赖于共价键的断裂和新价键形成的难易，这些价键的更替需要一定的反应时间和条件。因此，使鉴别反应完成，需要一定时间。

5. 干扰成分　在鉴别试验中，如果药物结构中的其他部分或药物制剂中的其他组分也可发生反应，则会干扰鉴别试验现象的观察，难以做出正确的判断。这时，必须选择专属性更高的鉴别方法或将其分离后再进行试验。

二、鉴别试验的方法验证

1. 专属性　鉴别试验的专属性是指能明确地区分被测物与共存物，确定被分析物符合分析方法的特性。通常设置3组实验：供试品、阴性对照组（不含待鉴定成分的供试品）、阳性对照品，均按照供试品的鉴别方法操作。供试品组鉴别试验结果应与相应的阳性对照组一致，而阴性对照组不应有相应的响应值或相应结果。红外法和质谱法具有较强专属性，可单独用作鉴别，否则应该采用两种或两种以上的方法，相互佐证。

2. 耐用性　耐用性系指在测定条件有小的变动时，测定结果不受影响的承受程度。只有当测定条件有小的变化时不影响测定结果方法才可行。或者制定质量标准时限定相应的条件。

简答题

1. 化学鉴别法主要包括哪几类？
2. 简述影响鉴别试验的条件。
3. 简述芳香第一胺的鉴别方法。

扫码"练一练"

第四章 药物的杂质检查

要点导航

1. 掌握药物中杂质的来源、分类，杂质限量的概念和计算以及一般杂质和特殊杂质检查方法。
2. 熟悉药物中杂质鉴定方法。
3. 了解杂质研究中杂质控制的方法。

杂质是指在药物中存在的无治疗作用或影响药物稳定性或疗效，甚至对人体健康有害的物质。药品中的杂质能否得到合理、有效地控制，直接关系到药品的质量可控性与安全性。

第一节 药物的杂质与限量

扫码"学一学"

一、药物的纯度

药物的纯度即药物的纯净程度，是反映药品质量的一项重要指标。杂质是影响药物纯度的主要因素，需要控制在一定的允许范围内，否则可能导致其外观性状、物理常数改变，甚至影响药物的稳定性、降低药物含量或活性、增加毒副作用。例如：四环素中的降解产物可引起范科尼综合征；甲氨蝶呤副产物会产生发热反应；在贮存过程中，β-内酰胺环开环自身聚合形成的高分子聚合物是 β-内酰胺类抗生素引发过敏反应的原因之一。药物的杂质检查是控制药物纯度的一个非常重要的方面，通常药物的杂质检查也可称为纯度检查。

化学试剂的纯度与药品的纯度不能互相混淆，化学试剂不考虑杂质的生理作用，其杂质限量只是从可能引起的化学变化对试剂的使用目的和使用范围的影响来规定，而药物纯度主要从用药安全、有效和对药物稳定性等方面考虑。

二、药物中杂质的来源

药物中的杂质主要来源于两个方面，即药物的生产过程和药物的贮藏过程。

（一）药物在生产过程中引入的杂质

药物在生产过程中，原材料不纯或有未完全反应的原料、反应中间体和副产物等，在精制时未能完全除去，都会成为药物产品中的杂质。例如，以对硝基氯苯为原料生产对乙酰氨基酚时，根据生产工艺不同，杂质包括对氨基酚、对氯苯乙酰胺、偶氮苯、氧化偶氮苯、苯醌和醌亚胺等。

在药物生产过程中，常需加入各种试剂、溶剂，如还原剂、氧化剂、催化剂等，也可作为杂质引入药物中。例如，在对乙酰氨基酚成品中可能存在未反应完全的还原剂铁粉，致使乙醇溶液产生浑浊，因而在《中国药典》中规定对乙酰氨基酚必须检查乙醇溶液的澄清度。另外，《中国药典》明确规定，必须严格检查药物在生产过程中引入的有害有机溶剂，如苯、三氯甲烷、二氯甲烷、吡啶、甲苯和环氧乙烷等的残留量。例如，司帕沙星规定要检查残留溶剂甲苯、吡啶和三氯甲烷；头孢硫脒要检查残留溶剂甲醇、乙醇、丙酮和二氯甲烷。

当从植物原料中提取分离药物时，与药物成分结构相近、性质相似的其他成分容易和药物同时被提取出来，倘若在精制过程中不能完全去除，则在成品中必然含有该类杂质。例如从颠茄、曼陀罗、莨菪等植物中提取生产阿托品时，可能含有莨菪碱及其他有关生物碱等杂质。

药物在制剂生产的过程中，也可能会引入新的杂质。如肾上腺素注射液，由于在制剂生产过程中加入抗氧剂焦亚硫酸钠，肾上腺素在亚硫酸根的存在下，生成无光学活性、无生理活性的肾上腺素磺酸，其含量随贮存期延长会相应增加，致使活性成分肾上腺素含量降低。在制剂生产过程中，有些药物会发生水解而产生新的杂质。例如盐酸普鲁卡因注射液在高温灭菌过程中，有可能水解成对氨基苯甲酸和二乙胺基乙醇。此外，药物在生产中所使用的金属器皿、仪器装置以及其他不耐酸、碱等金属工具，都有可能在生产中引入砷盐及铅、铁、铜、锌等金属离子杂质。

异构体和多晶型的存在，对于药物的安全性和有效性也会带来一定的影响。例如，抗晕动病药物盐酸苯环壬酯分子结构中含有一个手性中心，具有 $R(-)$ 和 $S(+)$ 型两个光学异构体，盐酸苯环壬酯左旋体为其活性异构体，其抗晕动病效果明显强于外消旋体和右旋体，并且其中枢抑制作用明显低于其消旋体，毒副作用更小；降血糖药那格列奈存在多晶型现象，B 晶型不稳定，临床使用的晶型为 H 晶型；左氧氟沙星是氧氟沙星的左旋体，使用左旋体可使氧氟沙星在体内的生物利用度提高70%。

（二）药物在贮藏过程中产生的杂质

药物在贮藏过程中也可能产生杂质。比如，保管不善或贮藏时间过长，在温度、湿度、日光、空气中的氧等外界因素作用下，或者被微生物污染，药物可能发生水解、氧化、分解等反应，或出现异构化、晶型转变、聚合、潮解或霉变等现象，从而产生杂质。这些杂质可能导致药物在外观、性状方面出现变化，影响药物的稳定性和疗效，甚至会导致药物无效或出现毒副作用。

容易发生水解反应而引起变质的药物如酯、内酯、酰胺、环酰胺、多糖及苷类。如阿托品水解生成莨菪醇和消旋莨菪酸；异烟肼中的致癌杂质游离肼不仅可在生产过程中由原料引入，也可在贮存过程中发生降解而产生；若药物结构中具有酚羟基、巯基、亚硝基、醛基以及长链共轭二烯等，则这些药物容易被空气中的氧所氧化，药效可能会降低或者失去药效，甚至产生毒性。例如，麻醉乙醚在空气中氧的作用下会被氧化水解成有毒的过氧化物；维生素 C 能被氧化，引起外观变色甚至失效。抗生素类药物在贮存过程中若发生潮解，可促使药物分解。如青霉素在贮藏过程中保存不当，能潮解生成无疗效的青霉胺和青霉醛，还能发生自身聚合形成高分子杂质。微生物也能使药物变质，如霉菌能使中草药中的多糖、淀粉及蛋白质霉变失效。

三、药物中杂质的分类

按杂质化学类别和特性，杂质可分为：有机杂质、无机杂质、有机挥发性杂质。按其来源，杂质可分为：一般杂质和特殊杂质。一般杂质是指在自然界中分布较广泛，在多种药物的生产和贮藏过程中容易引入的杂质，如铁盐、铵盐等。特殊杂质是指在特定药物的生产和贮藏过程中引入的杂质，多指有关物质。按其毒性，杂质又可分为：毒性杂质和信号杂质。毒性杂质如重金属、砷盐；信号杂质如氯化物、硫酸盐等，一般无毒，但其含量的多少可反映药物纯度和生产工艺或生产过程问题。

另外，不管是结构已知还是未知的，凡在药物中经研究和稳定性考察检出的，并在批量生产中出现的杂质和降解产物都属于特定杂质（specified impurities）。

四、药物中杂质的限量

由于药物中的杂质不可能完全除尽，对于药物中的杂质，在不影响药物疗效和不发生毒性的前提下，综合考虑生产的可行性及药物的稳定性的原则下，允许药物中存在一定量的杂质。杂质的限量即指药物中杂质的最大允许量。通常用百分之几或百万分之几（ppm）来表示。

$$杂质限量（\%）= \frac{杂质最大允许量}{供试品量} \times 100\%$$

杂质的限量控制方法可分为两种：一种是限量检查法，另一种是对杂质进行定量测定。限量检查法一般不需要准确测定杂质含量，只需检查其是否超过限量，检查时大多采用对照法。对照法系指取一定量被检杂质的标准溶液与一定量供试品溶液在完全相同条件下处理，然后比较反应结果，确定杂质含量是否超过限量。运用该方法时须特别注意平行原则，才能使供试品溶液和对照品溶液的检查结果具有可比性。由于供试品（S）中所含杂质的最大允许量是以杂质标准溶液的浓度（c）与体积（V）的乘积来表示，因此杂质限量的计算公式表示为：

$$杂质限量(\%) = \frac{标准溶液的浓度 \times 标准溶液的体积}{供试品量} \times 100\%$$

即：

$$L = \frac{c \times V}{S} \times 100\%$$

另外，杂质限量检查还可采用灵敏度法和比较法。在供试品溶液中加入试剂，在一定条件下反应，观察有无正反应出现，以不出现正反应为合格，即以该检测条件下反应的灵敏度来控制杂质限量的方法称为灵敏度法。如：纯化水中检查氯化物，在 50ml 水中加入硝酸和硝酸银试液，不得发生浑浊。比较法系指取一定量的供试品依法检查，测定待测杂质的某个参数（如吸光度、pH 等）与规定的限量值比较，不得更大。如甘氨酸溶液的透光度检查：取本品 1.0g，加水 20ml 溶解后，照分光光度法，在 430nm 的波长处测定透光率，不得低于 98.0%。

杂质限量计算举例如下。

示例 4-1 布美他尼中砷盐的检查

取本品 1g，加氢氧化钙 1.0g，加水少量，搅拌均匀，干燥后，先用小火炽灼使炭化，再在 500~600 ℃炽灼成灰白色，放冷，加盐酸 8ml 与水 20ml 溶解后，依法检查，与 2.0ml 标准砷溶液（1μg/ml）所生成的砷斑比较，颜色不得更深。求砷量的限量。

$$L = \frac{c \times V}{S} \times 100\% = \frac{1 \times 10^{-6} \times 2}{1.0} \times 100\% = 2ppm$$

示例 4 - 2 呋塞米中氯化物的检查

取呋塞米 2.0g，加水 100ml，充分振摇后，滤过；取滤液 25ml，依法检查，规定氯化物不得超过 0.014%，应取标准氯化钠溶液（10μg/ml）多少 ml?

$$V = \frac{L \times S}{C} \times 100\% = \frac{0.014\% \times 2.0 \times \frac{25}{100} \times 10^6}{10} = 7.0ml$$

示例 4 - 3 盐酸去氧肾上腺素中酮体的检查

取本品 2.0g，置 100ml 量瓶中，加水溶解并稀释至刻度，摇匀，取 10ml，置 50ml 量瓶中，用 0.01mol/L 盐酸溶液稀释至刻度，摇匀。照紫外 - 可见分光光度法，在 310nm 的波长处测定吸光度，不得大于 0.20。已知酮体的 $E_{1cm}^{1\%}$ 为 435，求酮体的限量。

$$L = \frac{杂质允许存在的最大量}{样品量} \times 100\%$$

$$c_{酮体} = \frac{A}{E_{1cm}^{1\%}} \times \frac{1}{100} = \frac{0.2}{435} \times \frac{1}{100} = 4.60 \times 10^{-6}(g/ml)$$

$$L = \frac{c_{酮体} \times V}{S} = \frac{4.6 \times 10^{-6}}{2} \times \frac{50}{10} \times 100 = 0.1\%$$

示例 4 - 4 盐酸硫利达嗪中有关物质的检查

避光操作。取本品，加三氯甲烷制成每 1ml 中约含 10mg 的溶液，作为供试品溶液；精密量取适量，加三氯甲烷稀释成每 1ml 中约含 50μg 的溶液，作为对照溶液。照薄层色谱法试验，吸取上述两种溶液各 5μl，分别点于同一硅胶 G 薄层板上，以三氯甲烷 - 异丙醇 - 浓氨溶液（74:25:1）为展开剂，展开，晾干，先用碘化铋钾试液 - 冰醋酸 - 水（10:20:70）的混合液喷雾，然后喷以过氧化氢试液，立即覆盖同样大小的洁净玻璃板，检视，供试品溶液如显杂质斑点，其颜色与对照溶液所显的主斑点比较，不得更深。求杂质的限量。

$$L = \frac{杂质允许存在的最大量}{样品量} \times 100\%$$

$$= \frac{c_{对照}}{c_{样品}} \times 100\%$$

$$= \frac{50}{10 \times 10^3} \times 100\% = 0.05\%$$

第二节 药物中杂质的检查方法

药物中杂质的检查方法，主要是根据药物和杂质在物理与化学性质上的差异，选择一个专属性强的方法，从而避免药物对微量杂质的测定产生干扰。

扫码"学一学"

一、化学法

药物和杂质化学性质存在较大差异时，可以选择合适的试剂，使药物不与之发生反应，但杂质能与其发生作用，产生颜色、沉淀或气体来进行杂质的限量检查。如间苯二酚中的邻苯二酚检查：取本品 0.50g，加水 10ml 溶解后，加稀醋酸 2 滴与醋酸铅试液 0.5ml，不得发生浑浊。该检查法的原理是邻苯二酚能够和醋酸铅反应生成沉淀，但间苯二酚无此反应。如贝诺酯中游离的水杨酸的检查，是利用游离的水杨酸能与稀硫酸铁铵溶液反应呈色，但贝诺酯不能反应。

二、光谱法

光谱检查法是利用杂质和药物对光选择性吸收性质的差异来进行药物中的杂质检查。

（一）紫外 - 可见分光光度法

当药物和杂质存在紫外特征吸收差异，比如在某一波长处，杂质有吸收而药物无吸收时，可以通过控制供试品在此波长处的吸光度来控制杂质的量。例如克拉维酸检查杂质的吸光度：取本品 50mg，精密称定，置 50ml 量瓶中，加 pH 7.0 的 0.1mol/L 磷酸盐缓冲溶液溶解并稀释至刻度，摇匀，照紫外 - 可见分光光度法，在 278nm 波长处立刻测定，吸光度应小于 0.40。

（二）红外分光光度法

该方法主要用于药物中无效或低效晶型的检查。某些药物具有多种晶型，由于晶型不同，其化学键长、键角等也会有不同的变化，而使红外光谱中的某些特征峰的频率、峰形状和强度出现显著差异。利用这些差异，可以检查药物中的无效（或低效）晶型杂质。如《中国药典》（2015 年版）利用红外分光光度法检查驱虫药甲苯咪唑中的 A 晶型。甲苯咪唑具有三种晶型，其中 C 晶型为有效晶型，A 晶型为无效晶型，A 晶型在 640cm^{-1} 处有强吸收，但 C 晶型在此波长处吸收很弱；而在 662cm^{-1} 处，情况正好相反。若药物中含有 A 晶型，上述两波长处吸光度比值将发生变化，故采用供试品与对照品同法操作，在约 640cm^{-1} 与 662cm^{-1} 波数处的吸光度之比不得大于含 A 晶型为 10% 的甲苯咪唑对照品的吸光度之比。

（三）原子吸收分光光度法

原子吸收分光光度法主要用于金属元素的测定，也常用于杂质的限量检查。该方法灵敏度高，通常采用标准加入法控制金属杂质的限量。

通常取供试品按规定制成供试液，另取等量的供试品，加入限度量的待测元素溶液制成对照液。若对照液的读数为 a；供试液的读数为 b，则 $a - b$ 相当于对照液中待测元素含量；若 $b < (a - b)$，说明供试品中所检杂质元素符合规定限量，否则不合格。如《中国药典》（2015 年版）维生素 C 中铁的检查采用原子吸收分光光度法。

三、色谱法

色谱法是利用药物与杂质色谱性质的差异，有效地将药物与杂质进行分离和检查的一种方法。

药物中的有机杂质主要来源于生产过程中引入的原料、中间体、副产物、分解产物及异构体等，可能是已知物或未知物。由于其结构、性质往往和药物相似，以至它们的某些化学性质、光谱特征相同或相似。因此，色谱法是检查该类杂质的首选方法。

（一）薄层色谱法

薄层色谱法具有设备简单、操作简便、快速、灵敏度高的特点，被许多国家药典用于药物中杂质的检查。

1. 杂质对照品法 适用于已知杂质并能获得杂质对照品的情况。根据杂质限量，取一定浓度的已知杂质的对照品溶液和供试品溶液，分别点样于同一吸附剂（如硅胶）的薄层板上，展开、定位、检视，供试品溶液中所含该项杂质的斑点颜色不得深于相应的杂质对照品斑点。

示例 4-5 盐酸依米丁中吐根酚碱的检查

避光操作。取本品，加甲醇制成每 1ml 中含 10mg 的溶液，作为供试品溶液；另取吐根酚碱对照品适量，加甲醇制成每 1ml 中含 0.2mg 的溶液，作为对照品溶液。照薄层色谱法，吸取上述两种溶液各 10μl，分别点于同一硅胶 G 薄层板上，以三氯甲烷 - 二乙胺（9:1）为展开剂，展开，晾干，显色，供试品溶液如显杂质斑点，其颜色与对照品溶液的主斑点比较，不得更深。

2. 供试品溶液自身稀释对照法 适用于杂质结构不确定或无杂质对照品并且杂质斑点的颜色与对照溶液主成分斑点的颜色相同或相近的情况。将供试品溶液按限量要求稀释至一定浓度作为对照液，与供试品溶液分别点样于同一薄层板上，展开、定位、检视。供试品溶液所显杂质的斑点颜色不得深于对照溶液所显主斑点的颜色。

示例 4-6 阿苯达唑原料药中有关物质的检查

取本品，加三氯甲烷 - 冰醋酸（9:1）制成每 1ml 中含 10mg 的溶液，作为供试品溶液；精密量取适量，加三氯甲烷 - 冰醋酸（9:1）分别稀释成每 1ml 中含 100μg、20μg 的溶液，作为对照溶液（1）和（2）。照薄层色谱法试验，精密吸取上述三种溶液各 5μl，分别点于同一硅胶 G 薄层板上，以三氯甲烷 - 乙醚 - 冰醋酸（30:7:3）为展开剂，展开后，晾干，立即置紫外光灯（254nm）下检视。对照溶液（2）应显一个明显斑点，供试品溶液如显杂质斑点，其荧光强度与对照溶液（1）的主斑点比较，不得更强。

3. 杂质对照品法和供试品溶液自身稀释对照法并用法 适用于药物中存在多个杂质，对杂质已知并能获得杂质对照品的，采用杂质对照品法检查；共存的其他未知杂质或无杂质对照品的，则采用供试品溶液自身稀释对照法检查。

示例 4-7 盐酸黄酮哌酯中有关物质检查

以三氯甲烷 - 甲醇（1:1）溶解并稀释制成每 1ml 中含 20mg 的溶液，作为供试品溶液；精密量取适量，加上述溶剂定量稀释成每 1ml 中含 0.10mg 的溶液，作为对照溶液。另取 3 - 甲基黄酮 - 8 - 羧酸（杂质 1）对照品，加上述溶剂溶解，并定量稀释成每 1ml 中含 0.10mg 的溶液，作为对照品溶液。照薄层色谱法试验，吸取上述三种溶液各 10μl，分别点于同一硅胶 GF$_{254}$薄层板上，以环己烷 - 乙酸乙酯 - 甲醇 - 二乙胺（8:2:2:1）为展开剂，展开，晾干，置紫外灯（254nm）下检视，供试品溶液如显杂质斑点，不得多于 2 个，其中在与对照品溶液相同位置上所显杂质斑点的颜色与对照品溶液的主斑点颜色比较，不得更深，另一杂质斑点的颜色与对照溶液的主斑点颜色比较，不得更深。

4. 对照药物法 当无适合的杂质对照品，或供试品显示的杂质斑点颜色与主成分斑点颜色有差异，供试品溶液自身稀释对照法不适用，可以采用与供试品相同的药物为对照进行检查。此对照药物中所含待检杂质需符合限量要求，且稳定性好，可用它来控制供试品中的相应杂质。

（二）高效液相色谱法

高效液相色谱法具有分离效能高，专属性强，检测灵敏度好等特点，在杂质检查中的应用日益增加。当使用 HPLC 法测定药物的含量时，可采用同一色谱条件进行该药物的杂质检查。检查方法主要有外标法、加校正因子的主成分自身对照法、不加校正因子的主成分自身对照法和峰面积归一化法。

1. 外标法 适用于有杂质对照品的情况，要求进样时采用定量环或自动进样器以便精确控制进样量。方法为精密称（量）取对照品和供试品，配制成溶液，分别精密吸取一定量，注入仪器，记录色谱图，测量对照品溶液和供试品溶液中待测成分的峰面积（或峰高），按下式计算含量：

$$含量(c_X) = c_R \times \frac{A_X}{A_R}$$

式中，A_X 为供试品（或其杂质）峰面积；c_X 为供试品（或其杂质）的浓度；A_R 为对照品的峰面积；c_R 为对照品的浓度。

示例 4-8 注射用前列地尔中前列腺素 A_1 的检查

取本品适量，精密称定，加 25% 的乙醇溶液溶解并稀释成每 1ml 中约含 0.1mg 的溶液，作为供试品溶液。另取前列腺素 A_1 杂质对照品，精密称定，用 25% 的乙醇溶液溶解并稀释成每 1ml 中约含 3μg 的溶液，作为杂质对照溶液。照含量测定项下的色谱条件，精密量取供试品溶液与前列腺素 A_1 杂质对照品溶液各 50μl，分别注入液相色谱仪，记录色谱图。按外标法以峰面积计算，前列腺素 A_1 的含量不得过前列地尔标示量的 3.0%。

2. 加校正因子的主成分自身对照法 适用于已知杂质的控制。测定时不用杂质对照品，但建立方法时，需要以主成分药物为对照，使用杂质对照品进行测定，按内标法求出该杂质相对于药物的校正因子。该杂质的相对保留时间和校正因子直接在各质量标准中载入，以便实测时进行定位、校正该杂质的实测峰面积。

$$校正因子 (f) = \frac{A_S/c_S}{A_R/c_R}$$

式中，A_S 为药物对照品的峰面积；A_R 为杂质对照品的峰面积；C_S 为药物对照品的浓度；c_R 为杂质对照品的浓度。

采用该法测定杂质含量时，按各品种项下规定的杂质限度，将供试品溶液稀释成与杂质限度相当的溶液作为对照溶液，进样，记录色谱图，峰面积能准确积分（通常，含量低于 0.5% 的杂质，峰面积 RSD 应小于 10%；含量在 0.5%~2% 的杂质，峰面积 RSD 应小于 5%；含量大于 2% 的杂质，峰面积 RSD 应小于 2%）。然后，取供试品溶液和对照溶液适量，分别进样，除另有规定外，供试品溶液的记录时间应为主成分色谱峰保留时间的 2 倍。测量供试品溶液色谱图上各杂质的峰面积，分别乘以相应的校正因子后，与对照溶液主成分峰面积比较，依法计算各杂质含量。

$$含量（c_X）= f \times \frac{A_X}{A'_{\mathrm{s}}/c'_{\mathrm{s}}}$$

式中，A_X为供试品（或其杂质）峰面积；c_X为杂质的浓度；A'_{s}为对照溶液中药物主成分的峰面积；c'_{s}为对照溶液中药物主成分的浓度；f为校正因子。

示例4-9 盐酸四环素的有关物质检查

取本品，加0.01mol/L盐酸溶液溶解并定量稀释制成每1ml中约含0.8mg的溶液，作为供试品溶液；精密量取2ml，置100ml量瓶中，用0.01mol/L盐酸溶液稀释至刻度，摇匀，作为对照溶液。取对照溶液2ml，置100ml量瓶中，用0.01mol/L盐酸溶液稀释至刻度，摇匀，作为灵敏度溶液。照含量测定下的色谱条件试验，量取灵敏度溶液10μl注入液相色谱仪，记录色谱图，主成分色谱峰峰高的信噪比应大于10。再精密量取供试品溶液和对照溶液各10μl，分别注入液相色谱仪，记录色谱图至主成分峰保留时间的2.5倍，供试品溶液色谱图中如有杂质峰，土霉素、4-差向四环素、盐酸金霉素、脱水四环素、差向脱水四环素按校正后的峰面积（分别乘以校正因子1.0、1.42、1.39、0.48和0.62），分别不得大于对照溶液主峰面积的0.25倍（0.5%）、1.5倍（3.0%）、0.5倍（1.0%）、0.25倍（0.5%）、0.25倍（0.5%），其他各杂质峰面积的和不得大于对照溶液主峰面积的0.5倍（1.0%）。供试品溶液色谱图中小于灵敏度溶液主峰面积的峰忽略不计。

3. 不加校正因子的主成分自身对照法 适用于没有杂质对照品且杂质结构与主成分结构相似，即杂质和主成分响应因子基本相同情况下的杂质测定。测定时，按各品种项下规定的杂质限度，将供试品溶液稀释后作为对照溶液，调节纵坐标范围和计算峰面积的相对标准偏差后，取供试品适量进样。供试品溶液的分析时间，除另有规定外，应为主成分色谱峰保留时间的2倍，测量供试品溶液色谱图上各杂质的峰面积，并与对照溶液主成分的峰面积比较，计算杂质含量。与对照溶液主成分峰面积比较，杂质不得超过限量。

4. 峰面积归一化法 用于粗略考察供试品中的杂质含量。该法不需要杂质的对照品，简便易行，但对于杂质结构与主成分结构相差较大可能存在较大定量误差，一般不宜用于微量杂质的检查。测定时，取供试品溶液适量，经高效液相色谱分离后，测量各杂质峰的面积和色谱图上除溶剂峰以外的总色谱峰面积，计算各峰面积及其之和占总峰面积的百分率，不得超过限量。

（三）气相色谱法

该法主要用于药物中挥发性的特殊杂质和有机溶剂残留量的检查。主要测定方法除了与高效液相色谱法相同的杂质检查方法外，还有标准溶液加入法。

$$\frac{A_{\mathrm{is}}}{A_X} = \frac{c_X + \Delta c_X}{c_X} \qquad c_X = \frac{\Delta c_X}{A_{\mathrm{is}}/A_X - 1}$$

式中，A_{is}为加入对照品组分X的峰面积；A_X为供试品组分X的峰面积；c_X为供试品中组分X的浓度；Δc_X为所加入的已知浓度的待测成分对照品的浓度。

四、其他方法

（一）热分析法

热分析法（thermal analysis）是在程序控制温度条件下，测量物质的物理性质随温度的变化的函数关系，研究物质在受热过程中所发生的晶型转化、融熔、蒸发、脱水等物理变化，或热分解、氧化、还原等化学变化，以及伴随发生的温度、能量或重量改变的方法。该方法在药物的纯度检查中有着较为广泛的应用，例如药物水分检查、结晶水分析以及药物中杂质的检查。热分析法有多种，在药物的纯度检查中常用热重分析、差热分析和差示扫描量热分析。

1. 热重分析　热重分析法（Thermogravimetric Analysis，TG）是应用热天平在程序控制温度的条件下测量物质的质量随温度变化，记录质量随温度变化的曲线（热重曲线，TG 曲线）的方法。热重曲线的纵坐标为重量（m），横坐标为温度（T）或时间（t）。重量基本不变的区段称为平台。当被测物质在加热过程中有升华、气化、分解出气体或失去结晶水时，被测物的质量就会发生变化，这时测量曲线上平台之间的重量差值，可计算出待测物在相应温度范围内所失重量的比例（%）。

TGA 法可以区分药物中所含水分是吸附水还是结晶水，优点是样品用量少，测定速度比干燥失重法快，适用于药物结晶水的测定和贵重药物或在空气中极易氧化药物的干燥失重分析。《美国药典》采用热重法测定硫酸长春新碱干燥失重，试样只需 10mg，温度范围从室温至 200℃，升温速率为 5℃/min。

2. 差热分析　差热分析（differential thermal analysis，DTA）是基于在程序控制温度下，测量样品与参比物（一种在测量温度范围内不发生任何热效应的物质）之间的温度差（ΔT）与温度（或时间）关系的一种技术。采用 DTA 法可研究较短时间内样品的比热容发生较大变化的反应，或是体系与环境有较大热交换的反应。

选择一种对热稳定的物质作为参比物，将其与样品一起置于可按设定速率升温的加热器中，分别记录参比物的温度以及样品与参比物间的温度差（ΔT），以温度差对温度作图就可以得到一条差热分析曲线，或称差热谱图。

如果参比物和被测物质的热容大致相同，而被测物质又无热效应，两者的温度基本相同，则测到的是一条平滑曲线，称为基线；如果被测物质发生变化，如相变（包括熔融、升华和晶型转变等）和化学反应（包括脱水、分解和氧化还原等），差热分析曲线上就会出现峰，向上的峰表示特征放热峰，说明被测物质的焓变小于零，温度高于参比物；反之，向下则表示特征吸热峰，说明被测物质的焓变大于零，温度低于参比物。复杂的化合物常具有比较复杂的差热分析曲线，各种吸热和放热峰的个数、形状和位置与相应的温度可用来定性地鉴别待测物质或其多晶型；而与其对照品或标准品差热分析曲线之间的差异，则可用来检查待测物质的纯度。

3. 差示扫描量热分析　差示扫描量热分析（differential scanning calorimetry，DSC）是在程序控制温度下，测量输给待测物质和参比物的能量差与温度（或时间）关系的一种技术。根据测量方法，可分为两种基本类型：功率补偿型和热流型。功率补偿型的 DSC 曲线的纵坐标为样品与参比物的热流量差，即功率差（dQ/dt）；热流型的 DSC 曲线的纵坐标为样品与参比物的温度差（ΔT），ΔT 与热流差成正比，横坐标为温度 T 或加热时间 t。功率补偿型 DSC 曲线峰向上表示吸热，向下表示放热，与差热分析曲线规定的吸热和放热方向相反，其面积正比于热焓的变化（ΔH）；热流型 DSC 曲线表示法和差热分析曲线相同；DSC 曲线同样可用于待测物质的鉴别、晶型鉴别、纯度检查以及熔点和水分等测定。DSC 较 DTA 更适用于测量物质在物理变化或化学变化中焓的改变。

应用热分析法检查药物纯度时，有以下几个条件：①样品纯度在98%以上；②杂质不与主成分反应；③杂质不与主成分形成共晶或固熔体；④杂质与熔融样品有化学相似性；⑤药物在熔融过程中化学性质稳定；⑥药物如存在多晶现象则必须全部转变成某一晶型。

若药物在加热过程中失重，或由于化学反应产生挥发性物质，应将 DSC 法与 TGA 法相结合运用便于正确的判断。

示例 4 – 10 氨茶碱的热重分析和差示扫描量热分析

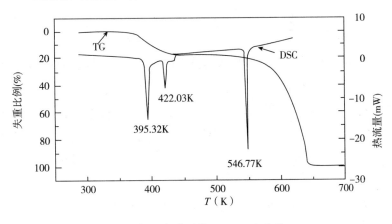

图 4 – 1 氨茶碱的 TG – DSC 曲线

图 4 – 1 表明氨茶碱有二个失重阶段，第一个失重阶段的温度范围为 370～471K，其失重量为 16.9%，根据其失重量可推断在此过程中脱去一分子水和一分子乙二胺（按此历程热解的理论失重率约为 17.8%），第二个失重阶段的温度范围为 560～652K，失重量为 82.58%。氨茶碱的 DSC 曲线有三个吸热峰，第一个峰的峰温约为 395K，第二个峰的峰温约为 422K，这两个吸热峰均出现在它的第一个失重阶段；第三个峰出现在其 TG 曲线的第二个平台内，与茶碱熔化峰的峰温一致。因此氨茶碱受热变化过程为：当温度升到 370K 时，氨茶碱脱去一分子水，紧接着脱去一分子乙二胺，此时氨茶碱变为固态茶碱；温度继续升到约 547K 时，茶碱由固态转变液态；继续升温，茶碱将分解。热分析结果表明其脱水和脱乙二胺基本上是同时发生。此结果表明，氨茶碱在保存过程中，一旦脱水，就将失去其特有的药理作用。

热分析的主要发展趋势是联用技术，既可以是热分析技术之间的联用，如 TGA – DTA、TGA – DSC、TGA – DTA/DSC，也可以与其他先进的检测系统及计算机系统联用，实现联用在线分析如 TG – IR 和 TGA – MS。

（二）酸碱度检查法

当药物中存在酸性或碱性杂质时，由于药物和杂质之间存在酸碱性差异，可以采用酸碱滴定法、指示剂法或 pH 测定法进行酸碱度检查。

1. 酸碱滴定法 在一定酸碱指示剂下，用酸或碱滴定液滴定供试品溶液中的碱性或酸性杂质，以消耗酸或碱滴定液的体积作为限度指标。如丙磺舒的酸碱度检查：取本品 2.0g，加新沸过的冷水 100ml，置水浴上加热 5 分钟，时时振摇，放冷，滤过；取滤液 50ml，加酚酞指示液数滴，用氢氧化钠滴定液（0.1mol/L）滴定，消耗氢氧化钠滴定液（0.1mol/

L）不得过 0.25ml。

2. 指示剂法　将一定量的指示剂 pH 变色范围作为供试品酸碱性杂质的限度指标。如维生素 B₂ 的酸碱度检查：取本品 0.5g，加水 25ml，煮沸 2 分钟，放冷，滤过，取滤液 10ml，加酚酞指示液 0.05ml 与氢氧化钠滴定液（0.01mol/L）0.4ml，显橙色，再加盐酸滴定液（0.01mol/L）0.5ml，显黄色，再加甲基红溶液 0.15ml，显橙色。

3. pH 法　用电位法测定供试品溶液的 pH，判断杂质中的酸碱性是否符合限量规定。如阿魏酸钠的酸度检查：取本品，加水制成每 1ml 中约含 50mg 的溶液，依法检查，pH 应为 6.0～7.5。

（三）物理性状检查法

根据药物和杂质物理性状上的差异，如臭味和挥发性的差异、颜色的差异、溶解行为的差异和旋光性质差异进行检查。

1. 臭味和挥发性的差异　药物中如果存在具有特殊臭味的杂质，可通过该气味进行判断该杂质是否存在。如间苯二酚中的苯酚的检查：取本品 0.25g，加水 5ml 溶解后，缓缓加热，不得发生苯酚臭。该法利用苯酚有特殊气味，通过加热药物溶液，使气味散发出来进行检查。

2. 颜色的差异　某些药物本身无色，但在生产过程中引入有色物质或药物的分解产物有颜色，可以通过检查供试品溶液的颜色来控制药物中有色杂质的量。例如，癸氟奋乃静中丙酮溶液的颜色检查：取本品适量，加丙酮制成 5% 的溶液，与黄色 4 号标准比色液比较，不得更深。

3. 溶解行为的差异　有些药物能溶于水、有机溶剂或酸、碱溶液中，但杂质不溶；而有些情况则正好相反，杂质能溶但药物不溶。例如，樟脑中水分的检查，利用樟脑在石油醚中能溶解，但水分不与石油醚混溶，如果樟脑中有一定量的水分存在，则石油醚溶液出现不澄清的现象。方法：取本品 1.0g，加石油醚 10ml，应澄清溶解。

4. 旋光性质差异　比旋度（或一定浓度的药物溶液所具有的旋光度）的数值可以反映药物的纯度，若药物和杂质的立体构型不同，可以利用旋光性质的差异来进行控制。如硫酸阿托品中混入的莨菪碱为左旋体，而阿托品无旋光性，因此，为控制杂质莨菪碱的含量，《中国药典》（2015 年版）规定供试品水溶液（50mg/ml）的旋光度不得超过 −0.40°。

第三节　药物中杂质检查示例

扫码"学一学"

一、氯化物检查法

1. 原理　在硝酸酸性条件下，药物中微量的氯化物与硝酸银作用，生成氯化银的白色浑浊，在相同条件下，与一定量的标准氯化钠溶液生成的氯化银浑浊比较，判断供试品中氯化物是否超过限量。

$$Cl^- + Ag^+ \rightarrow AgCl\downarrow$$

2. 检查方法　除另有规定外，取各药品项下规定量的供试品，加水溶解使成 25ml（溶液如显碱性，可滴加硝酸使成中性），再加稀硝酸 10ml；溶液如不澄清，应滤过；置 50ml

纳氏比色管中，加水使成约 40ml，摇匀，即得供试品溶液。另取该品种项下规定量的标准氯化钠溶液，置 50ml 纳氏比色管中，加稀硝酸 10ml，加水使成 40ml，摇匀，即得对照溶液。于供试品溶液与对照溶液中，分别加入硝酸银试液 1.0ml，用水稀释使成 50ml，摇匀，在暗处放置 5 分钟，同置黑色背景上，从纳氏比色管上方向下观察、比较，即得。

3. 注意事项及讨论

（1）在测定条件下，氯化物浓度应控制在 50ml 中含 50 ~ 80μg 的 Cl，相当于氯化钠对照品溶液 5 ~ 8ml，在此范围内氯化物所显浑浊度明显，故供试品的取用量须合适。

（2）加入硝酸可避免碳酸银、磷酸银及氧化银沉淀对检查的干扰，并可加速氯化银沉淀的生成以形成较好的乳浊液。50ml 供试品溶液中以含稀硝酸 10ml 的酸度为宜。

（3）供试品溶液如果有颜色，可采用内消色法处理，即取供试品溶液两份，分置 50ml 纳氏比色管中，一份中加硝酸银试液 1.0ml，摇匀，放置 10 分钟，如显浑浊，可反复滤过，至滤液完全澄清，再加规定量的标准氯化钠溶液与水适量使成 50ml，摇匀，在暗处放置 5 分钟，作为对照溶液；另一份中加硝酸银试液 1.0ml 与水适量使成 50ml，摇匀，在暗处放置 5 分钟，按上述方法与对照溶液比较，即得。

二、硫酸盐检查法

1. 原理 在盐酸酸性条件下，药物中微量的硫酸盐与氯化钡反应生成硫酸钡白色浑浊，与一定量标准硫酸钾溶液在完全相同的条件下生成的硫酸钡的浑浊程度比较，判断药物中的硫酸盐是否超过限量。

$$SO_4^{2-} + Ba^{2+} \longrightarrow BaSO_4 \downarrow$$

2. 检查方法 除另有规定外，取各品种项下规定量的供试品，加水溶解使成约 40ml（溶液如显碱性，可滴加盐酸使成中性）；溶液如不澄清，应滤过；置 50ml 纳氏比色管中，加稀盐酸 2ml，摇匀，即得供试品溶液。另取该品种项下规定量的标准硫酸钾溶液，置 50ml 纳氏比色管中，加水使成约 40ml，加稀盐酸 2ml，摇匀，即得对照溶液。于供试品溶液和对照溶液中，分别加入 25% 氯化钡溶液 5ml，用水稀释至 50ml，充分摇匀，放置 10 分钟，同置黑色背景上，从比色管上方向下观察、比较，即得。

3. 注意事项

（1）本方法适宜的比浊浓度范围为每 50ml 供试品溶液中含有 0.1 ~ 0.5mg 的 SO_4^{2-}，相当于标准硫酸钾溶液 1.0 ~ 5.0ml，在此范围内浊度梯度明显。

（2）供试品溶液加盐酸可防止碳酸钡或磷酸钡等沉淀生成，从而消除碳酸根和磷酸根对硫酸盐检查的干扰。另外，供试品溶液的酸度影响硫酸钡形成的浊度，在 50ml 供试品溶液以含稀盐酸 2ml 为宜，若酸度过高，硫酸钡的溶解度增大，检查灵敏度降低。

（3）供试品溶液若有色，可按《中国药典》（2015 年版）规定的内消色法处理，参见氯化物检查法。

三、铁盐检查法

药物中微量铁盐的存在可能会加速药物的氧化和降解，铁盐的限量控制法有硫氰酸盐法和巯基醋酸法，《中国药典》（2015 年版）采用硫氰酸盐法。

1. 原理 在盐酸酸性溶液中，药物中微量的三价铁离子与硫氰酸盐生成红色可溶性的硫氰酸铁配位离子，在相同条件下，与一定量的标准铁溶液所呈现的颜色相比较，判断供试品中铁盐是否超过限量。

$$Fe^{3+} + 6SCN^- \xrightarrow{H^+} [Fe(SCN)_6]^{3-} （红色）$$

2. 检查方法 取各品种项下规定量的供试品，加水溶解使成 25ml，置于 50ml 纳氏比色管中，加稀盐酸 4ml 与过硫酸铵 50mg，用水稀释使成 35ml 后，加 30% 硫氰酸铵溶液 3ml，再加水适量稀释成 50ml，摇匀；如显色，立即与一定量标准铁溶液同法制成的对照溶液比较。

3. 注意事项及讨论

（1）在 50ml 溶液中 Fe^{3+} 含量为 $20 \sim 50\mu g$ 时，溶液的吸光度与 Fe^{3+} 溶液的浓度呈良好线性关系。目视比色时，以 50ml 溶液中含 $10 \sim 50\mu g$ 的 Fe^{3+} 为宜，在此范围内，色泽梯度明显，易于判断。

（2）反应在盐酸酸性条件下进行，可以防止 Fe^{3+} 水解，一般以 50ml 溶液中含稀盐酸 4ml 最佳。

（3）反应中加入氧化剂过硫酸铵 $[(NH_4)_2S_2O_8]$ 可将供试品中的 Fe^{2+} 氧化成 Fe^{3+}；另外，可防止光线使硫氰酸铁还原或分解褪色。

（4）某些药物（如葡萄糖、糊精等）在检查过程中需要加入硝酸进行处理，硝酸中可能含有亚硝酸，它能与 SCN^- 作用生成红色亚硝酰硫氰化物（$NO \cdot SCN$），影响比色，故剩余的硝酸必须加热煮沸去除。

$$SCN^- + HNO_2 + H^+ \longrightarrow NO \cdot SCN\uparrow + H_2O$$

（5）如果供试品溶液与对照溶液色调不一致时，或所呈现的硫氰酸铁颜色较浅无法目视判断时，可将两者分别转入分液漏斗中，加正丁醇萃取，然后分取醇层进行比色判断。这是因为硫氰酸铁配位离子在正丁醇等有机溶剂中溶解度较大，萃取可以使硫氰酸铁配位化合物富集，同时排除其他有色物质的干扰。

四、重金属检查法

重金属系指在规定实验条件下，能与硫代乙酰胺或硫化钠作用显色，生成有色的不溶性硫化物的金属杂质。如 Pb^{2+}、As^{3+}、As^{5+}、Hg^{2+}、Ag^+、Bi^{3+}、Cu^{2+}、Cd^{2+}、Co^{2+}、Ni^{2+}、Sb^{2+}、Sn^{2+}、Sn^{4+}、Zn^{2+} 等。由于在药品生产中遇到铅的机会比较多，而且铅易在体内蓄积中毒，故检查时以铅为代表。《中国药典》（2015 年版）收载三种重金属检查方法，即硫代乙酰胺法、炽灼后的硫代乙酰胺法和硫化钠法。

（一）第一法（硫代乙酰胺法）

本法适用于溶于水、稀酸和乙醇，且对检查无干扰的药物，是最为常用的方法。

1. 原理 在弱酸性（pH = $3 \sim 3.5$）条件下，硫代乙酰胺发生水解，产生硫化氢，可与重金属离子生成黄色至棕黑色的硫化物混悬液，与一定量的标准铅溶液同法处理后所呈现颜色比较，判断药物中的重金属是否符合限量规定。

$$CH_3CSNH_2 + H_2O \xrightarrow{pH3.5} CH_3CONH_2 + H_2S\uparrow$$

$$Pb^{2+} + H_2S \rightarrow PbS\downarrow + 2H^+$$

2. 检查方法 取 25ml 纳氏比色管三支，甲管中加标准铅溶液一定量与醋酸盐缓冲液

（pH3.5）2ml 后，加水或各药品项下规定的溶剂稀释成 25ml，乙管中加入该药品项下规定的方法制成的供试品溶液 25ml，丙管中加入与甲管相同量的标准铅溶液后，再加入与乙管相同量的按各品种项下规定的方法制成的供试品溶液，加水或各品种项下规定的溶剂使成 25ml；若供试品溶液带颜色，可在甲管中滴加少量的稀焦糖溶液或其他无干扰的有色溶液，使之与乙管、丙管一致；再在甲乙丙三管中分别加硫代乙酰胺试液各 2ml，摇匀，放置 2 分钟，同置白纸上，自上向下透视，当丙管中显出的颜色不浅于甲管时，乙管中显出的颜色与甲管比较，不得更深。如丙管中显出的颜色浅于甲管，应取样按炽灼后的硫代乙酰胺法重新检查。

3. 注意事项及讨论

（1）标准铅溶液（每 1ml 相当于 $10\mu g$ 的 Pb^{2+}）用量以 27ml 溶液中含铅量以 $10\sim20\mu g$（相当于标准铅溶液 $1\sim2$ml）为宜，此时加硫代乙酰胺试液后所显黄褐色最适合目视观察。

（2）硫代乙酰胺试液与重金属反应呈色的最佳 pH 值是 3.5，酸度过大，呈色变浅，甚至不显色。故配制醋酸盐缓冲液（pH = 3.5）时，要用 pH 计调节；最佳显色时间为 2 分钟。

（3）若供试品溶液有颜色，可在甲管中滴加少量的稀焦糖溶液或其他无干扰的有色溶液（如酸碱指示剂），使之与乙管、丙管一致；再在甲、乙、丙三管中分别加硫代乙酰胺试液比色。如上述方法仍不能使颜色一致，应按第二法检查。

（4）供试品中如含高铁盐，在弱酸性溶液中会氧化硫代乙酰胺水解生成的硫化氢析出硫，产生浑浊，影响检查。可先在各管中加入抗坏血酸 $0.5\sim1.0$g，将高铁离子还原为亚铁离子从而消除干扰。

（二）第二法（炽灼后的硫代乙酰胺法）

本法适用于含芳环、杂环以及难溶于水、稀酸和乙醇的有机药物。

1. 原理 重金属可能会与芳环、杂环以较牢固的价键结合，需先将供试品炽灼破坏后，残渣加硝酸进一步破坏，蒸干，再加盐酸使转化为易溶于水的氯化物，再按第一法硫代乙酰胺法进行检查。

2. 检查方法 除另有规定外，取各品种项下规定量的供试品，按炽灼残渣检查法进行炽灼处理，取遗留的残渣，加硝酸 0.5ml，蒸干，至氧化氮蒸气除尽后（或供试品一定量，缓缓炽灼至完全炭化，放冷，加硫酸 $0.5\sim1.0$ml，使恰湿润，用低温加热至硫酸除尽后，加硝酸 0.5ml，蒸干，至氧化氮蒸气除尽后，放冷，在 $500\sim600$℃炽灼使完全灰化），放冷，加盐酸 2ml，置水浴上蒸干后加水 15ml，滴加氨试液至对酚酞指示液显微粉红色，再加醋酸盐缓冲液（pH 3.5）2ml，微热溶解后，移至纳氏比色管中，加水稀释成 25ml，作为乙管；另取配制供试品溶液的试剂，置瓷皿中蒸干后，加醋酸盐缓冲液（pH 3.5）2ml 与水 15ml，微热溶解后，移至纳氏比色管中，加标准铅溶液一定量，再用水稀释成 25ml，作为甲管；再在甲乙两管中分别加硫代乙酰胺试液各 2ml，摇匀，放置 2 分钟，同置白纸上，自上向下透视，乙管中显出的颜色与甲管比较，不得更深。

3. 注意事项

（1）供试品如为溶液，则可取各品种项下规定量的溶液，蒸发至干，再按上述方法处理后取遗留的残渣。

（2）炽灼温度须控制在 $500\sim600$℃，超过 700℃，多数重金属盐都有不同程度的损失。

（3）炽灼残渣中需加硝酸加热处理，以使有机物分解破坏完全，此时必须将硝酸蒸干，除尽亚硝酸，否则亚硝酸会氧化硫代乙酰胺水解生成的硫化氢而析出硫，影响比色。

（4）为避免在盐酸或其他试剂可能夹杂重金属带来干扰，配制供试品溶液时，如使用盐酸超过1.0ml（或与盐酸1.0ml相当的稀盐酸）氨试液超过2ml，以及用硫酸或硝酸进行有机破坏，或加入其他试剂进行处理者，除另有规定外，对照溶液应取同样量试剂置瓷皿中蒸干后，依法检查。

（5）某些供试品（含钠或氟的有机药物，如乳酸钠等）在炽灼时能腐蚀瓷坩埚而引入重金属离子，应改用铂坩埚、石英坩埚或硬质玻璃蒸发皿。

（三）第三法（硫化钠法）

本法适用于溶于碱性水溶液而不溶于稀酸或在稀酸中生成沉淀的药物，如磺胺类药物。

1. 原理 在碱性条件下，以硫化钠为显色剂，使Pb^{2+}生成PbS悬浊液，在相同条件下与一定量的标准铅溶液反应所显现颜色比较，判断药物中重金属是否符合的规定限量。

$$Pb^{2+} + S^{2-} \longrightarrow PbS \downarrow$$

2. 检查方法 除另有规定外，取供试品适量，加氢氧化钠试液5ml与水20ml溶解后，置纳氏比色管中，加硫化钠试液5滴，摇匀，与一定量的标准铅溶液同样处理后的颜色比较，不得更深。

3. 注意事项及讨论 硫化钠试液对玻璃有一定腐蚀作用，且久置会产生絮状沉淀，故应临用新制。

五、砷盐检查法

砷盐为毒性杂质，大多是由药物在生产过程中使用的无机试剂引入。《中国药典》（2015年版）对许多药品规定应检查砷盐的含量，检查方法采用古蔡氏（Gutzeit）法和二乙基二硫代氨基甲酸银法。

（一）古蔡氏法

《中国药典》（2015年版）砷盐限量检查项下第一法。

1. 原理 利用金属锌和酸作用产生新生态的氢，与供试品中微量砷盐反应，生成挥发性砷化氢，砷化氢再与溴化汞试纸作用生成黄色至棕色砷斑。与标准砷溶液在同一条件下所形成的砷斑进行比较，判定供试品中砷盐是否符合限量规定。

$$As^{3+} + 3Zn + 3H^+ \longrightarrow 3Zn^{2+} + AsH_3 \uparrow$$

$$AsO_3^{3-} + 3Zn + 9H^+ \longrightarrow 3Zn^{2+} + 3H_2O + AsH_3 \uparrow$$

$$AsH_3 + 3HgBr_2 \longrightarrow 3HBr + As(HgBr)_3 \quad （黄色）$$

$$AsH_3 + 2As(HgBr)_3 \longrightarrow 3AsH(HgBr)_2 \quad （棕色）$$

$$AsH_3 + As(HgBr)_3 \longrightarrow 3HBr + As_2Hg_3 \quad （黑色）$$

2. 检查方法 仪器装置如图4-2。A为100ml标准磨口锥形瓶；B为中空的标准磨口塞，上连导气管C（外径8.0mm，内径6.0mm），全长约180mm；D为具孔的有机玻璃旋塞，其上部为圆形平面，中央有一圆孔，孔径与导气管C的内径一致，其下部孔径与导气管C的外径相适应，将导气管C的顶端套入旋塞下部孔内，并使管壁与旋塞的圆孔相吻合，黏合固定；E为中央具有圆孔、孔径6.0mm的有机玻璃旋塞盖，与D紧密吻合。

测试时，导气管 C 中装入醋酸铅棉花 60mg（装管高度为 60～80mm）；旋塞 D 的顶端平面上放一片溴化汞试纸（试纸大小以能覆盖孔径而不露出平面外为宜），盖上旋塞盖 E 并旋紧。

标准砷斑的制备：精密量取标准砷溶液 2ml，置 A 瓶中，加盐酸 5ml 与水 21ml，再加碘化钾试液 5ml 与酸性氯化亚锡试液 5 滴，在室温放置 10 分钟后，加锌粒 2g，立即将照上法装妥的导气管 C 密塞于 A 瓶上，并将 A 瓶置 25～40℃水浴中反应 45 分钟，取出溴化汞试纸，即得。

样品砷斑的制备：取按各品种项下规定方法制成的供试品溶液，置 A 瓶中，照标准砷斑的制备，自"再加碘化钾试液5ml"起，依法操作。

判断：将样品生成的砷斑与标准砷斑比较，颜色不得更深。

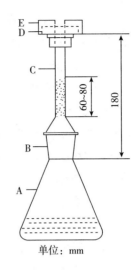

图4-2　古蔡氏法测砷装置

3. 注意事项及讨论

（1）标准砷贮备液采用三氧化二砷进行配制，标准砷溶液于临用前取贮备液配制（每 1ml 相当于 1μg 的 As）；酸性氯化亚锡试液以新鲜配制较好，碘化钾试液和酸性氯化亚锡试液的放置时间都不宜过长，以保证其还原性。

（2）《中国药典》规定标准砷斑以取用 2ml 标准砷溶液（相当于 2μgAs）为宜，所得的砷斑清晰，若取用量不合适导致砷斑过深或过浅，均可影响比较判断。

（3）反应温度一般控制在25～40℃之间，反应时间约为45分钟。锌粒粒径一般控制在 2mm 左右（能通过一号筛），以使反应速度及产生砷化氢气体适宜。

（4）反应中碘化钾和酸性氯化亚锡的作用：五价砷在酸性溶液中能被金属锌还原为砷化氢，但生成砷化氢的速度较三价砷慢，故在反应液中加入碘化钾及酸性氯化亚锡可将五价砷还原为三价砷，碘化钾被氧化生成的碘又能被氯化亚锡还原为碘离子，使碘化钾还原剂在反应过程中保持存在。

$$AsO_4^{3-} + 2I^- + 2H^+ \longrightarrow AsO_3^{3-} + I_2 + H_2O$$
$$AsO_4^{3-} + Sn^{2+} + 2H^+ \longrightarrow AsO_3^{3-} + Sn^{4+} + H_2O$$
$$I_2 + Sn^{2+} \longrightarrow 2I^- + Sn^{4+}$$

溶液中的碘离子还能与反应中产生的锌离子形成络合物，使生成砷化氢的反应不断进行。

$$4I^- + Zn^{2+} \longrightarrow [ZnI_4]^{2-}$$

氯化亚锡又可与锌作用，在锌粒表面形成锌锡齐（锌锡的合金），起去极化作用，使氢气均匀而连续的发生，有利于砷斑的形成。

氯化亚锡与碘化钾的加入，还可抑制锑化氢的生成。因锑化氢也能与溴化汞试纸作用生成锑斑，在试验条件下即使存在 100μg 锑也不会干扰测定。

（5）反应过程中醋酸铅棉花的作用：锌粒和供试品中若含有少量的硫化物，在酸性条件下能产生 H_2S 气体，与溴化汞反应生成硫化汞色斑，会干扰试验结果。故用醋酸铅棉花 60mg，装管高度为 60～80mm，并控制醋酸铅棉花填充的松紧度，既可消除硫化氢的干扰（吸收 H_2S 生成 PbS），又能使砷化氢以适宜的速度通过。

$$H_2S + Pb(CH_3COO)_2 \longrightarrow PbS\downarrow + 2CH_3COOH$$

测砷管中的醋酸铅棉花应保持干燥状态，距下端管口至少 3cm，以免醋酸铅棉花吸水后使砷斑的灵敏度降低，影响砷斑的形成。

（6）反应过程中应保持干燥和避光，反应完成后样品砷斑应立即与标准砷斑比较，这是由于溴化汞与砷化氢反应生成砷斑很灵敏，但砷斑不够稳定。

（7）供试品若为硫化物、亚硫酸盐、硫代硫酸盐等，应先加硝酸处理，使氧化成硫酸盐再检查。因为这些药物在酸性介质中可生成硫化氢或二氧化硫气体，气体再与溴化汞反应生成黑色的硫化汞或金属汞，会干扰砷的检查。

（8）供试品若是铁盐，应先加酸性氯化亚锡试液，将高价铁离子还原成亚铁离子后再依法检查砷。这是因为 Fe^{3+} 能与碘化钾和氯化亚锡发生反应，消耗了碘化钾与氯化亚锡等还原剂，并能氧化砷化氢，干扰测定。

（9）供试品若为环状结构的有机药物，砷盐可能以共价键形式与药物结合，故要先有机破坏，再依法检查砷盐。

（二）二乙基二硫代氨基甲酸银法（Ag – DDC 法）

《中国药典》（2015 年版）砷盐限量检查项下第二法，简称 Ag – DDC 法，既可用于砷盐的限量检查，也可用于微量砷盐的含量测定。

1. 原理 金属锌与酸作用，产生新生态氢，与供试品中的微量亚砷酸盐反应，生成挥发性的砷化氢，被二乙基二硫代氨基甲酸银溶液吸收，使 Ag – DDC 中的银还原成红色的胶态银。在同一条件下，使得一定量的标准砷溶液生成红色胶态银，目视法检查比较溶液颜色深浅或在 510nm 波长处测定并比较吸光度。

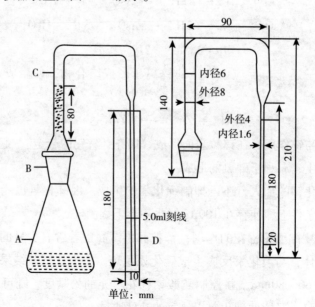

二乙基二硫代氨基甲酸银　　　　　　　　　　　　二乙基二硫代氨基甲酸

2. 检查方法 仪器装置如图 4 – 3 所示。

图 4 – 3　Ag – DDC 法测砷装置

精密量取一定量的供试品溶液（或标准砷溶液 2.0ml）置 A 瓶中，加盐酸 5ml 与水 21ml，再加碘化钾试液 5ml 与酸性氯化亚锡试液 5 滴，在室温放置 10 分钟后，加锌粒 2g 后，立即将生成的砷化氢气体导入装有 5.0ml 的 Ag – DDC 溶液的 D 管中，并将 A 瓶置 25 ~ 40℃水浴中反应 45 分钟，取出 D 管，添加三氯甲烷至 5.0ml，混匀，即得。

将所得的 D 管中的供试品溶液与 D 管中的标准砷对照液同置白色背景上，从 D 管上方向下观察、比较，所得溶液的颜色不得比标准砷对照液更深。必要时，可将所得溶液转移至 1cm 吸收池中，以 Ag – DDC 试液作空白，用分光光度计在 510nm 波长处测定吸光度，供试品溶液的吸光度不得大于标准砷对照液的吸光度。

3. 注意事项及讨论

（1）本法灵敏度高，且砷盐在 1 ~ 10μgAs/40ml 范围内线性关系良好，2 小时内显色稳定，重现性好。

（2）锑化氢与 Ag – DDC 的反应灵敏度较低，故在反应液中加入 40% 氯化亚锡溶液 3ml、15% 碘化钾溶液 5ml 时，500μg 的锑也不干扰测定。

（3）《中国药典》（2015 年版）中采用 0.25% Ag – DDC 的三乙胺 – 三氯甲烷（1.8：98.2）溶液，《美国药典》则采用 0.5% Ag – DDC 的吡啶溶液，灵敏度虽高但吡啶有恶臭。

（4）测吸光度时要用二乙基二硫代氨基甲酸银试液作空白。

六、干燥失重检查法

药品的干燥失重系指药品在规定的条件下，经干燥后所减失的重量，以百分率表示。减失的重量主要为表面水分、结晶水及其他挥发性的物质如乙醇等。

根据药品的耐热性、水分挥发难易程度，所采用的干燥方法主要有常压恒温干燥法、减压干燥法、恒温减压干燥法、干燥剂干燥法。

1. 常压加热干燥法　适用于受热较稳定，不易发生挥发、氧化、分解或变质的药品测定。

检查方法：取供试品，混合均匀（如为较大的结晶，应先迅速捣碎使成 2mm 以下的小粒），取约 1g 或各药品项下规定的重量，置与供试品同样条件下干燥至恒重的扁形称量瓶中，精密称定，除另有规定外，通常将盛有供试品的扁形称量瓶置于电热干燥箱中，在规定温度（一般为 105℃）下恒温加热干燥，使样品至恒重为止。由减失的重量和取样量计算供试品的干燥失重。

$$干燥失重\% = \frac{减失的重量}{样品重} \times 100\%$$

2. 减压干燥法与恒温减压干燥法　适用于常压下高温加热易分解变质、水分难挥发或熔点低的药品检查。在减压条件下，有利于水分的挥发，缩短干燥时间，提高干燥效率。

检查方法：将装在扁形称量瓶中的供试品置真空干燥箱（减压电热干燥箱）内，除另有规定外，减压至 2.67kPa（20mmHg）以下，温度一般为 60℃下干燥至恒重，也可采用减压干燥器，通常室温下进行。干燥剂常用无水氯化钙、硅胶或五氧化二磷，也可不用干燥剂。恒温减压干燥器中常用的干燥剂为五氧化二磷。

3. 干燥剂干燥法　适用于能升华、受热易分解变质的药品检查。

检查方法：将供试品置于盛有干燥剂的密闭容器内，干燥剂吸收供试品中的水分，干燥至恒重。干燥器中常用的干燥剂为无水氯化钙、硅胶或五氧化二磷等，变色硅胶为最为常用的干燥剂。

七、水分测定法

药物中的水分包括结晶水和吸附水。水分含量过高不仅降低了药物的含量，还影响药物稳定性，从而影响药物的疗效。《中国药典》（2015年版）通则"水分测定法"项下收载了费休法、烘干法、减压干燥法、甲苯法和气相色谱法五种方法测定药物中的水分。这里介绍常用的费休法。本法操作简单、专属性强、准确度高，可准确测定药物中的结晶水、吸附水和游离水。

1. 原理　碘氧化二氧化硫时需要一定量的水分参加反应，根据消耗碘的量来测定水分的含量。

$$I_2 + SO_2 + H_2O \longrightarrow 2HI + SO_3$$

为使以上反应进行完全，费休液中的无水吡啶能定量吸收反应物中的HI和SO_3，形成氢碘酸吡啶和硫酸酐吡啶。

$$H_2O + I_2 + SO_2 + 3C_5H_5N \longrightarrow 2C_5H_5N \cdot HI + C_5H_5N \cdot SO_3 \text{（不稳定）}$$

硫酸酐吡啶不稳定，可与水发生副反应，加入无水甲醇可形成稳定的甲基硫酸氢吡啶。

$$C_5H_5N \cdot SO_3 + CH_3OH \longrightarrow C_5H_5N \cdot HSO_4CH_3 \text{（稳定）}$$

2. 测定方法

（1）费休试液的制备　称量碘110g，置于干燥具塞锥形瓶中，加无水吡啶160ml，冷却，振摇至碘全部溶解后，加无水甲醇300ml，称定重量，将锥形瓶置水浴中冷却，在避免空气中水分侵入的条件下，通入干燥的二氧化硫至重量增加72g，再加无水甲醇使成1000ml，密塞，摇匀，暗处放置24小时。

（2）费休试液的标定　用水分测定仪直接标定。或取干燥的具塞锥形瓶，精密称取重蒸馏水约30mg，除另有规定外，加无水甲醇2～5ml，用本法滴定至溶液由浅黄色变为红棕色，或用永停滴定法指示终点；另作空白试验，按下式计算：

$$F = \frac{W}{A - B}$$

式中，F为每1ml费休试液相当于水的重量（mg）；W为称取重蒸馏水的重量（mg）；A为滴定所消耗费休试液的容积（ml）；B为空白所消耗费休试液的容积（ml）。

（3）测定法　精密称取供试品适量（消耗费休试液1～5ml），除另有规定外，溶剂为无水甲醇，用水分测定仪直接测定。或将供试品置于干燥的具塞锥形瓶中，加溶剂2～5ml，在不断搅拌下用费休试液滴定至溶液由浅黄色变为红棕色，或用永停滴定法指示终点；另取无水甲醇2～5ml，同法进行空白试验。按下式计算：

$$供试品中水分含量（\%） = \frac{(A - B)F}{W} \times 100\%$$

式中，A为供试品所消耗费休试液的体积（ml）；B为空白所消耗费休试液的体积（ml）；F为每1ml费休液相当于水的重量（mg）；W为供试品的重量（mg）。

3. 注意事项　费休试液应遮光，密封，置阴凉干燥处保存。费休试液亲水力极强，所以在配制、标定和滴定中所用试剂及仪器均应干燥，且临用前应标定浓度。

碘使用前应置浓硫酸干燥器内干燥48小时以上，临用前标定浓度。

八、炽灼残渣检查法

炽灼残渣系指有机药物经炭化或挥发性无机药物经加热分解后，再经高温下炽灼，所生成的非挥发性的无机杂质的硫酸盐。

1. 检查方法　称取一定量的供试品（1.0～2.0g），置已炽灼至恒重的坩埚中，精密称定，缓慢炽灼至完全炭化，冷至室温；除另有规定外，加硫酸0.5～1ml湿润，低温加热至硫酸蒸气除尽，在700～800℃炽灼使完全灰化，移置干燥器内，放冷，精密称定后，再在700～800℃炽灼至恒重，计算，即得。

炽灼残渣的百分率计算公式为：

$$炽灼残渣（\%）= \frac{残渣及坩埚重 - 空坩埚重}{供试品重} \times 100\%$$

2. 注意事项

（1）通常控制药物的炽灼残渣量为1～2mg、药物的炽灼残渣限量为0.1%～0.2%。如限量为0.1%时，称取样品约为1g；限量为0.05%，称取样品约2g。限量在1%以上的，取样量可以在1g以下。

（2）如炽灼残渣需作重金属离子检查时，炽灼温度应控制在500～600℃。温度过高可造成重金属离子杂质挥发而引起检查结果偏低，甚至漏检。

九、易炭化物检查法

易炭化物检查法是检查药物中所夹杂的遇硫酸易炭化或氧化而呈色的有机杂质。此类杂质多数结构未知，用硫酸呈色的方法可测定其总量。

方法：取内径一致的比色管两支，甲管中加一定量的标准对照液5.0ml；乙管中加硫酸[含$H_2SO_4$94.5%～95.5%（g/g）]5ml后，分次缓慢加入规定量的供试品，振摇使其溶解。除另有规定外，静置15分钟，观察、比较甲乙两管的颜色，乙管中所显颜色不得较甲管更深。

十、残留溶剂检查法

药物的残留溶剂系指在合成原料药或辅料以及在制剂生产过程中使用的，但在工艺过程中未能完全去除的有机溶剂。《中国药典》（2015年版）规定采用气相色谱法进行测定。

有机溶剂按毒性的程度分为四类，第一类溶剂是指人体致癌物，或疑为人体致癌物或环境危害物的有机溶剂，在原料药、辅料以及制剂生产中应该避免使用；第二类溶剂应限制使用，该类溶剂是指有非遗传毒性致癌（动物试验），或可能导致其他不可逆毒性（如神经毒性或致畸性），或可能具有其他严重的但可逆毒性的有机溶剂；第三类溶剂属于低毒性溶剂，可推荐使用；第四类溶剂是尚无足够毒性资料的溶剂。药品中常见的残留溶剂及限度见表4-1，除另有规定外，第一、第二、第三类溶剂的残留限度应符合表中的规定；对其他溶剂，应根据生产工艺的特点，制定相应的限度，使其符合产品规范、药品生产质量管理规范（GMP）或其他基本的质量要求。

表4-1 药品中常见的残留溶剂及限度

溶剂名称	限度（%）	溶剂名称	限度（%）
第一类溶剂（应避免使用）		甲氧基苯	0.5
苯	0.0002	正丁醇	0.5
四氯化碳	0.0004	仲丁醇	0.5
1,2-二氯乙烷	0.0005	乙酸丁酯	0.5
1,1-二氯乙烯	0.0008	叔丁基甲基醚	0.5
1,1,1-三氯乙烷	0.15	异丙基苯	0.5
第二类溶剂（应该限制使用）		二甲基亚砜	0.5
乙腈	0.041	乙醇	0.5
氯苯	0.036	乙酸乙酯	0.5
三氯甲烷	0.006	乙醚	0.5
环己烷	0.388	甲酸乙酯	0.5
1,2-二氯乙烯	0.187	甲酸	0.5
二氯甲烷	0.06	正庚烷	0.5
1,2-二甲氧基乙烷	0.01	乙酸异丁酯	0.5
N,N-二甲基乙酰胺	0.109	乙酸异丙酯	0.5
N,N-二甲基甲酰胺	0.088	乙酸甲酯	0.5
二氧六环	0.038	3-甲基-1-丁醇	0.5
2-乙氧基乙醇	0.016	丁酮	0.5
乙二醇	0.062	甲基异丁基酮	0.5
甲酰胺	0.022	异丁醇	0.5
正己烷	0.029	正戊烷	0.5
甲醇	0.3	正戊醇	0.5
2-甲氧基乙醇	0.005	正丙醇	0.5
甲基丁基酮	0.005	异丙醇	0.5
甲基环己烷	0.118	乙酸丙酯	0.5
N-甲基吡咯烷酮	0.053	第四类溶剂（尚无足够毒理学	
硝基甲烷	0.005	资料②）	
吡啶	0.02	1,1-二乙氧基丙烷	
四氢噻吩	0.016	1,1-二甲氧基甲烷	
四氢化萘	0.01	2,2-二甲氧基丙烷	
四氢呋喃	0.072	异辛烷	
甲苯	0.089	异丙醚	
1,1,2-三氯乙烯	0.008	甲基异丙基酮	
二甲苯①	0.217	甲基四氢呋喃	
第三类溶剂（GMP 或其他质量要求限制使用）		石油醚	
醋酸	0.5	三氯醋酸	
丙酮	0.5	三氟醋酸	

注：①通常含有60%间二甲苯、14%对二甲苯、9%邻二甲苯和17%乙苯；

②药品生产企业在使用时应提供该类溶剂在制剂中残留水平的合理性论证报告。

（一）系统适用性试验

（1）用待测物的色谱峰计算，毛细管色谱柱的理论板数一般不低于5000；填充柱的理论板数一般不低于1000。

（2）色谱图中，待测物色谱峰与其相邻色谱峰的分离度应大于1.5。

（3）以内标法测定时，对照品溶液连续进样 5 次，所得待测物与内标物峰面积之比的相对标准偏差（RSD）不大于5%；若以外标法测定，所得待测物峰面积的相对标准偏差不大于10%。

（二）测定方法

《中国药典》（2015年版）收载的测定法有三种。

1. 第一法（毛细管柱顶空进样等温法） 当需要检查的有机溶剂数量不多，且极性差异较少时，可采用此法。

（1）色谱条件 柱温一般为40~100℃，常以氮气为载气，流速为每分钟1.0~2.0ml；水为溶剂时，顶空瓶平衡温度为70~85℃，平衡时间为30~60分钟；进样口温度为200℃；如采用火焰离子化检测器（FID），温度为250℃。

（2）溶液的制备 除另有规定外，精密称取供试品0.1~1g；通常以水为溶剂；对于非水溶性药物，可采用N, N-二甲基甲酰胺、二甲基亚砜或其他适宜溶剂；根据供试品和待测溶剂的溶解度，选择适宜的溶剂且应不干扰待测溶液的测定。根据品种项下残留溶剂的限度规定配制供试品溶液，其浓度应满足系统定量测定的需要。采用和供试品溶液相同的方法和溶剂制备对照品溶液。

（3）测定法 取对照品溶液和供试品溶液，分别连续进样不少于2次，测定待测峰的峰面积。

2. 第二法（毛细管柱顶空进样系统程序升温法） 当需要检查的有机溶剂数量较多，且极性差异较大时，可采用此法。

（1）色谱条件 柱温一般先在40℃维持8分钟，再以8℃/min的速度升到120℃，维持10分钟；氮气为载气，流速为2.0ml/min；以水为溶剂时顶空瓶平衡温度为70~85℃，平衡时间为30~60分钟；进样口温度200℃，如采用氢火焰离子化检测器，进样口温度为250℃。

（2）溶液的制备 同第一法。

（3）测定法 取对照品和供试品溶液，分别连续进样不少于2次，测定待测峰的峰面积。

3. 第三法（溶液直接进样法）

（1）色谱条件 可采用填充柱，亦可采用适宜极性的毛细管柱。

（2）溶液的制备 精密称取供试品适量，用水或合适的有机溶剂使溶解；根据品种项下残留溶剂的限度规定配制供试品溶液，其浓度应满足系统定量测定的需要。采用和供试品溶液相同的方法和溶剂制备对照品溶液。

（3）测定法 取对照品溶液和供试品溶液，分别连续进样2~3次，每次约2μl，测定待测峰的峰面积。

（三）计算法

1. 限度检查 除另有规定外，按品种项下规定的供试品溶液浓度测定。以内标法测定时，供试品溶液所得被测溶剂峰面积与内标峰面积之比不得大于对照品溶液的相应比值。以外标法测定时，供试品溶液所得被测溶剂峰面积不得大于对照品溶液的相应峰面积。

2. 定量测定 按内标法或外标法计算各残留溶剂的量。

十一、溶液颜色检查法

溶液颜色检查法是控制药物中有色杂质含量的方法。《中国药典》（2015 年版）收载了三种方法。

1. 第一法（目视比色法） 即将药物溶液与规定的标准比色液的颜色相比较，根据颜色的深浅来检查判断是否符合规定。

2. 第二法（分光光度法） 即通过测定药物溶液在规定波长处的吸光度，规定其不得超过规定值来检查药物溶液的颜色。

3. 第三法（色差计法） 即通过色差计直接测定溶液的透射三刺激值，对其颜色进行定量表述和分析。供试品与标准比色液之间的颜色差异，可以通过分别比较它们与水之间的色差值来判断，也可以通过直接比较它们之间的色差值来判断。

十二、溶液澄清度检查法

澄清度检查是检查药物溶液的澄清度和浑浊程度。该法主要用于注射剂原料药纯度的检查。《中国药典》（2015 年版）收载了目视法和仪器法 2 种方法。

目视法（第一法）检查方法：在室温下，将用水稀释至一定浓度的供试品溶液与等量的浊度标准液分别置于配对的比浊管（内径 15 ~ 16mm，平底，具塞，以无色、透明、中性硬质玻璃制成）内，在浊度标准液制备后 5 分钟后，在暗室内垂直同置于伞棚灯下，照度为 1000lx，水平方向观察、比较；判断待检溶液的澄清度或浑浊程度。除另有规定，供试品溶解后立即检视。

扫码"学一学"

第四节 特殊杂质的分离与鉴定

杂质研究是药品质量研究的一项重要内容，杂质研究及杂质控制是药品质量保证的关键因素，是药品安全性有效性的可靠保证。

首先，结合具体工艺及产品特点来分析产品中可能产生什么样的杂质，通过杂质谱的分析对产品中杂质的来源及结构情况进行了解，然后，在杂质谱分析的基础上，有针对性地选择合适的分析方法，以确保杂质的有效检出及控制，最后，需综合药学、药理毒理及临床研究结果确定合理的杂质限度，从而保证药品的质量及安全性。而所谓杂质谱，即对存在于药品中所有已知杂质和未知杂质的总的描述。

理想的杂质谱控制应是针对药品中的每一个杂质，依据其生理活性逐一制定其质控限度。实现杂质谱控制的关键，包括：药品中的所有杂质被有效地分离，每一个杂质的来源与结构已知，每一个杂质的生理活性清楚，且质控分析方法具有良好的耐用性。

《中国药典》在药品杂质分析指导原则中明确指出"新药研制部门对在合成、纯化和贮存中实际存在的杂质和潜在的杂质，应采用有效的分离分析方法进行检测。对于表观含量在 0.1% 及其以上的杂质，以及表观含量在 0.1% 以下的具强烈生物作用的杂质或毒性杂质，予以定性或确证其结构。对在稳定性试验中出现的降解产物，也应按上述要求进行研究。"

当对杂质进行鉴定时，常常需要使用杂质对照品。通常情况下，杂质对照品可以采用对药物中的杂质进行分离纯化或直接合成这两种途径来进行制备，以供进行安全性和质量研究。

1. 合成杂质对照品法 当药物中的杂质量较小，且分离纯化较困难，可以根据药物的合成工艺或药物性质，推测其最有可能引入的环节，用 LC - MS 法初步测定其结构，对测定结果和所推断的结构进行综合分析后，合成可能产生的杂质，再采用元素分析、紫外分光光度法、红外分光光度法、NMR 法和 MS 法确证杂质的结构，以此作为杂质对照品。

2. 分离纯化杂质对照品法 当药物中的杂质量较大时，可以采用适当的色谱分离方法如柱色谱法、半制备或制备高效液相色谱法等，将特定的杂质从药物中分离出来，再经纯化后，采用元素分析、紫外分光光度法、红外分光光度法、NMR 法和 MS 法确证杂质的结构。

ICH（Q3A）的决策树（图 4 - 4）描述了当杂质含量超过了鉴定限度时所应进行的工作，可以帮助直观判断是否需要对杂质进行鉴定和限定。通常，杂质的研究与 CMC（化学药品的生产与控制）的各项研究，乃至药理毒理及临床安全性研究等环节需要关联思考、综合考虑。

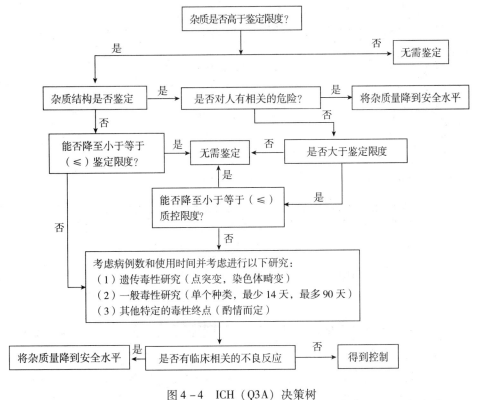

图 4 - 4 ICH（Q3A）决策树

第五节 杂质分析方法验证

杂质的微量性和复杂性，使得杂质检测方法的专属性、灵敏度十分关键。其分析方法的验证需要根据不同杂质的特点来综合设计验证方案，进行有针对性的规范验证。

杂质检查可分为限度试验和定量测定两种情况。用于限度检查的分析方法的验证需要验证专属性、检测限和耐用性，用于杂质定量测定方法的验证则强调专属性、定量限、线性、范围、准确度、精密度和耐用性。

一、专属性

对于药物的纯度检查，所采用的分析方法应该能够将杂质与共存物进行良好的分离以确保可以检出药物中的杂质，因此，杂质检查中的专属性试验主要考查各种可能存在的杂质和降解产物与主药的分离情况。

（1）在可以获得杂质的情况下，可根据制备工艺，向原料药或制剂中加入一定量的人工合成原料、中间体、副反应产物、立体异构体、粗品、重结晶母液、降解产物等后，进行系统适用性试验，考察产品中各杂质峰及主成分峰相互间的分离度是否符合要求，验证方法对杂质的分离能力，如图4-5所示。

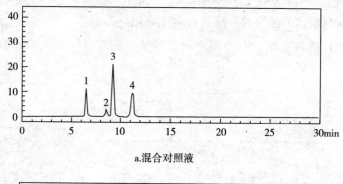

a.混合对照液

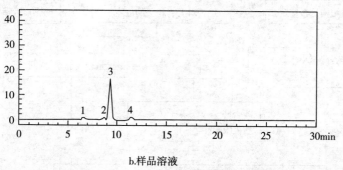

b.样品溶液

1. 有关物质 A；2. 18α-甘草酸；3. 18β-甘草酸；4. 有关物质 B

图4-5 甘草酸单铵盐原料药主成分及其有关物质高效液相色谱图

（2）在不能获得杂质或降解产物的情况下，可通过与另一种已证明合理但分离或检测原理不同，或具较强分辨能力的方法进行结果比较来确定。例如药典方法或经验证的其他方法，或通过强制降解试验如高温、水解、光解、氧化反应处理样品，然后比较破坏前后样品中检出的杂质情况。为保证主峰和杂质峰有良好的分离，可采用二极管阵列检测器和质谱检测器，考察色谱峰纯度；也可采用改变色谱条件如流动相的组成和比例，考察经加速破坏试验的样品溶液，在不同色谱条件下杂质峰的个数和变化情况；另外，可以运用不同的薄层展开系统，分离考察加速破坏试验的样品溶液，根据其在薄层上显现得杂质个数及位置情况，作为杂质分析方法专属性的佐证。如图4-6所示。

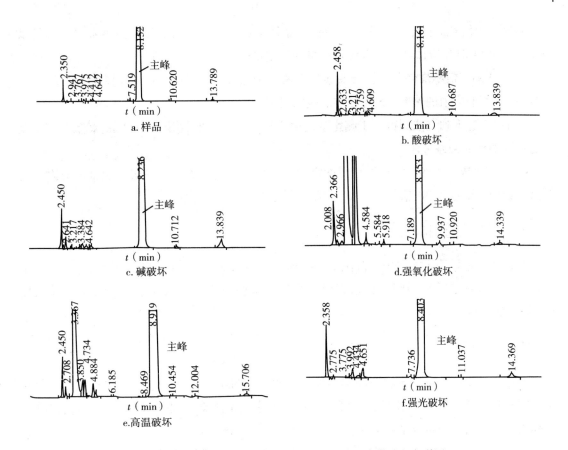

图4-6　炔丙基半胱氨酸样品及其破坏试验的高效液相色谱图

二、检测限

检测限可以反映方法是否具备灵敏的检测能力，因此对于杂质限度试验，需要证明方法具有足够低的检测限，以保证需要控制的杂质能够被测出。常采用的方法如下。

1. 直观法　用已知浓度的被测物，试验出能被可靠地检测出的最低浓度或量。

2. 信噪比法　用于能显示基线噪声的分析方法，即把已知低浓度试样测出的信号与空白样品测出的信号进行比较，计算出能被可靠地检测出的被测物质最低浓度或量。一般以信噪比为3∶1或2∶1时相应浓度或注入仪器的量确定检测限。

3. 基于响应值标准偏差和标准曲线斜率法　按照 $LOD = 3.3\ \delta/S$ 公式计算。式中 LOD 为检测限；δ 为响应值的偏差；S 为标准曲线的斜率。

δ 可以通过下列方法测得：①测定空白值的标准偏差；②标准曲线的剩余标准偏差或截距的标准偏差来代替。

4. 数据要求　上述计算方法获得的检测限数据须用含量相近的样品进行验证。应附测定图谱，说明试样过程和检测限结果。

三、定量限

定量限体现了分析方法是否具备灵敏的定量检测能力。杂质定量检查，需考察方法的定量限，以保证含量很少的杂质能够被准确测出。

1. 直观法　用已知浓度的被测物，试验出能被可靠地定量测定的最低浓度或量。

2. 信噪比法　用于能显示基线噪声的分析方法，即把已知低浓度试样测出的信号与空白样品测出的信号进行比较，计算出能被可靠地定量的被测物质的最低浓度或量。一般以信噪比为10∶1时相应浓度或注入仪器的量确定定量限。

3. 基于响应值标准偏差和标准曲线斜率法 按照 $LOQ = 10\delta/S$ 公式计算。式中 LOQ 为定量限；δ 为响应值的偏差；S 为标准曲线的斜率。

δ 可以通过下列方法测得：①测定空白值的标准偏差；②采用标准曲线的剩余标准偏差或是截距的标准偏差来代替。

4. 数据要求 上述计算方法获得的定量限数据用含量相近的样品进行验证。应附测定图谱，说明测试过程和定量限结果，包括准确度和精密度验证数据。

四、线性与范围

在杂质的定量测定方法中，范围应根据初步实测结果，拟订出规定限度的±20%。若杂质检查和含量测定采用相同的色谱系统，则线性范围应为杂质限度的 −20% 至含量限度（上限）的 +20%。

五、准确度

杂质的定量试验可向原料药或制剂处方量空白辅料中加入已知量杂质进行测定。如果不能得到杂质或降解产物对照品，可用所建立方法测定结果与另一成熟的方法进行比较，如药典标准方法或经过验证的方法。

在不能测得杂质或降解产物的校正因子或不能测得对主成分的相对校正因子的情况下，可用不加校正因子的主成分自身对照法计算杂质含量。应明确表明单个杂质和杂质总量相当于主成分的重量比（%）或面积比（%）。

精密度试验和耐用性试验参见药物的含量测定。另外，对于已知有异常功效的、有毒的或有意外药理作用的杂质，其检测限度和定量限度应与该杂质必须被限制的水平相当。

简答题
1. 药用规格与化学试剂规格有何不同？
2. 杂质的来源途径有哪些？
3. 简述古蔡氏法检查砷盐的原理。
4. 简述杂质谱概念；杂质谱控制的关键是什么？
5. 酚酞中氯化物的检查：取本品 2.0g，加水 40ml，加热至沸，放冷，滤过，取续滤液 10ml，依法检查氯化物，所发生的浑浊与标准氯化钠 5.0ml（每 1ml 相当于 10μg 的 Cl⁻）制成的对照液比较，不得更浓。问氯化物的限量是多少？
6. 卡比马唑片（规格：5mg）中甲巯咪唑的检查：取本品 20 片，研细，加三氯甲烷适量，研磨使卡比马唑溶解，滤过，用三氯甲烷洗涤滤器，合并滤液与洗液，置 10ml 量瓶中，加三氯甲烷稀释至刻度，摇匀，作为供试品溶液；另取甲巯咪唑对照品，加三氯甲烷制成每 1ml 中含 100μg 的溶液，作为对照品溶液，分别吸取上述两溶液各 10μl，分别点于同一硅胶薄层板上，展开剂展开，晾干，喷以稀碘化铋钾试液使显色。供试品溶液如显与对照品相应的杂质斑点，其颜色与对照品主斑点比较，不得更深。求杂质的限量。

扫码"练一练"

第五章　药物的含量测定

要点导航

1. 掌握容量分析法、分光光度法、色谱法的特点及其计算方法。
2. 掌握药物含量测定分析方法验证内容。
3. 熟悉样品分析的前处理方法。
4. 了解药典对常用分析仪器的一般要求。

扫码"学一学"

第一节　概　述

药物的含量测定是评价药物质量优劣的重要手段。根据药物的结构和化学性质的不同，利用物理、化学、物理化学或生物测定的方法，测定其含量是否符合质量标准的要求。由于不同药物结构及性质的差异，其含量测定方法各不相同，但各种方法都有其特点与不足，必须依据专属性强、灵敏度高、准确度高以及较高的经济效益的原则，选用恰当的测定方法。同时还应注意：无论选择何种方法，为确保分析结果的可靠性，都必须对方法做出相应的方法学验证。

常用的药物含量测定的分析方法主要包括容量分析法、色谱分析法和分光光度法。容量分析法常用于原料药的含量测定；分光光度法操作简便，结果准确、方法耐用性高，曾经广泛用于制剂的分析；而高效液相色谱法、气相色谱法等同时具有分离、分析的能力，因此是目前制剂分析中应用最广泛的分析方法。

第二节　容量分析法

容量分析方法又称滴定分析法，是以各类化学反应为基础的；根据分析过程中所利用的化学反应类型的不同，又可分为酸碱滴定法、氧化还原滴定法、配位滴定法和沉淀滴定法等。

一、容量分析方法的特点

容量分析法，通常适用于组分含量在1%以上的常量组分分析，该法快速、准确、仪器设备简单、操作简便、用途广泛，适用于各种类型的化学反应，测定的相对误差一般小于0.2%。

二、容量分析法中的计算

(一) 滴定度的计算

滴定度是指每 1ml 规定浓度的标准溶液（即滴定液）相当于被测物质的量（mg）。以 $T_{T/B}$ 表示。下标 T 是指标准溶液的分子式，B 是指被测物质的分子式。使用滴定度可使计算更为方便。

示例 5-1 $T_{NaOH/HCl} = 3.645mg/ml$，它表示 1ml NaOH 滴定液可以和 3.645mg 的 HCl 完全反应。若滴定时消耗 NaOH 滴定液 20.00ml，则试样中盐酸的质量为：

$$m_{HCl} = V \cdot T_{NaOH/HCl} = 20.00 \times 3.645 = 72.90mg$$

容量分析就是利用滴定液 T 滴定待测物质 B，根据滴定达到化学计量点时所消耗滴定液的体积和浓度，按照滴定液和待测物质的化学计量关系计算出待测物质的量。

故滴定度为：

$$T_{T/B} = \frac{b}{t} \cdot c_T \cdot M_B$$

式中，M_B 为被测物的摩尔质量（g/mol）；b 为被测物的摩尔数（mol）；t 为滴定液的摩尔数（mol）；c_T 为滴定液的摩尔浓度（mol/L）。

示例 5-2 某 $AgNO_3$ 标准溶液的滴定度为 $T_{AgNO_3/NaCl} = 5.858mg/ml$，试计算该 $AgNO_3$ 标准溶液的浓度。

$$AgNO_3 + NaCl \longrightarrow AgCl \downarrow + NaNO_3$$

$$c_{AgNO_3} = \frac{t}{b} \cdot T_{AgNO_3/NaCl} \cdot \frac{1}{M_{NaCl}} = \frac{1}{1} \times 5.858 \times \frac{1}{58.44} = 0.1002 \ (mol/L)$$

(二) 含量测定结果的计算

1. 原料药物含量测定结果的计算 原料药物的含量结果以百分含量表示。

$$B\% = \frac{m_B}{W} \times 100\% = \frac{\frac{b}{t} c_T \cdot V_T \cdot M_B}{W} \times 100\% = \frac{T_{T/B} \cdot V_T \cdot F}{W} \times 100\%$$

$$F = \frac{实际摩尔浓度}{规定摩尔浓度}$$

式中，F 为浓度校正系数；W 为被测物的取样量（mg）；m_B 为被测物质的质量（mg）。

示例 5-3 用盐酸标准溶液（0.1mol/L）滴定碳酸钠试样，称取 0.1986g 碳酸钠，用甲基橙作指示剂，滴定时消耗盐酸 37.31ml，碳酸钠试样的百分含量是多少？

解：$Na_2CO_3 + 2HCl \longrightarrow 2NaCl + H_2O + CO_2 \uparrow$

$$T_{HCl/Na_2CO_3} = \frac{b}{t} \cdot c_{HCl} \cdot M_{Na_2CO_3} = \frac{1}{2} \times 0.1000 \times 106.0 = 5.3 (g/ml)$$

$$NaCO_3\% = \frac{T_{HCl/Na_2CO_3} \cdot V_{HCl} \cdot F}{W} \times 100\% = \frac{5.3 \times 37.31 \times 1}{0.1986 \times 1000} \times 100\% = 99.57\%$$

2. 片剂含量测定结果的计算 制剂含量以标示量的百分率表示。

$$标示量\% = \frac{每片含量}{标示量} \times 100\%$$

由于片剂除含有主药外，还含有附加剂，且各片的重量之间又存在一定的差异，所以在测定片剂的含量时，一般是取样 10 片或 20 片，求出平均片重后，再取片粉一定量，按质量标准规定的方法进行测定，由测定结果，根据片粉的取样量及平均片重求算出每片的含量，然后再计算含量占标示量的百分率。

$$标示量\% = \frac{m_B}{W} \times \frac{\overline{W}}{标示量} \times 100\% = \frac{T_{T/B} \cdot V_T \cdot F}{W} \times \frac{\overline{W}}{标示量} \times 100\%$$

式中，$\overline{W}$ 为平均片重（mg）；m_B、W、$T_{T/B}$、V_T、F 均同上。

示例 5-4 双水杨酯片的含量测定

取本品 20 片，精密称定，研细，精密称取适量（约相当于双水杨酯 0.3g），加乙醇 40ml，振摇使双水杨酯溶解，加酚酞指示液 0.2ml，用氢氧化钠滴定液（0.1mol/L）滴定，并将滴定的结果用空白试验校正。每 1ml 氢氧化钠滴定液（0.1mol/L）相当于 25.82mg 的 $C_{14}H_{10}O_5$。

$$标示量\% = \frac{25.82 \times V_T \times F}{0.3 \times 1000} \times \frac{\overline{W}}{标示量} \times 100\%$$

式中，V_T 为消耗氢氧化钠滴定液的体积（ml）；F 为氢氧化钠滴定液浓度校正因子；$\overline{W}$ 为双水杨酯片的平均片重（mg/片）。

3. 注射剂含量测定结果的计算 精密量取注射剂供试品一定量，按药品质量标准中规定的方法进行测定，计算出所取供试品中所含药物的量，然后根据供试品的取用量和标示量，即可计算出含量占标示量的百分率。

$$标示量\% = \frac{m_B}{V} \times \frac{1}{标示量} \times 100\% = \frac{T_{T/B} \cdot V_T \cdot F}{V} \times \frac{1}{标示量} \times 100\%$$

式中，V 为供试品的取用量（ml）；其他符号均同上。

示例 5-5 盐酸普鲁卡因胺注射液的含量测定

精密量取本品 5ml，加水 40ml 与盐酸溶液（1→2）10ml，迅速煮沸，立即冷却至室温，照永停滴定法，用亚硝酸钠滴定液（0.1mol/L）滴定，记录消耗亚硝酸钠滴定液的体积数（ml），每 1ml 亚硝酸钠滴定液（0.1mol/L）相当于 27.18mg 的盐酸普鲁卡因胺 $C_{13}H_{21}N_3O \cdot HCl$。

$$标示量\% = \frac{27.18 \times V_T \times F}{5} \times \frac{1}{标示量} \times 100\%$$

式中，V_T 为消耗亚硝酸钠滴定液的体积（ml）；F 为亚硝酸钠滴定液浓度校正因子；标示量为注射剂的规格（mg/ml）。

三、容量分析法的类型

（一）酸碱滴定法

1. 酸的滴定 强酸、混合酸、多元酸等都可用标准碱直接滴定。如矿酸、芳酸、脂肪酸等。

示例 5-6 枸橼酸的含量测定。

取本品约 1.5g，精密称定，加新沸过的冷水 40ml 溶解后，加酚酞指示液 3 滴，用氢氧化钠滴定液（1mol/L）滴定。每 1ml 氢氧化钠滴定液（1mol/L）相当于 64.04mg 的 $C_6H_8O_7$。

2. 碱的滴定 强碱可用标准酸直接滴定，如生物碱等。

示例 5-7 药用辅料 NaOH 的含量测定。

取本品约 2g，精密称定，置 250ml 量瓶中，加新沸过的冷水适量使溶解，用水稀释至刻度，摇匀，精密量取 25ml，加酚酞指示液 3 滴，用硫酸滴定液（0.1mol/L）滴定至红色消失，记录消耗硫酸滴定液（0.1mol/L）的体积（ml），加甲基橙指示液 2 滴，继续滴加硫酸滴定液（0.1mol/L）至显持续的橙红色，根据前后两次消耗硫酸滴定液（0.1mol/L）的体积（ml），算出供试品中的总碱量（作为 NaOH 计算），并根据加甲基橙指示液后消耗硫酸滴定液（0.1mol/L）的体积（ml），算出供试品中 Na_2CO_3 的含量。每 1ml 硫酸滴定液（0.1mol/L）相当于 8.00mg 的 NaOH 或 21.20mg 的 Na_2CO_3。

NaOH 易吸收空气中的 CO_2，使部分 NaOH 变成 Na_2CO_3，形成 NaOH 和 Na_2CO_3 的混合碱，测定方法为双指示剂法。先以酚酞为指示剂，NaOH 被全部中和，Na_2CO_3 被中和至 $NaHCO_3$。再以甲基橙为指示剂，将 $NaHCO_3$ 滴定至 H_2CO_3。而 Na_2CO_3 被中和至 $NaHCO_3$ 与 $NaHCO_3$ 被中和至 H_2CO_3 所消耗的硫酸滴定液的量相等，从而根据两次消耗硫酸滴定液之差算出最终结果。

（二）非水滴定法

非水滴定法是在除水以外的溶剂中进行的滴定分析方法。在改变溶剂以后，可使原来在水中不溶解的或酸碱性不显著的化学物质的溶解度或酸碱性相对地增大，使在水中不能滴定的反应能够顺利进行。非水滴定法应用范围非常广泛，在药物分析中主要应用的是非水碱量法、非水酸量法，如测定有机碱及其氢卤酸盐、磷酸盐、硫酸盐或有机酸盐，以及有机酸的碱金属盐类药物的含量，也用于测定某些有机弱酸的含量。

1. 碱的滴定　在水溶液中，$c_b K_b < 10^{-8}$ 的弱碱不能直接滴定。在冰醋酸中，高氯酸的酸性最强，而有机碱的高氯酸盐易溶解于有机溶剂，因此常采用高氯酸的冰醋酸溶液为滴定剂。加入计算量的醋酐除去其中的水分，常用结晶紫为指示剂。

凡具有碱性基团的药物，如胺类、氨基酸类、含氮杂环、有机碱的盐等均可用此法测定。

示例 5 – 8　盐酸吗啡的含量测定

取本品约 0.2g，精密称定，加冰醋酸 10ml 与醋酸汞试液 4ml 溶解后，加结晶紫指示剂 1 滴，用高氯酸滴定液（0.1mol/L）滴定，至溶液显绿色，并将滴定结果用空白实验校正。每 1ml 的高氯酸滴定液（0.1mol/L）相当于 32.18mg 的 $C_{37}H_{19}NO_3 \cdot HCl$。

2. 酸的滴定　当酸的 $c_a K_a < 10^{-8}$ 时，在水溶液中不能用碱标准溶液进行直接测定。常用甲醇钠的苯 – 甲醇溶液、氨基乙醇钠或氢氧化四丁基胺的苯 – 甲醇溶液作为滴定酸的标准溶液。常用的指示剂为百里酚蓝、偶氮紫、溴酚蓝。同时要防止溶剂挥发，同时也要避免与空气中的二氧化碳及湿气接触，并将滴定的结果用空白试验校正。

示例 5 – 9　乙琥胺的含量测定

取本品约 0.2g，精密称定，加二甲基甲酰胺 30ml 使溶解，加偶氮紫指示液 2 滴，在氮气流中，用甲醇钠滴定液（0.1mol/L）滴定至溶液显蓝色，并将滴定的结果用空白试验校正。每 1ml 甲醇钠滴定液（0.1mol/L）相当于 14.12mg 的 $C_7H_{11}NO_2$。

（三）氧化还原滴定法

氧化还原滴定法是以氧化还原反应为基础的一种滴定方法。药物分析中氧化还原反应习惯上常按滴定剂的名称命名，例如：碘量法、溴量法、铈量法、亚硝酸钠法等。

1. 碘量法

（1）**直接碘量法** 是利用 I_2 的氧化性，以 I_2 标准溶液直接滴定一些还原性物质，常用淀粉作指示剂。

①只能在中性、酸性、弱碱性溶液中进行。当 pH >9 时，I_2 会发生变化。

②避免暴光和放置时间较长，否则 I^- 会被空气氧化。

示例5-10 维生素C的含量测定

取本品约0.2g，精密称定，加新沸过的冷水100ml与稀醋酸10ml使溶解，加淀粉指示液1ml，立即用碘滴定液（0.05mol/L）滴定，至溶液显蓝色并在30秒钟内不褪。每1ml碘滴定液（0.05mol/L）相当于8.806mg的 $C_6H_8O_6$。

（2）**间接碘量法**

①置换碘量法　氧化性物质 $+ I^-$（过量）$\rightarrow I_2$（定量）

$$I_2 + 2S_2O_3^{2-} \longrightarrow S_4O_6^{2-} + 2I^-$$

示例5-11 过氧苯甲酰的含量测定

取本品约0.25g，精密称定，置250ml碘瓶中，加丙酮30ml，振摇使溶解，加碘化钾试液5ml，密塞，摇匀，置暗处15分钟，用硫代硫酸钠滴定液（0.1mol/L）滴定至无色，并将滴定的结果用空白试验校正。每1ml硫代硫酸钠滴定液（0.1mol/L）相当于12.11mg的 $C_{14}H_{10}O_4$。

②剩余碘量法　强还原性物质 $+ I_2$（过量）$\rightarrow I^-$

$$I_2（剩余） + 2S_2O_3^{2-} \longrightarrow S_4O_6^{2-} + 2I^-$$

示例5-12 焦亚硫酸钠的含量测定

取本品约0.15g，精密称定，置碘瓶中，精密加入碘滴定液（0.05mol/L）50ml，密塞，溶解后，加盐酸1ml，用硫代硫酸钠（0.1mol/L）滴定，至近终点时，加淀粉指示液2ml，继续滴定到蓝色消失；并将滴定的结果用空白试验校正。每1ml碘滴定液（0.05mol/L）相当于4.752mg的 $Na_2S_2O_5$。

2. 溴量法 是利用溴的加成反应或溴代反应进行含量测定的方法。

示例5-13 《中国药典》（2015年版）司可巴比妥钠的含量测定。

取本品约0.1g，精密称定，置250ml碘瓶中，加水10ml，振摇使溶解，精密加溴滴定液（0.05mol/L）25ml，再加盐酸5ml，立即密塞并振摇1分钟，在暗处静置15分钟后，注意微开瓶塞，加碘化钾试液10ml，立即密塞，摇匀后，用硫代硫酸钠滴定液（0.1mol/L）滴定，至近终点时，加淀粉指示液，继续滴定至蓝色消失，并将滴定的结果用空白试验校正。每1ml溴滴定液（0.05mol/L）相当于13.01mg的 $C_{12}H_{17}N_2NaO_3$。

在实际工作中，由于溴单质溶液具有很强的腐蚀性且易挥发，一般用定量的溴酸钾和过量的溴化钾混合溶液来代替溴液。

3. 高锰酸钾法 是以高锰酸钾为滴定液的氧化还原滴定法。

$$MnO_4^- + 8H^+ + 5e \longrightarrow Mn^{2+} + 4H_2O$$

（紫红色）　　　　　　　　（无色）

示例5-14 硫酸亚铁的含量测定

取本品约0.5g，精密称定，加稀硫酸与新沸过的冷水各15ml溶解后，立即用高锰酸钾滴定液（0.02mol/L）滴定至溶液显持续的粉红色，每1ml高锰酸钾滴定液（0.02mol/L）

相当于 27.80mg 的 $FeSO_4 \cdot 7H_2O$。

4. 铈量法 铈量法也称硫酸铈法，是以硫酸铈 $Ce(SO_4)_2$ 为滴定液的氧化还原滴定法。反应原理为：$Ce^{4+} + e \rightarrow Ce^{3+}$，是单电子转移，反应简单，副反应少。

示例 5 – 15 《中国药典》（2015 年版）硫酸亚铁缓释片的含量测定。

取本品 20 片，精密称定，研细，精密称取适量（约相当于硫酸亚铁 1.35g），置 200ml 量瓶中，加稀硫酸 30ml 与新沸过的冷水适量，振摇使硫酸亚铁溶解，用新沸过的冷水稀释至刻度，摇匀，用干燥滤纸迅速滤过，精密量取续滤液 50ml，加邻二氮菲指示液数滴，立即用硫酸铈滴定液（0.1mol/L）滴定。每 1ml 硫酸铈滴定液（0.1mol/L）相当于 27.80mg 的 $FeSO_4 \cdot 7H_2O$。

硫酸亚铁制剂中因含有葡萄糖等可与 $KMnO_4$ 反应的赋形剂，因而其含量测定方法采用硫酸铈滴定法。

5. 亚硝酸钠法 利用 $NaNO_2$ 标准溶液在盐酸存在下与芳伯胺发生重氮化反应，定量地生成重氮盐的性质，用永停法指示反应终点。

$$Ar - NH_2 + NaNO_2 + 2HCl \longrightarrow Ar - N_2^+ Cl^- + NaCl + 2H_2O$$

含有芳伯氨基的芳酸类药物，如对氨基水杨酸钠等；具有芳伯氨基的胺类药物，如苯佐卡因、盐酸普鲁卡因等；具有芳伯氨基或水解后具有芳伯氨基的磺胺类药物，如磺胺嘧啶等，均可用亚硝酸钠法进行含量测定。

示例 5 – 16 苯佐卡因的含量测定（永停滴定法）

取本品约 0.35g，精密称定，置烧杯中，除另有规定外，可加水 40ml 与盐酸溶液（1→2）15ml，而后置电磁搅拌器上，搅拌使溶解，再加溴化钾 2g，插入铂 – 铂电极后，将滴定管的尖端插入液面下约 2/3 处，用亚硝酸钠滴定液（0.1mol/L）迅速滴定，随滴随搅拌，至近终点时，将滴定管的尖端提出液面，用少量水淋洗尖端，洗液并入溶液中，继续缓缓滴定，至电流计指针突然偏转，并不再回复，即为滴定终点。每 1ml 亚硝酸钠滴定液（0.1mol/L）相当于 16.52mg 的 $C_9H_{11}NO_2$。

（四）银量法

$$Ag^+ + Cl^- \longrightarrow AgCl \downarrow$$

以上述反应为基础的沉淀滴定法称为银量法。本法可测定含 Cl^-、Br^-、I^-、SCN^- 及 Ag^+ 等离子化合物的含量。

示例 5 – 17 氯化钾注射液的含量测定

精密量取本品 10ml，置 100ml 量瓶中，加水至刻度，摇匀，精密量取 10ml，加水 40ml、2% 糊精溶液 5ml、2.5% 硼砂溶液 2ml 与荧光黄指示液 5～8 滴，用硝酸银滴定液（0.1mol/L）滴定。每 1ml 硝酸银滴定液（0.1mol/L）相当于 7.455mg 的 KCl。

第三节　分光光度法

分光光度法是通过测定被测物质在特定波长处或一定波长范围内的吸光度或发光强度，对该物质进行定性和定量分析的方法。《中国药典》收载有紫外 – 可见分光光度法、红外分光光度法、原子吸收分光光度法、荧光分析法和火焰光度法等。

一、紫外 - 可见分光光度法

紫外 - 可见分光光度法是根据物质分子对紫外 - 可见光的吸收特性所建立起来的定量分析方法。紫外 - 可见光的波长范围为 190 ~ 800nm。该法操作简单、准确度高、重现性好，在药物分析工作中普遍应用。

（一）紫外 - 可见分光光度法的基本原理

Lambert - Beer 定律是分光光度法的基本定律，是说明物质对单色光的吸收强弱与吸光物质的浓度和厚度关系的定律。

$$A = - \lg T = Ecl$$

式中，A 为吸光度；l 为液层厚度；T 为透光率；E 为吸收系数，通常采用百分吸收系数 $E_{1cm}^{1\%}$，其物理意义为当溶液浓度为 1%（g/ml），液层厚度为 1cm 时的吸光度数值；c 为溶液浓度，即 100ml 溶液中所含被测物质的重量（按干燥品或无水物计算），g/100ml。

（二）仪器的校正和检定

由于环境因素对机械部分的影响，仪器的波长经常会略有变动，因此除应定期对所用的仪器进行全面校正检定外，还应于测定前校正测定波长和吸光度的准确度，并进行杂散光的检查。

（三）测定法

测定时，除另有规定外，应以配制供试品溶液的同批溶剂为空白对照，采用 1cm 的石英吸收池，在规定的吸收峰波长 ±2nm 以内测试几个点的吸光度，或由仪器在规定波长附近自动扫描测定，以核对供试品的吸收峰波长位置是否正确。

除另有规定外，吸收峰波长应在该品种项下规定的波长 ±2mn 以内，并以吸光度最大的波长作为测定波长。一般供试品溶液的吸光度读数，以在 0.3 ~ 0.7 之间为宜。常用含量测定方法如下。

1. 对照品比较法　按各品种项下的方法，分别配制供试品溶液和对照品溶液，对照品溶液中所含被测成分的量应为供试品溶液中被测成分规定量的 100% ±10%，所用溶剂也应完全一致，在规定的波长处测定供试品溶液和对照品溶液的吸光度后，按下式计算供试品中被测溶液的浓度：

$$c_X = A_X / A_R \times c_R$$

式中，c_X 为供试品溶液的浓度；A_X 为供试品溶液的吸光度；c_R 为对照品溶液的浓度；A_R 为对照品溶液的吸光度。

示例 5 - 18　美洛昔康片的含量测定

取本品 20 片，精密称定，研细，精密称取适量（约相当于美洛昔康 7.5mg），置 100ml 量瓶中，加 0.1mol/L 氢氧化钠溶液 10ml 与甲醇 40ml，超声使美洛昔康溶解，放冷，用 0.1mol/L 氢氧化钠溶液稀释至刻度，摇匀，滤过，精密量取续滤液 5ml，置 50ml 量瓶中，用 0.1mol/L 氢氧化钠溶液稀释至刻度，摇匀，在 362nm 波长处测定吸光度；另取美洛昔康对照品，精密称定，加 0.1mol/L 氢氧化钠溶液溶解并定量稀释制成每 1ml 中约含 7.5μg 的溶液，同法测定，计算，即得。

$$标示量\% = \frac{A_X / A_R \times c_R \times 50}{W \times 5/100} \times \frac{\overline{W}}{标示量} \times 100\%$$

式中，$\overline{W}$ 为美洛昔康片的平均片重（mg/片）；W 为美洛昔康片粉的重量（mg）。

2. 吸收系数法 按各品种项下的方法配制供试品溶液，在规定的波长处测定其吸光度，再以该品种在规定条件下的吸收系数计算含量。用本法测定时，吸收系数通常应大于100，并注意仪器的校正和检定。

$$c = A/E_{1cm}^{1\%} \qquad (\text{g}/100\text{ml})$$

示例 5 – 19 对乙酰氨基酚的含量测定

取本品约40mg，精密称定，置250ml量瓶中加0.4%氢氧化钠溶液50ml溶解后，加水至刻度，摇匀，精密量取5ml，置100ml量瓶中，加0.4%氢氧化钠溶液10ml，加水至刻度，摇匀，在257nm的波长处测定吸光度 A，按 $C_8H_9NO_2$ 的吸收系数（$E_{1cm}^{1\%}$）为715计算。

$$含量\% = \frac{A/715 \times 1/100 \times 1000 \times 100}{40 \times 5/250} \times 100\%$$

3. 比色法 供试品本身在紫外 – 可见光区没有强吸收，或在紫外光区虽有吸收但为了避免干扰或提高灵敏度，可加入适当的显色剂，使反应产物的最大吸收移至可见光区，这种测定方法称为比色法。用比色法测定时，由于显色时影响显色深浅的因素较多，应取供试品与对照品或标准品同时操作。除另有规定外，比色法所用的空白系指用同体积的溶剂代替对照品或供试品溶液，然后依次加入等量的相应试剂，并用同样方法处理。在规定的波长处测定对照品和供试品溶液的吸光度后，按上述对照品比较法计算供试品浓度。

示例 5 – 20 盐酸克仑特罗栓的含量测定

取本品 20 粒，精密称定，切成小片，精密称取适量（约相当于盐酸克仑特罗0.36mg），置分液漏斗中，加温热的三氯甲烷20ml使溶解，用盐酸溶液（9→100）振摇提取3次（20ml，15ml，10ml），分取酸提取液，置50ml量瓶中，用盐酸溶液（9→100）稀释至刻度，摇匀，滤过，取续滤液，作为供试品溶液；另取盐酸克仑特罗对照品适量，精密称定，加盐酸溶液（9→100）溶解并定量稀释制成每1ml中含7.2μg的溶液，作为对照品溶液。精密量取对照品溶液与供试品溶液各15ml，分别置25ml量瓶中，各加盐酸溶液（9→100）5ml与0.1%亚硝酸钠溶液1ml，摇匀，放置3分钟，各加0.5%氨基磺酸铵溶液1ml，摇匀，时时振摇10分钟，再各加0.1%盐酸萘乙二胺溶液1ml，摇匀，放置10分钟，用盐酸溶液（9→100）稀释至刻度，摇匀，照紫外 – 可见分光光度法，在500nm的波长处分别测定吸光度，计算，即得。

二、荧光分光光度法

某些物质受紫外光或可见光照射激发后能发射出比激发光波长较长的荧光。当激发光强度、波长、所用溶剂及温度等条件固定时，物质在一定浓度范围内，其发射光强度与溶液中该物质的浓度成正比关系，可以用做定量分析。

（一）荧光分析法的特点

荧光分析法的灵敏度一般较紫外 – 可见分光光度法高，但浓度太高的溶液会有"自熄灭"作用，以及由于在液面附近溶液会吸收激发光，使发射光强度下降，导致发射光强度与浓度不成正比，故荧光分析法应在低浓度溶液中进行。

（二）测定法

所用的仪器为荧光计或荧光分光光度计，按各品种项下的规定，选定激发光波长和发射光波长，并制备对照品溶液和供试品溶液。通常荧光分析法都是在一定条件下，用对照品溶液测定荧光强度与浓度的线性关系。当线性关系良好时，可在每次测定前，用一定浓度的对照品溶液校正仪器的灵敏度；然后在相同的条件下，分别读取对照品溶液及其试剂空白的荧光强度与供试品溶液及其试剂空白的荧光强度，用下式计算供试品浓度：

$$c_X = \frac{R_X - R_{Xb}}{R_r - R_{rb}} \times c_r$$

式中，c_X 为供试品溶液的浓度；c_r 为对照品溶液的浓度；R_X 为供试品溶液的荧光强度；R_{Xb} 为供试品溶液试剂空白的荧光强度；R_r 为对照品溶液的荧光强度；R_{rb} 为对照品溶液试剂空白的荧光强度。

因荧光分析法中的浓度与荧光强度的线性较窄，故$(R_X - R_{Xb})/(R_r - R_{rb})$应控制在0.5~2 为宜，如若超过，应在调节溶液浓度后再测。

（三）注意事项

荧光分析法灵敏度高，应注意以下干扰因素：①溶剂不纯会带入较大误差，应先做空白检查，必要时，应用玻璃磨口蒸馏器蒸馏后再用。②溶液中的悬浮物对光有散射作用，必要时，应用垂熔玻璃滤器滤过或用离心法除去。③所用的玻璃仪器与测定池等也必须保持高度洁净。④温度对荧光强度有较大的影响，测定时应控制温度一致。⑤溶液中的溶氧有降低荧光作用，必要时可在测定前通入惰性气体除氧。⑥测定时需注意溶液的 pH 和试剂的纯度等对荧光强度的影响。

三、原子吸收分光光度法

（一）原子吸收分光光度法的特点

原子吸收分光光度法的测量对象是呈原子状态的金属元素和部分非金属元素，系由待测元素灯发出的特征谱线通过供试品经原子化产生的原子蒸气时，被蒸气中待测元素的基态原子所吸收，通过测定辐射光强度减弱的程度，求出供试品中待测元素的含量。

（二）对仪器的一般要求

所用仪器为原子吸收分光光度计，由光源、原子化器、单色器和检测系统等组成，另有背景校正系统、自动进样系统等。波长范围一般为 190~900nm。

背景干扰是原子吸收测定中的常见现象。背景吸收通常来源于样品中的共存组分及其在原子化过程中形成的次生分子或原子的热发射、光吸收和光散射等。

仪器某些工作条件（如波长、狭缝、原子化条件等）的变化可影响灵敏度、稳定程度和干扰情况。

（三）测定法

1. 第一法（标准曲线法） 在仪器推荐的浓度范围内，除另有规定外，制备含待测元素不同浓度的对照品溶液至少 5 份，浓度依次递增，并分别加入各品种项下制备供试品溶液的相应试剂，同时以相应试剂制备空白对照溶液，将仪器按规定启动后，依次测定空白对照溶液和各浓度对照品溶液的吸光度，记录读数。以每一浓度 3 次吸光度的平均值为纵坐标、相应浓度为横坐标，绘制标准曲线。按各品种项下的规定制备供试品溶液，使待测元素的估计浓度在标准曲线浓度范围内，测定吸光度，取 3 次读数的平均值，从标准曲线上查得相应的浓度，计算被测元素含量。绘制标准曲线时，一般采用线性回归，也可采用非线性拟合方法回归。

2. 第二法（标准加入法）　取同体积按各品种项下规定制备的供试品溶液4份，分别置4个同体积的量瓶中，除（1）号量瓶外，其他量瓶分别精密加入不同浓度的待测元素对照品溶液，分别用去离子水稀释至刻度，制成从零开始递增的一系列溶液。按上述标准曲线法自"将仪器按规定启动后"操作，测定吸光度，记录读数；将吸光度读数与相应的待测元素加入量作图，延长此直线至与含量轴的延长线相交，此交点与原点间的距离即相当于供试品溶液取用量中待测元素的含量。再以此计算供试品中待测元素的含量。此法仅适用于第一法标准曲线呈线性并通过原点的情况。

示例 5 - 21　甘油磷酸钠注射液中钠的含量测定

精密量取本品2ml，置200ml量瓶中，用水稀释至刻度，摇匀，精密量取10ml，置50ml量瓶中，用水稀释至刻度，摇匀，精密量取2ml，置100ml量瓶中，加氯化铯溶液（取氯化铯63.34g，加水溶解，并稀释至1000ml）4.0ml，用水稀释至刻度，摇匀，作为供试品溶液。另精密称取在130℃干燥至恒重的氯化钠1.2711g置500ml量瓶中，加水使溶解并稀释至刻度（每1ml含钠1mg），摇匀，精密量取10ml，置50ml量瓶中，用水稀释至刻度，摇匀，取100ml量瓶4只，分别加入上述溶液0.00ml、0.05ml、1.00ml、1.50ml，各加氯化铯溶液4.0ml，用水稀释至刻度，摇匀，作为对照品溶液。照原子吸收分光光度法，在589nm波长处分别测定，计算，即得。

第四节　色谱法

色谱法根据分离方法可分为：纸色谱法、薄层色谱法、柱色谱法、气相色谱法、高效液相色谱法等。所用溶剂应与供试品不起化学反应，纯度要求较高。分离时的温度，除气相色谱法或另有规定外，系指在室温操作。分离后各成分的检测，应采用各品种项下所规定的方法。用作含量测定的气相色谱法和高效液相色谱法可用接于色谱柱出口处的各种检测器检测。

一、高效液相色谱法

高效液相色谱法系采用高压输液泵将规定的流动相泵入装有填充剂的色谱柱，对供试品进行分离测定的色谱方法。注入的供试品，由流动相带入柱内，各组分在柱内被分离，并依次进入检测器，由积分仪或数据处理系统记录和处理色谱信号。

（一）高效液相色谱法的特点

高效液相色谱法具有高效（分离效能高）、高速（分析速度快）、高灵敏度、适用范围广等特点，在药物的定量方面的应用日益广泛。

（二）对仪器的一般要求和色谱条件

所用的仪器为高效液相色谱仪。仪器应定期检定并符合有关规定。

1. 色谱柱　反相色谱系统使用非极性填充剂，常用的色谱柱填充剂为化学键合硅胶，以十八烷基硅烷键合硅胶最为常用。正相色谱系统使用极性填充剂，常用的填充剂有硅胶或键合极性基团的硅胶填充而成的色谱柱等。

2. 检测器　最常用的检测器为紫外 - 可见分光检测器，包括二极管阵列检测器，其他常见的检测器有荧光检测器、蒸发光散射检测器、示差折光检测器、电化学检测器和质谱检测器等。

3. 流动相　反相色谱系统的流动相首选甲醇－水系统（采用紫外末端波长检测时，首选乙腈－水系统），如经试用不适合时，再选用其他溶剂系统。应尽可能少用含有缓冲液的流动相，必须使用时，应尽可能选用含较低浓度缓冲液的流动相。流动相中有机溶剂的比例通常应不低于5%，否则C_{18}链的随机卷曲将导致组分保留值变化，造成色谱系统不稳定。正相色谱系统的流动相常有两种或两种以上的有机溶剂，如二氯甲烷和正己烷等。

各品种项下规定的色谱条件，除检测器种类、固定液品种、流动相组分及特殊指定的色谱柱材料不得改变外，其余如色谱柱内径、长度、粒径、流动相流速、流动相组分比例、柱温、进样量、检测器的灵敏度等，均可适当改变，以适应具体品种并符合系统适用性试验的要求。一般色谱图约于30分钟内记录完毕。

（三）系统适用性试验

色谱系统的适用性试验通常包括理论板数、分离度、灵敏度、拖尾因子和重复性等五个参数。

按各品种正文项下要求对色谱系统进行适用性试验，即用规定的对照品溶液或系统适用性试验溶液在规定的色谱系统进行试验，必要时，可对色谱系统进行适当调整，以符合要求。

（1）色谱柱的理论板数（n）　用于评价色谱柱的分离效能。由于不同物质在同一色谱柱上的色谱行为不同，采用理论板数作为衡量色谱柱效能的指标时，应指明测定物质，一般为待测物质或内标物质的理论板数。

在规定的色谱条件下，注入供试品溶液或各品种项下规定的内标物质溶液，记录色谱图，量出供试品主成分色谱峰或内标物质色谱峰的保留时间t_R和峰宽（W）或半高峰宽（$W_{h/2}$），按$n = 16 \ (t_R/W)^2$或$n = 5.54 \ (t_R/W_{h/2})^2$计算色谱柱的理论板数。$t_R$、$W$、$W_{h/2}$可用时间或长度计（下同），但应取相同单位。

（2）分离度（R）　用于评价待测物质与被分离物质之间的分离程度，是衡量色谱系统分离效能的关键指标。可以通过测定待测物质与已知杂质的分离度，也可以通过测定待测物质与某一指标性成分（内标物质或其他难分离物质）的分离度，或将供试品或对照品用适当的方法降解，通过测定待测物质与某一降解产物的分离度，对色谱系统分离效能进行评价与调整。

无论是定性鉴别还是定量测定，均要求待测物质色谱峰与内标物质色谱峰或特定的杂质对照色谱峰及其他色谱峰之间有较好的分离度。除另有规定外，待测物质色谱峰与相邻色谱峰之间的分离度应大于1.5。分离度的计算公式为：

$$R = \frac{2 \times (t_{R_2} - t_{R_1})}{W_1 + W_2}$$

或

$$R = \frac{2 \times (t_{R_2} - t_{R_1})}{1.70 \times (W_{1,h/2} + W_{2,h/2})}$$

式中，t_{R_2}为相邻两色谱峰中后一峰的保留时间；t_{R_1}为相邻两色谱峰中前一峰的保留时间；W_1、W_2及$W_{1,h/2}$、$W_{2,h/2}$分别为此相邻两色谱峰的峰宽及半高峰宽（图5－1）。

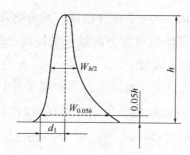

图 5-1 分离度计算示意

当对测定结果有异议时，色谱柱的理论板数（n）和分离度（R）均以峰宽（W）的计算结果为准。

（3）灵敏度 用于评价色谱系统检测微量物质的能力，通常以信噪比（S/N）来表示。通过测定一系列不同浓度的供试品或对照品溶液来测定信噪比。定量测定时，信噪比应不小于 10；定性测定时，信噪比应不小于 3。系统适用性试验中可以设置灵敏度测试溶液来评价色谱系统的检测能力。

（4）拖尾因子（T） 用于评价色谱峰的对称性。拖尾因子计算公式为：

$$T = W_{0.05h}/2d_1$$

式中，$W_{0.05h}$ 为 5% 峰高处的峰宽；d_1 为峰顶在 5% 峰高处横坐标平行线的投影点至峰前沿与此平行线交点的距离（图 5-2）。

图 5-2 拖尾因子计算示意

以峰高作定量参数时，除另有规定外，T 值应在 0.95 ~ 1.05 之间。

以峰面积作定量参数时，一般的峰拖尾或前伸不会影响峰面积积分，但严重拖尾会影响基线和色谱峰起止的判断和峰面积积分的准确性，此时应在品种正文项下对拖尾因子作出规定。

（5）重复性 用于评价色谱系统连续进样时响应值的重复性能。采用外标法时，通常取各品种项下的对照品溶液，连续进样 5 次，除另有规定外，其峰面积测量值的相对标准偏差应不大于 2.0%；采用内标法时，通常配制相当于 80%、100% 和 120% 的对照品溶液，加入规定量的内标溶液，配成 3 种不同浓度的溶液，分别至少进样 2 次，计算平均校正因子，其相对标准偏差应不大于 2.0%。

（四）测定法

1. 内标法 按各品种项下的规定，精密称（量）取对照品和内标物质，分别配成溶液，各精密量取适量，混合配成校正因子测定用的对照溶液。取一定量注入仪器，记录色谱图。测量对照品和内标物质的峰面积或峰高，按下式计算校正因子：

$$校正因子（f）= \frac{A_S/c_S}{A_R/c_R}$$

式中，A_S 为内标物质的峰面积或峰高；A_R 为对照品的峰面积或峰高；c_S 为内标物质的浓度；c_R 为对照品的浓度。

再取各品种项下含有内标物质的供试品溶液，注入仪器，记录色谱图，测量供试品中待测成分和内标物质的峰面积或峰高，按下式计算含量：

$$含量（c_X）=f \cdot \frac{A_X}{A'_S/c'_S}$$

式中，A_X 为供试品的峰面积或峰高；c_X 为供试品的浓度；A'_S 为内标物质的峰面积或峰高；c'_S 为内标物质的浓度；f 为校正因子。

采用内标法，可避免因样品前处理及进样体积误差对测定结果的影响。

内标物的选择很重要，其选择的基本原则是：①内标物应是样品中不存在的纯物质。②加入的量应该接近于被测组分；③内标物色谱峰位于被测组分色谱峰附近，或几个被测组分色谱峰中间，并与这些组分完全分离。

2. 外标法　按各品种项下的规定，精密称（量）取对照品和供试品，配制成溶液，分别精密取一定量，注入仪器，记录色谱图，测量对照品溶液和供试品溶液中待测成分的峰面积（或峰高），按下式计算含量：

$$含量（c_X）=A_X/A_R \times c_R$$

式中各符号意义同上。

由于微量注射器不易精确控制进样量，当采用外标法测定供试品中成分或杂质含量时，以定量环或自动进样器进样为好。

示例 5-22　盐酸普鲁卡因注射液的含量测定

色谱条件与系统适用性试验　用十八烷基硅烷键合硅胶为填充剂；以含 0.1% 庚烷磺酸钠的 0.05mol/L 磷酸二氢钾溶液（用磷酸调节 pH 至 3.0）-甲醇（68:32）为流动相；检测波长为 290nm，理论板数按盐酸普鲁卡因峰计算不低于 2000。盐酸普鲁卡因峰与相邻杂质峰的分离度应符合要求。

测定法　精密量取本品适量，用水定量稀释制成每 1ml 中含盐酸普鲁卡因 0.02mg 的溶液，作为供试品溶液，精密量取 10μl，注入液相色谱仪，记录色谱图；另取盐酸普鲁卡因对照品，精密称定，加水溶解并定量稀释制成每 1ml 中含盐酸普鲁卡因 0.02mg 的溶液，同法测定。按外标法以峰面积计算，即得。

二、气相色谱法

（一）气相色谱法的特点

在应用范围之内，气相色谱法具有分离效率高、分析速率快、样品用量少、检测灵敏度高等优点。

（二）基本原理

气相色谱法系采用气体为流动相（载气）流经装有填充剂的色谱柱进行分离测定的色谱方法。物质或其衍生物气化后，被载气带入色谱柱进行分离，各组分先后进入检测器，用数据处理系统记录色谱信号。因试样需气化后才能分离，对于挥发性较差或极性较大的样品，需采用衍生化或裂解等方法，增加挥发性或改变其色谱行为，达到峰形对称和分离的目的。

（三）对仪器的一般要求

所用的仪器为气相色谱仪，由载气源、进样部分、色谱柱、柱温箱、检测器和数据处理系统等组成。进样部分、色谱柱和检测器的温度均应根据分析要求适当设定。

除另有规定外，常用载气为氮气。进样方式一般可采用溶液直接进样、自动进样或顶空进样。色谱柱为填充柱或毛细管柱。柱温箱控温精度应在 ±1℃，且温度波动小于每小时 0.1℃，否则会影响色谱分析结果的重现性；温度控制系统分为恒温和程序升温两种。适合气相色谱法的检测器有氢火焰离子化检测器（FID）、热导检测器（TCD）、氮磷检测器（NPD）、火焰光度检测器（FPD）、电子捕获检测器（ECD）、质谱检测器（MS）等。数据处理系统包括记录仪、积分仪以及计算机工作站等。

各品种项下规定的色谱条件，除检测器种类、固定液品种及特殊指定的色谱柱材料不得改变外，其余如色谱柱内径、长度、载体牌号、粒度、固定液涂布浓度、载体流速、柱温、进样量、检测器的灵敏度等，均可适当改变，以适应具体品种并符合系统适应性试验的要求。一般色谱图约于 30 分钟内记录完毕。

（四）系统适用性试验

除另有规定外，应照高效液相色谱法项下的规定。

（五）测定法

气相色谱法对于多组分混合物既能分离，又能提供定量数据，快速方便，定量精密度为 1%～2%。在实验条件恒定时，峰面积与组分的含量成正比，因此可利用峰面积进行定量，正常峰也可用峰高定量。常用方法包括：内标法、外标法、面积归一化法、标准溶液加入法。

标准溶液加入法　精密称（量）取某个杂质或待测成分对照品适量，配制成适当浓度的对照品溶液，取一定量，精密加入到供试品溶液中，根据外标法或内标法测定杂质或主成分含量，再扣除加入的对照品溶液含量，即得供试品溶液中某个杂质和主成分含量。

也可按下述公式进行计算，加入对照品溶液前后校正因子应相同，即：

$$\frac{A_{is}}{A_X} = \frac{c_X + \Delta c_X}{c_X}$$

待测组分的浓度 c_X 可通过如下公式进行计算：

$$c_X = \frac{\Delta c_X}{(A_{is}/A_X) - 1}$$

式中，c_X 为供试品中组分 X 的浓度；A_X 为供试品中组分 X 的色谱峰面积；Δc_X 为所加入的已知浓度的待测组分对照品的浓度；A_{is} 为加入对照品后组分 X 的色谱峰面积。

气相色谱法由于进样量小，通常至多几微升，所以不易准确进样体积，在药物分析中多用内标法定量。

当采用自动进样器时，由于进样重复性的提高，在保证分析误差的前提下，也可采用外标法定量。当采用顶空进样时，由于供试品和对照品处于不完全相同的基质中，故可采用标准溶液加入法以消除基质效应的影响；当标准溶液加入法与其他定量方法结果不一致时，应以标准加入法结果为准。

第五节　样品分析的前处理方法

任何药物在进行含量测定时，都必须根据所选定的分析方法进行适当的处理，变成适合该方法测定的状态后，才能进行含量的测定，本节主要讨论含卤素或含金属药物的前处理方法。

由于所含金属或卤素在药物分子结构中结合状态不同，处理时所选用的方法应根据金属或卤素在分子中结合的牢固程度而异，如：有机卤素药物，所含卤素原子均直接与碳原子相连，但不同药物中卤素所处的位置不同，则与碳原子结合的牢固程度就有差异。如果卤素和芳环相连接，则结合牢固，如泛影酸、碘番酸等；与脂肪链的碳原子相连接，则结合不牢固，如氟烷、三氯叔丁醇等。而含金属的有机药物，有两种情况：一是金属原子不直接与碳原子相连，通常为有机酸及酚的金属盐或配位化合物，称为含金属的有机药物，如富马酸亚铁、十一烯酸锌等，其分子结构中的金属原子结合不够牢固，在水溶液中即可离解出金属离子，若有机结构部分不干扰分析时，可在溶液中直接进行其金属的含量测定；二是金属原子直接与碳原子以共价键相连接，结合状态比较牢，称为有机金属药物，如硫柳汞、注射用亚锡依替菲宁、卡巴胂等，在溶液中其金属一般不能解离成离子状态，须经适当处理，将其金属转变为适于分析的状态（多转变为无机的金属盐或离子），方可进行其金属的含量测定。

含金属或含卤素的有机药物的前处理方法可分为两大类：①不经有机破坏的分析方法；②经有机破坏的分析方法。

一、不经有机破坏的分析方法

（一）直接测定法

凡金属原子不直接与碳原子相连，结合不牢固的有机金属药物，在水溶液中可以电离，因而不需有机破坏，可直接选适当的方法进行测定。

示例 5 - 23 富马酸亚铁的含量测定

取本品约 0.3g，精密称定，加稀硫酸 15ml，加热溶解后，放冷，加新沸过的冷水 50ml 与邻二氮菲指示液 2 滴，立即用硫酸铈滴定液（0.1mol/L）滴定，并将滴定的结果用空白试验校正。每 1ml 硫酸铈滴定液（0.1mol/L）相当于 16.99mg 的 $C_4H_2FeO_4$。

（二）经水解后测定法

将含卤素的有机药物溶于适当溶剂（如乙醇）中，加氢氧化钠液或硝酸银溶液后，加热回流使其水解，将有机结合的卤素经水解作用转变为无机的卤素离子，然后选用间接银量法进行测定。本法适用于含卤素有机药物结构中卤素原子结合不牢固的药物，如卤素和脂肪碳链相连者。

示例 5 - 24 三氯叔丁醇的含量测定

取本品约 0.1g，精密称定，加乙醇 5ml 使溶解，加 20% 氢氧化钠溶液 5ml，加热回流 15 分钟，放冷，加水 20ml 与硝酸 5ml，精密加硝酸银滴定液（0.1mol/L）30ml，再加邻苯二甲酸二丁酯 5ml，密塞，强力振摇后，加硫酸铁铵指示液 2ml，用硫氰酸铵滴定液（0.1mol/L）滴定，并将滴定的结果用空白试验校正。每 1ml 硝酸银滴定液（0.1mol/L）相当于 5.915mg 的 $C_4H_7Cl_3O$。

（三）经氧化还原后测定法

卤素（如碘）结合于芳环上时，碘与碳的结合较牢固，需在碱性溶液中加还原剂（如锌粉）回流，使碳 - 碘键断裂，形成无机碘化物后测定。

示例 5 - 25 泛影酸的含量测定

取本品约 0.4g，精密称定，加氢氧化钠试液 30ml 与锌粉 1.0g，加热回流 30 分钟，放冷，冷凝管用少量水洗涤，滤过，烧瓶与滤器用水洗涤 3 次，每次 15ml，合并洗液与滤液，加冰醋酸 5ml 与曙红钠指示液 5 滴，用硝酸银滴定液（0.1mol/L）滴定。每 1ml 硝酸银滴定液（0.1mol/L）相当于 20.46mg 的 $C_{11}H_9I_3N_2O_4$。

二、经有机破坏的分析方法

含金属有机药物及有机卤素药物结构中的金属原子、卤素与碳原子结合牢固者，用水解或氧化还原后测定方法难以将有机结合的金属原子及卤素转变为无机的金属化合物及卤素化合物，此时必须采用有机破坏的方法将药物分子破坏，使有机结合状态的金属及卤素转变为可测定的无机形式，方可选用合适的分析方法进行测定。有机破坏方法一般包括湿法破坏、干法破坏两种。

（一）湿法破坏

湿法破坏主要用于含氮有机药物的破坏；所用的仪器，一般为硅玻璃或硼玻璃制成的凯氏烧瓶；所用试剂及蒸馏水均不应含有被测金属离子或干扰测定的其他金属离子等组分；由于整个操作过程所用无机酸量数倍于样品，所以必须按相同条件进行空白试验校正，操作时应在通风橱内进行。常用的方法有如下几种。

1. 硝酸 - 高氯酸法 本法破坏能力强，反应比较激烈。故进行破坏时，必须严密注意切勿将容器中的内容物蒸干，以免发生爆炸。

2. 硫酸 - 硝酸法 本法适用于大多数有机物质的破坏，如染料、中间体或药物等。

3. 硫酸 - 硫酸盐法 本法所用硫酸盐为硫酸钾或硫酸钠，因硫酸钠为含水化合物，不利于有机破坏，故一般多采用硫酸钾。加入硫酸盐的目的是为了提高硫酸的沸点，以使样品破坏完全。该法统称凯氏定氮法，以"氮测定法"收载于《中国药典》通则，分为第一法（常量法）和第二法（半微量法）。以下以第一法详细介绍"氮测定法"消解 - 蒸馏 - 测定的过程。

示例 5 - 26 氮测定法第一法（常量法）

取供试品适量（相当于含氮量 25 ~ 30mg），精密称定，供试品如为固体或半固体，可用滤纸称取，并连同滤纸置干燥的 500ml 凯氏烧瓶中；然后依次加入硫酸钾（或无水硫酸钠）10g 和硫酸铜粉末 0.5g，再沿瓶壁缓缓加硫酸 20ml；在凯氏烧瓶口放一小漏斗并使凯氏烧瓶成 45°斜置，用直火缓缓加热，使溶液的温度保持在沸点以下，等泡沸停止，强热至沸腾，俟溶液成澄明的绿色后，除另有规定外，继续加热 30 分钟，放冷。沿瓶壁缓缓加水 250ml，振摇使混合，放冷后，加 40% 氢氧化钠溶液 75ml，注意使沿瓶壁流至瓶底，自成一液层，加锌粒数粒，用氮气球将凯氏烧瓶与冷凝管连接；另取 2% 硼酸溶液 50ml，置 500ml 锥形瓶中，加甲基红 - 溴甲酚绿混合指示液 10 滴；将冷凝管的下端插入硼酸溶液的液面下，轻轻摆动凯氏烧瓶，使溶液混合均匀，加热蒸馏，至接收液的总体积约为 250ml 时，将冷凝管尖端提出液面，使蒸气冲洗约 1 分钟，用水淋洗尖端后停止蒸馏；馏出液用硫酸滴定液（0.05mol/L）滴定至溶液由蓝绿色变为灰紫色，并将滴定的结果用空白试验校正。每 1ml 硫酸滴定液（0.05mol/L）相当于 1.401mg 的 N。

示例 5 - 27 门冬酰胺的含量测定

取本品约 0.15g，精密称定，照氮测定法测定。每 1ml 硫酸滴定液（0.05mol/L）相当于 6.606mg 的 $C_4H_8N_2O_3$。

（二）干法破坏

1. 高温炽灼法 本法系将有机物灼烧灰化以达分解的目的。将适量样品置于瓷坩埚或镍坩埚、铂坩埚中，常加无水碳酸钠或轻质氧化镁等以助灰化，混合均匀后，先小火加热，使样品完全炭化，然后放入高温炉中灼烧，使其灰化完全。

2. 氧瓶燃烧法 系将分子中含有卤素或硫等元素的有机药物在充满氧气的燃烧瓶中进行燃烧，俟燃烧产物被吸入吸收液后，再采用适宜的分析方法来检查或测定卤素或硫等元素的含量。

本法能简便、快速、彻底的分解破坏有机物，它不需要复杂特殊的设备，就能使有机化合物中的待测元素定量分解成无机形式。氧瓶燃烧法收载于《中国药典》通则。

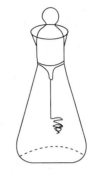

图 5 - 3 氧瓶燃烧装置

（1）仪器装置 燃烧瓶为 500ml、1000ml 或 2000ml 磨口、硬质玻璃锥形瓶，瓶塞应严密、空心、底部熔封铂丝一根（直径为 1mm），铂丝下端做成网状或螺旋状，长度约为瓶身长度的 2/3，如图 5 - 3 所示。

燃烧瓶容积大小的选择，主要取决于被燃烧分解样品量的多少。要能保证有充足的氧气将样品燃烧完全。使用燃烧瓶前，应检查瓶塞是否严密。

（2）样品的制备 操作法按各品种项下的规定，精密称取供试品（如为固体，应研细）适量，除另有规定外，置于无灰滤纸（图 5 - 4a）中心，按虚线折叠（图 5 - 4b）后，固定于铂丝下端的网内或螺旋处，使尾部露出。

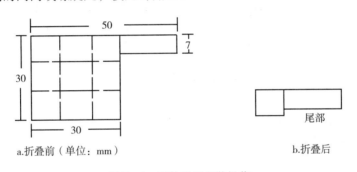

a.折叠前（单位：mm）　　　　　　　　b.折叠后

图 5 - 4 固体样品包装操作

（3）燃烧分解操作法 在燃烧瓶内按各品种项下的规定加入吸收液，并将瓶口用水润湿；小心急速通氧气约 1 分钟（通气管口应接近液面，使瓶内空气排尽），立即用瓶塞塞紧瓶口，移置他处，备用。点燃包有样品的滤纸尾部，迅速放入燃烧瓶中，按紧瓶塞，用水少量封闭瓶口，直至燃烧完毕（应无黑色碎片），充分振摇，使生成的烟雾完全吸入吸收液中，放置 15 分钟，用少量水冲洗瓶塞及铂丝，合并洗液及吸收液，同法另作空白试验。然后按各品种项下的规定采用适当的方法进行含量测定。

（4）吸收液的选择 吸收液可使样品经燃烧分解所产生的各种价态的卤素定量地被吸收并使其转变为一定的便于测定的价态，以适应所选择的分析方法。吸收液的选择如下。

氟：水；

氯：氢氧化钠溶液；

溴：H_2O_2 - NaOH 或 NaOH - 硫酸肼饱和溶液；

碘：NaOH - 硫酸肼饱和溶液。

（5）注意事项 ①铂丝在燃烧时起催化作用，局部温度可达 1000～1200℃，能使样品完全分解。②测定氟化物时，应改用石英制燃烧瓶。因为含氟有机药物燃烧后生成的氟化氢气体可腐蚀玻璃，并生成各种氟化物。③吸收液的作用是将样品经燃烧分解所产生的各种价态的欲测物，定量地吸收并转变为一定的便于测定的价态。④燃烧时须有防护措施，应戴防护面罩。仪器应充分洗涤，不得含有痕量的有机溶剂。⑤称样完毕如不立即点火燃烧，不要将供试品置于装有吸收液的燃烧瓶内，以免吸潮。⑥燃烧完毕如有黑色碎片或其他残渣，则表示燃烧不完全；原因可能是通氧气不足、夹持样品的铂丝没有干燥使样品受潮、纸包夹得过紧或过松以及燃烧瓶不严密等，都应重新操作。

示例 5-28　升华硫的含量测定

取本品，置五氧化二磷干燥器中干燥 4 小时后，取约 35mg，精密称定，照氧瓶燃烧法进行有机破坏，以过氧化氢试液 5ml 与水 10ml 为吸收液，俟燃烧完毕后，将燃烧瓶置冰浴中冷却并时时振摇约 20 分钟，使生成的烟雾完全吸收后，煮沸 2 分钟，放冷，加入酚酞指示液 2 滴，用氢氧化钠滴定液（0.1mol/L）滴定，并将滴定的结果用空白试验校正。每 1ml 氢氧化钠滴定液（0.1mol/L）相当于 1.603mg 的 S。

$$S + O_2 \longrightarrow SO_2$$

$$SO_2 + H_2O \longrightarrow H_2SO_3$$

$$H_2SO_3 + H_2O_2 \longrightarrow H_2SO_4 + H_2O$$

$$H_2SO_4 + 2NaOH \longrightarrow Na_2SO_4 + 2H_2O$$

滴定度的计算：1mol 的本品燃烧、吸收，最终产生 1mol 的硫酸（H_2SO_4），用氢氧化钠滴定液（0.1mol/L）滴定时，本品与氢氧化钠反应的摩尔比为（1:2），则滴定度 $T_{NaOH/S} = 1/2 \times 32.06 \times 0.1 = 1.603$（mg/ml）。

总之，药物的含量分析方法很多，各种方法都有其特点与不足，一个完美无缺、适合于任何药物样品的测定方法是不存在的。因此，我们必须根据样品的组成、被测组分的性质和含量、测定的目的与要求、干扰组分的情况，再结合实际的条件，选用恰当测定方法并对其进行严格的方法学验证。

第六节　药物含量测定方法验证

一、准确度

准确度系指用该方法测定的结果与真实值或参考值接近的程度，一般用回收率（%）表示。准确度应在规定的范围内测试。

1. 原料药的含量测定　可用已知纯度的对照品或供试品进行测定，并按下式计算回收率；或用本法所得的结果与已知准确度的另一方法测定的结果进行比较。

$$回收率（\%）= \frac{测得量}{加入量} \times 100\%$$

如该分析方法已经测试并求得其精密度、线性和专属性，在准确度无法直接测试（采用对照品对照法计算含量的方法，如高效液相色谱法）或可推算出的情况下，该项目可不再进行验证。

2. 制剂的含量测定　主要测试制剂中其他组分及辅料对含量测定方法的影响。可用含已知量被测物的制剂各组分混合物（包括制剂辅料）进行测定，回收率的计算同原料药的含量测定项下。如不能获得制剂辅料的全部组分，则可向制剂中加入已知量的被测物对照品进行测定，回收率则应按下式计算，或用本法所得的结果与已知准确度的另一方法测定的结果进行比较。

$$回收率（\%）= \frac{测得量 - 本底量}{加入量} \times 100\%$$

3. 数据要求 在规定范围内，取同一浓度（相当于100%浓度水平）的供试品，用至少测定6份样品的结果进行评价；或设计3种不同浓度，每种浓度分别制备3份供试品溶液进行测定，用9份样品的测定结果进行评价。对于化学药，一般中间浓度加入量与所取供试品中待测定成分量之比控制在1:1左右，建议高、中、低浓度对照品加入量与所取供试品中待测定成分量之比控制在1.2:1，1:1，0.8:1左右，应报告已知加入量的回收率（%），或测定结果平均值与真实值之差及其相对标准偏差或置信区间（置信度一般为95%）。

二、精密度

精密度系指在规定的测试条件下，同一个均匀供试品，经多次取样测定所得结果之间的接近程度。精密度一般用偏差 d、标准偏差（SD）或相对标准偏差（RSD）表示，其计算式如下。

$$d = x_i - \bar{x}$$

$$SD = \sqrt{\frac{\sum\limits_{i=1}^{n}（x_i - \bar{x}）^2}{n-1}}$$

$$RSD = \frac{SD}{\bar{x}} = \frac{\sqrt{\dfrac{\sum\limits_{i=1}^{n}（x_i - \bar{x}）^2}{n-1}}}{\bar{X}} \times 100\%$$

式中，x_i 为测量值；$\bar{x}$ 为平均值；n 为测量次数。

精密度是考察分析方法在不同时间、由不同人员操作，或在不同实验室所获得的结果的重复性或重现性。涉及定量测定的项目，如含量测定和杂质定量测定均应验证方法的精密度。

1. 验证内容 精密度验证内容包括重复性、中间精密度和重现性。

（1）**重复性** 在相同条件下，由同一分析人员测定所得结果的精密度称为重复性，也称批内精密度。

在规定范围内，至少用9个测定结果进行评价。例如，设计3个不同浓度，每个浓度各分别制备3份供试品溶液，进行测定，或将相当于100%水平的供试品溶液，用至少测定6次的结果进行评价。

（2）**中间精密度** 在同一个实验室，由于实验室内部条件的改变，如不同时间由不同分析人员用不同设备测定所得结果之间的精密度，称为中间精密度。

为考察随机变动因素对精密度的影响，应设计方案进行中间精密度试验。变动因素为不同日期、不同分析人员、不同设备。

（3）**重现性** 在不同实验室由不同分析人员测定结果之间的精密度，称为重现性。

法定标准采用的分析方法，应进行重现性试验。如建立药典分析方法时通过协同检验得出重现性结果，协同检验的目的、过程和重现性结果均应记载在起草说明中。应注意重现性试验用的样品本身的质量均匀性和贮存运输中的环境因素，以免影响重现性结果。

2. 数据要求　精密度验证中所测数据均应报告标准偏差、相对标准偏差和可信限。

三、专属性

专属性系指在其他成分（如杂质、降解产物、辅料等）可能存在下，采用的方法能正确测定出被测物的特性。试样中可加入杂质或辅料，考察测定结果是否受干扰，并可与未加杂质和辅料的试样比较测定结果。在杂质或降解产物不能获得的情况下，可将含有杂质或降解产物的试样进行测定，与另一个经验证了的方法比较结果；用强光照射、高温、高湿、酸（碱）水解或氧化的方法进行加速破坏试验后样品的实验结果，来确定方法的专属性。

四、线性

线性系指在设计的范围内，测试结果与试样中被测物浓度直接呈正比关系的程度。线性是定量测定的基础，涉及定量测定的项目均需要验证线性。

应在规定的范围内测定线性关系。可用一贮备液经精密稀释，或分别精密称样，制备一系列供试样品的方法进行测定，至少制备 5 份供试样品。以测得的响应信号作为被测物浓度的函数作图，观察是否呈线性，再用最小二乘法进行线性回归。必要时，响应信号可经数学转换，再进行线性回归计算。

数据要求：应列出回归方程、相关系数和线性图。

五、范围

范围系指能达到一定精密度、准确度和线性，测试方法适用的高低限浓度或量的区间。范围是规定值，应在试验研究开始前确定验证的范围和试验方法。可以采用符合要求的原料药配制成不同的浓度，按照相应的测定方法进行试验。涉及定量测定的检测项目均需要对范围进行验证，范围应根据分析方法的具体应用和线性、准确度、精密度结果和要求确定。

原料药和制剂含量测定，范围应为测试浓度的 80%～120%；制剂含量均匀度检查，范围应为测试浓度的 70%～130%，溶出度或释放度中的溶出量测定，范围应为限度值的 ±30%，如规定了限度范围，则应为下限的 −20% 至上限的 +20%。

六、耐用性

耐用性系指在测定条件有小的变动时，测定结果不受影响的承受程度，为使分析方法可用于常规检验提供依据。耐用性表明测定结果的偏差在可接受范围内时，测定条件的最大允许变动范围。开始研究分析方法时，就应考虑其耐用性。如果测试条件要求苛刻，则应在方法中写明，并注明可以接受变动的范围。典型的变动因素有：被测溶液的稳定性、样品提取次数、时间等。高效液相色谱法中典型的变动因素有：流动相的组成和 pH、不同品牌或不同批号的同类型色谱柱、柱温、流速等。气相色谱法变动因素有：不同品牌或批号的色谱柱、固定相、不同类型的担体、载体流速、柱温、进样口和检测器温度等。

简答题

1. 简述氧瓶燃烧法处理药物的测定过程?

2. 简述色谱系统适用性试验?

3. 常用的分析方法效能评价指标有哪几项?

4. 二氟尼柳的含量测定:取本品 0.4518g,加甲醇 80ml 溶解后,加水 10ml 与酚红指示液 8~10 滴,用氢氧化钠滴定液(0.1010mol/L)滴定,消耗 17.80ml;并将滴定的结果用空白试验校正,消耗氢氧化钠滴定液(0.1010mol/L)0.05ml。每 1 毫升的氢氧化钠滴定液相当于 25.02mg 的 $C_{13}H_8F_2O_3$。按干燥品计算,含二氟尼柳不得少于 98.5%。该供试品含量是否合格?

5. 炔孕酮的含量测定:精密称定取本品 10.18mg,置 10ml 量瓶,加无水乙醇溶解并定容,精密量取 1ml,置 100ml 量瓶中,无水乙醇定容,照紫外-可见分光光度法,在 240nm 波长处测定吸光度为 0.516,按 $C_{21}H_{18}O_2$ 的吸收系数为 520 计算。药典规定按干燥品计算,含炔孕酮应为 97.0%~103.0%。该供试品含量是否合格?

扫码"练一练"

第六章 药物制剂分析

要点导航

1. 掌握制剂分析的特点，溶出度、含量均匀度概念以及制剂含量测定计算方法。
2. 熟悉片剂、注射剂的常规检查项目。
3. 了解溶出度与生物利用度的体内外相关性以及复方制剂的分析一般方法。

药物必须制备成适宜的药物制剂才能用于临床，以保证药物的安全、有效、稳定和使用方便。药物制剂分析是药物分析的重要组成部分。

第一节 药物制剂分析的特点

扫码"学一学"

一、药物制剂类型

药物的使用是通过药物制剂体现出来的，一种药物原料可以制备成多种剂型，如阿司匹林有阿司匹林片、阿司匹林肠溶片、阿司匹林泡腾片、阿司匹林肠溶胶囊和阿司匹林栓等不同的制剂类型。不同的剂型中会使用不同的辅料与制剂工艺。同一种剂型还可以有不同的规格。两种或两种以上的药物还可以制成复方制剂。

二、药物制剂分析的特点

与原料药分析相比，药物制剂分析也包括鉴别、检查和含量测定三个方面。但在质量控制指标、分析方法和样品预处理方法上，药物制剂分析与原料药分析不同。

（一）药物制剂鉴别的特点

药物制剂和原料药的鉴别均以药物的化学结构为基础。原料药的纯度相对较高，通常选择光谱法（紫外－可见分光光度法和红外分光光度法）和化学法。药物制剂的鉴别方法要考虑药物的辅料的干扰，通常选择化学法、色谱法和光谱法（主要是紫外－可见分光光度法）。在样品预处理时要排除辅料的干扰。

示例6－1 阿司匹林及其制剂的鉴别项目的比较见表6－1。

表6－1 阿司匹林及其制剂的鉴别方法的比较

药品名称	阿司匹林	阿司匹林片	阿司匹林肠溶胶囊
鉴别方法	（1）三氯化铁反应 （2）水解反应 （3）IR法	（1）三氯化铁反应 （2）HPLC法	（1）三氯化铁反应 （2）HPLC法

（二）药物制剂检查的特点

原料药的检查主要是杂质检查。药物制剂的检查主要包括杂质检查和剂型检查两个方面。

检验合格的原料才能用于制剂。原料中检查合格，在原料的贮藏和制剂制备过程中不再增加的杂质，在制剂中通常不再检查。药物制剂检查的杂质主要是在制剂的制备和贮藏过程中增加或新产生的杂质。

药物制剂对剂型还有专门的检查要求。《中国药典》（2015 年版）通则收载的各种剂型项下规定了不同剂型的检查要求。

示例 6 - 2　阿司匹林及其制剂的检查项目的比较见表 6 - 2。

表 6 - 2　阿司匹林及其制剂的检查项目的比较

药品名称	阿司匹林	阿司匹林片	阿司匹林肠溶胶囊
检查项目	溶液的澄清度 游离水杨酸（0.1%） 易炭化物 有关物质 干燥失重 炽灼残渣 重金属	游离水杨酸（0.3%） 溶出度 其他　应符合片剂项下有关的各项规定	游离水杨酸（1.0%） 释放度 其他　应符合胶囊剂项下有关的各项规定

（三）药物制剂含量测定的特点

药物制剂在含量表示与测定方法上与原料药均有不同。原料药的含量用百分含量表示，测定结果允许波动的范围较小。药物制剂的含量通常用标示量的百分含量来表示，测定结果允许波动的范围较大。根据药物在制剂中含量的高低、药物的稳定性以及工艺水平等因素的影响不同，药物制剂的含量范围通常可以为标示量的 90.0% ~ 110.0% 、93.0% ~ 107.0% 及 95.0% ~ 105.0% 等。

选择含量测定方法时，原料药主要考虑方法的准确度和精密度，常选择容量法和紫外 - 可见分光光度法，样品的处理也较简单。药物制剂选择含量测定方法时要根据药物的含量、辅料的影响及剂型的特征等因素，考虑方法的专属性和灵敏度，常选择色谱法和紫外 - 可见分光光度法。样品处理也较复杂，要排除辅料和工艺对含量测定的影响。

示例 6 - 3　阿司匹林及其制剂的含量测定方法和限度要求的比较见表 6 - 3。

表 6 - 3　阿司匹林及其制剂的含量测定方法和限度要求的比较

药品名称	阿司匹林	阿司匹林片	阿司匹林肠溶胶囊
含量测定方法	容量法	HPLC 法	HPLC 法
限度要求	不得少于 99.5%	应为标示量的 95.0% ~ 105.0%	应为标示量的 93.0% ~ 107.0%

第二节　片剂分析

片剂系指药物与适宜的辅料制成的圆形或异性的片状固体制剂。片剂以口服普通片为主，另有含片、舌下片、口腔贴片、咀嚼片、分散片、可溶片、泡腾片、阴道片、阴道泡腾片、缓释片、控释片与肠溶片等。本节主要介绍口服普通片剂的检查项目及含量测定表示方法。

扫码"学一学"

一、片剂的检查

《中国药典》（2015 年版）通则片剂项下规定，除另有规定外，口服普通片剂应进行"重量差异"和"崩解时限"的检查。当药物在片剂中含量较低时，应检查"含量均匀度"；药物溶解度较小时，应检查"溶出度"；缓释、控释、肠溶片剂应该检查"释放度"。

（一）重量差异

重量差异（weight variation）是指按规定称量方法测得片剂每片的重量与平均片重的差异程度。

检查法：取供试品 20 片，精密称定总重量，求得平均片重后，再分别精密称定每片的重量，每片重量与平均片重相比较（凡无含量测定的片剂，每片重量应与标示片重比较），按表 6-4 规定，超出重量差异限度的不得多于 2 片，并不得有 1 片超出限度 1 倍。

表 6-4　片剂重量差异限度

平均片重或标示片重	重量差异限度
0.30g 以下	±7.5%
0.30g 及 0.30g 以上	±5%

糖衣片的片芯应检查重量差异并符合规定，包糖衣后不再检查重量差异。薄膜衣片应在包薄膜衣后检查重量差异并符合规定。

（二）崩解时限

崩解时限（disintegration）是指口服固体制剂在规定条件下全部崩解溶散或成碎粒，除不溶性包衣材料或破碎的胶囊壳外，全部通过筛网的时间限度。测定崩解时限时，如有少量不能通过筛网，但已软化或轻质上漂且无硬心者，可作符合规定论。

1. 仪器装置　采用升降式崩解仪，主要结构为一能升降的金属支架与下端镶有筛网的吊篮，并附有挡板。升降的金属支架上下移动距离为 55mm ±2mm，往返频率为每分钟 30 ~ 32 次。

2. 检查法　将吊篮通过上端的不锈钢轴悬挂于金属支架上，浸入 1000ml 烧杯中，并调节吊篮位置使其下降至低点时筛网距烧杯底部 25mm，烧杯内盛有温度为 37℃ ±1℃ 的水，调节水位高度使吊篮上升至高点时筛网在水面下 15mm 处，吊篮顶部不可浸没于溶液中。

除另有规定外，取供试品 6 片，分别置上述吊篮的玻璃管中，启动崩解仪进行检查，各片均应在 15 分钟内全部崩解。如有 1 片不能完全崩解，应另取 6 片复试，均应符合规定。

薄膜衣片，按上述装置与方法检查，并可改在盐酸溶液（9→1000）中进行检查，应在 30 分钟内全部崩解。如有 1 片不能完全崩解，应另取 6 片复试，均应符合规定。

糖衣片，按上述装置与方法检查，应在 1 小时内全部崩解。如有 1 片不能完全崩解，应另取 6 片复试，均应符合规定。

肠溶衣片，按上述装置与方法，先在盐酸溶液（9→1000）中检查 2 小时，每片均不得有裂缝、崩解或软化现象；然后将吊篮取出，用少量水洗涤后，每管加入挡板 1 块，再按上述方法在磷酸盐缓冲液（pH 6.8）中进行检查，1 小时内应全部崩解。如有 1 片不能完全崩解，应另取 6 片复试，均应符合规定。

泡腾片，取 1 片，置 250ml 烧杯（内有 200ml 温度为 20℃ ±5℃ 的水）中，有许多气泡放出，当片剂或碎片周围的气体停止逸出时，片剂应溶解或分散在水中，无聚集的颗粒剩留。除另有规定外，同法检查 6 片，各片均应在 5 分钟内崩解。如有 1 片不能完全崩解，应另取 6 片复试，均应符合规定。

咀嚼片不进行崩解时限检查。

（三）含量均匀度

含量均匀度（content uniformity）系指单剂量的固体、半固体和非均相液体制剂含量符合标示量的程度。除另有规定外，片剂每片标示量小于 25mg 或主药含量小于每片重量 25% 者，均应检查含量均匀度。复方制剂仅检查符合上述条件的组分，多种维生素或微量元素一般不检查含量均匀度。

凡检查含量均匀度的片剂，一般不再检查重量差异。

小剂量的片剂，主药含量较低，制粒时药物与辅料不易混合均匀，不能再用片重差异反映片剂中药物含量的均匀程度。应该准确测得规定数量的每片药物的真实含量，根据片剂平均含量与标示量的接近程度和每片含量的差异程度来检查含量均匀度。

检查法：除另外规定外，取供试品 10 个，照各品种项下规定的方法，分别测定每一个单剂以标示量为 100 的相对含量 x_i，求其均值 $\overline{X}$ 和标准差 S $\left[S = \sqrt{\dfrac{\sum\limits_{i=1}^{n}(x_i - \overline{X})^2}{n-1}} \right]$ 以及标示量与均值之差的绝对值 A（$A = |100 - \overline{X}|$）。

若 $A + 2.2S \leqslant L$，则供试品的含量均匀度符合规定；

若 $A + S > L$，则不符合规定；

若 $A + 2.2S > L$，且 $A + S \leqslant L$，则应另取供试品 20 个复试。

根据初、复试结果，计算 30 个单剂的均值 $\overline{X}$、标准差 S 和标示量与均值之差的绝对值 A。再按下列公式计算并判定。

当 $A \leqslant 0.25L$ 时，若 $A^2 + S^2 \leqslant 0.25L^2$，则供试品的含量均匀度符合规定；若 $A^2 + S^2 > 0.25L^2$ 则不符合规定。

当 $A > 0.25L$ 时，若 $A + 1.7S \leqslant L$，则供试品的含量均匀度符合规定；若 $A + 1.7S > L$，则不符合规定。

上述公式中 L 为规定值。除另有规定外，$L = 15.0$；单剂量包装的口服混悬剂、内充非均相溶液的软胶囊、胶囊型或泡囊型粉雾剂、单剂量包装的眼用、耳用、鼻用混悬剂、固体或半固体制剂 $L = 20.0$；透皮贴剂、栓剂 $L = 25.0$。

如该品种项下规定含量均匀度的限度为 ±20% 或其他数值时，$L = 20.0$ 或其他相应的数值。

示例 6－4 尼尔雌醇片含量均匀度的检查

取本品 1 片，加无水乙醇适量，超声约 10 分钟使尼尔雌醇溶解，放冷，用无水乙醇定量稀释制成每 1ml 中约含尼尔雌醇 0.1mg 的溶液，摇匀，滤过，取续滤液，照含量测定项下的方法测定含量，应符合规定。

尼尔雌醇片的规格有 1mg、2mg 和 5mg，属于小剂量片剂，故应检查含量均匀度。

（四）溶出度与释放度

溶出度（dissolution）系指活性药物从片剂、胶囊剂或颗粒剂等普通制剂在规定条件下溶出的速率和程度。在缓释制剂、控释制剂、肠溶制剂及透皮贴剂等制剂中也称释放度（release）。

溶出度与释放度是评价药物制剂有效性的一个重要指标。

凡检查溶出度与释放度的制剂，不再进行崩解时限的检查。

1. 检查方法 《中国药典》（2015 年版）收载了五种测定溶出度与释放度的方法：篮法、桨法、小杯法、桨碟法和转筒法。

（1）第一法（篮法） 所用仪器为溶出度仪。主要部件包括转篮和 1000ml 溶出杯等。

①普通制剂 测定前，应对仪器装置进行必要的调试，使转篮底部距溶出杯的内底部 25mm ± 2mm。分别量取溶出介质置各溶出杯内，实际量取的体积与规定体积的偏差应在 ±1% 范围之内，待溶出介质温度恒定在 37℃ ± 0.5℃后，取供试品 6 片，分别投入 6 个干燥的转篮内，将转篮降入溶出杯中，注意避免供试品表面产生气泡，立即按各品种项下规定的转速启动仪器，计时；至规定的取样时间（实际取样时间与规定时间的差异不得过 ±2%），吸取溶出液适量（取样位置应在转篮顶端至液面的中点，距溶出杯内壁 10mm 处；需多次取样时，所量取溶出介质的体积之和应在溶出介质的 1% 之内，如超过总体积的 1% 时，应及时补充相同体积的温度为 37℃ ± 0.5℃的溶出介质，或在计算时加以校正），立即用适当的微孔滤膜滤过，自取样至滤过应在 30 秒钟内完成。取澄清滤液，照该品种项下规定的方法测定，计算每片的溶出量。

②缓释制剂或控释制剂 照普通制剂方法操作，但至少采用三个时间取样，在规定取样时间点，吸取溶液适量，及时补充相同体积的温度为 37℃ ± 5℃的溶出介质，滤过，自取样至滤过应在 30 秒钟内完成。照各品种项下规定的方法测定，计算每片的溶出量。

③肠溶制剂 按方法 1 或方法 2 操作。

方法 1 酸中溶出量 除另有规定外，分别量取 0.1mol/L 盐酸溶液 750ml 置各溶出杯内，实际量取的体积与规定体积的偏差应在 ±1% 范围之内，待溶出介质温度恒定在 37℃ ± 0.5℃。取供试品 6 片分别投入转篮中，注意避免供试品表面产生气泡，立即按各品种项下规定的转速启动仪器，2 小时后在规定取样点吸取溶液适量，滤过，自取样至滤过应在 30 秒钟内完成。按各品种项下规定的方法测定，计算每片的酸中溶出量。

缓冲液中溶出量 上述酸液中加入温度为 37℃ ± 0.5℃的 0.2mol/L 磷酸钠溶液 250ml（必要时用 2mol/L 盐酸溶液或 2mol/L 氢氧化钠溶液调节 pH 值至 6.8），继续运转 45 分钟，或按各品种项下规定的时间，在规定取样点吸取溶出液适量，滤过，自取样至滤过应在 30 秒钟内完成。按各品种项下规定的方法测定，计算每片的缓冲液中释放量。

方法 2 酸中溶出量 除另有规定外，量取 0.1mol/L 盐酸溶液 900ml，注入每个溶出杯中，照方法 1 酸中溶出量项下进行测定。

缓冲液中溶出量 弃去上述各溶出杯中酸液，立即加入温度为 37℃ ± 0.5℃的磷酸盐缓冲液（pH 6.8）900ml，或将每片转移入另一盛有温度为 37℃ ± 0.5℃的磷酸盐缓冲液（pH 6.8）900ml 的溶出杯中，照方法 1 缓冲液中溶出量项下进行测定。

（2）第二法（桨法） 仪器装置除将转篮换成搅拌桨外，其他装置和要求与第一法相同。测定前，应对仪器装置进行必要的调试，使桨叶底部距溶出杯的内底部 25mm ± 2mm。以下操作同第一法。

（3）第三法（小杯法） 仪器装置类似于桨法，溶出杯体积为 250ml。

①普通制剂 测定前，应对仪器装置进行必要的调试，使桨叶底部距溶出杯的内底部15mm ±2mm。分别量取溶出介质置各溶出杯内，实际量取的体积与规定体积的偏差在 ±1% 范围之内。以下操作同第二法。取样位置应在桨叶顶端至液面的中点，距溶出杯内壁6mm 处。

②缓释制剂或控释制剂 照普通制剂方法操作，但至少采用三个时间取样，在规定取样时间点，吸取溶液适量，及时补充相同体积的温度为 37℃ ±5℃ 的溶出介质，滤过，自取样至滤过应在 30 秒钟内完成。照各品种项下规定的方法测定，计算每片的溶出量。

第四法（桨碟法）、第五法（转筒法）用于测定透皮贴剂的溶出度与释放度。

2. 结果判定

（1）普通片剂符合下述条件之一者，可判为符合规定。

①6 片中，每片的溶出量按标示量计算，均不低于规定限度（Q）。

②6 片中，如有 1～2 片低于 Q，但不低于 $Q-10\%$，且其平均溶出量不低于 Q。

③6 片中，有 1～2 片低于 Q，其中仅有 1 片低于 $Q-10\%$，但不低于 $Q-20\%$，且其平均溶出量不低于 Q 时，应另取 6 片复试；初、复试的 12 片中有 1～3 片低于 Q，其中仅有 1 片低于 $Q-10\%$，但不低于 $Q-20\%$，且其平均溶出量不低于 Q。

（2）缓释制剂或控释制剂除另有规定外，符合下述条件之一者，可判为符合规定。

①6 片中，每片在每个时间点测得的溶出量按标示量计算，均未超出规定范围。

②6 片中，在每个时间点测得的溶出量，如有 1～2 片超出规定范围，但未超出规定范围的 10%，且在每个时间点测得的平均溶出量未超出规定范围。

③6 片中，在每个时间点测得的溶出量，如有 1～2 片超出规定范围，其中仅有 1 片超出规定范围的 10%，但未超出规定范围的 20%，且其平均溶出量未超出规定范围，应另取 6 片复试；初、复试的 12 片中，在每个时间点测得的溶出量，如有 1～3 片超出规定范围，其中仅有 1 片超出规定范围的 10%，但未超出规定范围的 20%，且其平均溶出量未超出规定范围。

以上结果判断中所示超出规定范围的 10%、20% 是指相对于标示量的百分率（%）。

示例 6-5 阿司匹林片的溶出度检查

取本品，照溶出度测定法（第一法），以盐酸溶液（稀盐酸 24ml 加水至 1000ml，即得）500ml（50mg 规格）或 1000ml（0.1g、0.3g、0.5g 规格）为溶出介质，转速为每分钟 100 转，依法操作，经 30 分钟时，取溶液 10ml 滤过，取续滤液作为供试品溶液；另取阿司匹林对照品，精密称定，加 1% 冰醋酸的甲醇溶液溶解并稀释制成每 1ml 中含 0.08mg（50mg、0.1g 规格）、0.24mg（0.3g 规格）或 0.4mg（0.5g 规格）的溶液，作为阿司匹林对照品溶液；取水杨酸对照品，精密称定，加 1% 冰醋酸的甲醇溶液溶解并稀释制成每 1ml 中含 0.01mg（50mg、0.1g 规格）、0.03mg（0.3g 规格）或 0.05mg（0.5g 规格）的溶液，作为水杨酸对照品溶液。照含量测定项下的色谱条件，精密量取供试品溶液、阿司匹林对照品溶液与水杨酸对照品溶液各 10μl，分别注入液相色谱仪，记录色谱图。按外标法以峰面积分别计算每片中阿司匹林与水杨酸含量，将水杨酸含量乘以 1.304 后，与阿司匹林含量相加即得每片溶出量。限度为标示量的 80%，应符合规定。

示例 6-6 阿司匹林肠溶片的溶出度检查

酸中溶出量 取本品，照溶出度测定法（第一法 方法 1），以 0.1mol/L 的盐酸溶液 600ml（25mg、40mg、50mg 规格）或 750ml（100mg、300mg 规格）为溶出介质，转速为每分钟 100 转，依法操作，经 2 小时时，取溶液 10ml，滤过，取续滤液作为供试品溶液；取阿司匹林对照品，精密称定，加 1% 冰醋酸甲醇溶液溶解并稀释制成每 1ml 中含 4.25μg（25mg 规格）、7μg（40mg 规格）、8.25μg（50mg 规格）、13μg（100mg 规格）、40μg（300mg 规格）的溶液，作为对照品溶液。照含量测定项下的方法测定。计算每片中阿司匹林的释放量，限度应小于阿司匹林标示量的 10%。

缓冲液中溶出量　在酸中溶出量检查项下的溶液中继续加入 37℃ 的 0.2mol/L 磷酸钠溶液 200ml（25mg、40mg、50mg 规格）或 250ml（100mg、300mg 规格），混匀，用 2mol/L 盐酸溶液或 2mol/L 氢氧化钠溶液调节溶液的 pH 值至 6.8±0.05，继续溶出 45 分钟，取溶液 10ml，滤过，取续滤液作为供试品溶液；另精密称取阿司匹林对照品适量，精密称定，1% 冰醋酸甲醇溶液溶解并稀释制成每 1ml 中含 22μg（25mg 规格）、35μg（40mg 规格）、44μg（50mg 规格）、72μg（100mg 规格）、0.2mg（300mg 规格）的溶液，作为阿司匹林对照品溶液；另取水杨酸对照品，精密称定，加 1% 冰醋酸甲醇溶液溶解并稀释制成每 1ml 中含 1.7μg（25mg 规格）、2.6μg（40mg 规格）、3.4μg（50mg 规格）、5.5μg（100mg 规格）、16μg（300mg 规格）的溶液，作为水杨酸对照品溶液。照含量测定项下的色谱条件，精密量取供试品溶液、阿司匹林对照品溶液与水杨酸对照品溶液各 10μl，分别注入液相色谱仪，记录色谱图，按外标法计算每片中阿司匹林和水杨酸的含量，将水杨酸含量乘以 1.304 后，与阿司匹林含量相加即得每片缓冲液中释放量。限度为标示量的 70%，应符合规定。

二、片剂的含量测定

（一）片剂含量测定的一般方法

片剂含量测定的一般方法为：取供试品 10 片或 20 片（糖衣片应除去包衣），精密称定。研细，精密称取适量，按规定方法制备供试品溶液，测定含量。

片剂的含量合格范围用每片含量占标示量的百分率来表示。

$$标示量\% = \frac{测得每片含量}{标示量} \times 100\%$$

$$= \frac{\frac{测得药物量（g）}{样品量（g）} \times 平均片重（g/片）}{标示量（g/片）} \times 100\%$$

示例 6 – 7　阿司匹林片的含量测定

取本品 20 片，精密称定，充分研细，精密称取细粉适量（约相当于阿司匹林 10mg），置 100ml 量瓶中，用 1% 冰醋酸的甲醇溶液强烈振摇使阿司匹林溶解，并用 1% 冰醋酸的甲醇溶液稀释至刻度，摇匀，滤膜滤过，取续滤液作为供试品溶液。精密量取 10μl 注入液相色谱仪，记录色谱图；另取阿司匹林对照品，精密称定，加 1% 冰醋酸的甲醇溶液振摇使溶解并定量稀释制成每 1ml 中约含 0.1mg 的溶液，同法测定。按外标法以峰面积计算，即得。本品含阿司匹林（$C_9H_8O_4$）应为标示量的 95.0% ~ 105.0%。

（二）片剂常用辅料干扰的排除

片剂在制剂过程中常加入赋形剂、崩解剂、黏合剂、填充剂、润滑剂等辅料。当辅料对药物的测定有干扰时，应该加以排除。

淀粉、纤维素、滑石粉等辅料不溶于有机溶剂，可选择适当的有机溶剂使药物溶解后过滤制备样品溶液以排除干扰。糖类、抗氧化剂等对氧化还原滴定有干扰，可以选择氧化性较弱的滴定剂进行滴定，或改用其他方法测定含量。酒石酸、枸橼酸等对酸碱滴定有干扰，可以中和后再测定，或者改用非水滴定法测定含量；酒石酸、枸橼酸等可能与金属离子络合，干扰配位滴定，可以改变滴定时的 pH；也可改用光谱法或色谱法测定含量。

硬脂酸镁中的 Mg^{2+} 在 pH10 左右可以和 EDTA 生成稳定的配合物影响配位滴定。可以在 pH < 9 时滴定或加入酒石酸、草酸等掩蔽剂；也可利用碱效应，调节溶液 pH > 12，使 Mg^{2+} 生成 $Mg(OH)_2$ 沉淀排除干扰。硬脂酸镁中的硬脂酸根在用高氯酸进行非水滴定时会生成硬脂酸产生干扰，可以用极性较小的有机溶剂提取出药物后再滴定，或改用光谱法或色谱法测定含量。

第三节　注射剂分析

扫码"学一学"

注射剂系指药物与适宜的溶剂或分散介质制成的供注入体内的溶液、乳状液或混悬液及供临用前配制或稀释成溶液或混悬液的粉末或浓溶液的无菌制剂。

注射剂可分为注射液、注射用无菌粉末与注射用浓溶液。本节主要介绍注射液的分析。

一、注射剂的检查

(一) 装量

注射液及注射用浓溶液照下述方法检查，应符合规定。

检查法：供试品标示装量不大于 2ml 者，取供试品 5 支，2ml 以上至 50ml 者取供试品 3 支。开启时注意避免损失，将内容物分别用相应体积的干燥注射器及注射针头抽尽，然后缓慢连续地注入经标化的量入式量筒内（量筒的大小应使待测体积至少占其额定体积的 40%），在室温下检视。测定油溶液或混悬液的装量时，应先加温摇匀，再用干燥注射器及注射针头抽尽后，同前法操作，放冷，检视，每支的装量均不得少于其标示量。

标示装量为 50ml 以上的注射液及注射用浓溶液照最低装量检查法检查：除另有规定外，取供试品 3 个，开启时注意避免损失，将内容物转移至预经标化的干燥量入式量筒中（量具的大小应使待测体积至少占其额定体积的 40%），黏稠液体倾出后，除另有规定外，将容器倒置 15 分钟，尽量倾净读出每个容器内容物的装量，并求其平均装量。平均装量不得少于标示装量，每个容器装量不得少于标示装量的 97%。如有 1 个容器装量不符合规定，则另取 3 个复试，应全部符合规定。平均装量与每个容器装量（按标示装量计算的百分率），结果取三位有效数字进行结果判断。

(二) 装量差异

除另有规定外，注射用无菌粉末应检查装量差异。

检查法：取供试品 5 瓶（支），除去标签、铝盖，容器外壁用乙醇擦净，干燥，开启时注意避免玻璃屑等异物落入容器中，分别迅速精密称定。倾出内容物，容器用水或乙醇洗净，在适宜条件下干燥后，再分别精密称定每一容器的重量，求出每瓶（支）的装量与平均装量。每瓶（支）装量与平均装量相比较，应符合下列规定，如有 1 瓶（支）不符合规定，应另取 10 瓶（支）复试，应符合规定（表 6-5）。

表6-5 注射用无菌粉末装量差异限度

平均装量	装量差异限度
0.05g 及 0.05g 以下	±15%
0.05g 以上至 0.15g	±10%
0.15g 以上至 0.50g	±7%
0.50g 以上	±5%

凡规定检查含量均匀度的注射用无菌粉末，一般不再进行装量差异检查。

（三）渗透压摩尔浓度

除另有规定外，静脉输液及椎管注射用注射液按各品种项下的规定，照渗透压摩尔浓度测定法检查，应符合规定。

正常人体血液的渗透压摩尔浓度范围为 285～310mOsmol/kg，0.9% 氯化钠溶液或5% 葡萄糖溶液的渗透压摩尔浓度与人体血液相当。静脉输液、营养液、电解质或渗透利尿药（如甘露醇注射液）等制剂，应在药品说明书上标明其渗透压摩尔浓度，以便临床医生根据实际需要对所用制剂进行适当的处置（如稀释）。

（四）可见异物

可见异物系指存在于注射剂中，在规定条件下目视可以观测到的不溶性物质，其粒径或长度通常大于 $50\mu m$。

注射剂应在符合药品生产质量管理规范（GMP）的条件下生产，产品在出厂前应采用适宜的方法逐一检查并同时剔除不合格产品。临用前，也在自然光下目视检查（避免阳光直射），如有可见异物，不得使用。

可见异物检查法有灯检法和光散射法。一般常用灯检法，也可采用光散射法。灯检法不适用的品种，如用深色透明容器包装或液体色泽较深（一般深于各标准比色液7号）的品种可选用光散射法。

实验室检测时应避免引入可见异物。当制备注射用无菌粉末和无菌原料药供试品溶液时，或供试品溶液的容器不适于检测（如不透明、不规则形状容器等），需转移至适宜容器中时，均应在 B 级的洁净环境（如层流净化台）中进行。

用于本试验的供试品，必须按规定随机抽样。

1. 第一法（灯检法）　灯检法应在暗室中进行。

（1）检查装置　为伞棚式灯检仪。主要由带有遮光板的日光灯光源（光照度可在 1000～4000lx 范围内调节）、不反光的黑色背景、不反光的白色背景和底部（供检查有色异物）等部分组成。

（2）检查人员条件　远距离和近距离视力测验，均应为4.9 或 4.9 以上（矫正后视力应为5.0 或 5.0 以上）；应无色盲。

（3）检查法

①注射液　除另有规定外，取供试品 20 支（瓶），除去容器标签，擦净容器外壁，必要时将药液转移至洁净透明的适宜容器内；置供试品于遮光板边缘处，在明视距离（指供试品至人眼的清晰观测距离，通常为25cm），分别在黑色和白色背景下，手持容器颈部，轻轻旋转和翻转容器，使药液中可能存在的可见异物悬浮（但应避免产生气泡），轻轻翻摇后即用目检视，重复3次，总时限为 20 秒。供试品装量每支（瓶）在 10ml 及 10ml 以下

的，每次检查可手持2支（瓶）。

②注射用无菌制剂 除另有规定外，取供试品5支（瓶），用适宜的溶剂及适当的方法使药粉全部溶解后，按上述方法检查。配带有专用溶剂的注射用无菌制剂，应先将专用溶剂按注射液要求检查合格后，再用其溶解注射用无菌制剂。

用无色透明容器包装的无色供试品溶液，检查时被观察样品所在处的光照度应为1000～1500lx；用透明塑料容器包装或用棕色透明容器包装的供试品溶液或有色供试品溶液，光照度应为2000～3000lx；混悬型供试品或乳状液，光照度应增加至约4000lx。

（4）结果判定 供试品中不得检出金属屑、玻璃屑、长度超过2mm的纤维、最大粒径超过2mm的块状物以及静置一定时间后轻轻旋转时肉眼可见的烟雾状微粒沉积物、无法计数的微粒群或摇不散的沉淀，以及在规定时间内较难计数的蛋白质絮状物等明显可见异物。

供试品中如检出点状物、2mm以下的短纤维和块状物等微细可见异物，除另有规定外，应分别符合下列规定。

①静脉用注射液、注射用浓溶液20支（瓶）检查的供试品中，均不得检出明显可见异物。如检出微细可见异物的供试品仅有1支（瓶），应另取20支（瓶）同法复试，均不得检出。

②非静脉用注射液被检查的20支（瓶）供试品中，均不得检出明显可见异物。如检出微细可见异物，应另取20支（瓶）同法复试，初、复试的供试品中，检出微细可见异物的供试品不得超过2支（瓶）。

③注射用无菌制剂被检查的5支（瓶）供试品中，如检出微细可见异物，每支（瓶）供试品中检出微细可见异物的数量应符合表6-6的规定；如有1支（瓶）不符合规定，另取10支（瓶）同法复试，均应符合规定。

表6-6 注射用无菌制剂结果判定

类别		每支（瓶）中微细可见异物限度
生物制品	复溶体积50ml及以下	≤3个
	复溶体积50ml以上	≤5个
非生物制品	冻干	≤3个
	非冻干	≤5个

2. 第二法（光散射法） 当一束单色激光照射溶液时，溶液中存在的不溶性物质使入射光发生散射，散射的能量与不溶性物质的大小有关。

本方法通过对溶液中不溶性物质引起的光散射能量的测量，并与规定的阈值比较，以检查可见异物。

（1）仪器装置 仪器由旋瓶装置、激光光源、图像采集器、数据处理系统和终端显示系统组成，并配有自动上瓶和下瓶装置。

供试品通过上瓶装置被送至旋瓶装置，旋瓶装置应能使供试品沿垂直中轴线高速旋转一定时间后迅速停止，同时激光光源发出的均匀激光束照射在供试品上；当药液涡流基本消失，瓶内药液因惯性继续旋转，图像采集器在特定角度对旋转药液中悬浮的不溶性物质引起的散射光能量进行连续摄像，采集图像不少于75幅；数据处理系统对采集的序列图像进行处理，然后根据预先设定的阈值自动判定超过一定大小的不溶性物质的有无，或在终端显示器上显示图像供人工判定，同时记录检测结果。

（2）仪器校准　　仪器应具备自动校准功能，在检测供试品前须采用标准粒子进行校准。

（3）检查方法

①溶液型注射液　　除另有规定外，取供试品20支（瓶），除去不透明标签，擦净容器外壁，置仪器上瓶装置上，根据仪器的使用说明书选择适宜的测定参数，启动仪器，将供试品检测3次并记录检测结果。凡仪器判定有1次不合格者，须用灯检法确认。用深色透明容器包装或液体色泽较深等灯检法检查困难的品种不用灯检法确认。

②注射用无菌粉末　　除另有规定外，取供试品5支（瓶），用适宜的溶剂及适当的方法使药物全部溶解后，按上述方法检查。

（4）结果判定　　同灯检法。

（五）不溶性微粒

本法系用以检查静脉用注射剂（溶液型注射液、注射用无菌粉末、注射用浓溶液）及供静脉注射用无菌原料药中不溶性微粒的大小及数量。

本法包括光阻法和显微计数法。当光阻法测定结果不符合规定或供试品不适于用光阻法测定时，应采用显微计数法进行测定，并以显微计数法的测定结果作为判定依据。

显微计数法结果判定如下。

（1）标示装量为100ml或100ml以上的静脉用注射液　　除另有规定外，每1ml中含10μm及10μm以上的微粒不得过12粒，含25μm及25μm以上的微粒不得过2粒。

（2）标示装量为100ml以下的静脉用注射液、静脉注射用无菌粉末、注射用浓溶液及供注射用无菌原料药　　除另有规定外，每个供试品容器（份）中含10μm及10μm以上的微粒不得过3000粒，含25μm及25μm以上的微粒不得过300粒。

（六）无菌

无菌检查法系用于检查药典要求无菌的药品、医疗器具、原料、辅料及其他品种是否无菌的一种方法。若供试品符合无菌检查法的规定，仅表明了供试品在该检验条件下未发现微生物污染。

无菌检查应在环境洁净度B级背景下的局部A级洁净度的单向流空气区域内或隔离系统中进行，其全过程应严格遵守无菌操作，防止微生物污染，防止污染的措施不得影响供试品中微生物的检出。

无菌检查人员必须具备微生物专业知识，并经过无菌技术的培训。

1. 菌种　　无菌检查选择培养的试验菌包括金黄色葡萄球菌、铜绿假单胞菌、枯草芽孢杆菌、生孢梭菌、白色念珠菌和黑曲霉。培养基灵敏度检查所用的菌株传代次数不得超过5代（从菌种保存中心获得的干燥菌种为第0代），并采用适宜的菌种保存技术，以保证试验菌株的生物学特性。

2. 方法适用性试验　　当建立产品的无菌检查法时，应进行方法适用性试验，以证明所采用的方法适合于该产品的无菌检查。验证时同时分别培养不含供试品的对照管和含供试品的药物管，并进行比较，如含供试品各容器中的试验菌均生长良好，则说明供试品的该检验量在该检验条件下无抑菌作用或其抑菌作用可以忽略不计。如含供试品的任一容器中的试验菌生长微弱、缓慢或不生长，则说明供试品的该检验量在该检验条件下有抑菌作用，应采用增加冲洗量、增加培养基的用量、使用中和剂或灭活剂、更换滤膜品种等方法，消除供试品的抑菌作用，并重新进行方法验证试验。

3. 供试品处理及接种培养基　供试品应按规定的检验数量进行取样，并按规定的检验量取用足够的测试量（g 或 ml）。《中国药典》（2015 年版）收载的无菌检查法中供试品处理及接种培养基的方法包括薄膜过滤法和直接接种法。

4. 结果判断　阳性对照管应生长良好，阴性对照管不得有菌生长。否则，试验无效。若供试品管均澄清，或虽显浑浊但经确证无菌生长，判供试品符合规定；若供试品管中任何一管显浑浊并确证有菌生长，判供试品不符合规定，除非能充分证明试验结果无效，即生长的微生物非供试品所含。当符合下列至少一个条件时，方可判试验结果无效。

（1）无菌检查试验所用的设备及环境的微生物监控结果不符合无菌检查法的要求。

（2）回顾无菌试验过程，发现有可能引起微生物污染的因素。

（3）供试品管中生长的微生物经鉴定后，确证是因无菌试验中所使用的物品和（或）无菌操作技术不当引起的。

试验若经确认无效，应重试。重试时，重新取同量供试品，依法检查，若无菌生长，判供试品符合规定；若有菌生长，判供试品不符合规定。

（七）细菌内毒素或热原

《中国药典》规定"除另有规定外，静脉用注射剂按各品种项下的规定，照细菌内毒素检查法或热原检查法检查，应符合规定"。

热原（pyrogen）是指能引起体温异常升高的致热物质。注射剂中的热原主要是某些细菌的代谢产物、细菌尸体及内毒素。细菌内毒素（bacterial endotoxin）是革兰阴性菌的细胞壁上脂多糖中的类脂 A 成分。细菌在生活状态时不释放出来，只有当细菌死亡自溶或粘附在其他细胞时，才表现其毒性。两种检查通常只做其中一种即可。

1. 细菌内毒素检查法　《中国药典》（2015 年版）利用鲎试剂来检测或量化由革兰阴性菌产生的细菌内毒素，以判断供试品中细菌内毒素的限量是否符合规定。

细菌内毒素检查包括两种方法，即凝胶法和光度测定法，后者包括浊度法和显色基质法。供试品检测时，可使用其中任何一种方法进行试验。当测定结果有争议时，除另有规定外，以凝胶法结果为准。

（1）方法 1（凝胶法）　凝胶法系通过鲎试剂与内毒素产生凝集反应的原理来检测或半定量内毒素的方法。

①鲎试剂灵敏度复核试验　在本检查法规定的条件下，使鲎试剂产生凝集的内毒素的最低浓度即为鲎试剂的标示灵敏度，用 EU/ml 表示。当使用新批号的鲎试剂或试验条件发生了任何可能影响检验结果的改变时，应进行鲎试剂灵敏度复核试验。

根据鲎试剂灵敏度的标示值（λ），将细菌内毒素国家标准品或细菌内毒素工作标准品用细菌内毒素检查用水溶解，在旋涡混合器上混匀 15 分钟，然后制成 2λ、λ、0.5λ 和 0.25λ 四个浓度的内毒素标准溶液，每稀释一步均应在旋涡混合器上混匀 30 秒钟。取分装有 0.1ml 鲎试剂溶液的 10mm×75mm 试管或复溶后的 0.1ml/支规格的鲎试剂原安瓿 18 支，其中 16 管分别加入 0.1ml 不同浓度的内毒素标准溶液，每一个内毒素浓度平行做 4 管；另外 2 管加入 0.1ml 细菌内毒素检查用水作为阴性对照。将试管中溶液轻轻混匀后，封闭管口，垂直放入 37℃±1℃ 的恒温器中，保温 60 分钟±2 分钟。

将试管从恒温器中轻轻取出，缓缓倒转 180°，若管内形成凝胶，并且凝胶不变形、不从管壁滑脱者为阳性；未形成凝胶或形成的凝胶不坚实、变形并从管壁滑脱者为阴性。保温和拿取试管过程应避免受到振动造成假阴性结果。

②结果判断 保温 60 分钟 ±2 分钟后观察结果。若阴性对照溶液 D 的平行管均为阴性，供试品阳性对照溶液 B 的平行管均为阳性，阳性对照溶液 C 的平行管均为阳性，试验有效。

若供试品溶液 A 的两个平行管均为阴性，判定供试品符合规定；若供试品溶液 A 的两个平行管均为阳性，判定供试品不符合规定。若供试品溶液 A 的两个平行管中的一管为阳性，另一管为阴性，需进行复试。复试时，供试品溶液 A 需做 4 支平行管，若所有平行管均为阴性，判定供试品符合规定；否则判定供试品不符合规定。

（2）方法 2（光度测定法）

①检查方法 光度测定法分为浊度法和显色基质法。

浊度法系利用检测鲎试剂与内毒素反应过程中的浊度变化而测定内毒素含量的方法。根据检测原理，可分为终点浊度法和动态浊度法。终点浊度法是依据反应混合物中的内毒素浓度和其在孵育终止时的浊度（吸光度或透光率）之间存在着量化关系来测定内毒素含量的方法。动态浊度法是检测反应混合物的浊度到达某一预先设定的吸光度所需要的反应时间，或是检测浊度增加速度的方法。

显色基质法系利用检测鲎试剂与内毒素反应过程中产生的凝固酶使特定底物释放出呈色团的多少而测定内毒素含量的方法。根据检测原理，分为终点显色法和动态显色法。终点显色法是依据反应混合物中内毒素浓度和其在孵育终止时释放出的呈色团的量之间存在的量化关系来测定内毒素含量的方法。动态显色法是检测反应混合物的色度达到某一预先设定的吸光度所需要的反应时间，或检测色度增长速度的方法。

光度测定试验需在特定的仪器中进行，温度一般为 37℃ ±1℃。供试品和鲎试剂的加样量、供试品和鲎试剂的比例以及保温时间等，参照所用仪器和试剂的有关说明进行。

为保证浊度和显色试验的有效性，应预先进行标准曲线的可靠性试验以及供试品的干扰试验。

②结果判断 若供试品溶液所有平行管的平均内毒素浓度乘以稀释倍数后，小于规定的内毒素限值，判定供试品符合规定。若大于或等于规定的内毒素限值，判定供试品不符合规定。

2. 热原检查法

（1）检查方法 取适用的家兔 3 只，测定其正常体温后 15 分钟以内，自耳静脉缓缓注入规定剂量并温热至约 38℃ 的供试品溶液，然后每隔 30 分钟按前法测量其体温 1 次，共测 6 次，以 6 次体温中最高的一次减去正常体温，即为该兔体温的升高温度（℃）。如 3 只家兔中有 1 只体温升高 0.6℃ 或高于 0.6℃，或 3 只家兔体温升高的总和达 1.3℃ 或高于 1.3℃，应另取 5 只家兔复试，检查方法同上。

（2）结果判断 在初试的 3 只家兔中，体温升高均低于 0.6℃，并且 3 只家兔体温升高总和低于 1.3℃；或在复试的 5 只家兔中，体温升高 0.6℃ 或高于 0.6℃ 的家兔不超过 1 只，并且初试、复试合并 8 只家兔的体温升高总和为 3.5℃ 或低于 3.5℃，均判定供试品的热原检查符合规定。

在初试的 3 只家兔中，体温升高 0.6℃ 或高于 0.6℃ 的家兔超过 1 只；或在复试的 5 只家兔中，体温升高 0.6℃ 或高于 0.6℃ 的家兔超过 1 只；或在初试、复试合并 8 只家兔的体温升高总和超过 3.5℃，均判定供试品的热原检查不符合规定。

当家兔升温为负值时，均以 0℃ 计。

二、注射剂的含量测定

（一）注射剂含量测定的一般方法

注射剂按形态可分为液态的注射液、注射用浓溶液和固态的注射用无菌粉末。注射用无菌粉末取装量差异项下的内容物制备供试品溶液进行含量测定，计算百分标示量；注射液、注射用浓溶液直接量取样品制备供试品溶液测定浓度，计算百分标示量。注射用无菌粉末的含量计算方法与片剂相似，用平均装量代替片剂的平均片重。注射液和注射用浓溶液可测得溶液浓度，再计算含量占标示量的百分率。计算公式如下：

$$标示量\% = \frac{测得样品浓度（g/ml）\times 标示装量（ml/支）}{标示量（g/支）} \times 100\%$$

（二）注射剂常用辅料干扰的排除

注射剂的常用辅料有稀释剂（溶剂）、渗透压调节剂、pH 调节剂、增溶剂、助溶剂、抗氧剂、抑菌剂、乳化剂、助悬剂等。

1. 溶剂油干扰的排除　脂溶性的药物常制成供注射用的灭菌油溶液，常用的植物油主要为供注射用大豆油。大豆油等植物油对光有较大的折射率，对光谱法测定产生干扰；大豆油极性较小，用反相高效液相色谱法测定含量时如果直接进样容易被色谱柱强烈吸附而造成污染或干扰药物的吸附和测定。排除溶剂油的干扰常用的方法如下。

（1）稀释法　如果注射剂中药物浓度较大、注射用油溶液取样量较少时，可取适量供试品油溶液，用正己烷、三氯甲烷或甲醇稀释后进行测定。从而减少溶剂油的干扰。

示例 6-8　高效液相色谱法测定癸氟奋乃静注射液的含量

色谱条件与系统适用性试验　用十八烷基硅烷键合硅胶为填充剂；以 [1% 碳酸铵溶液 – 甲醇（75∶450），用醋酸调节 pH 至 7.5 ± 0.1] – 乙腈（525∶450）为流动相；检测波长为 260nm。

测定法　避光操作。用内容量移液管精密量取本品 2ml，置 50ml 量瓶中，加三氯甲烷溶解并稀释至刻度，摇匀；精密量取 5ml，置 100ml 量瓶中，加乙腈 – 三氯甲烷（2∶1）稀释至刻度，摇匀，精密量取 20μl 注入液相色谱仪，记录色谱图。另取癸氟奋乃静对照品约 10mg，精密称定，置 100ml 量瓶中，加乙腈 – 三氯甲烷（2∶1）适量，振摇使溶解并稀释至刻度，摇匀，精密量取 5ml，置 10ml 量瓶中，加乙腈 – 三氯甲烷（2∶1）稀释至刻度，摇匀，同法测定。按外标法以峰面积计算，即得。

（2）萃取法　当注射剂中药物浓度较小、注射用油溶液取样量较大时，可以取供试品油溶液，用甲醇或乙醇等极性较大的溶剂萃取后进行含量测定。

示例 6-9　戊酸雌二醇注射液的含量测定。

色谱条件与系统适用性试验　用十八烷基硅烷键合硅胶为填充剂；以甲醇 – 水（85∶15）为流动相；检测波长为 281nm。理论板数按戊酸雌二醇峰计算不低于 3000。

测定法　用内容量移液管精密量取本品适量（约相当于戊酸雌二醇 10mg），置具塞离心管中，用少量乙醚分数次洗涤移液管内壁，洗液并入离心管中，置温水浴中使乙醚挥散，用甲醇振摇提取 4 次（第 1~3 次每次 5ml，第 4 次 3ml），每次振摇 10 分钟后离心 15 分钟，并用滴管将甲醇液移置 25ml 量瓶中，合并提取液，用甲醇稀释至刻度，摇匀，精密量取 20μl，注入液相色谱仪，记录色谱图；另取戊酸雌二醇对照品，同法测定。按外标法以峰面积计算，即得。

2. 抗氧剂干扰的排除 注射剂中常用的抗氧剂有亚硫酸钠、亚硫酸氢钠、焦亚硫酸钠和维生素 C 等。这些抗氧剂对氧化还原滴定法产生干扰，除了改变测定含量的方法外，也可加入一些试剂排除影响。

（1）加入掩蔽剂 亚硫酸根离子和亚硫酸氢根离子能与醛或甲基酮发生反应生成稳定的加成产物。可以加入丙酮或甲醛掩蔽亚硫酸盐类抗氧剂的干扰。

$$NaHSO_3 + \begin{array}{c} H_3C \\ H \\ (CH_3) \end{array} C = O \longrightarrow H_3C \begin{array}{c} OH \\ | \\ C \\ H \\ (CH_3) \end{array} SO_3Na$$

示例 6 - 10 维生素 C 注射液的含量测定（见第十五章）。

（2）酸化加热分解法 亚硫酸钠、亚硫酸氢钠、焦亚硫酸钠等抗氧剂遇强酸会生成不稳定的亚硫酸，加热后可分解成二氧化硫气体逸出。

（3）弱氧化剂氧化法 常用的弱氧化剂有硝酸和过氧化氢溶液。可以把亚硫酸盐氧化成硫酸盐，把维生素 C 氧化成去氢抗坏血酸以消除干扰。使用的氧化剂要注意不能氧化药物，也不能与滴定液发生反应。

第四节 复方制剂分析

一、复方制剂的特点

复方制剂是指含有两种或两种以上药物的制剂。不同的药物在理化性质、含量高低，制剂方法等方面都会有所不同。在进行质量控制时，除了考虑辅料的影响外，还要考虑药物对检测方法的相互影响。

二、复方制剂分析的特点

（一）复方制剂鉴别的特点

复方制剂的要求对制剂中的每一种药物均要进行鉴别，药物之间不能产生干扰。

示例 6 - 11 复方磺胺甲噁唑片的鉴别

（1）取本品的细粉适量（约相当于甲氧苄啶 50mg），加稀硫酸 10ml，微热使甲氧苄啶溶解后，放冷，滤过，滤液加碘试液 0.5ml，即生成棕褐色沉淀。

（2）取本品的细粉适量（约相当于磺胺甲噁唑 0.2g），加甲醇 10ml，振摇，滤过，取滤液作为供试品溶液；另取磺胺甲噁唑对照品 0.2g 与甲氧苄啶对照品 40mg，加甲醇 10ml 溶解，作为对照品溶液。照薄层色谱法试验，吸取上述两种溶液各 5μl，分别点于同一硅胶 GF₂₅₄薄层板上，以三氯甲烷 - 甲醇 - 二甲基甲酰胺（20:2:1）为展开剂，展开，晾干，置紫外光灯（254nm）下检视。供试品溶液所显两种成分的主斑点的位置和颜色应与对照品溶液的主斑点相同。

（3）在含量测定项下记录的色谱图中，供试品溶液两主峰的保留时间应与对照品溶液相应的两主峰的保留时间一致。

（4）取本品的细粉适量（约相当于磺胺甲噁唑50mg），显芳香第一胺类的鉴别反应。

（二）复方制剂检查的特点

复方制剂的检查与普通制剂相似，也主要包括杂质检查和剂型检查两方面。检查杂质时要考虑每种药物在制剂的制备和贮藏过程中的稳定性以及不同杂质对检测方法的具体要求。剂型检查时，要考虑每种药物的含量与性质。当复方制剂含有低含量组分（每单位制剂含量少于25mg）时，应该检查含量均匀度，一般不再检查重量差异；当复方片剂、胶囊剂或颗粒剂等制剂中含有溶解度较小的药物时，应检查溶出度，一般不再检查崩解时限。

示例6-12 复方炔诺酮片的检查

《中国药典》（2015年版）规定复方炔诺酮片"每片中含炔诺酮（$C_{20}H_{26}O_2$）应为0.54～0.66mg，含炔雌醇（$C_{20}H_{24}O_2$）应为31.5～38.5μg。"两种药物均为低含量组分，在水中不溶。所以复方炔诺酮片要检查含量均匀度和溶出度，不再检查重量差异和崩解时限。

（三）复方制剂含量测定的特点

复方制剂的每一种药物都要测定含量。选择测定方法和处理样品时要考虑各组分的相互影响。如果各组分不发生干扰，可以直接测定各组分含量；如果各组分之间有干扰，则要对各组分分离后再测定含量，或者选择具有较强分离功能的色谱法测定含量。

示例6-13 复方铝酸铋片的含量测定

【处方】 铝酸铋200g 重质碳酸镁400g 碳酸氢钠200g 甘草浸膏粉300g

弗郎鼠李皮25g 茴香粉10g 辅料适量

制成1000片

【含量测定】 铋 取本品20片，精密称定，研细，精密称取适量（约相当于铝酸铋0.3g），置50ml坩埚中，缓缓炽灼至完全炭化，放冷，加硝酸3ml，低温加热至硝酸气除尽后，炽灼使完全灰化；放冷，加硝酸溶液（3→10）20ml，将残渣转移至500ml锥形瓶中，瓶口置小漏斗微火回流至残渣溶解（溶液微显浑浊），放冷后加水200ml，加二甲酚橙指示液5滴，用乙二胺四醋酸二钠滴定液（0.05mol/L）滴定至溶液由橘红色转变为柠檬黄色。每1ml乙二胺四醋酸二钠滴定液（0.05mol/L）相当于10.45mg的铋（Bi）。

铝 取测定铋后的溶液，滴加氨试液至恰析出沉淀，再滴加稀硝酸使沉淀恰溶解（pH约为6），加醋酸-醋酸铵缓冲液（pH6.0）15ml，精密加乙二胺四醋酸二钠滴定液（0.05mol/L）50ml，煮沸10分钟，放冷，加二甲酚橙指示液5滴，用锌滴定液（0.05mol/L）滴定，至溶液由柠檬黄色转变为橘红色，并将滴定的结果用空白试验校正。每1ml乙二胺四醋酸二钠滴定液（0.05mol/L）相当于1.349mg的铝（Al）。

氧化镁 精密称取上述细粉适量（约相当于重质碳酸镁0.4g），置50ml坩埚中，缓缓炽灼至完全炭化，放冷，加硝酸3ml，低温加热至硝酸气除尽后，使完全灰化，放冷，用稀盐酸15ml将残渣转移至50ml烧杯中，煮沸使残渣溶解，然后加水20ml，加甲基红指示液1滴，滴加氨试液使溶液红色消失，再煮沸5分钟，趁热滤过；滤渣用微温的2%氯化铵溶液30ml洗涤，合并滤液与洗液于100ml量瓶中，放冷，加水至刻度，摇匀，精密量取20ml于锥形瓶中,加水 20ml,加氨－氯化铵缓冲液（pH 10.0）及三乙醇胺溶液（1→2）各 5ml,再加铬黑 T 指示剂少量,用乙二胺四醋酸二钠滴定液（0.05mol/L）滴定,至溶液显纯蓝色。每 1ml 乙二胺四醋酸二钠滴定液（0.05mol/L）相当于 2.015mg 的 MgO。

甘草酸 照高效液相色谱法测定。

色谱条件与系统适用性试验 用十八烷基硅烷键合硅胶为填充剂;以甲醇－0.2mol/L 醋酸铵溶液－冰醋酸（67:33:1）为流动相;检测波长为 250nm。理论板数按甘草酸铵峰计算不低于 2000。

测定法 精密称取上述细粉适量（约相当于甘草浸膏 0.1g）,置 50ml 量瓶中,加流动相 40ml,超声处理 30 分钟,放冷,用流动相稀释至刻度,摇匀,滤过,精密量取续滤液 10μl,注入液相色谱仪,记录色谱图;另取甘草酸铵对照品约 10mg,同法测定。按外标法以峰面积计算,并将结果乘以 0.9797,即得。

在复方铝酸铋片的含量测定中,使用乙二胺四醋酸二钠滴定液分别滴定了 Bi^{3+}、Al^{3+} 和 Mg^{2+} 含量。因为三种离子与乙二胺四醋酸二钠形成配合物的稳定性不同,形成稳定配合物的最低 pH（酸效应）也不一样,故选择不同的 pH 条件滴定不同的离子:在硝酸溶液酸性条件下滴定 Bi^{3+};在醋酸－醋酸铵缓冲液（pH 6.0）条件下滴定 Al^{3+};在氨－氯化铵缓冲液（pH 10.0）条件下滴定 Mg^{2+}。排除了不同金属离子之间的相互干扰。

简答题

1. 简述含量均匀度的概念。
2. 如何排除注射液中抗氧剂的干扰?
3. 药物制剂分析与原料药分析相比较有哪些不同?
4. 异烟肼片的含量测定:取标示量为 100mg 的本品 20 片,总重量为 2.2846g,研细,称取片粉 0.2876g,置 100ml 量瓶中,加水溶解并稀释至刻度,摇匀,滤过,精密量取续滤液 25ml,用溴酸钾滴定液（0.01680mol/L）滴定,消耗 17.80ml。每 1ml 溴酸钾滴定液（0.01667mol/L）相当于 3.429mg 的异烟肼,求其含量占标示量的百分率%。

扫码"练一练"

第七章　体内药物分析

要点导航

1. 掌握体内药物分析特点，体内样品分析的前处理，体内样品分析方法验证内容。
2. 熟悉体内样品的采集与制备方法，体内样品分析方法验证的技术要求。
3. 了解体内药物分析的性质与意义。

第一节　概　述

扫码"学一学"

体内药物分析（biopharmaceutical analysis）是药物分析的重要组成部分，是生物样品（生物体液、器官或组织）中药物及其代谢物和内源性物质的定性、定量分析。它主要探讨药物进入体内的"命运"，通过分析手段提供数据和有关信息，了解药物在体内数量与质量的变化，获得各种药物代谢动力学参数，为药物作用机制研究、生产、临床应用、新药开发提供参考和依据。

药物产生药理作用的强度与其在体内作用部位（受体组织）的浓度直接相关，血药浓度与受体部位的浓度有密切关系，通常测定血药浓度间接反映药物在受体部位的浓度，从而通过检测血药浓度可以确定给药时间间隔和给药剂量，帮助临床完成给药个体化方案。如抗癫痫药苯妥英钠存在明显的个体差异，有报道42例受试者每人每日服药300mg，其中23例血药浓度 $<10\mu g/ml$，小于有效血药浓度，而又有8例 $>20\mu g/ml$，接近中毒浓度，因此通过治疗药物浓度的监测，可达到临床给药个体化，保证临床用药的安全有效。体内药物分析在新药评价和新药开发中具有重要作用，如药物的非临床药代动力学试验、人体药代动力学试验、生物利用度和生物等效性测定都离不开体内药物分析方法。药物代谢研究的结果，又往往为设计和发现新药提供可能，如对乙酰氨基酚（扑热息痛）是非那西丁的代谢产物，较原形药物活性更高或毒性更小。还有，对于麻醉药品和精神药品滥用的检测和运动员体内违禁药物的监测，也必须依靠体内药物分析手段和技术才能完成。

从药物的研究到临床应用，药物质量的正确评价尺度是有效性和安全性，即根据药物在体内的表现作出评价。新药进入临床之前，或者对老药在某一方面的重新评价，首先在试验动物体内进行药代动力学和毒代动力学研究。所以，体内药物分析的对象不仅是人体，也包括试验动物。而具体生物样本有血液、尿液、唾液、胆汁、淋巴液、泪液、脊髓液、汗液、乳汁、羊水、粪便、各种器官、组织以及呼出的气体等。而分析的目标，不仅是母体药物也包括代谢产物。

药物进入机体后，受到吸收、分布、代谢和排泄等过程的诸多因素影响，药物浓度波动常达三个数量级以上，并与给药剂量和给药途径有关。此外，生物样品的采集量有限，且含有大量内源性干扰杂质，而药物在体内经过代谢又可产生结构和性质完全不同的多种代谢物。因此，体内药物分析对方法的选择性和灵敏度要求较高。

体内样品大都具有以下性质特点：①采样量少。体内样本采样量一般为数毫升至数十微升，不易重新获得。②待测物浓度低。体内样本中待测药物及其代谢物或内源性生物活性物质浓度通常在 $10^{-9} \sim 10^{-7}$ g/ml 级，甚至低至 10^{-12} g/ml。③干扰物质多。生物样本中含有多种内源性物质，如蛋白质、脂肪、尿素等，常对测定构成干扰；且体内的内源性物质可与药物结合；药物的代谢产物也往往干扰原形药物的分析。因此，体内药物分析的特点是：①体内样品需经分离与浓集，或经化学衍生化处理后才能进行分析；②对分析方法的灵敏度及专属性要求较高；③分析工作量大，测定数据的处理和结果的阐明较为繁杂。

基于这些特点，体内药物分析常用的测定方法主要有色谱分析法、免疫分析法和生物学方法。其中，色谱分析法主要包括气相色谱法（GC）、高效液相色谱法（HPLC）、色谱 – 质谱联用法（LC – MS、LC – MS/MS、GC – MS、GC – MS/MS）等，可用于药代动力学研究（PK）与临床治疗药物监测（TDM）的体内样品中大多数小分子药物及其特定代谢物的测定，而液相色谱 – 飞行时间质谱联用法（LC – TOF – MS）可用于蛋白质、多肽等生物大分子类药物或内源性生物活性物质的测定与分析；免疫分析法主要有放射免疫分析法（RIA）、酶免疫分析法（EIA）、荧光免疫分析法（FIA）等，适用于体内样品中生物大分子类药物的测定；生物学或微生物学方法适用于体内样品中抗生素类药物的测定。

对体内药物进行研究时，对分析方法的灵敏度、专属性和可靠性方面都有较高的要求，因此，建立最佳的分析方法是体内药物分析的首要任务。其次，在新药研究过程中，按照国家新药注册审批有关规定，要提供药物在动物和人体内的药物动力学参数、生物利用度及血浆蛋白结合率等基本数据，这些研究工作要靠体内药物分析方法来完成。再者，体内药物分析通过对生物体液（血液、尿液）、脏器组织、头发等生物材料中的药物进行测定，可了解血药浓度与药物效应之间的关系，提供药学信息，为治疗药物监测（Therapeutic Drug Monitoring，TDM）提供准确的血药浓度测定值，参与指导临床合理用药，确定最佳剂量、制订治疗方案。另外，机体内源性生物活性物质往往参与机体重要的生理过程，其变化规律的异常改变也与某些疾病的发病机制密切相关，内源性生物活性物质监测也是体内药物分析的任务。

第二节　常用体内样品的制备与贮存

一、体内样品的种类

体内药物分析采用的生物样品包括各种体液和组织，常用的是血液、尿液、唾液、头发、脏器组织、胆汁和粪便等样品。其中最常用的是血浆或血清，因为它们可以较好地体现药物浓度和治疗作用之间的关系。尿液可用于生物利用度、尿药排泄量等的测定。某些药物如苯妥英的唾液浓度被认为可以代表血浆中游离药物浓度，所以唾液也可用于某些药物的临床治疗监测；如果怀疑某药物可损伤血脑屏障，脑脊液偶尔也作为样品测定其中的药物浓度；头发作为体内样品可用于药物滥用的监测或微量元素的测定。在进行动物试验

扫码"学一学"

研究药物体内吸收、分布状态以及药物过量中毒死亡患者的解剖检验，常采用胃、肠、肝、肾、肺、脑、肌肉、组织等作为体内样品。在特殊情况下亦有采用乳汁、精液、泪液等生物体液。

二、体内样品的采集与制备

（一）血样

血样分为血浆、血清和全血，其中选用最多的是血浆。因为当药物在体内达到稳态时，血浆中药物浓度与药物在靶点的浓度紧密相关，可反映药物在体内靶器官的状况，能代表体循环中的血药浓度。

1. 血样的采集 供测定的血样应代表整个血药浓度，待药物在血液中分布均匀后，直接抽取动脉血或自心脏取血样是最理想的方法，但这一方法仅适用于动物试验研究，目前使用较多的方法是自静脉采血，根据血中药物浓度和分析方法灵敏度的要求，一般每次采集 1～5ml；动物试验时，采血量不宜超过动物总血量的 1/10。

2. 血浆的制备 将采集的血液置加抗凝剂的干燥试管中，混合后，在 2500～3000r/min 离心 5～10 分钟使与血细胞分离，所得淡黄色上清液即为血浆，量约为全血的一半。实际工作中制备血浆时最常用的抗凝剂为肝素，它是一种含硫酸盐的黏多糖，常用其钠盐、钾盐，它能阻止凝血酶原转化为凝血酶，从而抑制纤维蛋白原形成纤维蛋白。

3. 血清的制备 将采集的血液置干燥试管中，于 37℃ 或室温放置 30 分钟至 1 小时。血液凝固后，用细竹棒或玻璃棒轻轻剥去试管壁上的血饼，再在 2500～3000r/min 离心 5～10 分钟，上层淡黄色液体即为血清。其量约为全血量的 30%～50%。由于药物与纤维蛋白几乎不结合，血清与血浆中的血药浓度通常是相同的，但血清分离速度慢，且制取量较血浆少，所以以血浆较血清更为常用。

4. 全血的制备 将采集的血液置含有抗凝剂的干燥试管中，但不经离心操作，保持血浆和血细胞均相状态，即为"全血"。全血的净化较血浆和血清麻烦，特别是溶血后，血红蛋白等可能会给测定带来影响。

（二）尿样

体内药物消除主要是通过尿液排出，药物以原形或代谢物及其缀合物等形式排出体外。尿液中药物浓度较高，采集方便，且采集量大，但尿药浓度通常变化较大。

健康人排出的尿液是淡黄色或黄褐色，pH 4.8～8.0，成人一日排尿量为 1～5L。尿液在放置时因细菌繁殖而使其变浑浊，通常要加入防腐剂进行保存。尿液采集一般是自然排尿。尿液一般分为随时尿、晨尿、白天尿、夜间尿及时间尿几种。测定尿液中药物浓度时，一般采集时间尿，即在规定时间区间采集尿液，测定尿液中药物的总量。通常收集此时间区间内的全部尿液，记录其体积，取一部分尿测定药物浓度，然后乘以尿量求得排泄总量。

尿液中药物浓度与血药浓度相关性差；受试者肾功能影响药物的排泄，婴儿排尿时间难以控制，因此肾功能不良者及婴儿不宜采用尿样。

（三）唾液

唾液是由腮腺、舌下腺和口腔黏膜内许多散在的小腺体分泌的，在口腔内合并成混合唾液。唾液的采样一般是在漱口后 15 分钟，收集口内自然流出或舌在口腔内搅动后流出的混合唾液，也可用物理（如嚼石蜡块）或化学（如酒石酸）等方法刺激下快速采样，采集后，立即测量其除去泡沫部分的体积，然后用 3000r/min 离心 10 分钟，小心吸取上清液，作为药物浓度测定的样品。若需专门腺体分泌的唾液，则需特制的器械。

唾液中的药物浓度通常与血浆浓度相关，可用唾液中药物的浓度来反应血浆药物浓度。唾液取样是非伤害性的，极易被接受。有些药物，如地高辛、苯妥英钠和茶碱等在唾液中的浓度与血浆中游离的或未与蛋白结合的药物浓度相等。可从唾液药物浓度推定血浆中游离药物浓度，具有实际应用价值。

（四）其他体内样品

其他生物样品，如毛发、动物脏器组织等在临床药学、毒理学、药效学等方面也有应用。如头发用于体内微量元素的含量测定，临床用药史估测和非法滥用药物的检测；药物在各脏器中的含量，可为药物在体内的吸收、分布、代谢和排泄过程提供重要信息。

三、体内样品的贮存

为了避免样品中被测药物发生分解或产生其他化学变化，取样后最好立即进行分析测定。但在实际工作中常需将收集到的样品冷藏、冰冻，临用前再融化并放至室温后使用。

血浆和血清都需要在采血后及时分离。尿液采集后若不能及时测定，应加防腐剂置冰箱内保存，常用防腐剂有：甲苯、二甲苯、三氯甲烷、醋酸、浓盐酸等。对于唾液，为阻止酶催化生成黏蛋白，应在 4℃ 以下保存；保存过程中放出二氧化碳而使 pH 升高，测定唾液 pH 时应在取样的当时为好；冷冻保存唾液时，解冻后有必要将容器内唾液充分搅匀后再用，否则测定结果会产生误差。

对于体内样品，短期保存，可置冰箱（4℃）保存；中长期保存，须置冷柜（-20℃）或低温冷柜（-80℃）；冷藏或冷冻时限经稳定性考察后确定。

扫码"学一学"

第三节　体内样品分析的前处理

在测定体内样品中药物及其代谢物时，除了少数情况将体液作简单处理后进行直接测定外，一般在进行测定之前要采取适当的技术进行样品前处理，即实施分离、纯化、富集或化学衍生化等，为药物的分析测定创造良好的条件。

样品的前处理是体内药物分析中极为重要的环节，也是分析中最困难、最繁杂的工作。对于生物样品的预处理很难规定固定的程序和方式，必须结合测定目的和分析方法要求，采取适当的方法和技术。

一、体内样品前处理的目的

（1）使待测药物从缀合物及结合物中游离。

（2）纯化、富集待测组分，或通过改善测定条件提高检测灵敏度。

（3）防止分析仪器的污染和劣化。

二、常用体内样品的预处理技术

对于大多数的药物而言，体内样品的分析通常由两步组成：样品的前处理和对最终提取物的测定。常用体内样品的预处理技术主要有：有机破坏法、去除蛋白法、分离提取法、缀合物的水解、化学衍生化法及微波萃取和微透析技术等。

（一）有机破坏法

测定体内样品中微量元素时，常用有机破坏法把样品中的有机物破坏去除，使微量元素溶解于溶液中，根据选择的分析方法，再进行提取分离、富集等处理。有机破坏法分为：湿法破坏、干法破坏和氧瓶燃烧法。

（二）去除蛋白质

在测定血样时，首先要去除蛋白质。去除蛋白，可使与蛋白结合的药物释放；可预防提取时蛋白质发泡，减少乳化的形成；可以保护仪器性能，延长使用期限。去除蛋白主要有以下几种方法。

1. 加入与水混溶的有机溶剂 加入与水混溶的有机溶剂使蛋白质的分子内及分子间的氢键发生变化而使蛋白质凝聚；同时亲水性有机溶剂的水合作用使蛋白质水化膜脱水而析出沉降，并使与蛋白质以氢键及其他分子间力结合的药物释放出来。常用的水溶性有机溶剂有乙腈、甲醇、丙酮、四氢呋喃等。一般含药物的血浆或血清与有机溶剂的体积比为1：（1~3）时，可以将90%以上的蛋白去除。

2. 加入中性盐 加入中性盐后，溶液的离子强度发生变化，蛋白质的部分电性被中和，蛋白质因分子间电荷排斥作用减弱而凝聚，同时中性盐的亲水性使蛋白质脱水而沉淀。常用的中性盐有：饱和硫酸铵、硫酸钠、镁盐、磷酸盐、及枸橼酸盐等。

3. 加入强酸 当溶液的 pH 低于蛋白质的等电点时，蛋白质以阳离子形式存在，可与酸根离子形成不溶性盐而沉淀。常用的强酸有：10% 三氯醋酸、6% 高氯酸、5% 偏磷酸等。

4. 加入含锌盐及铜盐的沉淀试剂 当溶液 pH 高于蛋白质的等电点时，蛋白质分子中带阴电荷的羧基与金属阳离子形成不溶性盐沉淀。常用沉淀剂有：$CuSO_4$ – $NaSO_4$、$ZnSO_4$ – $NaOH$。

5. 超滤法 以多孔性半透膜（超滤膜）作为分离介质的一种膜分离技术。其特点是：无需加热、无需添加化学试剂、无相变化、无破坏性、样品量少、简便快捷，结果稳定，是测定游离药物的首选方法，尤其适合 TDM。使用分子量截留值在 5 万左右的超滤膜过滤，可将分子量大的血浆蛋白以及结合了药物的血浆蛋白分离。

6. 酶水解 加入适量的酶（蛋白水解酶，一般为枯草菌溶素）和缓冲液，置水浴上水解一段时间，过滤或离心，取上清液供萃取用。

7. 加热法 测定热稳定性好的组分时，可采用加热的方法将一些热变性蛋白沉淀，加热温度视欲测组分的热稳定性而定，通常可加热到90℃；蛋白沉淀后可用离心或过滤除去。此方法最简单，但只能除去热变性蛋白。

（三）分离、纯化和富集

在生物样品的制备过程中，选择性分离组分是相当重要的。分析方法的专属性部分取决于分析方法的特点，但主要取决于分析样品的前处理与制备技术。

随着药物分析技术的不断提高，体内样品的前处理技术得到迅速发展，出现了许多分离与富集的新方法和新技术。如：固相萃取、液相微萃取、自动化固相萃取技术、膜萃取和超临界流体萃取法等。从样品中分离提取药物通常用的提取方法有液–液萃取和固相萃取。

1. 液–液萃取法 液–液萃取法（liquid – liquid extraction，LLE）是经典的提取方法

之一，是利用待测药物在不相混溶的两种溶剂中的溶解度不同而进行分离的技术。体内药物通过去除蛋白质或缀合物的水解使其以游离形式存在。多数药物是亲脂性的，在适当的有机溶剂中的溶解度大于在水相中的溶解度，而血样或尿样中含有的大多数内源性干扰物是强极性的水溶性物质。当用有机溶剂萃取时，药物被萃取出来而内源性物质被除去，因此采用有机溶剂萃取法能够达到纯化的目的。

应用本法时要注意以下问题：所选有机溶剂的特性、有机溶剂相和水相的体积及水相的 pH 等。

（1）溶剂的选择　合适的溶剂选择是使提取获得成功的主要条件，它一方面涉及提取效率和选择性，另一方面也涉及操作是否方便。

选择溶剂前要了解药物与溶剂的化学结构及其性质，根据相似相溶原理选择。所选溶剂在对待测药物有较大溶解能力的前提下极性尽可能小，也可采用不同极性的混合溶剂。所选溶剂应沸点低、易挥散浓集；与水不相混溶；无毒、化学稳定、不易乳化等。最常用的溶剂是乙醚，但其可混入 1.2% 的水，可用无水硫酸钠脱去水。

（2）有机溶剂用量与提取次数　萃取时所用的有机溶剂要适量。一般有机相与水相体积比为 1∶1 或 2∶1，通常提取一次。根据待测物的性质及分析方法要求，可经实验考察确定最佳溶剂用量和提取次数。

（3）水相 pH 的选择　水相 pH 对溶剂萃取的影响非常大。通常碱性药物要在碱性环境下提取，pH 高于 pK_a 1~2；而酸性药物在酸性环境下提取，pH 要低于其 pK_a 1~2。调整 pH，使药物主要以分子存在。但体内样品一般在碱性下萃取，这是因为多数药物为亲脂性的碱性物质，而体液中的内源性干扰物质多为酸性，所以在碱性条件下内源性物质不易被同时提取。

2. 固相萃取法　固相萃取法（solid‐phase extraction，SPE）是利用液相中溶质与吸附剂间的选择性吸附与洗脱原理，以柱分离的方式进行操作，从水相中分离出所需要测定的组分的方法。它是将不同填料作为固定相装入微型小柱，当含有药物的体内样品溶液通过时，由于受到吸附、分配、离子交换或其他亲和力作用，药物或杂质被保留在固定相上，用适当溶剂清洗杂质后，再用适当溶剂洗脱药物。其保留或洗脱的机制取决于药物与固定相表面的活性基团，以及药物与溶剂之间的分子间作用力。常用洗脱方式有两种：第一种，药物与固定相的亲和力比杂质强而被保留，用一种对药物亲和力更强的溶剂洗脱；第二种，杂质与固定相的亲和力比药物强，药物被直接洗脱。通常使用更多的是第一种洗脱模式的 SPE。

SPE 填料的种类繁多，可分为亲脂型（大孔吸附树脂、亲脂性键合相硅胶）、亲水型（硅胶、硅藻土、棉纤维）和离子交换型三类，其中亲脂型用的最多。常见的商品 SPE 柱有 Bond‐Elut C_{18} 柱、Sep‐Pak C_{18} 柱等。

固相萃取法快速、简单，提取率及选择性高，可自动化。

3. 自动化固相萃取　对于单个样品的处理，SPE 操作省时、方便，但对于大量样品的处理，则依赖于半自动化和全自动化的仪器。

（四）缀合物的水解

药物或其代谢物与体内的内源性物质（葡萄糖醛酸、硫酸、甘氨酸、谷胱甘肽等）结合生成的产物，称为缀合物。尿液中药物多数呈缀合状态，测定尿液中药物总量时需先行水解，将药物从缀合物中释放出来。常用的缀合物的水解方法如下。

1. 酸水解法 水解时，加入适量的盐酸溶液。对于酸的用量、浓度、反应时间及温度需要通过实验进行考察确定。该法比较简便、快速；与酶水解相比专一性较差、有些药物在酸水解时易分解。

2. 酶水解法 对于遇酸及受热不稳定的药物，可以采用酶水解法进行处理。常用葡萄糖醛酸苷酶（glucuronidase）和硫酸酯酶（sulfatase）。前者可专一地水解葡萄糖醛酸苷缀合物，后者则水解药物的硫酸酯缀合物。而实际上最常用的是二者混合酶，一般控制 pH 为 4.5~5.5，37℃培育数小时进行水解。

酶水解比酸水解温和，药物无分解；专一性较强。其缺点是：水解时间长、费用大。

3. 溶剂解法 缀合物（主要是硫酸酯）在萃取过程中可被加入的溶剂分解，称为溶剂解。例如尿中的甾体硫酸酯在 pH 1 时加醋酸乙酯提取。

目前对缀合物的分析，逐渐趋向于直接测定缀合物的含量，考察体内以缀合物形式存在的药物的量，以及排出体外时缀合物占所有排出药物总量的比率，从而获得药物代谢的更多信息。

（五）化学衍生化

某些药物或代谢物极性大、挥发性低或对检测不够灵敏，使用常规的 HPLC 或 GC 难以有效测定，需要先进行衍生化反应，然后测定衍生物。药物分子中含有活泼氢者，均可被衍生化，如含 R - COOH、R - OH、R - NH₂、R - NH - R′等官能团的药物都可进行衍生化。

1. 在光谱分析法中的应用 对于一些没有紫外吸收的化合物，可使其与紫外衍生化试剂反应，生成具有紫外吸收的衍生物，提高测定灵敏度。也可以对不具有荧光的化合物，利用其与荧光试剂反应生成具有荧光的衍生物，用荧光分析法检测。

2. 在 GC 色谱分析法中的应用 在 GC 法中进行化学衍生化目的是使极性药物变成非极性的和易于挥发的药物，增加药物的稳定性，提高对光学异构体的分离能力。主要的衍生化反应有烷基化、酰化、硅烷化及非对映体衍生化等方法。其中以硅烷化法应用最为广泛。

3. 在 HPLC 色谱分析法中的应用 在使用 HPLC 法进行分析时，通常化学衍生化目的是扩大 HPLC 法应用范围、提高对样品的检测灵敏度和改善样品混合物的分离度。进行化学衍生化反应通常满足以下要求：反应条件不苛刻、能迅速定量进行，生成单一衍生物、反应副产物（包括过量的衍生试剂）不干扰被测样品的分离和检测及衍生试剂方便易得、通用性好。

根据化学衍生化反应与色谱分离的前后分类，可分为柱前衍生法和柱后衍生法两种方法。柱前衍生法是指在色谱分离前，预先将样品制成适当的衍生物，然后进样分离和检测的方法。柱后衍生法指在色谱分离后，色谱柱流出组分直接在系统中与衍生化试剂反应，在线检测衍生化产物的方法。

衍生化方法主要有三种：紫外衍生化反应、荧光衍生化反应和手性衍生化反应。

第四节 体内样品分析方法的建立与方法验证

一、分析方法的设计依据

生物样品分析方法的建立首先要重视并做好文献整理总结工作，对待测药物在生物体内的存在状况、药代动力学参数以及检测技术的应用等相关资料进行分析和研究，以供借鉴。生物样品分析方法建立要充分了解待测药物的特性及体内存在状况，同时还要考虑测定的目的要求和实验室条件。

（一）待测药物

充分了解待测药物的结构、理化性质及体内存在状态，可以选择合适的预处理及检测方法。如待测物具有亲脂性，可以在适当的 pH 下用溶剂萃取；待测物具有挥发性，可以考虑 GC 测定法；药物与蛋白结合较强时，不宜直接采用溶剂萃取；待测物体内浓度高低，代谢过程及其代谢产物的干扰，影响分析检测技术的选择，浓度较低（尤其有代谢产物共存）时，代谢产物的干扰与特定代谢产物的同时测定，可采用 LC－MS 等分析检测技术。

（二）分析测定的目的与要求

体内药物分析的目的影响分析方法的选择。如进行药代动力学研究，线性范围要覆盖 $c_{\max} \sim 1/20c_{\max}$；若同时测定原形药物和代谢产物，则要求高灵敏度和高专属性的分析方法。方法不必强调简便、快速，大多采用色谱及其脱线或在线联用技术，如采用 HPLC，LC－MS 测定时，以血浆或血清为分析样品，采用蛋白沉淀或溶剂萃取预处理技术，处理后分析样品较为"干净"。

进行临床治疗药物监测，测定有效治疗浓度范围内药物浓度时，方法要尽量简便，易行；适用于长期、批量样品的测定，大多采用 UV、RIA 或 EIA 等。而对中毒患者的临床抢救时，药物浓度极高，方法则不必强调灵敏度，强调方法的特异性和分析速度，大多采用色谱及其联用技术 GC、GC－MS、RIA 或 EIA。用 RIA 或 EIA 分析样品时，样品的预处理方法可较为粗放，经过简单的蛋白沉淀或不经任何预处理直接测定。

（三）实验室条件

在设计体内药物分析方法时，还应充分考虑到实验室现有的或有可能在其他实验室使用的仪器装备，合理选择可行的分析方法。

二、分析方法建立的一般步骤

初步拟定分析方法后，需进行一系列试验工作，以选择最佳分析条件；同时验证分析方法的可行性，确认是否适用于实际生物样品分析。分析方法的建立和验证过程是密不可分的，为方便讨论，在此以 HPLC 为例讨论分析方法建立的一般步骤。

（一）色谱条件的筛选

取待测药物、内标物质的标准物质，照拟定的分析方法（不包括体内样品的前处理步骤）进行测定，通过调整色谱柱型号和色谱条件、内标物质的浓度等，使待测物质与内标物具有良好的色谱参数（n, R, T），适当的保留时间（t_R）及峰面积比值；选择适当的检测器，获得足够的方法灵敏度（LOQ）。

（二）色谱条件的优化

在进行色谱条件优化时，应考察生物基质中的内源性物质及代谢产物对分离与检测的干扰，步骤如下。

1. 溶剂与试剂试验 取待测药物的非生物基质溶液（通常为水溶液），按照拟定的分析方法进行衍生化反应、萃取分离等样品前处理后，进样分析，考察反应试剂对测定的干扰（方法的特异性），通过改变反应条件、萃取方法或萃取条件，使空白试剂信号峰不干扰待测物的测定（如 $R > 1.5$），样品预处理未经化学反应的不进行此步骤。

2. 空白生物基质试验 空白生物基质，如空白血浆，按照拟定的体内样品前处理与分析方法操作。考察生物基质中内源性物质对测定的干扰（方法专属性），在待测药物和内标物质的"信号窗"内不应出现内源性物质信号。

3. 质控样品试验 质控（quality control）样品（QC 样品），系指在空白生物介质中加入已知量待测物的标准物质制成的样品。

取空白生物基质，参照实际体内样品的预期浓度范围，加入适量待测药物制成质控样品，照"空白生物基质试验"项下方法操作，进一步检验生物基质中内源性物质、内标物以及可能存在的其他物质与待测药物的分离情况（方法专属性）。

（三）实际样品的测试

空白生物基质和质控样品试验所确定的分析方法及其条件是否适合于实际生物样品的测定，尚需进行实际体内样品的测试（方法专属性）。

三、分析方法的验证与要求

在新建立的分析方法用于实际生物样品分析之前需要对该方法进行充分的方法学验证（validation），评价其可行性和可靠性。体内样品分析方法的验证分为完整验证（full validation）、部分验证（partial validation）和交叉验证（cross validation）。在此重点介绍全面验证过程。

对于首次建立的体内样品分析方法、参照文献建立的方法、新的药物或新增代谢物定量分析，进行全面的方法验证。内容包含分析方法的效能指标（即选择性、基质效应、定量下限、标准曲线与线性范围、准确度、精密度）与样品（包括体内样品、储备液以及工作溶液）中分析物和内标在储存和处理全过程中的稳定性。以 LC/MS/MS 法进行雷诺嗪缓释片的生物等效性研究为例，对方法学验证与要求进行阐述。

（一）方法专属性

方法的专属性（specificity）或特异性，通常与选择性（selectivity）互用，系指该分析方法应该能够区分目标分析物和内标与基质的内源性组分或样品中其他组分。验证分析方法是否具有特异性，必须证明所测定的物质是原形药物或特定的活性代谢物，内源性物质、相应的代谢物、药物代谢物经样品预处理生成的分解产物以及可能的同服药物不得干扰样品的测定。对于色谱法至少要提供空白生物样品色谱图、空白生物样品外加对照物质色谱图（注明浓度）及用药后的生物样品色谱图。对于 LC/MS 和 LC/MS/MS 分析方法时，必须考察基质效应对化合物测定的影响，当基质的影响控制在 LLOQ 的 20% 以下，这个方法才能被接受。目前对基质效应的计算主要分为两种：绝对基质效应和相对基质效应。前者是通过比较待测物在纯溶液中的响应与待测物加入空白生物样品经提取处理后的空白基质中的响应二者的比值来确定；而后者则是测定不同批次的生物基质来确定。

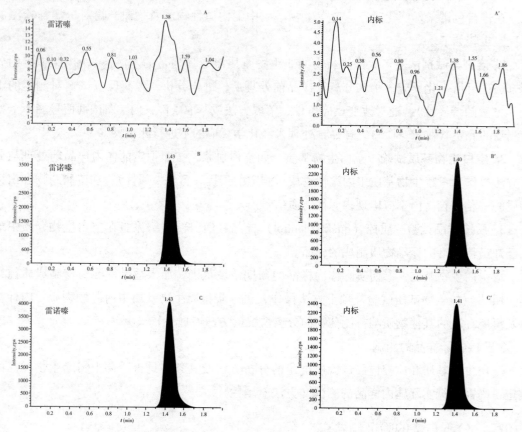

图7-1　空白血浆（A，A′）、空白血浆添加雷诺嗪（0.15μg/ml）和内标普罗帕酮（1.0μg/ml）（B，B′）
及口服500mg雷诺嗪缓释片1.0小时后志愿者血浆样品（C，C′）的SRM图

　　雷诺嗪方法专属性考察：分别取6名志愿者空白血浆各100μl，加入乙腈300μl，涡旋混合5分钟，离心10分钟（10000r/min），取上清液10μl分析，得色谱图7-1（A）；取空白血浆100μl，分别加入雷诺嗪（1.5μg/ml）和内标（普罗帕酮10.0μg/ml）各10μl，同法操作，得色谱图7-1（B，B′）；取志愿者口服500mg雷诺嗪缓释片1.0小时的血浆样品，加入内标10μl，同法操作，得色谱图7-1（C，C′）。由图可见，雷诺嗪和内标的t_R分别为 1.43 ± 0.013 和 1.40 ± 0.016，血浆中内源性物质及代谢物对测定无干扰。

　　基质效应考察：取雷诺嗪和内标各10μl，37℃氮气流下吹干备用；另取空白血浆100μl，加入乙腈300μl，涡旋混合5分钟，离心10分钟（10000r/min），取上清液添加于已吹干含雷诺嗪和内标的备用试管中，涡旋使之充分溶解，取10μl进行分析；同时用水代替血浆，同法操作。低、中、高三个浓度各进行6样本分析，获得相应峰面积（6次测定的平均值），以每一浓度两种处理方法的峰面积比值计算绝对基质效应。三个浓度的基质效应的结果在91.2%～102.3%之间，可见雷诺嗪质谱效应不受血浆介质效应影响。

（二）标准曲线与线性范围

　　标准曲线（standard curve）亦称校正曲线（calibration curve or working curve），反映体内样品中所测定药物浓度与仪器响应值的相关性，通常用回归分析方法所得的回归方程来评价；除少数方法（免疫分析法）外，标准曲线通常为线性模式。最常用的回归分析法为最小二乘法或加权最小二乘法。线性范围是指标准曲线的最高与最低浓度的区间，应该覆盖预期浓度范围，标准样品的测定结果应达到试验要求的精密度和准确度。

标准曲线用标准样品建立，其基质应该与目标试验样品基质相同。线性模式的标准曲线应该使用至少 6 个校正浓度水平，应随行空白样品（不含分析物和内标的处理过的基质样品）和零浓度样品（含内标的处理过的基质），但计算时不包括该点，仅用于评价干扰；建立标准曲线标准样品的浓度范围应能覆盖全部生物样品中的药物浓度，不能使用外推的方法求算未知生物样品中的药物浓度。在进行标准曲线回归分析时，推荐采用加权最小二乘法对标准曲线进行计算，赋予低浓度较大权重，以使低浓度点计算结果更准确。

系列标准溶液浓度最好是标准样品中药物浓度的 10 倍以上，这样加入量为生物样品总体积的 10% 以下，避免标准样品与实际样品存在较大差异。内标溶液浓度一般与系列标准溶液的几何平均浓度相当（检测响应值相当，如 HPLC 峰面积或峰高）。

查文献得知，人口服雷诺嗪缓释片 500mg 时，c_{max}（0.74 ± 0.25）μg/ml，考虑到个体差异，标准曲线范围拟定为 0.015 ~ 1.50μg/ml，内标峰面积与雷诺嗪 0.15μg/ml 时峰面积相当。

雷诺嗪标准曲线与线性范围考察方法如下。

（1）精密称取雷诺嗪对照品 15.00mg，置 50ml 量瓶中，用甲醇溶解并稀释至刻度，摇匀作为雷诺嗪储备液（300μg/ml）。取储备液适量，稀释成浓度分别为 0.15、0.30、0.75、1.5、3.0、7.5 和 15μg/ml 的系列标准溶液。内标溶液浓度 10.0μg/ml。

（2）取空白血浆各 100μl 数份，分别加入雷诺嗪系列标准溶液各 10μl，制成相当于浓度为 0.015、0.030、0.075、0.15、0.30、0.75 和 1.5μg/ml 的系列标准血浆样品。加入内标溶液，按"专属性"项下同法处理系列标准血浆样品，进样分析，每一浓度 3 样本分析。

（3）以雷诺嗪浓度（μg/ml）为横坐标（x），雷诺嗪与内标物（普罗帕酮）的峰面积比值为纵坐标（y），用加权最小二乘法进行回归运算，求得直线回归方程即为标准曲线，3 样本分析的平均曲线方程为：$y = 9.184x + 0.0010$，$r = 0.9965$。

根据标准曲线，雷诺嗪的线性范围为 0.015 ~ 1.5μg/ml。

（三）定量下限

定量下限（lower limit of quantitation，LLOQ）系指在保证具有一定可靠性（准确度与精密度符合要求）的前提下，能测定出生物样品中药物的最低浓度，又称为方法灵敏度（sensitivity），一般为标准曲线上的最低浓度点（最低浓度点≥LLOQ）。

1. 测定方法　取同一生物基质，制备至少 5 个独立的标准样品，其浓度应使信噪比（S/N）大于 5，依法进行精密度和准确度验证。

2. 限度要求　其准确度在 80% ~ 120%；精密度的相对标准差≤20%。在药代动力学与生物利用度研究中，定量下限应能满足测定 3 ~ 5 个消除半衰期后体物样品中的药物浓度或 c_{max} 的 10% ~ 5%。

雷诺嗪的定量下限考察：取空白血浆 100μl 共 5 份，分别加入雷诺嗪标准溶液（0.15μg/ml）和内标溶液各 10μl，制备 LLOQ（0.015μg/ml）样品，经样品处理后进样分析，用当天标准曲线计算其浓度，并计算其准确度。准确度在 89.1% ~ 103.9%，相对标准差为 6.6%。雷诺嗪的定量下限为 0.015μg/ml。

（四）准确度与精密度

分析方法的准确度系指该方法测得值与分析物真实浓度的接近程度，一般用相对回收率（relative recovery，RR）或相对误差（relative error，RE）表示。

分析方法的精密度系指分析物重复测定结果的接近程度。精密度用 QC 样品的相对标准差（relative standard deviation，*RSD*）表示。

在体内药物分析过程中，通常在无法在 1 个分析批内完成全部体内样品的分析。而在不同的分析批之间的实验条件有可能发生小的改变，进而对分析结果产生影响。所以在体内药物分析中，方法精密度除要评价批内 *RSD* 外，同时还应评价批间 *RSD*。

1. 测定方法 应通过至少 3 个浓度水平的至少 5 个测定值的重复分析来确定准确度，浓度水平覆盖校正曲线范围。低浓度 QC，在 LLOQ 浓度 3 倍之内；高浓度 QC，接近于标准曲线的上限；中浓度 QC，一般为标准曲线几何中间浓度。与随行的标准曲线同法操作，每个样品测定 1 次。

在测定批内 *RSD* 时，每一浓度至少测定 5 个样品。为获得批间 *RSD*，应在不同天连续制备并测定，至少有连续 3 个分析批，不少于 45 个样品的分析结果。

2. 结果计算 每批的测定数据（待测药物的色谱峰面积或与内标物质的峰面积比值）用该分析批随行标准曲线的回归方程计算 QC 样品浓度，计算相对回收率（RR）和相对偏差（RE）。

$$RR = \frac{\overline{M}}{A} \times 100 \ (\%) \ ; \quad RE = \frac{\overline{M} - A}{A} \times 100 \ (\%) \ = RR - 100 \ (\%)$$

式中，$\overline{M}$ 为多次测定结果的平均值；A 为制备时的加入量（标示值）。

使用证明准确度样品的结果，计算同一批内和不同批间 LLOQ，低、中、高浓度 QC 样品的精密度。

$$\text{批内 RSD} = \frac{\sqrt{\dfrac{SS_e}{N - I}}}{\overline{X}_{..}} \times 100(\%) = \frac{\sqrt{\dfrac{SS_{tot} - SS_A}{N - I}}}{\overline{X}_{..}} \times 100(\%)$$

$$= \frac{\sqrt{\dfrac{\sum\limits_{i=1}^{I} \sum\limits_{j=1}^{n} (X_{ij} - \overline{X}_{..})^2 - n \sum\limits_{i=1}^{I} (\overline{X}_{i.} - \overline{X}_{..})^2}{N - I}}}{\overline{X}_{..}} \times 100(\%)$$

$$\text{批间 RSD} = \frac{\sqrt{\dfrac{SS_A}{I - 1}}}{\overline{X}_{..}} \times 100(\%) = \frac{\sqrt{\dfrac{n \sum\limits_{i=1}^{I} (\overline{X}_{i.} - \overline{X}_{..})^2}{I - 1}}}{\overline{X}_{..}} \times 100(\%)$$

式中，SS_e 为批内方差；SS_A 为批间方差；SS_{tot} 为总方差；X_{ij} 为第 i 批的第 j 次测定值；$\overline{X}_{i.}$ 为第 i 批的 n 次测定的平均值；$\overline{X}_{..}$ 为 N 次测定的平均值；I 为测定批数（通常 $I=3$）；n 为每批测定次数（每批样品数，$n \geq 5$）；N 为总测定次数（总样品数，$n \geq 15$）。

3. 限度要求 批间、批内准确度均值应在 QC 样品标示值的 15% 之内。LLOQ 附近应在标示值的 20% 范围内。

批间、批内精密度的要求：一般 LLOQ 附近样品 *RSD* 应不超过 20%，QC 样品 *RSD* 应不超过 15%。

雷诺嗪的精密度与准确度考察：取空白血浆 100μl 数份，分别加入雷诺嗪标准溶液（分别为 0.30、1.50 和 12.0μg/ml）各 10μl，制成含雷诺嗪的低、中、高 3 个浓度（分别为 0.03、0.15 和 1.20μg/ml）的 QC 样品，对每一浓度进行 6 样本分析，连续测定 3 天，用当天的标准曲线计算 QC 样品的浓度，经方差分析求得本法的精密度，并与制备浓度比较，求得本法的准确度，数据见表 7-1。结果表明，测定血浆中雷诺嗪浓度的分析方法的精密度（RSD）与准确度（RE）均在 15% 以内，符合生物分析方法的要求。

表 7-1　人血浆中雷诺嗪测定方法精密度与准确度

标示浓度（μg/ml）	测得浓度（μg/ml）	日间 RSD（%）	日内 RSD（%）	准确度 RE（%）
0.03	0.029 ± 0.001	7.91	2.89	-2.17
0.15	0.155 ± 0.007	5.52	4.71	3.26
1.20	1.16 ± 0.033	5.69	2.19	-3.75

（五）稳定性

在体内样品的分析中，进行稳定性评价，以确保样品预处理和样品分析的每一步骤，以及使用的储存条件，都不影响分析物的浓度。稳定性内容包括在 1 个分析批内含药体内样品和制备样品的短期稳定性以及在整个样品分析期间含药体内样品及标准物质储备溶液的长期稳定性。根据具体情况，对含药生物样品在室温、冰冻和冻融条件下以及不同存放时间进行稳定性考察，以确定生物样品的存放条件和时间。

取低、中、高三个浓度的 QC 样品（或溶液）至少 3 个样品，在预处理后以及在所评价的储存条件后立即分析，确定分析物和内标在试验基质中的稳定性。由新鲜制备的标准样品获得标准曲线，根据标准曲线分析 QC 样品，获得的浓度与标示浓度相比较，中、高浓度偏差应在 ±15% 范围内，低浓度偏差 ±20% 范围内。

雷诺嗪的稳定性考察：制备低、中、高 3 个浓度（分别为 0.03、0.15 和 1.20μg/ml）的 QC 样品，分别考察处理后的样品溶液或血浆样品于室温放置、血浆样品在 -20℃ 冰箱中长期冷冻贮藏及反复冻融的稳定性，每一浓度 3 样本分析，数据见表 7-2，可见处理后的血浆样品于室温放置 24 小时、血浆样品于室温 4 小时、血浆样品反复冻融 3 次及长期冰冻 60 日，雷诺嗪均稳定，可保证样品的分析测定。

表 7-2　溶液或血浆中雷诺嗪的稳定性

条件	标示浓度（μg/ml）	测得浓度（μg/ml）	精密度（RSD,%）	准确度（RE,%）
处理后溶液室温放置 24 小时	0.03	0.031	3.45	3.65
	0.15	0.144	2.63	-4.36
	1.2	1.19	1.72	-0.69
血浆样品于室温放置 4 小时	0.03	0.030	0.43	-0.84
	0.15	0.150	2.51	0.16
	1.2	1.19	1.49	-0.60
血浆样品冻-融循环 3 次	0.03	0.030	2.21	-1.27
	0.15	0.156	2.32	3.95
	1.2	1.20	2.16	-0.023
血浆样品于 -20℃ 冷冻 60 日	0.03	0.028	2.18	-7.46
	0.15	0.143	3.02	-4.79
	1.2	1.180	1.80	-1.99

（六）提取回收率

提取回收率（extraction recovery）系指从体内样品基质中回收得到待测物的相应值与标

准物质产生的相应值的比值，通常以%表示。待测物的提取回收率用于评价样品处理方法将体内样品中待测物从生物基质中提取出来的能力。

1. 测定法 取空白生物基质（如血浆），制备低、中、高3个浓度的QC样品（每一浓度至少5个样品），每个样品分析测定1次，另取空白基质，照QC样品同法处理后，加入等量的标准溶液，同法制备低、中、高3个浓度的标准对照样品，同法测定。将测得的QC样品的信号强度（如HPLC峰面积）与标准对照样品测得的信号强度比较，计算提取回收率。

$$R = A_T/A_S$$

式中，R为提取回收率；A_T为经萃取后的QC样品的检测信号；A_S为未经萃取的标准溶液的检测信号。

2. 限度要求 在药代动力学和生物利用度研究中，低、中、高3个浓度的提取回收率应一致、精密和可重现。中、高浓度的RSD应不大于15%，低浓度的RSD应不大于20%。

雷诺嗪的稳定性考察：制备低、中、高3个浓度（分别为0.03、0.15和1.20μg/ml）的QC样品，每一浓度进行6样本分析，获得雷诺嗪相应的峰面积A_T（6次测定平均值，RSD值分别为5.82%、2.69%和1.84%）。另取空白血浆100μl，加入乙腈300μl，涡旋混合5分钟，离心10分钟（10000r/min），取上清液，加入相应的雷诺嗪标准溶液，制成雷诺嗪低、中、高3个浓度（分别为0.03、0.15和1.20μg/ml）的未经提取的对照样品，每一浓度6样本分析，获得雷诺嗪相应的峰面积A_S（6次测定平均值，RSD值分别为2.25%、1.33%和1.12%），以A_T/A_S计算回收率，低、中、高三个浓度的回收率分别为97.6%、93.8%和94.6%，同法测得内标物的回收率为93.4%。测定血浆中雷诺嗪浓度的提取回收率均大于90%，回收率稳定RSD值小于15%，符合生物样品分析方法要求。

（七）分析方法的质量控制

未知体内样品的分析应在分析方法验证完成以后开始。同时，在未知样品分析过程中应进行方法学质量控制，以保证所建立的方法在实际应用中的可靠性。在分析方法学质控中，推荐由独立的人员配制不同浓度的QC样品对分析方法进行质量监控。

每个未知样品一般测定一次，必要时可进行复测。来自同一个体的样品最好在同一分析批中测定。每个分析批生物样品测定时应建立新的标准曲线（组织分布试验时，可视具体情况而定），并随行测定低、中、高3个浓度的QC样品。每个浓度至少双样本，并应均匀分布在未知样品测试顺序中。当一个分析批内未知样品数目较多时，应增加各浓度QC样品数，使QC样品数大于未知样品总数的5%。QC样品测定结果的相对偏差一般应不大于±15%。最多允许1/3的QC样品结果超限，但不能出现在同一浓度QC样品中。如QC样品测定结果不符合上述要求，则该分析批样品测试结果作废。QC样品的批间（平均）相对偏差应在±15%范围内，而批间精密度RSD不得超过15%。

对于低于LLOQ的样品，在进行药代动力学分析时，不必进行处理。在达到c_{max}以前取样的样品应以零值计算，在达到c_{max}以后取样的样品应以无法定量（not detectable，ND）计算，以减小零值对AUC计算的影响。

整个分析过程应当遵从预先制订的实验室标准操作规程（standard operating procedures，SOPs）以及GLP原则。

(八) 微生物学和免疫学方法的验证

上述分析方法验证主要针对色谱分析法，多数参数和原则也适用于微生物学或免疫学分析法，但是在方法验证中应考虑到它们的一些特殊之处。微生物学或免疫学分析法的标准曲线本质上是非线性的，所以，应尽可能采用比化学分析法更多的浓度点来建立标准曲线。结果的准确度是关键因素，如果重复测定能够改善准确度，则应在方法验证和未知生物样品测定中采用同样的步骤。

微生物学或免疫学分析方法验证实验应包括在几天内进行的 6 个分析批，每个分析批应包括 4 个浓度（LLOQ、低、中、高浓度）的质控双样本。

(九) 部分验证

在对已被确证的分析方法进行小幅改变情况下，可能不需要完全的方法确证。需要部分方法确证的可能改变包括：生物分析方法转移到另一个实验室，改变仪器、浓度范围、储存条件等。应报告所有的改变，并对重新确证或部分确证的范围说明理由。

(十) 交叉确证

从不同试验地点获得的数据如果需要互相比较时，应该进行分析方法的交叉确证。样品预处理的差异或使用另一种分析方法可能导致两试验地点间的不同结果。如果可能，应在试验样品被分析之前进行交叉确证。对于交叉确证，同一系列 QC 样品应被两地点的分析方法测定。交叉确证的结果对确定获得的数据是否可靠，以及它们是否具有可比性非常关键。两地点测定的差异不应超过 15%。

扫码"练一练"

简答题

1. 体内样品前处理的目的是什么？
2. 体内药物分析中常用的去蛋白质都有哪些方法？
3. 简述体内药物分析的特点。

第八章　芳酸及其酯类药物分析

要点导航

1. 掌握水杨酸类、苯甲酸类典型药物的结构、理化性质、鉴别、检查、含量测定的基本原理与方法。

2. 熟悉水杨酸类、苯甲酸类典型药物杂质的来源、结构、检查方法及含量限度。

3. 了解其他芳酸及其酯类药物的分析。

扫码"学一学"

第一节　结构与性质

一、典型药物

芳酸及其酯类药物结构的共性是具有苯环和羧基或另有取代基。羧基可是游离态呈酸性，亦可成盐或酯，而取代基的不同，则形成不同的芳酸及其酯类的各种具体药物，并具有不同的特性。本章主要讨论三类药物的分析：①水杨酸类药物（羧基直接与苯环相连）；②苯甲酸类药物（羧基直接与苯环相连）；③其他芳酸及其酯类药物（羧基通过烷基或烷氧基等与苯环相连）。典型药物如表 8-1 所示。

表 8-1　典型芳酸及其酯类药物的结构和性状

类别	药物名称/药物类别	结构式/分子式	性状
水杨酸类	水杨酸 Salicylic Acid 消毒防腐药	$C_7H_6O_3$	白色细微的针状结晶或白色结晶性粉末；无臭或几乎无臭；水溶液显酸性反应 在乙醇或乙醚中易溶，在沸水中溶解，在三氯甲烷中略溶，在水中微溶 熔点为 158～161℃

续表

类别	药物名称/药物类别	结构式/分子式	性状
水杨酸类	水杨酸二乙胺 Diethylamine Salic-ylate 消炎镇痛药	$C_{11}H_{17}NO_3$	白色结晶性粉末；无臭，味甜微苦；有引湿性 在水中极易溶解，在乙醇、三氯甲烷或丙酮中易溶，在乙醚中微溶 熔点为99~102℃
	阿司匹林 Aspirin 解热镇痛非甾体抗炎药，抗血小板聚集药	$C_9H_8O_4$	白色结晶或结晶性粉末；无臭或微带醋酸臭，味微酸；遇湿气即缓缓水解 在乙醇中易溶，在三氯甲烷或乙醚中溶解，在水或无水乙醚中微溶；在氢氧化钠溶液或碳酸钠溶液中溶解，但同时分解
	对氨基水杨酸钠 Sodium Aminosa-licylate 抗结核病药	，2H₂O $C_7H_6NNaO_3 \cdot 2H_2O$	白色或类白色的结晶或结晶性粉末；无臭，味甜带咸 在水中易溶，在乙醇中略溶，在乙醚中不溶
	贝诺酯 Benorilate 解热、消炎镇痛药	$C_{17}H_{15}NO_5$	白色结晶或结晶性粉末；无臭，无味 在沸乙醇中易溶，在沸甲醇中溶解，在甲醇或乙醇中微溶，在水中不溶 熔点为177~181℃
	二氟尼柳 Diflunisal 非甾体抗炎药	$C_{13}H_8F_2O_3$	白色或类白色的结晶或结晶性粉末；无臭 甲醇中易溶，在乙醇中溶解；在三氯甲烷中微溶；在水中几乎不溶
苯甲酸类	苯甲酸 Benzoic Acid 消毒防腐药	$C_7H_6O_2$	白色有丝光的鳞片或针状结晶或结晶性粉末；质轻；无臭或微臭；在热空气中微有挥发性；水溶液显酸性反应 在乙醇、三氯甲烷或乙醚中易溶，在沸水中溶解，在水中微溶 熔点为121~124.5℃
	布美他尼 Bumetanide 利尿药	$C_{17}H_{20}N_2O_5S$	白色的结晶或结晶性粉末；无臭，味微苦 在乙醇中溶解，在三氯甲烷中极微溶解，在水中不溶

续表

类别	药物名称/药物类别	结构式/分子式	性状
苯甲酸类	丙磺舒 Probenecid 抗痛风药	$C_{13}H_{19}NO_4S$	白色结晶性粉末；无臭，味微苦 在丙酮中溶解，在乙醇或三氯甲烷中略溶，在水中几乎不溶；在稀氢氧化钠溶液中溶解，在稀酸中几乎不溶 熔点为 198～201℃
	甲芬那酸 Mefenamic Acid 解热镇痛非甾体抗炎药	$C_{15}H_{15}NO_2$	白色或类白色微细结晶性粉末；无臭 在乙醚中略溶，在乙醇或三氯甲烷中微溶，在水中不溶
其他芳酸类	氯贝丁酯 Clofibrate 降血脂药	$C_{12}H_{15}ClO_3$	无色至黄色的澄清油状液体，有特臭，味初辛辣后变甜；遇光色渐变深 在乙醇、丙酮、三氯甲烷、乙醚或石油醚中易溶，在水中几乎不溶 相对密度为 1.138，折光率为 1.500～1.505
	布洛芬 Ibuprofen 解热镇痛非甾体抗炎药	$C_{13}H_{18}O_2$	白色结晶性粉末；稍有特异臭，几乎无味 在乙醇、丙酮、三氯甲烷或乙醚中易溶，在水中几乎不溶；在氢氧化钠或碳酸钠试液中易溶 熔点为 74.5～77.5℃

二、主要理化性质

本类药物的分子结构中，具有游离羧基显酸性。水杨酸类和苯甲酸类药物中游离羧基的酸性强度受苯环上取代基的影响。取代基若为卤素、硝基、羟基，则能降低苯环电子云密度，使羧基中羟基氧原子的电子云密度降低，从而增加氧氢键极性，较易离解出质子，故酸性较苯甲酸强；反之，取代基若为甲基、氨基，则使其酸性较苯甲酸弱。水杨酸结构中羟基与羧基有邻位效应，并能形成分子内氢键，酸性进一步增强，因此其酸性（pK_a 2.95）比苯甲酸（pK_a 4.26）强得多。而阿司匹林为水杨酸乙酰化物，其酸性（pK_a 3.49）较水杨酸要弱些，但比苯甲酸的酸性强。

本类药物有的易水解或分解，如阿司匹林、氯贝丁酯等。水解反应及其产物可用于鉴别，同时应检查芳酸酯类原料和制剂由于水解引入的杂质，如阿司匹林应检查水杨酸。

本类药物分子结构中的苯环和某些特征官能团，具有紫外和红外特征吸收，可用于鉴别和含量测定。如《中国药典》（2015 年版）用紫外 – 可见分光光度法鉴别丙磺舒，并测定丙磺舒片剂的含量。

水杨酸类药物在弱酸溶液中与三价铁离子生成紫堇色配位化合物；苯甲酸的中性或碱性溶液，与三氯化铁试剂反应，生成赭色沉淀；丙磺舒加少量氢氧化钠试液生成钠盐后（pH 约 5.0～6.0），与三氯化铁试液反应，生成米黄色沉淀。

第二节　鉴　别

扫码"学一学"

一、与铁盐的反应

1. 水杨酸类药物具有酚羟基或分解、水解后能产生酚羟基，可在适宜的酸度条件下，与三氯化铁试液反应，生成有色配合物。

例如，水杨酸及其盐和在水解后能产生水杨酸的药物有：水杨酸、水杨酸镁、水杨酸二乙胺、阿司匹林（加水煮沸后）、贝诺酯（加氢氧化钠试液煮沸后），其有色配合物结构式为：

$$\left[\left(\overset{COO^-}{\underset{O^-}{\bigcirc}} \right)_2 Fe \right]_3 Fe \qquad 紫堇色$$

反应适宜的 pH 为 4～6，在强酸性溶液中配合物分解。本反应极为灵敏，只需取稀溶液进行试验；如取样量大，产生颜色过深时，可加水稀释后观察。

二氟尼柳加乙醇溶解后，与三氯化铁试液反应，呈深紫色；对氨基水杨酸钠加稀盐酸至酸性后，与三氯化铁试液反应，呈紫红色；双水杨酯的稀溶液与三氯化铁试液反应，呈紫色。

2. 苯甲酸的中性或碱性溶液，与三氯化铁试剂反应，生成赭色沉淀，其结构式为：

$$\left[\left(\bigcirc COO^- \right)_6 Fe_3(OH)_2 \right] OOC - \bigcirc \downarrow \quad 赭色$$

3. 丙磺舒加少量氢氧化钠试液生成钠盐后（pH 约 5.0～6.0），与三氯化铁试液反应，生成沉淀，其结构式为：

$$\left[(CH_3CH_2CH_2)_2N - O_2S - \bigcirc - COO \right]_3 Fe \downarrow \quad 米黄色$$

4. 取氯贝丁酯的乙醚溶液（1→10）数滴，加盐酸羟胺的乙醇饱和溶液与氢氧化钾的饱和乙醇溶液各 2～3 滴，水浴上加热约 2 分钟，冷却，加稀盐酸使成酸性，加 1% 三氯化铁溶液 1～2 滴，生成羟肟酸铁配合物，显紫色。该反应多用于羧酸及其酯类的鉴别。

$$Cl - \bigcirc - O - \overset{CH_3}{\underset{CH_3}{\overset{|}{\underset{|}{C}}}} - COOC_2H_5 + NH_2OH \cdot HCl + 2KOH \longrightarrow$$

$$Cl - \bigcirc - O - \overset{CH_3}{\underset{CH_3}{\overset{|}{\underset{|}{C}}}} - CONHOK + C_2H_5OH + KCl + H_2O \longrightarrow$$

$$Cl-\bigcirc-O-\overset{CH_3}{\underset{CH_3}{C}}-CONHOK + Fe^{3+} \longrightarrow Cl-\bigcirc-O-\overset{CH_3}{\underset{CH_3}{C}}-\overset{\overset{O----Fe/3}{\parallel}}{C}\underset{NH-O}$$

紫色

二、水解反应

阿司匹林与碳酸钠试液加热水解，得到水杨酸钠和醋酸钠，加过量的稀硫酸酸化后，即析出白色水杨酸沉淀，并产生醋酸的臭气。

$$\bigcirc\overset{COOH}{\underset{OCOCH_3}} + Na_2CO_3 \xrightarrow{\triangle} \bigcirc\overset{COONa}{\underset{OH}} + CH_3COONa + CO_2\uparrow$$

$$2\,\bigcirc\overset{COONa}{\underset{OH}} + H_2SO_4 \longrightarrow 2\,\bigcirc\overset{COOH}{\underset{OH}}\downarrow + Na_2SO_4$$

白色

$$2CH_3COONa + H_2SO_4 \longrightarrow 2CH_3COOH\uparrow + Na_2SO_4$$

三、重氮化-偶合反应

分子结构中具有芳伯氨基（如对氨基水杨酸钠）或潜在芳伯氨基（如贝诺酯）的药物，在酸性溶液中，与亚硝酸钠试液进行重氮化反应，生成的重氮盐与碱性 β-萘酚偶合产生橙红色沉淀。

$$\bigcirc\overset{OCOCH_3}{\underset{COO}}-\bigcirc-NHCOCH_3 + 3H_2O \xrightarrow[HCl]{\triangle}$$

$$HO-\bigcirc-NH_2\cdot HCl + \bigcirc\overset{OH}{\underset{COOH}} + 2CH_3COOH \longrightarrow$$

$$HO-\bigcirc-NH_2 + NaNO_2 + 2HCl \longrightarrow HO-\bigcirc-N_2^+Cl^- + NaCl + 2H_2O$$

$$HO-\bigcirc-N_2^+Cl^- + \bigcirc\bigcirc-OH + NaOH \longrightarrow$$

$$\bigcirc\bigcirc-N=N-\bigcirc-OH\downarrow + NaCl + H_2O$$

橙红色

四、分解产物的反应

1. 苯甲酸盐可分解成苯甲酸升华物，分解产物可用于鉴别。苯甲酸钠置干燥试管中，加硫酸后，加热（不炭化），析出苯甲酸，在试管内壁凝成白色升华物。

2. 含硫的药物，可分解后鉴别。丙磺舒与氢氧化钠熔融，分解生成亚硫酸钠，经硝酸氧化成硫酸盐，而显硫酸盐反应。

$$HOOC \longrightarrow \bigcirc \longrightarrow SO_2N(CH_2CH_2CH_3)_2 + 3NaOH \longrightarrow$$

$$\bigcirc \longrightarrow ONa + CO_2\uparrow + H_2O + Na_2SO_3 + NH(CH_2CH_2CH_3)_3$$

$$Na_2SO_3 \xrightarrow{HNO_3} Na_2SO_4 \xrightarrow{BaCl_2} BaSO_4\downarrow$$
$$白色$$

五、紫外分光光度法

本类药物含有苯环且环上有不同的生色团、助色团取代形成共轭体系，因而具有不同的紫外吸收光谱，使得紫外分光光度法被广泛用于本类药物的鉴别。这里涉及的主要方法如下。

第一法　测定最大吸收波长（λ_{max}），或同时测定最小吸收波长（λ_{min}）或肩峰。

第二法　规定一定浓度的供试液在 λ_{max} 处的吸光度。

第三法　规定 λ_{max} 和吸收系数（$E_{1cm}^{1\%}$）。

第四法　规定 λ_{max} 和吸光度比值。

（1）水杨酸二乙胺（第一法）　用乙醇制成每 1ml 中含 20μg 的溶液，在 227nm 与 297nm 的波长处有最大吸收，在 257nm 的波长处有最小吸收。

（2）氯贝丁酯（第一法）　用无水乙醇溶解并稀释制成每 1ml 中约含 0.1mg 的溶液（1）与每 1ml 中约含 10μg 的溶液（2），溶液（2）在 226nm 的波长处有最大吸收，溶液（1）在 280nm 与 288nm 的波长处有最大吸收。

（3）布洛芬（第一法）　用 0.4% 氢氧化钠溶液制成每 1ml 中含 0.25mg 的溶液，在 265nm 与 273nm 的波长处有最大吸收，在 245nm 与 271nm 的波长处有最小吸收，在 259nm 的波长处有一肩峰。

（4）丙磺舒（第一法、第二法）　用含有盐酸的乙醇［取盐酸溶液（9→1000）2ml，加乙醇制成 100ml］制成每 1ml 中含 20μg 的溶液，在 225nm 与 249nm 的波长处有最大吸收，在 249nm 波长处的吸光度约为 0.67。

（5）甲芬那酸（第二法）　用 1mol/L 盐酸溶液 - 甲醇（1:99）混合液，制成每 1ml 中含 20μg 的溶液，在 279nm 与 350nm 的波长处有最大吸收，其吸光度分别为 0.69～0.74 与 0.56～0.60。

（6）贝诺酯（第三法）　每 1ml 中约含 7.5μg 的无水乙醇溶液，在 240nm 的波长处有最大吸收；在 240nm 波长处百分吸收系数为 730～760。

（7）二氟尼柳（第四法）　用 0.1mol/L 的盐酸乙醇溶液制成每 1ml 中含 20μg 的溶液，在 251nm 和 315nm 的波长处有最大吸收，吸收度比值应为 4.2～4.6。

六、红外分光光度法

红外吸收光谱（振动－转动光谱）比紫外吸收光谱（电子光谱）更具有特征性，峰数多，专属强。可以反映分子结构中基团及其相互关联的信息。因而被各国药典广泛用于本类药物原料药的鉴别。例如，水杨酸、水杨酸二乙胺、对氨基水杨酸钠、阿司匹林、贝诺酯、二氟尼柳、苯甲酸、布美他尼、丙磺舒、甲芬那酸、氯贝丁酯、布洛芬等均采用红外分光光度法鉴别。

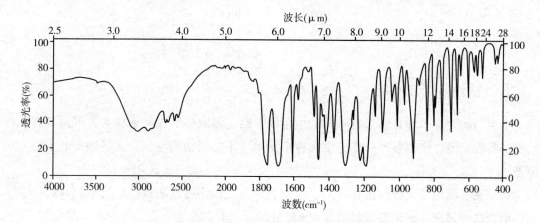

图 8 - 1　阿司匹林红外吸收图谱

表 8 - 2　阿司匹林红外吸收图谱分析

峰位（cm^{-1}）	振动类型与归属
3300 ~ 3100	ν_{O-H}（羧基）
1760，1695	$\nu_{C=O}$（羧酸酯和羧酸）
1610，1580，1480，1460	$\nu_{C=C}$（苯环）
1310，1230，1180	ν_{C-O}（羧酸酯和羧酸）
750	δ_{Ar-H}（邻位取代苯环）

七、薄层色谱法

薄层色谱法具有简便、快速等特点，较为常用。如二氟尼柳胶囊，以硅胶 GF_{254} 为固定相，以四氯化碳－丙酮－冰醋酸（20：2：1）为展开剂，展开后，晾干，置紫外光灯（254nm）下检视，供试品溶液所显主斑点的颜色与位置应与对照品溶液的主斑点相同。

八、高效液相色谱法

当含量测定项下采用高效液相色谱法时，可直接使用含量测定项下记录的色谱图进行鉴别。如鉴别布洛芬胶囊的方法如下：在含量测定项下记录的色谱图中，供试品溶液主峰的保留时间应与对照品溶液主峰的保留时间一致。

第三节 检 查

一、阿司匹林中特殊杂质的检查

(一) 合成工艺

(二) 检查

1. 游离水杨酸 在阿司匹林生产过程中因乙酰化不完全或贮藏过程中水解产生的水杨酸对人体有毒性,且分子中酚羟基在空气中被逐渐氧化成一系列醌型有色物质,如淡黄、红棕甚至深棕色,使阿司匹林成品变色。因此要检查游离水杨酸。《中国药典》(2005 年版) 中用硫酸铁铵比色法检查,而《中国药典》(2015 年版) 中则使用高效液相色谱法 (外标法) 检查。

检查方法:取本品约 0.1g,精密称定,置 10ml 量瓶中,加 1% 冰醋酸甲醇溶液适量,振摇使溶解,并稀释至刻度,摇匀,作为供试品溶液(临用新制);取水杨酸对照品约 10mg,精密称定,置 100ml 量瓶中,加 1% 冰醋酸甲醇溶液适量使溶解并稀释至刻度,摇匀,精密量取 5ml,置 50ml 量瓶中,用 1% 冰醋酸甲醇溶液稀释至刻度,摇匀,作为对照品溶液。用十八烷基硅烷键合硅胶为填充剂,以乙腈 – 四氢呋喃 – 冰醋酸 – 水 (20:5:5:70) 为流动相,检测波长为 303nm。理论板数按水杨酸峰计算不低于 5000,阿司匹林峰与水杨酸峰的分离度应符合要求,立即精密量取供试品溶液、对照品溶液各 10μl,分别注入液相色谱仪,记录色谱图。供试品溶液色谱图中如有与水杨酸峰保留时间一致的色谱峰,按外标法以峰面积计算,不得过 0.1% 。

由于阿司匹林在制剂过程中易水解为水杨酸,因此《中国药典》(2015 年版) 规定阿司匹林片剂、肠溶片、泡腾片、肠溶胶囊及栓剂均按上述类似方法控制杂质水杨酸的限量，限量分别为：0.3%、1.5%、3.0%、1.0% 及 3.0%。

2. 有关物质 有关物质包括未反应完全的原料药苯酚及由副反应生成的产物，如醋酸苯酯、水杨酸苯酯、乙酰水杨酸苯酯等。由于没有杂质对照品，《中国药典》（2015 年版）使用高效液相色谱法（不加校正因子的主成分对照法）检查。

检查方法：取本品约 0.1g，置 10ml 量瓶中，加 1% 冰醋酸甲醇溶液适量，振摇使溶解并稀释至刻度，摇匀，作为供试品溶液；精密量取 1ml，置 200ml 量瓶中，用 1% 冰醋酸甲醇溶液稀释至刻度，摇匀，作为对照溶液；精密量取对照溶液 1ml，置 10ml 量瓶中，用 1% 冰醋酸甲醇溶液稀释至刻度，摇匀，作为灵敏度试验溶液。用十八烷基硅烷键合硅胶为填充剂；以乙腈 - 四氢呋喃 - 冰醋酸 - 水（20∶5∶5∶70）为流动相 A，乙腈为流动相 B，进行梯度洗脱，检测波长为 276nm。供试品溶液色谱图中如有杂质峰，除水杨酸峰外，其他各杂质峰面积的和不得大于对照溶液主峰面积（0.5%）。供试品溶液色谱图中任何小于灵敏度试验溶液主峰面积的峰可忽略不计。

3. 溶液的澄清度 检查方法：取本品 0.50g，加温热至约 45℃的碳酸钠试液 10ml 溶解后，溶液应澄清。

4. 易炭化物 检查被硫酸炭化呈色的低分子有机杂质。检查方法：炭化后如显色，与对照液（比色用氯化钴液 0.25ml，比色用重铬酸钾液 0.25ml，比色用硫酸铜液 0.40ml 加水使成 5ml）比较，不得更深。

5. 干燥失重 取本品，置五氧化二磷为干燥剂的干燥器中，在 60℃减压干燥至恒重，减失重量不得过 0.5%。

6. 炽灼残渣 不得过 0.1%。

7. 重金属 含重金属不得过百万分之十。

二、对氨基水杨酸钠中特殊杂质的检查

（一）合成工艺与间氨基酚杂质的产生

对氨基水杨酸钠的合成方法有多种，以间氨基酚为原料的生产路线较为普遍。因此在

成品中可能有未反应完全的间氨基酚，对氨基水杨酸钠又很不稳定，在潮湿的空气中，露置日光或遇热受潮时，失去二氧化碳，生成间氨基酚，色渐变深，再被氧化成二苯醌型化合物。此化合物的氨基容易被羟基取代而生成 3,5,3′,5′-四羟基联苯醌，呈明显的红棕色。间氨基酚的存在不仅导致变色，且有毒性，因此在检查项下进行限量控制。

（二）检查

除了"酸碱度"、"溶液的澄清度与颜色"、"氯化物"、"硫化物"、"干燥失重"、"铁盐"、"重金属"、"砷盐"、"热原"和"无菌"（供注射用）的检查外，还要进行有关物质检查。

有关物质（离子对高效液相色谱法） 避光操作，临用新制。取本品适量，精密称定，加流动相溶解并稀释制成每 1ml 中约含 1mg 的溶液，作为供试品溶液；精密量取供试品溶液适量，用流动相稀释制成每 1ml 中约含 1μg 的溶液，作为对照溶液；另取间氨基酚对照样品，精密称定，加流动相溶解并定量稀释制成每 1ml 中含 1μg 的溶液，作为对照品溶液。用十八烷基硅烷键合硅胶为填充剂；以乙腈 -10% 四丁基氢氧化铵溶液 -0.05mol/L 磷酸氢二钠（100:2:900）为流动相；检测波长为 220nm。分别取间氨基酚、5-氨基水杨酸（美沙拉嗪）和对氨基水杨酸钠对照品各适量，加流动相溶解制成每 1ml 中含间氨基酚和 5-氨基水杨酸各 5μg、对氨基水杨酸钠 10μg 的混合溶液作为系统适用性溶液，取系统实用性溶液 20μg，注入液相色谱仪，记录色谱图，出峰顺序依次为间氨基酚、5-氨基水杨酸与对氨基水杨酸钠，相邻各色谱峰之间的分离度均应符合要求。精密量取供试品溶液、对照溶液与对照溶液各 20μl，分别注入液相色谱仪，记录色谱图至主成分峰保留时间的 3.5 倍。供试品溶液的色谱图中如有与对照品溶液主峰保留时间一致的峰，按外标法以峰面积计算，不得过 0.1%，其他单个杂质峰面积不得大于对照溶液主峰面积（0.1%），各杂质峰面积的和不得大于对照溶液主峰面积的 5 倍（0.5%）。供试品溶液色谱图中任何小于对照溶液主峰面积 0.1 倍（0.01%）的峰忽略不计。

三、二氟尼柳中有关物质的检查

（一）合成工艺

二氟尼柳的合成路线有多条，较为普遍的是以 2,4-二氟苯胺为起始原料，经偶合、乙酰化、氧化、水解、羧化等得到二氟尼柳。

（二）有关物质检查

因二氟尼柳有多条合成路线，产品中可能存在多种苯或联苯类合成中间体及副产物，它们的结构与性质相差较大，单一色谱模式难以完全检出有关物质。故《中国药典》（2015年版）采用 TLC（正相）与反相 HPLC 法，检查有关物质 A 和 B。

有关物质 A 取本品，加甲醇制成每 1ml 中含 10mg 的供试品溶液；精密量取适量，加甲醇稀释成每 1ml 中含 50μg 的溶液，作为对照溶液，照薄层色谱法试验，吸取上述两种溶液各 5μl，分别点于同一硅胶 GF_{254} 薄层板上，以正己烷 – 二氧六环 – 冰醋酸（85∶10∶5）为展开剂，展开后，晾干，置紫外光灯（254nm）下检视，供试品溶液如显杂质斑点，与对照溶液的主斑点比较，不得更深（0.5%）。

有关物质 B 取本品，加甲醇分别制成每 1ml 中含 10mg 的供试品溶液和每 1ml 中含 50μg 的对照溶液，照高效液相色谱法试验，用十八烷基硅烷键合硅胶为填充剂；以水 – 甲醇 – 乙腈 – 冰醋酸（55∶23∶30∶2）为流动相；流速为 1.5ml/min；检测波长为 254nm，进样 5μl。理论板数按二氟尼柳峰计算不低于 2000。用对照溶液调节仪器灵敏度后，进样测定。供试品溶液的色谱图中如有杂质峰，各杂质峰面积的和不得大于对照溶液主峰面积（0.5%）。

四、甲芬那酸中特殊杂质的检查

（一）合成工艺

（二）检查

除检查"干燥失重"、"炽灼残渣"和"重金属"外，规定检查铜（原子吸收分光光度法）、有关物质（HPLC 法）和 2, 3 – 二甲基苯胺（GC 法）。

1. 铜 取本品 1.0g，置石英坩埚中，加硫酸湿润，炽灼至灰化完全后，残渣用 0.1mol/L 硝酸溶液溶解并定量转移至 25ml 量瓶中，并稀释至刻度，摇匀，作为供试品溶液；精密量取标准铜溶液（精密称取硫酸酮 0.393g，置 1000ml 量瓶中，加 0.1mol/L 硝酸溶液溶解并稀释至刻度，摇匀，精密量取 10ml，置 100ml 量瓶中，加 0.1mol/L 硝酸溶液稀释至刻度，摇匀）1.0ml，置 25ml 量瓶中，加 0.1mol/L 硝酸溶液稀释至刻度，摇匀，作为对照品溶液。取上述两种溶液，照原子吸收分光光度法，在 324.8nm 的波长处分别测定。供试品溶液的吸光度不得大于对照品溶液的吸光度（0.001%）。

2. 有关物质 取本品适量，用流动相溶解并稀释制成每 1ml 中含 1mg 的溶液，作为供试品溶液；精密量取适量，用流动相稀释制成每 1ml 中含 5μg 的对照溶液。照高效液相色谱法测定。用十八烷基硅烷键合硅胶为填充剂；以 0.05mol/L 磷酸二氢铵溶液（用氨试液调节 pH 至 5.0）– 乙腈 – 四氢呋喃（40∶46∶14）为流动相；检测波长为 254nm，进样 10μl。供试品溶液的色谱图中如有杂质峰，单个杂质峰面积不得大于对照溶液主峰面积的 0.2 倍（0.1%），各杂质峰面积的和不得大于对照溶液主峰面积（0.5%）。

3.2,3 – 二甲基苯胺 取本品适量，精密称定，用二氯甲烷 – 甲醇（3∶1）溶解并定量稀释制成每 1ml 中约含 25mg 的溶液，作为供试品溶液；另取 2,3 – 二甲基苯胺适量，精密称定，用二氯甲烷 – 甲醇（3∶1）溶解并定量稀释制成每 1ml 中约含 2.5μg 的溶液，作为对照品溶液。照气相色谱法试验，以聚乙二醇（PEG – 20M）为固定液的毛细管色谱柱，对照品溶液采用恒温 150℃，供试品溶液采用程序升温，初始温度 150℃维持至 2,3 – 二甲基苯胺峰出峰后，以每分钟 70℃的升温速率升至 220℃，维持 20 分钟；进样口温度为 250℃；检测器温度为 260℃，精密量取供试品溶液与对照品溶液各 1μl，分别注入气相色谱仪，记录色谱图。供试品溶液中如有与 2,3 – 二甲基苯胺保留时间一致的色谱峰，其面积不得大于对照品溶液中 2,3 – 二甲基苯胺峰面积（0.01%）。

五、氯贝丁酯中特殊杂质的检查

（一）合成工艺

$$Cl-\langle\rangle-OH \xrightarrow[CH_3COCH_3,\ CHCl_3,\ NaOH]{\text{缩合，水解}} Cl-\langle\rangle-O-\overset{CH_3}{\underset{CH_3}{C}}-COONa$$

$$\xrightarrow[\text{酸化}]{\ HCl}$$

$$Cl-\langle\rangle-O-\overset{CH_3}{\underset{CH_3}{C}}-COOC_2H_5 \xleftarrow[C_2H_5OH,\ H_2SO_4]{\text{酯化}} Cl-\langle\rangle-O-\overset{CH_3}{\underset{CH_3}{C}}-COOH$$

（二）检查

合成过程中加入的试剂盐酸、硫酸等均可影响酸度，在检查项下有酸度检查。对氯酚为氯贝丁酯合成的起始原料，同时氯贝丁酯分解也能产生对氯酚，故在成品中常有微量存在，因其毒性大，采用气相色谱法检查对氯酚。试剂等挥发性杂质也采用气相色谱法检查。

1. 酸度 取本品 2.0g，加中性乙醇（对酚酞指示液显中性）10ml 溶解后，加酚酞指示液数滴与氢氧化钠滴定液（0.1mol/L）0.15ml，应显粉红色。

2. 对氯酚 取本品 10.0g，加氢氧化钠试液 20ml，振摇提取，分取下层液，用水 5ml 振摇洗涤后，留作挥发性物质检查用。上述水洗液并入碱性提取液中，用三氯甲烷振摇洗涤 2 次，每次 5ml，弃去三氯甲烷液，加稀盐酸使成酸性，用三氯甲烷提取 2 次，每次 5ml，合并三氯甲烷提取液，并加三氯甲烷稀释成 10ml 作为供试品溶液；另取 0.0025% 对氯酚的三氯甲烷溶液作为对照品溶液。照气相色谱法，用 2m 玻璃色谱柱，以甲基硅橡胶（SE - 30）为固定液，涂布浓度为 5%，在柱温 160℃测定。含对氯酚不得过 0.0025%。

3. 挥发性杂质 照气相色谱法，用检查对氯酚的色谱条件。取对氯酚项下经碱液洗涤后的本品适量，经无水硫酸钠干燥，作为供试品；称取适量，用三氯甲烷稀释制成每 1ml 中约含 10mg 的溶液作为预试溶液，取预试溶液适量，注入气相色谱仪，调节检测灵敏度或进样量使仪器适合测定；取供试品溶液注入气相色谱仪，记录色谱图至主成分峰保留时间的 2 倍。供试品溶液的色谱图中如有杂质峰，各杂质峰面积的和不得大于总峰面积的 0.5%。

扫码"学一学"

第四节 含量测定

一、酸碱滴定法

（一）直接滴定法

本类药物中游离羧基显酸性，可采用碱滴定液直接滴定。以阿司匹林的含量测定为例。

$$\text{COOH—OCOCH}_3 + NaOH \longrightarrow \text{COONa—OCOCH}_3 + H_2O$$

方法：取本品约 0.4g，精密称定，加中性乙醇（对酚酞指示液显中性）20ml 溶解后，加酚酞指示液 3 滴，用氢氧化钠滴定液（0.1mol/L）滴定。每 1ml 的氢氧化钠滴定液（0.1mol/L）相当于 18.02mg 的 $C_9H_8O_4$。

本品为弱酸，强碱滴定弱酸，化学计量点偏碱性，故选用碱性区变色的酚酞。阿司匹林在水中微溶，易溶于乙醇，且为防止阿司匹林结构中酯键在滴定时水解，致使测定结果偏高，故不用水为溶剂。乙醇对酚酞指示剂显酸性，可消耗氢氧化钠而使测定结果偏高，因而，乙醇在用之前需用氢氧化钠中和至对酚酞显中性。滴定时应在不断振摇下稍快地进行，以防止局部碱度过大而促使其酯键水解。温度在 0～40℃范围内对测定结果无显著影响。

（二）水解后剩余滴定法

利用酯键在碱性溶液中易于水解的性质，加入定量过量的氢氧化钠滴定液，加热使酯水解，剩余的碱用酸滴定液回滴。以阿司匹林的含量测定为例。

$$\text{COOH—OCOCH}_3 + 2NaOH \xrightarrow[\triangle]{\text{水解}} \text{COONa—OH} + CH_3COONa$$

$$2NaOH + H_2SO_4 \xrightarrow{\text{回滴}} Na_2SO_4 + H_2O$$

取本品约 1.5g，精密称定，加入氢氧化钠滴定液（0.5mol/L）50.0ml，混合，缓缓煮沸 10 分钟，放冷，加酚酞指示液，用硫酸滴定液（0.25mol/L）滴定剩余的氢氧化钠，并

将滴定结果用空白试验校正。每 1ml 的氢氧化钠滴定液（0.5mol/L）相当于 45.04mg 的 $C_9H_8O_4$。

$$含量\% = \frac{(V_0 - V) \times F \times T}{W} \times 100\%$$

式中，V_0 为空白消耗硫酸滴定液的体积（ml）；V 为样品测定时消耗硫酸滴定液的体积（ml）；W 为阿司匹林样品的称取量（g）；F 为硫酸滴定液浓度校正因子；T 为氢氧化钠滴定液的滴定度（mg/ml）。

碱液在受热时很易吸收 CO_2，用酸回滴定时会影响测定结果，故需在同样条件下进行空白试验校正。

（三）两步滴定法

1. 阿司匹林片含量测定　阿司匹林片剂中除了加入少量酒石酸或枸橼酸稳定剂外，制剂工艺过程中又可能有水解产物（水杨酸、醋酸）产生，因此不能采用直接滴定法，而采用先中和与供试品共存的酸，再将阿司匹林在碱性条件下水解后测定的两步滴定法。《中国药典》（2005 年版）曾收载两步滴定法，用于阿司匹林片和肠溶片的含量测定。

第 1 步：中和，中和干扰物和阿司匹林的游离羧基。

取本品 10 片，精密称定，研细，精密称取片粉适量（约相当于阿司匹林 0.3g），加入中性乙醇溶解后，以酚酞为指示剂，滴加氢氧化钠滴定液（0.1mol/L）至溶液显粉红色。此时中和了存在的游离酸，阿司匹林也同时成为钠盐。

第 2 步：水解与滴定，水解后剩余滴定法。

在中和后的供试品溶液中，加入定量过量的氢氧化钠滴定液（0.1mol/L）40ml，置水浴上加热使酯键水解，迅速放冷至室温，再用硫酸滴定液（0.05mol/L）滴定剩余的碱，并将滴定的结果用空白试验校正。

阿司匹林标示量百分含量计算式如下：

$$标示量\% = \frac{(V_0 - V) \times F \times T \times \overline{W}}{W \times 标示量} \times 100\%$$

式中，V_0 为空白实验消耗硫酸滴定液的体积（ml）；V 为样品测定时消耗硫酸滴定液的体积（ml）；W 为供试品片粉的称取量（g）；$\overline{W}$ 为供试品的平均片重（g）；F 为硫酸滴定液浓度校正因子；T 为氢氧化钠滴定液的滴定度（mg/ml）；标示量为片剂的规格（mg/片）。

2. 氯贝丁酯含量测定　取本品 2g，精密称定，置锥形瓶中，加中性乙醇（对酚酞指示液显中性）10ml 与酚酞指示液数滴，滴加氢氧化钠滴定液（0.1mol/L）至显粉红色，精密加氢氧化钠滴定液（0.5mol/L）20ml，加热回流 1 小时至油珠完全消失，放冷，用新沸过的冷水洗涤冷凝管，洗液并入锥形瓶中，加酚酞指示液数滴，用盐酸滴定液（0.5mol/L）滴定，并将滴定的结果用空白试验校正。每 1ml 氢氧化钠滴定液（0.5mol/L）相当于 121.4mg 的 $C_{12}H_{15}ClO_3$。

（四）非水酸碱滴定法

苯甲酸钠为芳酸碱金属盐，易溶于水，其水溶液呈碱性，且很弱，但是可在冰醋酸溶液中，用高氯酸滴定液滴定。方法如下：取本品，经 105℃ 干燥至恒重，取约 0.12g，精密称定，加冰醋酸 20ml 使溶解，加结晶紫指示液 1 滴，用高氯酸滴定液（0.1mol/L）滴定至溶液显绿色，并将滴定的结果用空白试验校正。每 1ml 高氯酸滴定液（0.1mol/L）相当于 14.41mg 的 $C_7H_5NaO_2$。

二、紫外分光光度法

1. 丙磺舒片含量测定 丙磺舒在盐酸乙醇溶液中，在 249nm 的波长处有最大吸收，可用于含量测定。

测定方法：取本品 10 片，精密称定，研细，精密称取适量（约相当于丙磺舒 60mg），置 200ml 量瓶中，加乙醇 150ml 与盐酸溶液（9→100）4ml，置 70℃ 水浴上加热 30 分钟，放冷，用乙醇稀释至刻度，摇匀，滤过，精密量取续滤液 5ml，置 100ml 量瓶中，加盐酸溶液（9→100）2ml，用乙醇稀释至刻度，摇匀，照紫外分光光度法，在 249nm 的波长处测定吸光度，按 $C_{13}H_{19}NO_4S$ 的百分吸收系数为 338 计算。

2. 阿司匹林胶囊含量测定 USP（32）–NF（27）采用柱分配色谱分离后，于 280nm 处用紫外分光光度法测定含量，可消除阿司匹林胶囊中辅料和降解物的干扰。

原理：在硅藻土 – 碳酸氢钠色谱柱中，阿司匹林及水杨酸成钠盐保留于柱上，先用三氯甲烷洗脱除去中性或碱性杂质，再用醋酸酸化，使阿司匹林游离，被三氯甲烷洗脱后测得其含量。

$$\text{阿司匹林（mg）} = c_R (A_X/A_R)$$

式中，c_R 为阿司匹林对照品溶液浓度（μg/ml）；A_X 与 A_R 分别为供试品溶液和对照品溶液的吸光度。

三、高效液相色谱法

为了分离原料药和制剂中的杂质、辅料以及稳定剂等，《中国药典》（2015 年版）用高效液相色谱法测定阿司匹林片剂的含量，方法如下。

1. 色谱条件与系统适用性试验 用十八烷基硅烷键合硅胶为填充剂；以乙腈 – 四氢呋喃 – 冰醋酸 – 水（20∶5∶5∶70）为流动相；检测波长为 276nm。理论板数按阿司匹林峰计算不低于 3000，阿司匹林峰与水杨酸峰的分离度应符合要求。

2. 测定法 取本品 20 片，精密称定，充分研细，精密称取细粉适量（约相当于阿司匹林 10mg），置 100ml 量瓶中，用 1% 冰醋酸的甲醇溶液强烈振摇使阿司匹林溶解，并用 1% 冰醋酸的甲醇溶液稀释至刻度，摇匀，滤膜滤过，精密量取续滤液 10μl，注入液相色谱仪，记录色谱图；另取阿司匹林对照品，精密称定，加 1% 冰醋酸的甲醇溶液振摇使溶解，并定量稀释制成每 1ml 中约含 0.1mg 的溶液，同法测定。按外标法以峰面积计算。

$$标示量\% = \frac{c_R \times \dfrac{A_X}{A_R} \times D \times \overline{W}}{W \times 标示量} \times 100\%$$

式中，c_R 为对照品溶液浓度（mg/ml）；A_X 与 A_R 分别为供试品溶液和对照品溶液的峰面积；D 为稀释体积（ml）；W 为供试品片粉的称取量（g）；$\overline{W}$ 为供试品的平均片重（g）；标示量为片剂的规格（mg/片）。

第五节　体内药物分析

扫码"学一学"

一、人血浆中阿司匹林和水杨酸的测定

由于阿司匹林在体内很快代谢成活性产物水杨酸，因而，研究阿司匹林在人体内吸收代谢时，要求同时监测原形药物阿司匹林与活性产物水杨酸。现以气 – 质联用法（GC – MS）为例，介绍人血浆中阿司匹林和水杨酸的同时测定。

1. 色谱条件　色谱柱：HP – 5 弹性石英毛细管柱（25m×0.2mm）；温度：接口 250℃，气化室 220℃，柱初温 100℃，保持 1 分钟后以每分钟 15℃ 升至 220℃；载气：氦气（99.999%）；流量：0.9ml/min。选择离子检测（SIM）：阿司匹林 $m/z195$，水杨酸 $m/z267$，苯甲酸 $m/z179$。

2. 对照溶液的配制　分别精密称取阿司匹林及水杨酸对照品 20.00mg，用乙酸乙酯溶解、定容，配成浓度为 2.00 mg/ml 的储备液，用时用乙酸乙酯稀释成标准工作液，浓度为阿司匹林 1.0μg/ml，水杨酸 0.10 mg/ml。内标苯甲酸用乙酸乙酯精密配成 10.0μg/ml 溶液，4℃冰箱保存。

3. 血浆样品的预处理　取肝素抗凝血浆 0.5ml，精密加入内标溶液 20.0μl，3mol/L HCl 50μl，用乙醚 – 二氯甲烷（4:1）3.0ml 提取，振荡 1 分钟，离心（3000 r/min，5 分钟），取上清液 2.5ml 35℃吹干，加入双（三甲基硅烷）三氟乙酰胺（BSTFA）50μl，35℃ 反应 20 分钟以上，进样 0.5μl。

在上述色谱条件下，保留时间：阿司匹林 7.94 分钟，水杨酸 7.65 分钟，内标苯甲酸 5.18 分钟。血中无杂质干扰。各组分的质谱图和选择离子色谱图见 8 – 2 和图 8 – 3。

4. 标准曲线　于空白血浆中加入阿司匹林、水杨酸标准溶液，使其浓度分别为阿司匹林 2.0、10.0、20.0、50.0、100.0、200.0、400.0ng/ml；水杨酸 0.20、0.50、1.0、2.0、5.0、10.0μg/ml，按样品处理项下操作，测得阿司匹林、水杨酸与内标的峰面积比值（Y）与其浓度（c）呈线性关系。为使测定结果准确可靠，每批样品处理均同时做标准工作曲线，其中回归方程分别为：阿司匹林 $Y = 0.0131c + 0.0397$，$r = 0.9992$，线性范围为 2.0 ～ 400 ng/ml；水杨酸 $Y = 4.97c + 0.281$，$r = 0.9998$，线性范围为 0.20 ～ 10μg/ml；检测限为：阿司匹林 1.0ng/ml，水杨酸 0.1μg/ml。

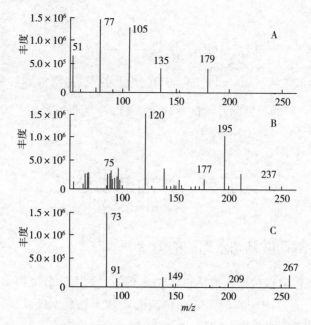

图8-2 苯甲酸（A）、阿司匹林（B）和水杨酸（C）的质谱图

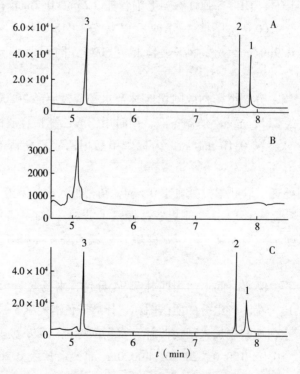

图8-3 血浆中阿司匹林和水杨酸测定 GC-SIM 色谱图

A. 对照品；B. 空白血浆；C. 血浆样品

1. 阿司匹林；2. 水杨酸；3. 苯甲酸

5. 精密度和回收率 取空白血浆 0.50ml，分别精密加入阿司匹林对照溶液 10.0、25.0、100.0μl，水杨酸对照溶液 2.0、5.0、25.0μl，内标 20.0μl，按上述方法处理，用选择离子方式定量，计算阿司匹林、水杨酸峰面积与内标峰面积比值的 RSD，日内（$n=7$）及日间（$n=5$）的 RSD 分别小于4.8%及6.2%。

在空白血浆中加入阿司匹林、水杨酸对照溶液，提取后进样与直接反应进样的峰面积进行比较，计算 3 种浓度的平均回收率大于 96.9%，结果见表 8 - 3。

表 8 - 3　阿司匹林、水杨酸的回收率测定结果

阿司匹林			水杨酸		
加入浓度 (ng/ml)	测得浓度 (ng/ml)	回收率 (%)	加入浓度 (μg/ml)	测得浓度 (μg/ml)	回收率 (%)
20.0	19.38 ± 0.96	96.9 ± 4.8	0.4	0.393 ± 0.015	98.2 ± 3.8
50.0	50.30 ± 1.85	100.6 ± 3.7	1.0	0.973 ± 0.029	97.3 ± 2.9
200.0	199.41 ± 5.21	99.7 ± 2.6	5.0	4.956 ± 0.155	99.1 ± 3.1

8 名健康志愿者口服单剂量 50mg 肠溶阿司匹林片后，以本法测定阿司匹林、水杨酸体内过程符合一室模型。

二、人血浆中布洛芬的测定

布洛芬作为一种疗效确切、不良反应小、安全性高的解热镇痛抗炎药已在临床广泛应用。下面介绍快速、灵敏的液相色谱 - 串联质谱法（LC - MS/MS）测定人血浆中的布洛芬。

1. 色谱条件　分析柱：Zorbax Eclipse XDB - C$_{18}$柱（4.6mm × 150mm，5μm）（美国 Agilent 公司）；流动相为乙腈 - 甲醇 - 5mmol/L 醋酸铵 - 甲酸（450∶450∶100∶0.062 5）；流速 0.7ml/min，柱温 25℃，进样量为 20μl。

2. 质谱条件　离子源为电喷雾电离源；源喷射电压为 - 3800V；温度为 400℃；离子源气体 1（N$_2$）压力为 344.75kPa；离子源气体 2（N$_2$）压力为 413.7kPa；气帘气体（N$_2$）压力为 68.95kPa；负离子方式检测；去簇电压（DP）均为 - 40V；扫描方式为多反应监测（MRM），碰撞能量（CE）分别为 - 8eV（布洛芬）和 - 10eV（萘普生）；用于定量分析的离子反应分别为 m/z205→m/z161（布洛芬）和 m/z229→m/z185（萘普生）；碰撞气压力为 27.58kPa；扫描时间为 0.2s。

3. 血浆样品处理　向 25μl 血浆中分别加入 25μl 甲醇 - 水（50∶50），25μl 内标溶液（4.0mg/L 萘普生溶液）和 50μl 盐酸（0.5mol/L），混匀；加 3ml 正己烷，涡流混合 1 分钟，往复振摇 15 分钟（每分钟 240 次），离心 5 分钟（3000r/min），分取上清液于另一试管中，于 40℃空气流下吹干，残留物加入 150μl 流动相溶解，涡流混合，进样 20μl，进行 HPLC - MS/MS 分析，色谱图如图 8 - 4 所示。

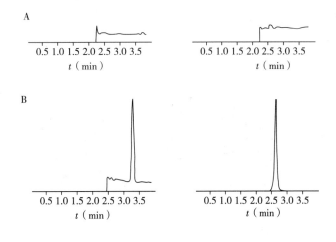

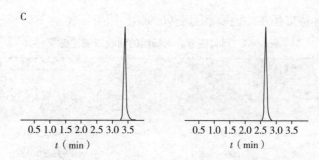

图 8-4 人血浆中布洛芬和内标萘普生的典型多反应监测（MRM）色谱图

A. 空白血浆；B. 空白血浆加入布洛芬与内标萘普生；C. 口服布洛芬伪麻片 3h 后的血浆样品

人血浆中布洛芬测定的回归方程为 $Y = 2.28 \times 10^{-4}X + 4.98 \times 10^{-3}$，$r = 0.9964$，线性范围为 $50.0 \sim 25\,000\mu g/L$，定量下限为 $50.0\mu g/L$，日内、日间精密度（RSD）均小于 8.5%，准确度（RE）在 ±2.5% 以内，每个样品测试时间仅为 4.0 分钟。

扫码"练一练"

简答题

1. 简述芳酸及其酯类药物的理化性质。
2. 简述阿司匹林两步滴定法的原理。
3. 简述二氟尼柳中有关物质检查的原理。

第九章　巴比妥类药物分析

要点导航

　　1. 掌握巴比妥类镇静催眠药物的结构与主要理化性质，鉴别试验及含量测定的原理。

　　2. 熟悉本类药物鉴别试验及含量测定的常用方法，特殊杂质与检查方法。

　　3. 了解本类药物的体内药物分析方法。

扫码"学一学"

第一节　结构与特征

一、巴比妥类药物的结构与性质

巴比妥类药物为环状酰脲类镇静催眠药，是巴比妥酸的衍生物，其基本结构通式为：

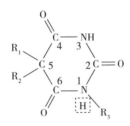

　　不同的巴比妥药物主要由于 5 位取代基 R_1 和 R_2 的不同，其理化性质亦有差异。本类药物临床上常用的多为巴比妥酸的 5,5 - 二取代衍生物，少数为 1,5,5 - 三取代物或 2 位 C 被 S 取代的硫代巴比妥酸的 5,5 - 二取代衍生物。《中国药典》（2015 年版）收载的本类药物有苯巴比妥及其钠盐，异戊巴比妥及其钠盐，司可巴比妥钠以及注射用硫喷妥钠等。常见巴比妥药物的化学结构见表 9 - 1。

表 9 - 1　常见巴比妥类药物的化学结构

药物	R_1	R_2	备注
巴比妥（Barbital）	$-C_2H_5$	$-C_2H_5$	
苯巴比妥（Phenobarbital）	$-C_2H_5$	$-C_6H_5$	
异戊巴比妥（Amobarbital）	$-C_2H_5$	$-CH_2CH_2CH(CH_3)_2$	
司可巴比妥钠（Secobarbital Sodium）	$-CH_2CH=CH_2$	$-CH(CH_3)(CH_2)_2CH_3$	
硫喷妥钠（Thiopental Sodium）	$-C_2H_5$	$-C_2H_5$	C_2 位 S 取代物的钠盐

　　巴比妥酸环状丙二酰脲结构是巴比妥类药物的母核，该结构是巴比妥类药物的共同部

分，决定巴比妥类药物的特性，可用于与其他类药物相区别。另一部分是取代基部分，主要是 5 位 C 上的 R_1 和 R_2。根据取代基不同，可以形成巴比妥类的各种具体药物，并具有不同的理化性质。

二、巴比妥类药物的理化特征

巴比妥类药物一般为白色结晶或结晶性粉末，具有一定的熔点。在空气中较稳定，但是加热多能升华。此类药物一般微溶或极微溶于水，易溶于乙醇、乙醚等有机溶剂；形成钠盐后则易溶于水，而难溶于有机溶剂。相对稳定的六元环结构，遇酸、氧化剂、还原剂时，一般较难开环，但与碱液共沸时则水解开环，并产生氨气。巴比妥类药物具体的理化性质如下。

（一）弱酸性

由巴比妥类药物的结构可知其六元环状母核含有 1, 3 - 二酰亚胺基团，能使其分子发生酮式 - 烯醇式互变异构，在水溶液中发生二级电离。发生电离的过程如下：

$$R_1R_2 \text{ 巴比妥结构式互变异构及二级电离过程}$$

由于本类药物为弱酸性物质（pK_a 值为 7.3 ~ 8.4），故可与强碱反应生成水溶性的盐类，一般为钠盐。由弱酸与强碱形成的巴比妥钠盐，其水溶液显碱性，加酸酸化后，则析出结晶性的游离巴比妥类药物，可用有机溶剂将其萃取出来。上述这些性质可用于巴比妥类药物的分离、鉴别、检查和含量测定。

（二）水解反应

1. 巴比妥类药物的水解　本类药物的分子结构中具有酰亚胺结构，与碱溶液共沸即水解产生氨气，可使红色石蕊试纸变蓝。

$$\underset{R_2}{R_1}\text{...}OH + 5NaOH \xrightarrow{\Delta} \underset{R_2}{R_1}\text{...}ONa + 2NH_3\uparrow + 2NaCO_3$$

2. 巴比妥类药物钠盐的水解　本类药物的钠盐，在吸湿的情况下也能水解。一般情况下，在室温和 pH10 以下水解较慢；在 pH11 以上随着碱度的增加水解速度加快。

（三）与重金属离子的反应

巴比妥类药物的母核为丙二酰脲（ - CONHCONHCO - ）或酰亚胺基团，在适宜的 pH 溶液中，可与某些重金属离子如 Cu^{2+}、Ag^+、Co^{2+} 等反应呈色或产生有色沉淀，常用于本类药物的鉴别和药物的含量测定。

1. 与铜盐的反应　巴比妥类药物在吡啶溶液中生成的烯醇式异构体与铜离子吡啶溶液反应，形成稳定的配位化合物，产生类似双缩脲的呈色反应。

在此反应中，除含硫巴比妥药物呈绿色外，大部分巴比妥类药物主要呈紫堇色或生成紫色沉淀。在不同 pH 的溶液中，5,5 - 二取代基不同的巴比妥类药物与铜盐生成的紫色化合物，在三氯甲烷中的溶解度不同。在 pH 较高的溶液中，5,5 - 取代基的亲脂性越强，与铜盐生成的紫色物质越容易溶于三氯甲烷中。此反应可用于本类药物的鉴别，也可以用来区别巴比妥类和硫代巴比妥类药物。

2. 与银盐的反应 巴比妥类药物分子结构中含有酰亚胺基团，在碳酸钠溶液中，生成钠盐而溶解，再与硝酸银溶液反应，首先生成可溶性的一银盐，加入过量的硝酸银溶液，则生成难溶性的二银盐白色沉淀。此反应可用于本类药物的鉴别和含量测定。

3. 与钴盐的反应 巴比妥类药物在碱性溶液中可与钴盐反应，生成紫堇色配位化合物，可用于本类药物的鉴别和含量测定。

此反应在无水条件下进行，能使反应较灵敏，且生成的有色产物也较稳定。因此所用试剂均应不含水分。常用试剂为无水甲醇或乙醇；所用钴盐为醋酸钴、硝酸钴或氧化钴；碱以有机碱为好，一般采用异丙胺。

（四）香草醛（Vanillin）的反应

巴比妥类药物分子结构中丙二酰脲基团的氢比较活泼，可与香草醛在浓硫酸存在下发生脱水缩合反应，产生棕红色产物。

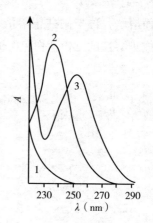

（五）紫外吸收光谱特征

从巴比妥类药物的母核结构可知其具有一定的紫外吸收特性，该类药物的紫外吸收光谱随着电离级数不同，发生显著的变化。在酸性溶液中，5,5-二取代和1,5,5-三取代巴比妥类药物难于电离，无明显的紫外吸收峰。在pH 10的碱性溶液中，发生一级电离，形成共轭体系结构，在240nm处出现最大吸收峰；在pH 13的强碱性溶液中，5,5-二取代巴比妥类药物发生二级电离，引起共轭体系延长，导致吸收峰红移至255nm，见图9-1。1,5,5-三取代巴比妥类药物，因1位取代基的存在，故不发生二级电离，最大吸收峰仍位于240nm。

图9-1 巴比妥类药物的UV图
1. 0.05mol/L H_2SO_4；2. pH 9.9缓冲液；
3. 0.1mol/L NaOH

硫代巴比妥类药物的紫外吸收光谱则不同，在酸性或碱性溶液中均有较明显的紫外吸收。硫喷妥的紫外吸收光谱：在盐酸溶液（0.1mol/L）中，两个吸收峰分别在287nm和238nm；在氢氧化钠溶液（0.1mol/L）中，两个吸收峰分别移至304nm和255nm，见图9-2。另外，在pH 13的强碱性溶液中，硫代巴比妥类药物在255nm处的吸收峰消失，只存在304nm处的吸收峰。

巴比妥类药物在不同pH溶液中的紫外吸收光谱发生的特征性变化，可用于本类药物的鉴别、检查和含量测定。

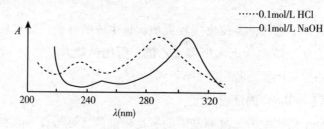

图9-2 硫喷妥钠UV图

（六）色谱行为特征

巴比妥类药物具有不同的分子结构，其色谱行为亦不同，可用于鉴别，常用方法有薄层色谱法和高效液相色谱法。

1. 薄层色谱法 取巴比妥类药物约 50μg 点于硅胶 GF_{254} 薄层板上，以三氯甲烷 – 丙酮（4∶1）混合液作流动相。展开后，薄层板用温热空气流进行干燥，然后喷洒 2% 的氯化汞乙醇溶液，继之再喷洒 2% 的 1，5 – 二苯卡巴腙乙醇溶液。此时则在紫色的背景上观察到巴比妥类药物的白色斑点。常见的巴比妥类药物的 R_f 值如下：巴比妥，$R_f = 0.59$；苯巴比妥，$R_f = 0.59$；硫喷妥，$R_f = 0.92$。

2. 高效液相色谱法 取巴比妥类药物的乙醇溶液（1mg/ml）2μl，注入 ODS 柱（250mm×4.6mm，填充 5μm 的 Spherisorb ODS）中，用磷酸二氢钠（0.1mol/L）〔用氢氧化钠溶液（5mol/L）调节 pH 至 8.5〕 – 甲醇（4∶1）混合溶液作为流动相，流速 0.8ml/min，以紫外检测器于 210nm 波长进行检测，其保留行为应与对照品一致。

（七）显微结晶

巴比妥类药物可根据其本身或与某种试剂的反应产物的特殊晶型，进行同类或不同类药物的鉴别。此法亦适用于生物样品中微量巴比妥药物的检验。

第二节 鉴 别

扫码"学一学"

巴比妥类药物的结构特征及其具有的理化特性，如分子结构中含有的酰亚胺基，硫元素与不同取代基等均可用于本类药物的鉴别试验。常用的鉴别试验方法有丙二酰脲类鉴别试验，制备衍生物测定熔点，芳环反应，不饱和键反应，硫和钠元素反应等。另外，巴比妥类药物光谱和色谱行为特征也可用于本类药物的鉴别。

一、丙二酰脲类鉴别试验

丙二酰脲类反应是巴比妥类药物母核的反应，因而是本类药物共有的反应，收载在《中国药典》（2015 年版）通则"一般鉴别试验"项下。丙二酰脲类的鉴别反应有银盐反应和铜盐反应，其试验原理前已阐述，鉴别试验已用于苯巴比妥、异戊巴比妥及其盐和司可巴比妥钠的鉴别。

二、熔点测定

熔点是一种物质在规定的测定方法下，由固态转变为液态的温度。纯物质的熔点是一定的，可作为一项鉴别药物的物理常数，常用于药物的鉴别；熔点也能反映药物的纯杂程度。巴比妥类药物本身可直接用药典方法测定熔点，其钠盐可利用它易溶于水，酸化后析出相应的游离巴比妥母体，将沉淀过滤干燥后，测定熔点。也可以将本类药物制备成衍生物后，再测定衍生物的熔点。

利用熔点测定法可鉴别苯巴比妥及其钠盐、异戊巴比妥及其钠盐、司可巴比妥钠及注射用硫喷妥钠等。

三、利用特殊取代基或元素的鉴别试验

（一）利用不饱和取代基的鉴别试验

具有不饱和取代基的巴比妥类药物，《中国药典》（2015 年版）收载有司可巴比妥钠。因其结构中含有丙烯基，分子中的不饱和键可与碘、溴或高锰酸钾作用，发生加成或氧化反应，而使碘、溴或高锰酸钾褪色。

1. 与碘试液的反应　取供试品加水溶解后，加碘试液所显棕黄色应在 5 分钟内消失。司可巴比妥与溴试液，也可发生加成反应，使溴试液褪色。

2. 与高锰酸钾反应　含不饱和烃取代基的巴比妥类药物，具有还原性，在碱性溶液中与高锰酸钾反应，使紫色的高锰酸钾转变为棕色的二氧化锰。

（二）利用芳环取代基的鉴别试验

1. 硝化反应　含芳香取代基的巴比妥类药物，与硝酸钾及硫酸共热，可发生硝化反应，生成黄色硝基化合物。

2. 与硫酸－亚硝酸钠的反应　苯巴比妥与硫酸－亚硝酸钠反应生成橙黄色产物，并随即转变为橙红色。本反应确切的原理不清，可能为苯环上的亚硝基化反应。此鉴别试验为《中国药典》（2015 年版）收载的方法，可用于区别苯巴比妥和其他不含芳环取代基的巴比妥类药物。

3. 与甲醛－硫酸的反应　苯巴比妥与甲醛－硫酸反应，生成玫瑰红色产物。此鉴别方法也为《中国药典》（2015 年版）收载，可用于区别苯巴比妥和其他巴比妥类药物。

（三）利用硫元素的鉴别试验

硫代巴比妥类分子结构中含有硫元素，如硫喷妥钠，可将其硫元素转变为无机硫离子，而显硫化物的反应。如硫喷妥钠在氢氧化钠试液中与铅离子反应，生成白色沉淀；加热后，沉淀转变为黑色的硫化铅。此鉴别试验可用于硫代巴比妥类与巴比妥类药物的区别。

第三节 苯巴比妥的检查

苯巴比妥的合成工艺为：

由以上合成工艺过程可以看出，苯巴比妥中除检查"干燥失重"和"炽灼残渣"外，还需检查"酸度"、"乙醇溶液的澄清度"、"有关物质"和"中性或碱性物质"等项目，以限制相关杂质的含量。《中国药典》（2015年版）二部收载检查方法如下。

一、酸度

酸度的检查主要是控制副产物苯基丙二酰脲。苯基丙二酰脲是由于中间体（Ⅱ）的乙基化反应不完全，而与脲素缩合生成的。因其分子中5位碳原子上的氢受相邻两羧基的影响，致使酸性比苯巴比妥强，能使甲基橙指示剂显红色。

检查方法：取本品0.2g，加水10ml，煮沸搅拌1分钟，放冷，滤过，取滤液5ml，加甲基橙指示剂1滴，不得显红色。

二、乙醇溶液的澄清度

本项检查主要是控制苯巴比妥中乙醇不溶性杂质，利用苯巴比妥酸这些杂质在乙醇溶液中的溶解度比苯巴比妥小的特性进行检查。

检查方法：取本品1.0g，加乙醇5ml，加热回流3分钟，溶液应澄清。

三、有关物质

取本品，加流动相溶解并稀释成每1ml中含1mg的溶液，作为供试品溶液；精密量取1ml，置200ml量瓶中，用流动相稀释至刻度，摇匀，作为对照溶液。照高效液相色谱法试验，用辛烷基硅烷键合硅胶为填充剂。以乙腈－水（25:75）为流动相，检测波长为

220nm；理论板数按苯巴比妥峰计算不低于 2500，苯巴比妥峰与相邻杂质峰的分离度应符合要求。精密量取供试品溶液与对照品溶液各 5μl，分别注入液相色谱仪，记录色谱图至主成分峰保留时间的 3 倍，供试品溶液色谱图中如有杂质峰，单个杂质峰面积不得大于对照溶液主峰面积（0.5%），各杂质峰面积的和不得大于对照溶液主峰面积的 2 倍（1.0%）。

四、中性或碱性物质

中性或碱性物质是由中间体（Ⅰ）形成的副产物 2 - 苯基丁二酰胺、2 - 苯基丁二酰脲或分解产物等杂质，不溶于氢氧化钠试液但溶于乙醚；而苯巴比妥具有酸性，溶于氢氧化钠试液，利用这些杂质与苯巴比妥在氢氧化钠试液和乙醚中的溶解度不同，采用萃取重量法测定杂质含量。

检查方法：取本品 1.0g，置分液漏斗中，加氢氧化钠试液 10ml 溶解后，加水 5ml 与乙醚 25ml，振摇 1 分钟，分取醚层，用水振摇洗涤 3 次，每次 5ml，取醚液经干燥滤纸滤过，滤液置 105℃恒重的蒸发皿中，蒸干，在 105℃干燥 1 小时，遗留残渣不得过 3mg。

扫码"学一学"

第四节　含量测定

一、银量法

采用银量法测定本类药物及其制剂的含量，主要基于巴比妥类药物在适当的碱性溶液中，可与银离子定量成盐。如苯巴比妥及其钠盐、异戊巴比妥及其钠盐以及它们的制剂，《中国药典》（2015 年版）均采用银量法测定其含量。在滴定过程中，巴比妥类药物首先形成可溶性一银盐，当被测定的巴比妥类药物完全形成一银盐后，稍过量的银离子就和巴比妥类药物形成难溶性的二银盐沉淀，使溶液变浑浊，以此指示滴定终点。

本法虽然操作简便，专属性强，巴比妥类药物的分解产物或其他一些可能存在的杂质不与硝酸银反应，但本法受温度影响较大，而且以溶液出现浑浊指示滴定终点，难于观察。为了克服滴定过程中温度变化的影响和改善终点的观察，历版药典对测定方法进行了不断修订，本法首先用一定浓度丙酮作为溶剂，克服了温度变化的影响，但未解决终点观察问题，结果不够满意。《中国药典》（1985 年版）进行了修订，改用甲醇作溶剂，并用银 - 玻璃电极系统电位法指示终点，使本法获得明显改进，因此继续为《中国药典》（2015 年版）沿用。具体测定方法如下。

苯巴比妥及其钠盐的测定：取本品约 0.2g，精密称定，加甲醇 40ml 使溶解，再加新制的 3% 无水碳酸钠溶液 15ml，照电位滴定法，用硝酸银滴定液（0.1mol/L）滴定。每 1ml 硝酸银滴定液（0.1mol/L）相当于 23.22mg 的 $C_{12}H_{12}N_2O_3$。

二、溴量法

基于巴比妥类药物在 5 位取代基含有双键，其不饱和键可与溴定量地发生加成反应，可采用溴量法测定其含量。《中国药典》（2015 年版）收载的司可巴比妥钠采用本法测定。其测定原理可用下列反应式表示。

司可巴比妥钠的测定方法：取本品约 0.1g，精密称定，置 250ml 碘瓶中，加水 10ml，振摇使溶解，精密加溴滴定液（0.05mol/L）25ml，再加盐酸 5ml，立即密塞并振摇 1 分钟，在暗处静置 15 分钟后，注意微开瓶塞，加碘化钾试液 10ml，立即密塞，摇匀后，用硫代硫酸钠滴定液（0.1mol/L）滴定，至近终点时，加淀粉指示液，继续滴定至蓝色消失，并将滴定结果用空白试验校正。每 1ml 溴滴定液（0.05mol/L）相当于 13.01mg 的 $C_{12}H_{17}N_2NaO_3$。

三、酸碱滴定法

巴比妥类药物的母核结构决定了该类药物呈弱酸性，可作为一元酸直接被标准碱溶液滴定，或在非水溶液中用强碱溶液直接滴定。此法虽然未被《中国药典》（2015 年版）收载，但也可用于本类药物的含量测定，常用的方法如下。

（一）非水滴定法

巴比妥类药物在非水溶液中的酸性增强，用碱性滴定液滴定时，终点较为明显，可得到比较满意的结果。测定时常用的有机溶剂有二甲基甲酰胺、甲醇、三氯甲烷、丙酮、无水乙醇、苯、吡啶、甲醇 – 苯（15∶85）、乙醇 – 三氯甲烷（1∶10）等；常用的滴定液有甲醇钾（钠）的甲醇（或乙醇）溶液、氢氧化四丁基铵的氯苯溶液等；常用的指示剂为麝香草酚蓝等，也可用玻璃 – 甘汞电极电位法指示终点。

（二）在水 – 乙醇混合溶剂中的滴定法

本类药物在水中的溶解度较小，故滴定时多在醇溶液或含水的醇溶液中进行，这样可避免反应中产生的弱酸盐易于水解而影响滴定终点。常以麝香草酚酞为指示剂，滴定至淡蓝色为终点。

异戊巴比妥测定方法：取本品约 0.5g，精密称定，加乙醇 20ml 溶解后，加麝香草酚酞指示剂 6 滴，用氢氧化钠滴定液（0.1mol/L）滴定，并将滴定结果用空白试验校正。每 1ml 氢氧化钠滴定液（0.1mol/L）相当于 22.63mg 的 $C_{11}H_{18}N_2O_3$。

本法操作简便，但终点较难判断，为了便于确定终点，可采用空白对照。由于操作过程中吸收二氧化碳会使终点的淡蓝色较易褪去，采用空白对照也难以克服。因此可采用电位法指示终点。

（三）在胶束水溶液中进行的滴定法

本法是在有机表面活性剂的胶束水溶液中进行滴定，用指示剂或电位法指示终点。因表面活性剂能改变巴比妥药物的离解平衡，使药物的 K_a 增大，即使巴比妥药物酸性增强，因此使滴定终点变化明显。常用的有机表面活性剂有：溴化十六烷基三甲基苄铵（CTMA）和氯化四癸基二甲基苄铵（TDBA）。

采用本法测定巴比妥和苯巴比妥的结果的相对标准偏差均小于 0.3%，并优于在水 – 乙醇混合溶液中的滴定法。

四、紫外分光光度法

巴比妥类药物因其在酸性介质中几乎不电离，紫外吸收不明显。但在碱性介质中电离为具有紫外吸收特征的结构，故可采用紫外分光光度法测定其含量。本法灵敏度高，专属性强，广泛应用于巴比妥类药物的原料及其制剂的含量测定，以及固体制剂的溶出度和含量均匀度检查，也常用于巴比妥药物的体内分析检测。

（一）直接紫外分光光度法

本法是将样品溶解后，根据溶液的 pH，在最大吸收波长（λ_{max}）处，直接测定对照品溶液和供试品溶液的吸光度，再计算药物的含量。《中国药典》（2015 年版）对注射用硫喷妥钠的含量测定采用方法。

取装置差异项下的内容物，混合均匀，精密称取适量（约相当于硫喷妥钠 0.25g），置 500ml 量瓶中，加水使硫喷妥钠溶解并稀释至刻度，摇匀，精密量取适量，用 0.4% 氢氧化钠溶液定量稀释制成每 1ml 中约含 5μg 的溶液，照紫外 – 可见分光光度法，在 304nm 的波长处测定吸光度；另取硫喷妥对照品，精密称定，用 0.4% 氢氧化钠溶液溶解并定量稀释制成每 1ml 中约含 5μg 的溶液，同时测定。根据每支的平均装量计算。每 1mg 硫喷妥相当于 1.091mg 的 $C_{11}H_{17}N_2NaO_2S$。

本品为硫酸喷钠 100 份与无水碳酸钠 6 份混合的灭菌粉末，按平均装量计算，含硫喷妥钠（$C_{11}H_{17}N_2NaO_2S$）应为标示量的 93.0% ～107.0%。测定结果可按下式计算：

$$本品相当于标示量的百分含量 = \frac{A_样 \times \rho_对 \times 10^{-5} \times 500 \times 100 \times 1.091 \times \overline{m}}{A_对 \times m \times 标示量} \times 100\%$$

式中，$A_样$ 和 $A_对$ 分别为供试品溶液和对照品溶液吸光度；$\rho_对$ 为对照品溶液质量浓度（μg/ml）；m 为称样量（g）；1.091 为硫喷妥钠与硫喷妥相对分子质量比值；$\overline{m}$ 为平均装量（g）；标示量为规格（g）。

（二）经提取分离后的紫外分光光度法

根据巴比妥药物具有酸性，在三氯甲烷等有机溶剂中易溶，而其钠盐在水中易溶的特点进行测定。测定时取供试液适量，加酸酸化后，用三氯甲烷提取巴比妥类药物。三氯甲烷提取液加 pH 7.2 ～7.5 的缓冲溶液（水 10 ～25ml，加碳酸氢钠 1g，10% 盐酸液 3 ～4 滴），振摇，分离弃去水相缓冲层。再用 0.45mol/L 氢氧化钠溶液提取三氯甲烷层中的巴比妥类药物，将碱提取液调节适宜 pH，然后选用相应的吸收波长进行测定。本法可消除干扰物质对巴比妥类药物进行测定的影响。

（三）差示紫外分光光度法

本法是利用巴比妥类药物在不同 pH 溶液中的电离级数不同，从而产生紫外吸收光谱的情况不同为依据设计的测定方法。一般有以下两种测定形式。

（1）在波长 240nm 处，测定 pH 10 和 pH 2 两种溶液的吸光度之差（ΔA 值）。巴比妥类药物在 pH 2 的溶液中不电离，故在 240nm 处几乎无吸收，如这时有吸收则为杂质吸收。因此，可利用巴比妥类药物在两种 pH 溶液中的吸光度之差消除杂质吸收的干扰。

（2）在波长 260nm 处，测定 pH 10 和强碱溶液的吸光度之差（由于两种溶液在 260nm 处的吸光度的差值最大，灵敏度高，故不采用 255nm 波长处的吸光度之差）。pH 10 的溶液可用硼酸盐缓冲液或碳酸盐缓冲液或 0.1% ～1% 的氨试液配制；pH 2 的溶液可用盐酸或硫酸配制。被测巴比妥类药物溶液的浓度，在两种不同 pH 的溶液中必须相同，应为 1 ~ 2.5mg/100ml。

扫码"学一学"

第五节 体内药物分析

目前，临床上为了提高巴比妥类药物的疗效，减少毒副反应、为超剂量中毒诊断治疗提供依据，需要进行血清浓度监测。此外，在当前社会中，药品滥用成为危害社会稳定的一个严重隐患，巴比妥类药物的滥用就是其中一部分。因此，对于巴比妥类药物中毒患者或者滥用者进行体内药物毒物分析具有重要意义。

巴比妥类药物口服或肌内注射均易吸收，并迅速分布于全身组织、体液，也易通过胎盘进入胎儿循环。各药入脑组织的速度与药物脂溶性成正比。硫喷妥钠脂溶性最高，极易通过血脑屏障，静脉注射后即刻奏效。但又因迅速自脑组织转移到外周脂肪组织（再分布），故作用短暂（约 15 分钟）。而苯巴比妥脂溶性较小，即使静脉注射也需 30 分钟才起效。脂溶性高的药物如司可巴比妥等主要在肝脏代谢而失效，作用持续时间较短。而脂溶性小的药物如苯巴比妥主要以原形自肾脏排泄而消除，故作用持续时间较长。巴比妥类药物的血浆蛋白结合率各不相同，与其脂溶性密切相关，脂溶性高者结合率高，反之则低。

苯巴比妥是常用的抗癫痫药物之一，由于其个体差异大，治疗窗窄，有必要进行治疗药物监测；另外，对巴比妥中毒患者或药物滥用者亦需进行体内药物及毒物分析。巴比妥类药物的体内分析方法有高效液相色谱法、高效毛细管电泳法、色谱/质谱联用法和荧光偏振免疫法等，在测定前需对体内样品进行液－液或固－液萃取。以 HPLC 法测定人血浆中苯巴比妥等 3 种抗癫痫药为例，方法如下。

1. 色谱条件 色谱柱为 C_{18} 柱（125mm×4.6mm，5μm），流动相为乙腈－水（78∶22），流速为 1ml/min，检测波长 220nm。

2. 血浆样品处理 取血浆 1ml，加入内标溶液（1 mg/ml）25μl、醋酸钠缓冲液（0.75mol/L，pH 5.0）1ml 和二氯甲烷 5ml，涡旋振荡 10 秒，进样 100μl。

3. 测定结果 血浆药物浓度线性范围 0.08 ~ 40μg/ml，应用于临床癫痫病人的治疗药物监测，癫痫患者每日服用卡马西平 400mg、苯巴比妥 140mg、苯妥英钠 400mg。取稳态血液样本测定，卡马西平为 10.4μg/ml，卡马西平－10，11－环氧化物为 10.6μg/ml，苯巴比妥为 13.7μg/ml，苯妥英为 13.6μg/ml。

简答题

1. 简述巴比妥类药物的性质，哪些性质可用于鉴别？

2. 简述银量法测定巴比妥类药物含量的基本原理。

3. 今有三瓶药物分别为苯巴比妥、司可巴比妥钠和硫喷妥钠，如何采用适当的化学方法将三者区分开？

扫码"练一练"

第十章　胺类药物分析

扫码"学一学"

> **要点导航**
>
> 1. 掌握芳胺类药物和苯乙胺类药物的基本结构与主要理化性质，代表性药物的鉴别、检查和含量测定的方法、原理与特点。
> 2. 熟悉芳胺类药物和苯乙胺类药物特殊杂质的结构、危害、检查方法与含量限度。
> 3. 了解影响苯乙胺类拟肾上腺素药物稳定性的主要因素，体内样品与临床监测方法。

第一节　芳胺类药物

芳胺类药物是氨基直接取代在芳环上的药物，基本结构有两类：对氨基苯甲酸酯类和酰胺类。

一、结构与性质

（一）对氨基苯甲酸酯类药物的结构与性质

1. 基本结构　本类药物分子中都具有对氨基苯甲酸酯的母体，结构通式如下。

$$R_1 \overset{H}{N} -\!\!\bigcirc\!\!- \overset{O}{\underset{\parallel}{C}} - OR_2$$

2. 典型药物　主要包括苯佐卡因、盐酸普鲁卡因、盐酸氯普鲁卡因和盐酸丁卡因等局部麻醉药。化学结构如下。

$$H_2N -\!\!\bigcirc\!\!- COOC_2H_5$$

苯佐卡因（Benzocaine）

$$\left[H_2N -\!\!\bigcirc\!\!- COOCH_2CH_2N(C_2H_5)_2 \right], HCl$$

盐酸普鲁卡因（Procaine Hydrochloride）

$$\left[H_2N -\!\!\underset{Cl}{\bigcirc}\!\!- COOCH_2CH_2N(C_2H_5)_2 \right], HCl$$

盐酸氯普鲁卡因（Chloroprocaine Hydrochloride）

$$\left[CH_3(CH_2)_3HN - \langle \rangle - COOCH_2CH_2N(CH_3)_2 \right], HCl$$

盐酸丁卡因（Tetracaine Hydrochloride）

由于盐酸普鲁卡因胺（抗心律失常药）化学结构与盐酸普鲁卡因不同之处仅在酯键改为酰胺键，化学性质与本类药物很相似，故在此一并列入讨论。其化学结构如下。

$$\left[H_2N - \langle \rangle - CONHCH_2CH_2N(C_2H_5)_2 \right], HCl$$

盐酸普鲁卡因胺（procainamide hydrochloride）

3. 理化性质

（1）**芳伯氨基特性** 本类药物的结构中具有芳伯氨基（除盐酸丁卡因外），显重氮化-偶合反应；可与芳醛发生缩合反应生成 Schiff 碱；易氧化变色。

（2）**水解特性** 分子结构中含有酯键（或酰胺键），易水解。药物水解反应的快慢受光、热或碱性条件的影响。

（3）**弱碱性** 分子结构中脂烃胺侧链为叔胺氮原子（除苯佐卡因外），具有弱碱性，在冰醋酸等非水溶剂中可与高氯酸定量反应。

（4）**其他特性** 本类药物的游离碱多为碱性油状液体或低熔点固体，难溶于水，可溶于有机溶剂。其盐酸盐均系白色结晶性粉末，具有一定的熔点，易溶于水和乙醇，难溶于有机溶剂。

（二）酰胺类药物的结构与性质

1. 基本结构 本类药物均系苯胺的酰基衍生物，其共性是具有芳酰氨基，结构通式如下。

$$R_1 - \langle \begin{array}{c} R_3 \\ \\ R_4 \end{array} \rangle - \begin{array}{c} H \\ | \\ N - C - R_2 \\ \| \\ O \end{array}$$

2. 典型药物 包括对乙酰氨基酚（扑热息痛）等解热镇痛药，盐酸利多卡因、盐酸布比卡因和盐酸罗哌卡因等局部麻醉药，醋氨苯砜抗麻风药和盐酸妥卡尼抗心律失常药等。各典型药物结构如下。

$$HO - \langle \rangle - NHCOCH_3$$

对乙酰氨基酚（Paracetamol）

$$\left[H_3C - \langle \begin{array}{c} NHCOCH_2N(C_2H_5)_2 \\ \\ \end{array} \rangle CH_3 \right], HCl, H_2O$$

盐酸利多卡因（Lidocaine Hydrochloride）

盐酸布比卡因（Bupivacaine Hydrochloride）

盐酸罗哌卡因（Ropivacaine Hydrochloride）

醋氨苯砜（Acedapsone）

盐酸妥卡尼（Tocainide Hydrochloride）

3. 理化性质

（1）水解后显芳伯氨基特性　分子结构中的芳酰氨基在酸性溶液中易水解为芳伯氨基，并显芳伯氨基特性反应。对乙酰氨基酚和醋氨苯砜水解反应速率较快，盐酸利多卡因、盐酸布比卡因、盐酸罗哌卡因和盐酸妥卡尼在酰胺基邻位存在两个甲基，由于空间位阻影响，较难水解。

（2）水解产物易酯化　对乙酰氨基酚和醋氨苯砜水解后产生醋酸，可在硫酸介质中与乙醇反应产生乙酸乙酯的香味。

（3）酚羟基特性　对乙酰氨基酚具有酚羟基，与三氯化铁发生呈色反应，可与分子结构中无酚羟基的本类药物区别。

（4）弱碱性　盐酸利多卡因、盐酸布比卡因和盐酸罗哌卡因的脂烃胺侧链有叔胺氮原子，盐酸妥卡尼结构中有伯胺氮原子，显碱性，可以成盐；能与生物碱沉淀剂发生沉淀反应；在冰醋酸等非水溶剂中可与高氯酸定量反应。

（5）与重金属离子发生沉淀反应　盐酸利多卡因、盐酸布比卡因、盐酸罗哌卡因和盐酸妥卡尼分子结构中酰氨基上的氮可在水溶液中与铜离子或钴离子配位，生成有色的配位化合物沉淀。此沉淀可溶于三氯甲烷等有机溶剂后呈色。

二、鉴别

(一) 重氮化 - 偶合反应

分子结构中具有芳伯氨基或潜在芳伯氨基的药物,在酸性条件下与亚硝酸盐反应生成的重氮盐,可与碱性 β-萘酚偶合生成有色的偶氮染料。

苯佐卡因、盐酸普鲁卡因、盐酸氯普鲁卡因和盐酸普鲁卡因胺结构中含有芳伯氨基,可直接用该反应鉴别。对乙酰氨基酚和醋氨苯砜须先水解后,才能用该反应鉴别。

1. 盐酸普鲁卡因的鉴别　取供试品约 50mg,加稀盐酸 1ml,必要时缓缓煮沸使溶解,放冷,加 0.1mol/L 亚硝酸钠溶液数滴,滴加碱性 β-萘酚试液数滴,视供试品不同,生成由橙黄到猩红色沉淀。

2. 对乙酰氨基酚的鉴别　取本品约 0.1g,加稀盐酸 5ml,置水浴中加热 40 分钟,放冷;取 0.5ml,滴加亚硝酸钠试液 5 滴,摇匀,用水 3ml 稀释后,加碱性 β-萘酚试液 2ml,振摇,即显红色。

盐酸丁卡因分子结构中不具有芳伯氨基,无此反应,但其分子结构中的芳香仲胺在酸性溶液中与亚硝酸钠反应,生成 N-亚硝基化合物的乳白色沉淀,可与具有芳伯氨基的同类药物区别。

（二）与三氯化铁反应

对乙酰氨基酚分子结构中具有酚羟基，可直接与三氯化铁试液反应显蓝紫色。

$$\text{（化学反应式）} \quad 3\text{（对乙酰氨基酚）} + FeCl_3 \longrightarrow [\text{（配合物）}]_3 \ Fe + 3HCl$$

（三）与重金属离子反应

1. 盐酸利多卡因的鉴别 分子结构中具有芳酰胺，在碳酸钠试液中与硫酸铜反应生成蓝紫色配位化合物，此有色物转溶入三氯甲烷中显黄色。《中国药典》（2015 年版）选择此反应作为盐酸利多卡因的鉴别方法之一。本类其他药物在同样条件下不发生此反应。

$$2\text{（利多卡因）} + Cu^{2+} \longrightarrow \text{（铜配合物）}$$

盐酸利多卡因在酸性溶液中与氯化钴试液反应，生成亮绿色细小钴盐沉淀。

$$\text{（利多卡因）} + CoCl_2 \longrightarrow \text{（钴配合物）} \downarrow$$

2. 盐酸普鲁卡因胺的鉴别 因其分子结构中具有芳酰胺结构，可被浓过氧化氢氧化成羟肟酸，再与三氯化铁作用形成配位化合物羟肟酸铁。《中国药典》（2015 年版）选择此反应作为盐酸普鲁卡因胺的鉴别方法之一，即：取本品 0.1g，加水 5ml，加三氯化铁试液与浓过氧化氢溶液各 1 滴，缓缓加热至沸，溶液显紫红色，随即变为暗棕色至棕黑色。

$$H_2N\text{—（苯环）—}CONHCH_2CH_2N(C_2H_5)_2 + H_2O_2 \longrightarrow H_2N\text{—（苯环）—}CON(OH)CH_2CH_2N(C_2H_5)_2 + H_2O$$

$$3H_2N\text{—（苯环）—}CON(OH)CH_2CH_2N(C_2H_5)_2 + FeCl_3 \longrightarrow [H_2N\text{—（苯环）—}CONOCH_2CH_2N(C_2H_5)_2]_3 \ Fe + 3HCl$$

（四）水解产物反应

本类药物分子中有些具有酯键结构，在碱性条件下可水解，利用其水解产物的特性可进行鉴别。《中国药典》（2015 年版）采用此法鉴别盐酸普鲁卡因和苯佐卡因。

1. 盐酸普鲁卡因的鉴别　取本品约 0.1g，加水 2ml 溶解后，加 10% 氧氧化钠溶液 1ml，即生成白色沉淀；加热，变为油状物；继续加热，发生的蒸气能使湿润的红色石蕊试纸变为蓝色；热至油状物消失后，放冷，加盐酸酸化，即析出白色沉淀，此沉淀能溶于过量的盐酸。

$$\text{H}_2\text{N}\!-\!\!\!\bigcirc\!\!\!-\text{COOCH}_2\text{CH}_2\text{N}(\text{C}_2\text{H}_5)_2 \cdot \text{HCl} \xrightarrow{\text{NaOH}} \text{H}_2\text{N}\!-\!\!\!\bigcirc\!\!\!-\text{COOCH}_2\text{CH}_2\text{N}(\text{C}_2\text{H}_5)_2 \downarrow$$

$$\xrightarrow[\triangle]{\text{NaOH}} \text{H}_2\text{N}\!-\!\!\!\bigcirc\!\!\!-\text{COONa} + \text{HOCH}_2\text{CH}_2\text{N}(\text{C}_2\text{H}_5)_2 \uparrow$$

$$\text{H}_2\text{N}\!-\!\!\!\bigcirc\!\!\!-\text{COONa} \xrightarrow{\text{HCl}} \text{H}_2\text{N}\!-\!\!\!\bigcirc\!\!\!-\text{COOH} \downarrow \xrightarrow{\text{HCl}} \text{HCl} \cdot \text{H}_2\text{N}\!-\!\!\!\bigcirc\!\!\!-\text{COOH}$$

2. 苯佐卡因的鉴别　取本品约 0.1g，加氢氧化钠试液 5ml，煮沸，即有乙醇生成；加碘试液，加热，即生成黄色沉淀，并发生碘仿的臭气。

$$\text{H}_2\text{N}\!-\!\!\!\bigcirc\!\!\!-\text{COOC}_2\text{H}_5 + \text{NaOH} \xrightarrow{\triangle} \text{H}_2\text{N}\!-\!\!\!\bigcirc\!\!\!-\text{COONa} + \text{C}_2\text{H}_5\text{OH}$$

$$\text{C}_2\text{H}_5\text{OH} + 4\text{I}_2 + 6\text{NaOH} \xrightarrow{\triangle} \text{CHI}_3 \downarrow + 5\text{NaI} + \text{HCOONa} + 5\text{H}_2\text{O}$$

（五）制备衍生物测熔点

制备衍生物测熔点是国内外药典常采用的鉴别方法之一。《中国药典》（2015 年版）采用此法鉴别盐酸丁卡因：取本品约 0.1g，加 5% 醋酸钠溶液 10ml 溶解后，加 25% 硫氰酸铵溶液 1ml，即析出白色结晶；滤过，结晶用水洗涤，在 80℃ 干燥后，熔点约为 131℃。

（六）紫外分光光度法

本类药物分子结构中均含有苯环，具有紫外吸收光谱特征，因此是国内外药典常采用的鉴别方法之一。《中国药典》（2015 年版）采用此法鉴别盐酸布比卡因、醋氨苯砜、盐酸普鲁卡因胺片与注射液。

示例 10 – 1　盐酸布比卡因的鉴别

取本品，精密称定，按干燥品计算，加 0.01mol/L 盐酸溶液溶解并定量稀释制成每 1ml 中约含 0.40mg 的溶液，照紫外 – 可见分光光度法测定，在 263nm 与 271nm 的波长处有最大吸收；其吸光度分别为 0.53～0.58 与 0.43～0.48。

（七）红外分光光度法

本类药物分子结构中的苯环、羰基、氨基、羟基等官能团具有红外特征吸收，国内外药典均把红外吸收光谱作为一种鉴别方法。盐酸普鲁卡因、盐酸普鲁卡因胺的红外吸收光谱图见图 10 – 1、10 – 2。

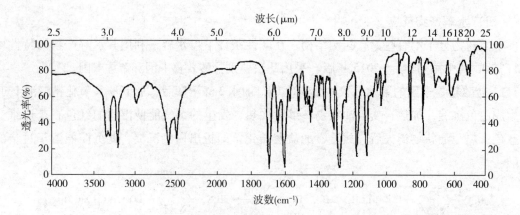

图 10-1 盐酸普鲁卡因红外吸收光谱图（氯化钾压片）

盐酸普鲁卡因红外吸收光谱图分析

峰位（cm^{-1}）	归属
3313，3200	ν_{NH_2}（伯胺）
2585	ν_{N^+-H}（胺基）
1692	$\nu_{C=O}$（酯羰基）
1645	δ_{N-H}（胺基）
1604，1520	$\nu_{C=C}$（苯环）
1271，1170，1115	ν_{C-O}（酯基）

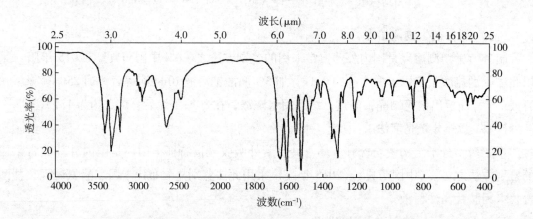

图 10-2 盐酸普鲁卡因胺的红外吸收光谱图（氯化钾压片）

盐酸普鲁卡因红外吸收光谱图分析

峰位（cm^{-1}）	归属
3500～3100	ν_{NH_2}（酰胺）
2645	ν_{N^+-H}（胺基）
1640	$\nu_{C=O}$（酰胺 I 带）
1600，1515	$\nu_{C=C}$（苯环）
1550	δ_{N-H}（酰胺 II 带）
1280	ν_{C-N}（酰胺 III 带）

三、检查

（一）对乙酰氨基酚的特殊杂质检查

对乙酰氨基酚的合成有两种常用工艺：一种是以对硝基氯苯为原料，水解制得对硝基酚，经还原生成对氨基酚，再经乙酰化后制得；另一种工艺是以酚为原料，经亚硝化及还原反应制得对氨基酚，再经乙酰化后制得。在生产过程中除可能引入一般杂质外，还可能引入特殊杂质。因此，《中国药典》（2015 年版）规定本品除了检查酸度、氯化物、硫酸盐、干燥失重、炽灼残渣和重金属等一般杂质外，还需检查以下项目。

1. 乙醇溶液的澄清度与颜色　对乙酰氨基酚的生产工艺中使用铁粉作为还原剂，可能带入成品中，致使乙醇溶液产生浑浊。中间体对氨基酚的有色氧化产物在乙醇中显橙红色或棕色。

检查方法：取本品 1.0g，加乙醇 10ml 溶解后，溶液应澄清无色；如显浑浊，与 1 号浊度标准液比较，不得更浓；如显色，与棕红色 2 号或橙红色 2 号标准液比较（《中国药典》通则 0902 第一法），不得更深。

2. 对氨基酚及有关物质　由于合成过程中对氨基酚乙酰化不完全或对乙酰氨基酚储藏不当导致发生水解，均可在成品中引入对氨基酚。此外，合成中还易引入副产物、降解产物，如对氯苯乙酰胺、O-乙酰基对乙酰氨基酚、偶氮苯、氧化偶氮苯、苯醌和醌亚胺等。《中国药典》（2015 年版）采用 HPLC 法检查对氨基酚及有关物质以控制以上杂质的量。

检查方法　临用新制。取本品适量，精密称定，加溶剂［甲醇－水（4:6）］制成每 1ml 中约含 20mg 的溶液，作为供试品溶液；另取对氨基酚对照品和对乙酰氨基酚对照品适量，精密称定，加上述溶剂溶解并制成每 1ml 中约含对氨基酚 1μg 和对乙酰氨基酚 20μg 的混合溶液，作为对照品溶液。照高效液相色谱法试验，用辛烷基硅烷键合硅胶为填充剂；以磷酸盐缓冲液（取磷酸氢二钠 8.95g、磷酸二氢钠 3.9g，加水溶解至 1000ml，加 10% 四丁基氢氧化铵溶液 12ml）－甲醇（90:10）为流动相；检测波长为 245nm；柱温为 40℃；理论板数按对乙酰氨基酚峰计算不低于 2000，对氨基酚峰与对乙酰氨基酚峰的分离度应符合要求。精密量取供试品溶液与对照品溶液各 20μl，分别注入液相色谱仪，记录色谱图至主成分峰保留时间的 4 倍。供试品溶液的色谱图中如有与对氨基酚保留时间一致的色谱峰，按外标法以峰面积计算，含对氨基酚不得过 0.005%；其他单个杂质峰面积均不得大于对照品溶液中对乙酰氨基峰面积的 0.1%；其他各杂质峰面积的和均不得大于对照品溶液中对乙酰氨基峰面积的 0.5%。

3. 对氯苯乙酰胺　《中国药典》（2015 年版）采用 HPLC 法对氯苯乙酰胺进行限量检查。

检查方法　临用新制。取对氨基酚及有关物质项下的供试品溶液作为供试品溶液；另取对氯苯乙酰胺对照品与对乙酰氨基酚对照品各适量，精密称定，加上述溶剂溶解并制成每 1ml 中约含对氯苯乙酰胺 1μg 与对乙酰氨基酚 20μg 的混合溶液，作为对照品溶液。照高效液相色谱法试验。用辛烷基硅烷键合硅胶为填充剂；以磷酸盐缓冲液（取磷酸氢二钠 8.95g、磷酸二氢钠 3.9g，加水溶解至 1000ml，加 10% 四丁基氢氧化铵溶液 12ml）－甲醇（60:40）为流动相；检测波长为 245nm；柱温为 40℃；理论板数按对乙酰氨基酚峰计算不低于 2000，对氯苯乙酰胺峰与对乙酰氨基酚峰的分离度应符合要求。精密量取供试品溶液与对照品溶液各 20μl，分别注入液相色谱仪，记录色谱图；按外标法以峰面积计算，含对氯苯乙酰胺不得过 0.005%。

（二）盐酸普鲁卡因中对氨基苯甲酸的检查

盐酸普鲁卡因分子结构中有酯键，易发生水解反应，生成对氨基苯甲酸。对氨基苯甲酸经长期贮藏或高温加热，可进一步脱羧转化为苯胺，而苯胺又可被氧化为有色物质，导致药物疗效下降，毒性增加。故《中国药典》（2015 年版）规定盐酸普鲁卡因及其制剂均采用 HPLC 法检查对氨基苯甲酸。

$$H_2N-\underset{}{\bigcirc}-COOH \xrightarrow{-CO_2} H_2N-\underset{}{\bigcirc} \xrightarrow{[O]} O=\underset{}{\bigcirc}=O$$

检查方法　取本品，精密称定，加水溶解并定量稀释制成每 1ml 中含 0.2mg 的溶液，作为供试品溶液；另取对氨基苯甲酸对照品，精密称定，加水溶解并定量制成每 1ml 中含 1μg 的溶液，作为对照品溶液；取供试品溶液 1ml 和对照品溶液 9ml 混合均匀，作为系统适用性溶液。照高效液相色谱法试验，用十八烷基硅烷键合硅胶为填充剂；以含 0.1% 庚烷磺酸钠的 0.05mol/L 磷酸二氢钾溶液（用磷酸调节 pH 至 3.0）– 甲醇（68∶32）为流动相；检测波长为 279nm。取系统适用性溶液 10μl，注入液相色谱仪，理论板数按对氨基苯甲酸峰计算不低于 2000，盐酸普鲁卡因峰与对氨基苯甲酸峰的分离度应大于 2.0。精密量取供试品溶液与对照品溶液各 10μl，分别注入液相色谱仪，记录色谱图。供试品溶液色谱图中如有与对氨基苯甲酸峰保留时间一致的色谱峰，按外标法以峰面积计算，不得过 0.5%。

（三）盐酸丁卡因中有关物质检查

盐酸丁卡因分子结构中的酯键也易水解，生成的对丁氨基苯甲酸在受热及酸性条件下脱羧，进一步发生 N–取代芳胺的重排反应，生成芳伯胺而易氧化变色。因此，《中国药典》（2015 年版）规定盐酸丁卡因及其制剂均采用 TLC 法进行有关物质的检查。

检查方法　取本品，精密称定，加水溶解并定量稀释制成每 1ml 中含 50mg 的溶液，作为供试品溶液；另取对丁氨基苯甲酸对照品，精密称定，加甲醇溶解并定量稀释制成每 1ml 中含 0.1mg 的溶液，作为对照品溶液。照薄层色谱法试验，吸取上述两种溶液各 5μl，分别点于同一硅胶 GF$_{254}$ 薄层板上，以三氯甲烷 – 甲醇 – 异丙胺（98∶7∶2）为展开剂，展开，晾干，置紫外光灯（254nm）下检视。供试品溶液如显杂质斑点，其颜色与对照品溶液的主斑点比较，不得更深。

四、含量测定

（一）亚硝酸钠滴定法

分子结构中具有芳伯氨基或水解后具有芳伯氨基的药物，在酸性条件下可与亚硝酸钠反应，可用亚硝酸钠滴定法测定含量。本法适用范围广，被国内外药典所采用。《中国药典》（2015 年版）收载的苯佐卡因、盐酸普鲁卡因可直接用本法测定其含量；醋氨苯砜及其注射液经水解后可用本法测定其含量。

1. 基本原理　芳伯氨基在酸性溶液中与亚硝酸钠定量反应，生成重氮盐，反应式如下。

$$Ar-NHCOR + H_2O \xrightarrow[\Delta]{H^+} Ar-NH_2 + RCOOH$$

$$Ar-NH_2 + NaNO_2 + 2HCl \longrightarrow Ar-N_2^+Cl^- + NaCl + 2H_2O$$

2. 测定条件　重氮化反应的速度受多种因素的影响，亚硝酸钠滴定液及反应生成的重氮盐也不够稳定，因此在测定中应注意以下主要条件。

（1）加入适量溴化钾加快反应速度 在不同酸体系中，重氮化反应速度不同，即氢溴酸＞盐酸＞硝酸、硫酸，由于氢溴酸价格昂贵，故多用盐酸；为了加快反应速度，往往加入适量的溴化钾，使体系中的溴化钾和盐酸起到氢溴酸的加速作用。重氮化的反应历程如下。

$$NaNO_2 + HCl \longrightarrow HNO_2 + NaCl$$

$$HNO_2 + HCl \longrightarrow NOCl + H_2O$$

$$Ar-NH_2 \xrightarrow[\text{慢}]{NO^+Cl^-} Ar-NH-NO \xrightarrow{\text{快}} Ar-N \mathop{=\!\!=} N-OH \xrightarrow{\text{快}} Ar-N_2^+Cl^-$$

整个反应的速度取决于第一步，而第一步反应的快慢与含芳伯氨基化合物中芳伯氨基的游离程度有密切关系。如芳伯氨基的碱性较弱，则在一定强度酸性溶液中成盐的比例较小，即游离芳伯氨基多，重氮化反应速度就快；反之，则游离芳伯氨基较少，重氮化反应速度就慢。所以，在测定中一般向供试溶液中加入适量溴化钾［《中国药典》（2015 年版）规定加入 2g］，使重氮化反应速度加快。

溴化钾与盐酸作用产生溴化氢，后者与亚硝酸作用生成 NOBr。

$$HNO_2 + HBr \longrightarrow NOBr + H_2O \qquad (10-1)$$

若供试溶液中仅有 HCl，则生成 NOCl。

$$HNO_2 + HCl \longrightarrow NOCl + H_2O \qquad (10-2)$$

由于式 10-1 的平衡常数比式 10-2 的约大 300 倍，即生成的 NOBr 量大得多，也就是在供试液中 NO$^+$ 的浓度大得多，从而加速了重氮化反应。

（2）加过量盐酸加速反应 一般多采用盐酸盐，按照重氮化反应的计量关系式，芳伯胺与盐酸的摩尔比为 1:2，实际测定时盐酸的用量要大的多，尤其是某些在酸中较难溶解的药物，往往要多加一些，这样有利于：①重氮化反应速度加快；②重氮盐在酸性溶液中稳定；③防止生成偶氮氨基化合物而影响测定结果。

$$Ar-N_2^+Cl^- + H_2N-Ar \mathrel{\underset{}{\overset{}{\rightleftharpoons}}} Ar-N \mathop{=\!\!=} N-NH-Ar + HCl$$

酸度加大，反应向左进行，故可以防止偶氮氨基化合物的生成。若酸度过大，又可阻碍芳伯氨基的游离，反而影响重氮化反应速度，太浓的盐酸还可使亚硝酸分解。所以，加入盐酸的量一般按芳胺类药物与酸的摩尔比约为 1:（2.5~6）。

（3）反应温度 重氮化反应速度与温度成正比，但是生成的重氮盐又随温度升高而加速分解。

$$Ar-N_2^+Cl^- + H_2O \longrightarrow Ar-OH + N_2 \uparrow + HCl$$

一般地，温度每升高 10℃，重氮化反应的速度加快 2.5 倍，但同时重氮盐分解的速度亦相应地加速 2 倍；所以滴定一般在室温（10~30℃）下进行。

（4）滴定速度 重氮化反应速度相对较慢，故滴定速度不宜太快。为了避免滴定过程中亚硝酸挥发和分解，滴定时宜将滴定管尖端插入液面下约 2/3 处，一次将大部分亚硝酸钠滴定液在搅拌条件下迅速加入，使其尽快反应。然后将滴定管尖端提出液面，用少量水淋洗尖端，再缓缓滴定。尤其是在近终点时，因尚未反应的芳伯氨基药物的浓度极稀，须在最后一滴加入后，搅拌 1~5 分钟，再确定终点是否真正到达。这样可以缩短滴定时间，也不影响结果。

3. 指示终点的方法 有电位法、永停滴定法、外指示剂法和内指示剂法等。《中国药典》（2015 年版）收载的芳胺类药物亚硝酸钠滴定法均采用永停滴定法指示终点。

（二）非水溶液滴定法

本类药物分子结构中多含有弱碱性氮原子，在冰醋酸等非水溶剂中可与高氯酸定量反应，可用非水滴定法测定其含量。

示例 10 - 2 盐酸布比卡因的含量测定

取本品约 0.2g，精密称定，加冰醋酸 20ml 与醋酐 20ml 溶解后，照电位滴定法，用高氯酸滴定液（0.1mol/L）滴定，并将滴定的结果用空白试验校正。每 1ml 高氯酸滴定液（0.1mol/L）相当于 32.49mg 的 $C_{18}H_{28}N_2O \cdot HCl$。

（三）紫外分光光度法

对乙酰氨基酚在 0.4% 氧氧化钠溶液中，于 257nm 波长处有最大吸收，其紫外吸收光谱特征可用于对乙酰氨基酚原料及其制剂的含量测定。该法较亚硝酸钠滴定法灵敏度高，操作简便，因此被国内外药典所收载。如 USP30 - NF25（2007 亚洲版）采用甲醇 - 水混合溶剂，于 244nm 波长处测定吸光度，与对照品溶液进行对照测定其含量；而《中国药典》（2015 年版）则采用吸收系数（$E_{1cm}^{1\%}$）法测定对乙酰氨基酚原料、片剂、咀嚼片、栓剂及胶囊剂的含量。

示例 10 - 3 对乙酰氨基酚的含量测定

取本品约 40mg，精密称定，置 250ml 量瓶中，加 0.4% 氢氧化钠溶液 50ml 溶解后，加水至刻度，摇匀，精密量取 5ml，置 100ml 量瓶中，加 0.4% 氢氧化钠溶液 10ml，加水至刻度，摇匀，照紫外 - 可见分光光度法，在 257nm 的波长处测定吸光度，按 $C_8H_9NO_2$ 的吸收系数（$E_{1cm}^{1\%}$）为 715 计算，即得。本品按干燥品计算，含 $C_8H_9NO_2$ 应为 98.0% ~ 102.0%。

（四）高效液相色谱法

高效液相色谱法兼具分离与定量测定的特点，又有较高灵敏度，特别适合于药物制剂或微量药物混合物的测定。目前国内外药典越来越广泛地采用该法进行本类药物及其制剂的含量测定。《中国药典》（2015 年版）收载的对乙酰氨基酚泡腾片、注射液、滴剂以及凝胶，盐酸布比卡因注射液，盐酸利多卡因及其注射液、胶浆（Ⅰ），盐酸普鲁卡因注射液的含量测定均采用此法。

示例 10 - 4 盐酸利多卡因的含量测定

照高效液相色谱法测定。

色谱条件与系统适用性试验 用十八烷基硅烷键合硅胶为填充剂；以磷酸盐缓冲液（取 1mol/L 磷酸二氢钠溶液 1.3ml 与 0.5mol/L 磷酸氢二钠溶液 32.5ml，加水稀释至 1000ml，摇匀）- 乙腈（50:50）（用磷酸调节 pH 至 8.0）为流动相；检测波长为 254nm。理论板数按利多卡因峰计算不低于 2000。

测定法 取本品适量，精密称定，加流动相溶解并定量稀释制成每 1ml 中约含 2mg 的溶液，精密量取 20μl 注入液相色谱仪，记录色谱图；另取利多卡因对照品，同法测定。按外标法以峰面积计算，并将结果乘以 1.156，即得。

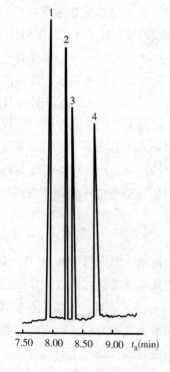

图 10 - 3 四种局麻药血浆提取样品的毛细管电泳典型谱图

1. 盐酸普鲁卡因; 2. 盐酸利多卡因;
3. 盐酸丁卡因; 4. 盐酸丁哌卡因

五、体内药物分析

示例 10 - 5 高效毛细管电泳法研究人血浆中的普

鲁卡因、利多卡因、丁卡因和丁哌卡因

盐酸普鲁卡因、盐酸利多卡因、盐酸丁卡因和盐酸丁哌卡因是目前临床应用最多的局麻药物。由于这些药物具有一定的毒副作用，加之其在临床应用甚为广泛，因此对其进行治疗监测一直为人们所重视。高效毛细管电泳法作为新兴的分离分析技术，与气相色谱、高效液相色谱相比，具有高效、快速、样品用量少、操作简便等优点，是理想的治疗药物监测方法。其测定方法如下。

1. 实验方法 所用溶液分析前经 0.22μm 纤维素酯膜过滤。毛细管依次用 1mol/L NaOH、0.1mol/L NaOH、蒸馏水冲洗 2 分钟，再用运行缓冲溶液冲洗 4 分钟。每次分析后需用运行缓冲溶液冲洗 2 分钟，再进行下次分析。

2. 电泳分离条件 石英毛细管 59.0cm（有效长度 50.8cm）×70μm（内径）；流动相采用 40mmol/L 的 H_3PO_4 - Tris 缓冲体系，pH 5.00；柱温 18℃；气压进样，3kPa×5s；工作电压 20.0V；检测波长 220nm。

3. 样品处理与测定 精密吸取含药血浆 0.2ml 于 2ml 具塞刻度离心管中，加入 1mol/L NaOH 0.05ml 旋涡振荡 1 分钟，加乙醚 - 二氯甲烷（3∶7）混合溶剂 1.2ml，振摇 2 分钟，以 3500r/min 离心 10 分钟，分取有机层置 2ml 离心管中，30℃水浴氮气流下蒸干。残渣加运行缓冲液溶解，3kPa×5s 压力进样进行毛细管电泳分析，典型电泳图见图 10 - 3，在 9 分钟内可以同时获得四种药物的基线分离。

第二节 苯乙胺类药物

扫码"学一学"

一、结构与性质

（一）基本结构与典型药物

本类药物为拟肾上腺素类药物，共性为具有苯乙胺的基本结构，苯环上大都有酚羟基。结构通式为：

$$R_1 - \overset{1}{\underset{\underset{OH}{|}}{CH}} - \overset{2}{\underset{\underset{R_3}{|}}{CH}} - NH - R_2 \cdot HX$$

《中国药典》（2015 年版）收载的本类药物见表 10 - 1。

表 10 -1 苯乙胺类典型药物

药物	R_1	R_2	R_3	HX
肾上腺素 （Adrenaline）	HO—⟨苯环⟩—HO	—CH₃	—H	
盐酸异丙肾上腺素 （Isopernaline Hydrochloride）	HO—⟨苯环⟩—HO	—CH(CH₃)₂	—H	HCl

续表

药物	R₁	R₂	R₃	HX
重酒石酸去甲肾上腺素 (Noradrenaline Bitartrate)	(3,4-二羟基苯基)	—H	—H	CH(OH)COOH | CH(OH)COOH
盐酸多巴胺 (Dopamine Hydrochloride)	(3,4-二羟基苯基)	—H	—H	HCl
硫酸特布他林 (Terbutaline Sulfate)	(3,5-二羟基苯基)	—C(CH₃)₃	—H	H₂SO₄
重酒石酸间羟胺 (Metaraminol Bitartrate)	(3-羟基苯基)	—H	—CH₃	CH(OH)COOH | CH(OH)COOH
盐酸去氧肾上腺素 (Phenylephrine Hydrochloride)	(3-羟基苯基)	—CH₃	—H	HCl
硫酸沙丁胺醇 (Salbutamol Sulfate)	(4-羟基-3-羟甲基苯基)	—CH(CH₃)₂	—H	HCl
盐酸甲氧明 (Methoxamine Hydrochloride)	(2,5-二甲氧基苯基)	—H	—CH₃	HCl
盐酸苯乙双胍 (Phenformin Hydrochloride)	(苯基)	—CNHCNH₂ || || NH NH	—H	HCl
盐酸氯丙那林 (Clorprenaline Hydrochloride)	(2-氯苯基)	—CH(CH₃)₂	—H	HCl
盐酸克仑特罗 (Clenbuterol Hydrochloride)	(4-氨基-3,5-二氯苯基)	—C(CH₃)₃	—H	HCl
盐酸麻黄碱 (Ephedrine Hydrochloride)	(苯基)	—CH₃	—CH₃	HCl
盐酸伪麻黄碱 (Pseudoephedrine Hydrochloride)	(苯基)	—CH₃	—CH₃	HCl

续表

药物	R_1	R_2	R_3	HX
盐酸多巴酚丁胺 （Dobutamine Hydrochloride）	HO HO （C-1 上无—OH）	OH CH₃	—H	HCl
盐酸氨溴索 （Ambroxol Hydrochloride）	Br Br NH₂ （无 C-1）	OH	—H	HCl

（二）理化性质

1. 弱碱性 本类药物分子结构中具有烃氨基侧链，显弱碱性。

2. 酚羟基特性 本类药物多具有邻苯二酚或苯酚结构，可与重金属离子配位显色；露置空气中或遇光、热易氧化，色泽变深，在碱性溶液中更易变色。

3. 旋光性 多数药物分子结构中具有手性碳原子，具有旋光性，可利用此特性进行药物分析。

4. 光谱特征 本类药物分子结构中含苯环、羟基、氨基等，可利用其紫外吸收与红外吸收光谱进行定性或定量分析。

5. 溶解性 多数药物的游离碱难溶于水，易溶于有机溶剂，其盐可溶于水。

此外，药物分子结构中苯环上的其他取代基，如盐酸克仑特罗的芳伯氨基，也各具特性，均可供分析用。

二、鉴别

（一）与三氯化铁反应

酚羟基可与 Fe^{3+} 离子配位显色，加入碱性溶液，随即被高铁离子氧化而显紫色或紫红色。《中国药典》（2015 年版）收载本类药物的显色反应定性鉴别方法见表 10-2。

表 10-2 苯乙胺类药物与三氯化铁的显色反应

药物	鉴别方法
肾上腺素	加盐酸溶液（9→1000）2~3 滴溶解后，加水 2ml 与三氯化铁试液 1 滴，即显翠绿色；再加氨试液 1 滴，即变紫色，最后变为紫红色
盐酸异丙肾上腺素	加三氯化铁试液 2 滴，即变深绿色；滴加新制的 5% 碳酸氢钠试液，即显蓝色，最后变成红色
重酒石酸去甲肾上腺素	加三氯化铁试液 1 滴，振摇，即显翠绿色；再缓缓加碳酸氢钠试液，即显蓝色，最后变成红色
盐酸去氧肾上腺素	加三氯化铁试液 1 滴，即显紫色
盐酸多巴胺	加三氯化铁试液 1 滴，溶液显墨绿色；滴加 1% 氨溶液，即转变成紫红色
硫酸沙丁胺醇	加三氯化铁试液 2 滴，振摇，溶液显紫色；加碳酸氢钠试液，即成橙黄色浑浊液
盐酸多巴酚丁胺	加三氯化铁试液 1 滴，溶液显绿色；再加氨试液 1 滴即变为蓝紫色、紫色，最后呈紫红色

（二）与甲醛－硫酸反应

本类某些药物可与甲醛在硫酸中反应，形成具有醌式结构的有色化合物。如肾上腺素显红色，盐酸异丙肾上腺素显棕色至暗紫色，重酒石酸去甲肾上腺素显淡红色，盐酸去氧肾上腺素呈玫瑰红→橙红→深棕红的变化过程，盐酸甲氧明呈紫色→棕色→绿色的变化过程。

（三）氧化反应

本类药物结构中多具有酚羟基，易被碘、过氧化氢、铁氰化钾等氧化剂氧化而呈现不同的颜色。

肾上腺素在酸性条件下，被过氧化氢氧化后，生成肾上腺素红显血红色，放置可变为棕色多聚体；盐酸异丙肾上腺素在偏酸性条件下被碘迅速氧化，生成异前肾上腺素红，加硫代硫酸钠使碘的棕色消褪，溶液显淡红色。

重酒石酸去甲肾上腺素在酸性条件下比较稳定，几乎不被碘氧化。为了与肾上腺素和盐酸异丙肾上腺素相区别，《中国药典》（2015 年版）规定本品加酒石酸氢钾的饱和溶液溶解，加碘试液放置 5 分钟后，加硫代硫酸钠试液，溶液为无色或仅显微红色或淡紫色。在此条件下，肾上腺素和盐酸异丙肾上腺素可被氧化产生明显的红棕色或紫色。

（四）紫外分光光度法与红外分光光度法

《中国药典》（2015 年版）收载的利用紫外分光光度法进行鉴别的苯乙胺类药物见表 10 - 3。

表 10 - 3　用紫外分光光度法鉴别的苯乙胺类药物

药物	溶剂	浓度（mg/ml）	λ_{max}（nm）	吸光度
盐酸异丙肾上腺素	水	0.05	280	0.50
盐酸多巴胺	0.5% 硫酸	0.03	280	
硫酸特布他林	0.1mol/L 盐酸	0.1	276	
重酒石酸间羟胺	水	0.1	272	
硫酸沙丁胺醇	水	0.08	274	
盐酸苯乙双胍	水	0.01	234	0.60
盐酸克仑特罗	0.1mol/L 盐酸	0.03	243，296	
盐酸伪麻黄碱	水	0.5	251，257，263	

苯乙胺类药物均可采用红外分光光度法进行鉴别。《中国药典》（2015 年版）收载的大多数苯乙胺类药物均采用红外分光光度法作为鉴别方法之一。

（五）与亚硝基铁氰化钠反应

重酒石酸间羟胺分子中具有脂肪伯氨基，《中国药典》（2015 年版）选择脂肪族伯胺的专属反应——与亚硝酸铁氰化钠反应进行鉴别，即：取本品 5mg，加水 0.5ml 使溶解，加亚硝酸铁氰化钠试液 2 滴、丙酮 2 滴与碳酸氢钠 0.2g，在 60℃的水浴中加热 1 分钟，即显红紫色。注意，试验中所用的丙酮必须不含甲醛。

（六）双缩脲反应

盐酸去氧肾上腺素等药物分子结构中，芳环侧链具有氨基醇结构，可显双缩脲特征反应。《中国药典》（2015 年版）收载盐酸去氧肾上腺素的鉴别之一即为双缩脲反应。

方法：取本品 10mg，加水 1ml 溶解后，加硫酸铜试液 1 滴与氢氧化钠试液 1ml，摇匀，即显紫色；加乙醚 1ml 振摇，乙醚层应不显色。

三、特殊杂质检查

（一）酮体检查

在所列典型药物中，肾上腺素、重酒石酸去甲肾上腺素、盐酸去氧肾上腺素和盐酸甲氧明等均需检查酮体。这些药物在生产过程中均由其酮体氢化还原制得，若氢化不完全，易引入酮体杂质。《中国药典》（2015 年版）采用紫外分光光度法检查酮体。检查条件和限度要求见表 10-4。

表 10-4　紫外分光光度法检查酮体的条件与要求

药物	检查的杂质	溶剂	样品浓度（mg/ml）	检测波长（nm）	吸光度
肾上腺素	酮体	HCl（9→2000）	2.0	310	≤0.05
重酒石酸去甲肾上腺素	酮体	水	2.0	310	≤0.05
盐酸去氧肾上腺素	酮体	水	2.0	310	≤0.20
盐酸甲氧明	酮胺	水	1.5	347	≤0.06

（二）有关物质检查

在所列典型药物中，《中国药典》（2015 年版）收载的除盐酸克仑特罗外，其他药物均列有此项检查，其中盐酸苯乙双胍采用纸色谱法，盐酸去氧肾上腺素采用薄层色谱法，其他药物均采用高效液相色谱法检查有关物质。

示例 10-6　盐酸苯乙双胍中有关物质的检查

取本品 1.0g，置 10ml 量瓶中，加甲醇溶解并稀释至刻度，摇匀，照纸色谱法试验，精密吸取上述溶液 0.2ml，分别点于两张色谱滤纸条（7.5cm×50cm）上，并以甲醇作空白点于另一色谱滤纸条，样点直径均为 0.5~1cm；照下行法，将上述色谱滤纸条同置展开室内，以乙酸乙酯-乙醇-水（6:3:1）为展开剂，展开至前沿距下端约 7cm 处，取出，晾干，用显色剂（取 10% 铁氰化钾溶液 1ml，加 10% 亚硝基铁氰化钠溶液与 10% 氢氧化钠溶液各 1ml，摇匀，放置 15 分钟，加水 10ml 与丙酮 12ml，混匀）喷其中一张点样纸条（有关双胍显红色带，R_f 值约为 0.1），参照此色谱带，在另一张点样及空白纸条上，剪取其相应部分并向外延伸 1cm，并分剪成碎条，精密量取甲醇各 20ml 分别进行萃取后，照紫外-可见分光光度法在 232nm 的波长处测定吸光度，不得过 0.48。

四、含量测定

本类药物的原料药多采用非水溶液滴定法测定含量，少数采用溴量法、亚硝酸钠法和高效液相色谱法；制剂的测定多采用高效液相色谱法，少数采用紫外-可见分光光度法和溴量法。

（一）非水溶液滴定法

在列举的 16 种典型药物中，采用非水溶液滴定法测定原料药含量的有肾上腺素、盐酸异丙肾上腺素、重酒石酸去甲肾上腺素、盐酸多巴胺、硫酸特布他林、硫酸沙丁胺醇、盐酸甲氧明、盐酸苯乙双胍、盐酸氯丙那林、盐酸麻黄碱、盐酸伪麻黄碱和盐酸多巴酚丁胺等。测定的主要条件见表 10-5。

表 10 – 5　非水溶液滴定法测定苯乙胺类药物的条件

药物	取样量（ml）	加冰醋酸量（ml）	加醋酸汞液量（ml）	指示终点	终点颜色
肾上腺素	0.15	10	–	结晶紫	蓝绿色
盐酸异丙肾上腺素	0.15	30	5	结晶紫	蓝色
重酒石酸去甲肾上腺素	0.2	10	–	结晶紫	蓝绿色
盐酸多巴胺	0.15	25	5	结晶紫	蓝绿色
硫酸特布他林	0.3	30		电位法	–
硫酸沙丁胺醇	0.4	10	–	结晶紫	蓝绿色
盐酸甲氧明	0.2	10	5	萘酚苯甲醇	蓝绿色
盐酸苯乙双胍	0.1	30	5	电位法	–
盐酸氯丙那林	0.15	20	3	结晶紫	蓝绿色
盐酸麻黄碱	0.15	10	4	结晶紫	蓝绿色
盐酸伪麻黄碱	0.3	10	6	结晶紫	蓝绿色
盐酸多巴酚丁胺	0.25	无水甲酸 10	加醋酐 50	电位法	–

如果测定药物碱性较弱，终点不够明显可加入醋酐，以提高其碱性，使终点突跃明显。

（二）溴量法

重酒石酸间羟胺、盐酸去氧肾上腺素及其注射液均采用溴量法测定含量。其测定原理是在酸性溶液中，药物分子中的苯酚结构，酚羟基的邻、对位活泼氢能与过量的溴定量地发生溴代反应，再以碘量法测定剩余的溴，根据消耗的硫代硫酸钠滴定液的量，即可计算供试品的含量。以盐酸去氧肾上腺素的含量测定为例。

1. 基本原理

$$Br_2 + 2KI \longrightarrow 2KBr + I_2$$
$$I_2 + 2Na_2S_2O_3 \longrightarrow 2NaI + Na_2S_4O_6$$

2. 测定方法　取本品约 0.1g，精密称定，置碘瓶中，加水 20ml 使溶解. 精密加溴滴定液（0.05mol/L）50ml，再加盐酸 5ml，立即密塞，放置 15 分钟并时时振摇，注意微开瓶塞，加碘化钾试液 10ml，立即密塞，振摇后，用硫代硫酸钠滴定液（0.1mol/L）滴定，至近终点时，加淀粉指示液，继续滴定至蓝色消失，并将滴定的结果用空白试验校正。每 1ml 溴滴定液（0.05mol/L）相当于 3.395mg 的 $C_9H_{13}NO_2 \cdot HCl$。

（三）紫外 – 可见分光光度法

基于苯乙胺的基本结构，《中国药典》（2015 年版）采用紫外分光光度法测定本类一些药物制剂的含量，例如重酒石酸间羟胺注射液、盐酸甲氧明注射液等。

示例 10 – 7　盐酸甲氧明注射液的含量测定

精密量取本品适量（约相当于盐酸甲氧明 100mg），置 250ml 量瓶中，加水稀释至刻度，摇匀；精密量取 10ml，置 100ml 量瓶中，加水稀释至刻度，摇匀，照紫外 – 可见分光光度法，在 290nm 的波长处测定吸光度，按 $C_{11}H_{17}NO_3 \cdot HCl$ 的吸收系数（$E_{1cm}^{1\%}$）为 137 计算，即得。

利用本类药物分子结构中的酚羟基可与亚铁离子配位显色，《中国药典》（2015 年版）采用比色法测定盐酸异丙肾上腺素气雾剂的含量；利用分子结构中的芳伯氨基进行重氮化 - 偶合反应显色，测定盐酸克仑特罗栓剂的含量。

示例 10 - 8 盐酸克仑特罗栓剂的含量测定

取本品 20 粒，精密称定，切成小片，精密称取适量（约相当于盐酸克仑特罗 0.36g），置分液漏斗中，加温热的三氯甲烷 20ml 使溶解，用盐酸溶液（9→100）振摇提取 3 次（20ml，15ml，10ml），分取酸提取液，置 50ml 量瓶中，用盐酸溶液（9→100）稀释至刻度，摇匀，滤过，取续滤液，作为供试品溶液；另取盐酸克仑特罗对照品适量，精密称定，加盐酸溶液（9→100）溶解并定量稀释制成每 1ml 中含 7.2μg 的溶液，作为对照品溶液。精密量取对照品溶液与供试品溶液各 15ml，分别置 25ml 量瓶中，各加盐酸溶液（9→100）5ml 与 0.1% 亚硝酸钠溶液 1ml，摇匀，放置 3 分钟，各加 0.5% 氨基磺酸铵溶液 1ml，摇匀，时时振摇 10 分钟，再各加 0.1% 盐酸萘乙二胺溶液 1ml，摇匀，放置 10 分钟，用盐酸溶液（9→100）稀释至刻度，摇匀，照紫外 - 可见分光光度法，在 500nm 的波长处分别测定吸光度，计算，即得。

（四）高效液相色谱法

高效液相色谱法广泛用于本类药物制剂的含量测定。由于本类药物极性较强，为了得到适宜的保留时间和分离度，多采用离子对色谱法或离子抑制色谱法。《中国药典》（2015 年版）采用高效液相色谱法作为肾上腺素注射液、重酒石酸去甲肾上腺素注射液、盐酸异丙肾上腺素注射液、盐酸多巴胺注射液、硫酸沙丁胺醇的注射液、片剂、胶囊、缓释片与缓释胶囊、盐酸苯乙双胍片、盐酸氯丙那林片、盐酸麻黄碱注射液、盐酸多巴酚丁胺注射液、盐酸氨溴索及其口服溶液、片剂、胶囊与缓释胶囊等的含量测定方法。

示例 10 - 9 重酒石酸去甲肾上腺素的含量测定

照高效液相色谱法测定。

色谱条件与系统适用性试验 以十八烷基硅烷为填充剂；以 0.14% 庚烷磺酸钠溶液 - 甲醇（65:35）（用磷酸调节 pH 至 3.0 ± 0.1）为流动相；检测波长为 280nm。理论板数按肾上腺素峰计算不低于 3000。

测定法 精密量取本品适量（约相当于重酒石酸去甲肾上腺素 4mg），置 25ml 量瓶中，加 4% 醋酸溶液稀释至刻度，摇匀，作为供试品溶液。精密量取 20μl，注入液相色谱仪，记录色谱图；另取重酒石酸去甲肾上腺素对照品适量，精密称定，加 4% 醋酸溶液制成每 1ml 中含 0.16mg 的溶液，同法测定。按外标法以峰面积计算，即得。

五、体内药物分析

示例 10 - 10 气相色谱 - 质谱法测定动物组织中盐酸克仑特罗

盐酸克仑特罗是人工合成的 β - 肾上腺素能受体兴奋剂类药物，该类药物可以选择性地作用于肾上腺素，引起交感神经兴奋，广泛应用于治疗支气管炎。当它们高剂量添加在饲料中，可导致动物体内的脂肪分解代谢增强，蛋白质合成增加，显著提高酮体瘦肉率。然而盐酸克仑特罗易在动物组织，特别是在肝脏中形成残留，当人们食用后，就会发生中毒，所以我国已禁止作为生长促进剂使用。为了加大对盐酸克仑特罗使用的监管，能够科学、快速地测定动物组织中盐酸克仑特罗的残留量，2006 年中华人民共和国农业行业标准

（NY/T 468–2006）对动物组织中的盐酸克仑特罗规定了下述的测定方法。

气相色谱–质谱条件　　色谱柱：BP–5MS 5% 苯基甲基聚硅氧烷 30m × 0.25mm（内径），0.25μm（膜厚）；进样口温度：220℃；进样方式：不分流；进样体积：1μl；柱温：70℃（保持 0.6 分钟），以 25℃/min 升温至 200℃（保持 6 分钟），以 25℃/min 升温至 280℃（保持 5 分钟）；载气：氦气；流速：0.9ml/min（恒流）；GC/MS 传输线温度：280℃；溶剂延迟 8 分钟；EM 电压：高于调谐电压 200V；离子源（EI）温度：200℃；四极杆温度：160℃；选择离子监测：（m/z）86，212，262，277。

样品前处理与色谱行为　　称取动物肝脏组织样品 5g ± 0.05g 于带盖的聚四氟乙烯离心管中，加入乙酸乙酯 15ml，再加入 10.0% 碳酸钠溶液 3ml，然后以 10000r/min 以上的速度匀质 60 秒，盖上盖子以 5000r/min 的速度离心 2 分钟，吸取上层有机溶剂于离心管中，在残渣中再加入乙酸乙酯 10ml，在涡旋混合器上混合 1 分钟，离心后吸取有机溶剂并合并提取液。在收集的有机溶剂中加入 0.10mol/L 的盐酸溶液 5ml，涡旋混合 30 秒，以 5000r/min 的速度离心 2 分钟，吸取下层溶液，同样步骤重复萃取一次，合并两次萃取液，用 2.5mol/L 氢氧化钠溶液调节 pH 值至 5.2。

SCX 小柱对样品进行净化后，在 50℃ 水浴中用氮气吹干上述洗脱液，加入甲苯 100μl 和 BSTFA（双三甲基硅烷三氟乙酰胺）100μl，试管加盖后于涡旋混合器上振荡 30 秒，在 80℃ 的烘箱中加热衍生 1 小时（盖住盖子）；同时吸取标准工作液 0.5ml 加入到 4% 氨化甲醇溶液 4.5ml 中，用氮气吹干后同样操作，待衍生结束后加入甲苯 0.3ml 转入进样小瓶中，进行气相色谱–质谱（GC/MS）分析。

定性方法　　样品峰与对照峰的保留时间之差不多于 2 秒，并人工比较选择离子的丰度，其中试样峰的选择离子相对强度（与基峰的比例）不超过标准相应选择离子相对强度平均值的 ±20%（m/z 262）和 ±50%（m/z 212、277）。

定量方法　　选择试样峰（m/z 86）的峰面积进行单点或多点校准定量。当单点校准定量时根据样品液中盐酸克仑特罗含量情况，选择峰面积相近的标准工作溶液进行定量，同时标准工作溶液和样品液中盐酸克仑特罗响应值均应在仪器检测线性范围内。试样中盐酸克仑特罗的含量按下式计算。

$$X = \frac{A \times c_S \times V}{A_S \times m}$$

式中，X 为试样中克仑特罗残留含量（μg/kg）；A 为样液中经衍生化盐酸克仑特罗的峰面积；A_S 为标准工作液中经衍生化盐酸克仑特罗的峰面积；c_S 为标准工作液中盐酸克仑特罗的浓度（μg/L）；V 为样品最终定容体积（ml）；m 为最终样液所代表的试样量（g）。

简答题

1. 在亚硝酸钠滴定法中，一般向供试品溶液中加入适量 KBr。加入 KBr 的目的是什么？请说明其原理。

2. 盐酸普鲁卡因中为什么要检查对氨基苯甲酸？

3. 怎样区别盐酸利多卡因和盐酸普鲁卡因？

扫码"练一练"

第十一章　杂环类药物分析

要点导航

1. 掌握吡啶类、吩噻嗪类、苯并二氮杂䓬类典型药物及其制剂的鉴别方法、杂质检查项目和方法、含量测定方法。

2. 熟悉吡啶类、吩噻嗪类、苯并二氮杂䓬类药物的基本结构和化学性质。

3. 了解吡啶类、吩噻嗪类、苯并二氮杂䓬类其他药物的分析。

杂环是指由碳原子及非碳原子构成的环状结构，环中的非碳原子称为杂原子，常见的杂原子有氮、硫、氧等。杂环化合物种类繁多，数量庞大，普遍存在于药物分子的结构之中。自然界中具有杂环结构的化合物分布很广，如某些生物碱、维生素、抗生素等。

在化学合成药物中，杂环类药物是所占比例最多的一大类药物。按其所含的杂原子种类与数目，环的元数与环数，可将杂环类药物分成许多不同的大类，如吡啶类、喹啉类、托烷类、吩噻嗪类、苯并二氮杂䓬类、呋喃类、吡唑酮类、嘧啶类等。而各大类又可根据环上取代基的类型、数目以及取代位置的不同衍生出众多的同系列药物。

本章讨论化学合成的杂环类药物，选择典型的三类杂环的代表性药物予以重点介绍：即吡啶类中的异烟肼、尼可刹米、硝苯地平和氨氯地平等；吩噻嗪类中的氯丙嗪、异丙嗪和奋乃静等；苯并二氮杂䓬类中的地西泮、阿普唑仑和氯氮䓬等。

扫码"学一学"

第一节　吡啶类药物

一、基本结构与化学性质

吡啶类药物的分子结构中均含有吡啶环，现选择常用且具有代表性的药物异烟肼、尼可刹米、硝苯地平和氨氯地平为例，讨论该类药物的鉴别、杂质检查及含量测定等。

吡啶

（一）典型药物结构

异烟肼

尼可刹米

硝苯地平   甲磺酸氨氯地平

, CH₃SO₃H, H₂O

（二）主要化学性质

从结构上看，本类药物分子结构中均含有吡啶环母核，因此该类药物具有吡啶环的通性。而各药物在环的不同位置（α、β、γ）各有不同的取代基，又具有各自不同的化学性质。

1. 吡啶环的特性 吡啶环的 α、α′位未被取代，β 或 γ 位被烷基或羧基衍生物取代的，吡啶环可发生开环反应。

2. 弱碱性 吡啶环上的氮原子为弱碱性氮原子，在水中吡啶环母核的 pK_b值为 8.8，可用非水滴定法测定含量。尼可刹米的分子结构中，吡啶环 β 位上被酰胺基取代，遇碱水解后，释放出具有碱性的二乙胺，能使湿润的红色石蕊试纸变蓝色，可以此进行鉴别。

3. 还原性 异烟肼的分子结构中，吡啶环的 γ 位上被酰肼取代，酰肼基具有较强的还原性，可被氧化剂氧化，也可与某些含羰基的试剂发生缩合反应。

二、鉴别

（一）吡啶环的开环反应

1. 戊烯二醛反应（Köning 反应） 当溴化氰作用于 α、α′位未被取代的吡啶环，使环上氮原子由 3 价转变成 5 价，吡啶环水解形成戊烯二醛，再与芳伯胺（如苯胺、联苯胺等）缩合，形成有色的戊烯二醛衍生物。衍生物的颜色随所用芳伯胺不同有所差异，如与苯胺缩合呈黄色至黄棕色，与联苯胺缩合呈淡红色至红色。

本反应适用于吡啶环的 α、α′位未被取代的异烟肼和尼可刹米。《中国药典》（2015 年版）采用此法鉴别尼可刹米，所用芳伯胺为苯胺。

示例 11-1 尼可刹米的鉴别

取本品 1 滴，加水 50ml，摇匀，分取 2ml，加溴化氰试液 2ml 与 2.5% 苯胺溶液 3ml，摇匀，溶液渐显黄色。

黄色

用于异烟肼鉴别时，应先用高锰酸钾或溴水氧化为异烟酸，再与溴化氰作用，然后再与芳伯胺缩合形成有色的戊烯二醛衍生物。

2. 二硝基氯苯反应（Vongerichten 反应）　在无水条件下，将吡啶及其某些衍生物与 2,4 - 二硝基氯苯混合，加热或使其热至熔融，冷却后，加醇制氢氧化钾溶液将残渣溶解，溶液呈紫红色。《中国药典》（2015 年版）将此法用于异烟腙的鉴别。

采用本法鉴别尼可刹米、异烟肼时，需经适当处理，即将酰肼氧化成羧基或将酰胺水解为羧基后才有此反应。

若异烟肼不经处理，则其酰肼基在乙醇溶液中，也可与 2,4 - 二硝基氯苯反应，生成 2,4 - 二硝基苯肼衍生物，在碱性溶液中也呈紫红色。

（二）沉淀反应

吡啶环的碱性氮原子可与重金属盐类（如氯化汞、硫酸铜、碘化铋钾）及苦味酸等试剂形成沉淀。如尼可刹米可与硫酸铜及硫氰酸铵作用生成草绿色配位化合物沉淀，《中国药典》（2015 年版）采用此法鉴别尼可刹米及其注射液。

示例 11 - 2　尼可刹米注射液的鉴别

取本品 2 滴，加水 1ml，摇匀，加硫酸铜试液 2 滴与硫氰酸铵试液 3 滴，即生成草绿色沉淀。

$$2\ \text{吡啶-CON(C}_2\text{H}_5)_2 + CuSO_4 + 2NH_4SCN \longrightarrow [\text{吡啶-CON(C}_2\text{H}_5)_2]_2 \cdot Cu(SCN)_2 \downarrow + (NH_4)_2SO_4$$

草绿色

又如，异烟肼、尼可刹米可与氯化汞形成白色沉淀。

$$2\ \text{吡啶-CONHNH}_2 + HgCl_2 \longrightarrow [\text{吡啶-CONHNH}_2]_2 \cdot HgCl_2 \downarrow$$

白色

（三）酰肼基的反应

1. 还原反应　异烟肼与氨制硝酸银试液反应，被氧化为可溶的异烟酸铵盐，同时生成金属银黑色浑浊和气泡（氮气），并在玻璃试管壁上产生银镜。

示例 11 - 3　异烟肼的鉴别

取本品约 10mg，置试管中，加水 2ml 溶解后，加氨制硝酸银试液 1ml，即发生气泡与黑色浑浊，并在试管壁上生成银镜。

$$\text{吡啶-CONHNH}_2 + 4AgNO_3 + 5NH_3 \cdot H_2O \longrightarrow \text{吡啶-COONH}_4 + 4Ag\downarrow + N_2\uparrow + 4NH_4NO_3 + 4H_2O$$

2. 缩合反应　异烟肼的酰肼基与芳醛缩合形成腙，析出结晶，可测定其熔点用于鉴别。最常用的芳醛为香草醛，其次是对二甲氨基苯甲醛、水杨醛等。

香草醛   异烟腙（黄色结晶）

（四）二氢吡啶的解离反应

二氢吡啶类药物的丙酮或甲醇溶液与碱作用，二氢吡啶环 1，4 位的氢均可发生解离，形成 p - π 共轭而发生颜色变化。二氢吡啶类药物常采用此法鉴别。

示例 11 - 4　硝苯地平的鉴别

取本品约 25mg，加丙酮 1ml 溶解，加 20% 氢氧化钠溶液 3 ~ 5 滴，振摇，溶液显橙红色。

示例 11 - 5　甲磺酸氨氯地平的鉴别

取本品约 20mg，加甲醇 1ml，加 20% 氢氧化钠溶液 2 ~ 4 滴，振摇，溶液显黄绿色。

（五）分解产物的反应

尼可刹米与氢氧化钠试液共热，即可发生二乙胺臭味，能使红色石蕊试纸变蓝。《中国药典》（2015 年版）采用此法鉴别尼可刹米。

异烟肼、尼可刹米等与无水碳酸钠或氢氧化钙共热，可发生脱羧降解，并有吡啶臭味逸出。

（六）紫外吸收光谱法

本类药物含有的吡啶环为芳香杂环，能吸收紫外光，可利用药物紫外吸收光谱的特征，如最大吸收波长及百分吸光系数进行鉴别。常见吡啶类药物的紫外吸收特征见表 11 - 1。

表 11 - 1　常见吡啶类药物的紫外吸收特征

药物	溶剂	λ_{max}（nm）
异烟肼	HCl（0.01mol/L）	265
	水	266
尼可刹米	HCl（0.01mol/L）	263
	NaOH（0.1mol/L）	255/260
硝苯地平	无水乙醇	237/320 ~ 355
甲磺酸氨氯地平	HCl（0.01mol/L）	238/361 ~ 369

示例 11 - 6　硝苯地平的鉴别

取本品适量，加三氯甲烷 2ml 使溶解，加无水乙醇制成每 1ml 约含 15μg 的溶液，照紫外 - 可见分光光度法测定，在 237nm 的波长处有最大吸收，在 320 ~ 355nm 的波长处有较大的宽幅吸收。

（七）红外吸收光谱法

红外吸收光谱特征性强，可以专属地反映分子结构中的官能团信息，常用于鉴别原料药。《中国药典》（2015 年版）收载的上述常见药物，均采用了红外吸收光谱法进行鉴别。采用此法鉴别时规定：供试品的红外光吸收图谱应与对照的图谱一致。

（八）薄层色谱法

示例 11 - 7　甲磺酸氨氯地平的鉴别

取本品适量（约相当于氨氯地平 20mg），加甲醇 4ml，超声 20 分钟使溶解，作为供试品溶液；另取甲磺酸氨氯地平对照品，加甲醇溶解并稀释制成每 1ml 中含氨氯地平 5mg 的溶液，作为对照品溶液。照薄层色谱法试验，吸取上述两种溶液各 10μl，分别点于同一硅胶 G 薄层板上，以甲基异丁基酮 - 冰醋酸 - 水（2：1：1）的上层液为展开剂，展开，晾干，喷以稀碘化铋钾试液，立即检视，供试品溶液所显主斑点的位置和颜色应与对照品溶液的主斑点相同。

（九）高效液相色谱法

高效液相色谱法灵敏度高，分离能力强，适用于分析含有较多有关物质的杂环类药物。《中国药典》（2015 年版）对于异烟肼和异烟肼片的鉴别，都采用了此法。规定：在含量测定项下记录的色谱图中，供试品溶液主峰的保留时间应与对照品溶液主峰的保留时间一致。

三、有关物质的检查

（一）异烟肼中游离肼的检查

异烟肼是一种不稳定的药物，主要的有关物质是游离肼。游离肼可在合成时由原料引入，或在贮存过程中降解而产生。肼是一种诱变剂和致癌物质，因此国内外药典标准中多数规定了异烟肼原料药及其制剂中游离肼的限量检查。常用的方法有薄层色谱法、比浊法和差示分光光度法。

1. 薄层色谱法　异烟肼原料药和注射用异烟肼中游离肼的检查均采用此法。

示例 11 - 8　异烟肼中游离肼的检查方法

取本品，加丙酮 - 水（1：1）溶解并稀释制成每 1ml 中约含 100mg 的溶液，作为供试品溶液；另取硫酸肼对照品，加丙酮 - 水（1：1）溶解并稀释制成每 1ml 中约含 0.08mg（相当于游离肼 20μg）的溶液，作为对照品溶液；取异烟肼与硫酸肼各适量，加丙酮 - 水（1：1）溶解并稀释制成每 1ml 中分别含异烟肼 100mg 与硫酸肼 0.08mg 的混合溶液溶液，作为系统适用性试验溶液。照薄层色谱法试验，吸取上述三种溶液各 5μl，分别点于同一硅胶 G 薄层板上，以异丙醇 - 丙酮（3：2）为展开剂，展开，晾干，喷以乙醇制对二甲氨基苯甲醛试液，15 分钟后检视。系统适用性试验所显游离肼与异烟肼的斑点应完全分离，游离肼的 R_f 值约为 0.75，异烟肼的 R_f 值约为 0.56。在供试品主斑点前方与对照品溶液主斑点相应的位置上，不得显黄色斑点。

2. 比浊法　样品中加水杨醛的乙醇溶液观察混浊以检查游离肼的方法。

示例 11 - 9　异烟肼中游离肼的检查方法（日本药局方 JP16）

取异烟肼 0.1g，加 5ml 水溶解，再加入 0.1ml 的水杨醛乙醇溶液（1→20），立即摇匀，静置 5 分钟，无混浊产生。

（二）尼可刹米中有关物质的检查

尼可刹米在生产和贮藏过程中易引入 N - 乙基烟酰胺和结构不明的有关物质，《中国药典》（2015 年版）规定采用 HPLC 供试品溶液自身稀释对照法进行有关物质的检查。

（三）硝苯地平中有关物质的检查

硝苯地平属于二氢吡啶类药物，遇光极不稳定，分子内部发生光化学歧化作用，降解为硝苯吡啶衍生物（A）和（或）亚硝苯吡啶衍生物（B），在生产和贮藏过程中都有可能引入包括降解产物在内的有关物质。《中国药典》（2015 年版）规定硝苯地平在避光的条件下，采用 HPLC 法进行有关物质检查。

示例 11 - 10 硝苯地平中有关物质的检查方法

避光操作。取本品，精密称定，加甲醇溶解并定量稀释制成每 1ml 中约含 1mg 的溶液，作为供试品溶液；另取 2,6 - 二甲基 - 4 - （2 - 硝基苯基） - 3,5 - 吡啶二甲酸二甲酯（杂质Ⅰ）对照品与 2,6 - 二甲基 - 4 - （2 - 亚硝基苯基） - 3,5 - 吡啶二甲酸二甲酯（杂质Ⅱ）对照品，精密称定，加甲醇溶解并定量稀释制成每 1ml 中各约含 10μg 的混合溶液，作为对照品贮备液；分别精密量取供试品溶液与对照品贮备液各适量，用流动相定量稀释制成每 1ml 中分别含硝苯地平 2μg、杂质Ⅰ 1μg、杂质Ⅱ 1μg 的混合溶液，作为对照溶液。照高效液相色谱法试验，用十八烷基硅烷键合硅胶为填充剂；以甲醇 - 水（60:40）为流动相；检测波长为 235nm。取硝苯地平对照品、杂质Ⅰ对照品与杂质Ⅱ对照品各适量，加甲醇溶解并稀释制成每 1ml 中各约含 1mg、10μg 与 10μg 的混合溶液，取 20μl，注入液相色谱仪，杂质Ⅰ峰、杂质Ⅱ峰与硝苯地平峰之间的分离度均应符合要求。精密量取供试品溶液与对照溶液各 20μl，分别注入液相色谱仪，记录色谱图至主成分峰保留时间的 2 倍。供试品溶液的色谱图中如有与杂质Ⅰ峰、杂质Ⅱ峰保留时间一致的色谱峰，按外标法以峰面积计算，均不得过 0.1%；其他单个杂质峰面积不得大于对照溶液中硝苯地平峰面积（0.2%）；杂质总量不得过 0.5%。

（四）甲磺酸氨氯地平中有关物质的检查

甲磺酸氨氯地平在生产和贮藏过程中可能引入的有关物质有两类，有关物质Ⅰ采用薄层色谱供试品溶液自身稀释对照法进行检查，有关物质Ⅱ则采用高效液相色谱供试品溶液自身稀释对照法进行检查。

四、含量测定

（一）非水溶液滴定法

非水溶液滴定法是在非水溶剂中进行的酸碱滴定法。吡啶类药物分子结构中氮原子具有弱碱性，可与高氯酸定量生成高氯酸盐，从而直接测定其含量。通常采用在非水溶剂冰醋酸中，以结晶紫为指示剂，用高氯酸的冰醋酸标准液滴定。

示例 11 - 11 尼可刹米的含量测定

取本品约 0.15g，精密称定，加冰醋酸 10ml 与结晶紫指示液 1 滴，用高氯酸滴定液（0.1mol/L）滴定至溶液显蓝绿色，并将滴定的结果用空白试验校正。每 1ml 高氯酸滴定液（0.1mol/L）相当于 17.82mg 的 $C_{10}H_{14}N_2O$。

（二）氧化还原滴定法

1. 溴酸钾法 异烟肼分子的酰肼基具有较强的还原性，可采用氧化还原滴定法测定其含量。在酸性溶液中，以甲基橙指示剂指示终点，异烟肼可用溴酸钾滴定液直接滴定。其滴定反应为：

$$3 \text{（吡啶-CONHNH}_2\text{）} + 2KBrO_3 \longrightarrow 3 \text{（吡啶-COOH）} + 3N_2 + 3H_2O + 2KBr$$

滴定至终点时，微过量的溴酸钾滴定液氧化甲基橙，使其在酸性溶液中的粉红色消失，指示终点的到达。

示例 11 - 12　注射用异烟肼的含量测定

取装量差异项下的内容物，混合均匀，精密称取约 0.2g，置 100ml 量瓶中，加水使溶解并稀释至刻度，摇匀；精密量取 25ml，加水 50ml、盐酸 20ml 与甲基橙指示液 1 滴，用溴酸钾滴定液（0.01667mol/L）缓缓滴定（温度保持在 18 ~ 25℃）至粉红色消失。每 1ml 溴酸钾滴定液（0.01667mol/L）相当于 3.429mg 的 $C_6H_7N_3O$。

2. 铈量法　二氢吡啶类药物在酸性介质中对硫酸铈呈还原性，采用邻二氮菲指示液指示终点，即可进行含量测定。硝苯地平的滴定反应如下。

$$\text{（二氢吡啶结构）} + 2Ce(SO_4)_2 + 6HClO_4 \longrightarrow \text{（吡啶结构）} + 2Ce(ClO_4)_3 + 4H_2SO_4$$

滴定至终点时，微过量的 Ce^{4+} 将指示液中的 Fe^{2+} 氧化为 Fe^{3+}，使橙红色配合物离子转化为淡蓝色或无色的配合物离子，指示终点的到达。

示例 11 - 13　硝苯地平的含量测定

取本品约 0.4g，精密称定，加无水乙醇 50ml，微温使溶解，加高氯酸溶液（取 70% 高氯酸 8.5ml，加水至 100ml）50ml、邻二氮菲指示液 3 滴，立即用硫酸铈滴定液（0.1mol/L）滴定，至近终点时，在水浴中加热至 50℃ 左右，继续缓缓滴定至橙红色消失，并将滴定的结果用空白试验校正。每 1ml 硫酸铈滴定液（0.1mol/L）相当于 17.32mg 的 $C_{17}H_{18}N_2O_6$。

（三）紫外 - 可见分光光度法

紫外 - 可见分光光度法是利用药物在紫外 - 可见光区有特征吸收，在其最大吸收波长处测定吸光度，再利用其百分吸收系数 $E_{1cm}^{1\%}$ 计算含量的方法。吡啶类药物在紫外光区有较强吸收，可采用此法测定含量。

由于注射液中水分的干扰，尼可刹米注射液不能采用非水溶液滴定法测定含量。尼可刹米在紫外光区 263nm 波长处有最大吸收，可采用紫外 - 可见分光光度法测定含量。尼可刹米与硫酸成盐后易溶于水，因此采用 0.5% 的硫酸溶液溶解样品。

示例 11 - 14　尼可刹米注射液的含量测定

用内容量移液管精密量取本品 2ml，置 200ml 量瓶中，用 0.5% 硫酸溶液分次洗涤移液管内壁，洗液并入量瓶中，加 0.5% 硫酸溶液稀释至刻度，摇匀；精密量取适量，加 0.5% 硫酸溶液定量稀释制成每 1ml 中约含尼可刹米 20μg 的溶液，照紫外 - 可见分光光度法，在

263nm 的波长处测定吸光度，按 $C_{10}H_{14}N_2O$ 的吸收系数（$E_{1cm}^{1\%}$）为 292 计算，即得。

（四）高效液相色谱法

高效液相色谱法具有分离效率高、选择和专属性强、灵敏度高以及重复性好等优点，各国药典越来越多地采用高效液相色谱法进行杂环类药物的含量测定以及有关物质的检查。《中国药典》（2015 年版）对异烟肼和异烟肼片、硝苯地平各制剂的含量测定均采用此法。

示例 11–15 异烟肼的含量测定

照高效液相色谱法测定。

色谱条件与系统适用性试验 用十八烷基硅烷键合硅胶为填充剂；以 0.02mol/L 磷酸氢二钠溶液（用磷酸调 pH 至 6.0）–甲醇（85:15）为流动相；检测波长为 262nm。理论板数按异烟肼峰计算不低于 4000。

测定法 取本品，精密称定，加水溶解并定量稀释制成每 1ml 中约含 0.1mg 的溶液，精密量取 10μl 注入液相色谱仪，记录色谱图；另取异烟肼对照品，同法测定。按外标法以峰面积计算，即得。

扫码"学一学"

第二节 吩噻嗪类药物

一、基本结构与化学性质

吩噻嗪类药物的分子结构中具有共同的硫氮杂蒽母核，属于苯并噻嗪（也称吩噻嗪）类衍生物。本类药物结构上的差异，主要体现在母核 2 位上 R′ 取代基和 10 位上 R 取代基的不同。母核 2 位上的 R′ 取代基，通常为 – H、– Cl、– COCH₃、– CF₃、– SCH₂CH₃ 等；10 位上的 R 取代基，则通常为具有两个或三个碳链的二甲或二乙胺基，或为含氮杂环如哌嗪和哌啶的衍生物等。临床上使用的本类药物多为其盐酸盐，《中国药典》（2015 年版）收载的典型药物有盐酸氯丙嗪、盐酸异丙嗪、奋乃静等。

硫氮杂蒽母核

（一）典型药物结构

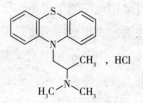

盐酸氯丙嗪　　　　　　　　　　　盐酸异丙嗪

奋乃静（羟哌氯丙嗪）

（二）主要化学性质

1. 紫外吸收光谱特征　本类药物的紫外特征吸收主要由吩噻嗪母核三个大 π 键形成的共轭系统所产生。一般具有三个峰值，分别位于 204～209nm（205nm 附近）、250～265nm（254nm 附近）和 300～325nm（300nm 附近），最强峰多在 250～265nm（ε 为 $2.5 \times 10^4 \sim 3 \times 10^4$），两个最小吸收则在 220nm 以及 281nm 附近。

本类药物 2 位和 10 位上取代基的不同，可引起吸收峰发生位移。例如 2 位上卤素的取代（$-Cl$ 及 $-CF_3$）可使吸收峰红移 5～10nm，同时会使 250～265nm 区段的峰强度增大。因此，利用其紫外特征吸收可进行本类药物的鉴别和含量测定。

本类药物母核的硫为二价，易氧化，其氧化产物为亚砜及砜，与未取代的吩噻嗪母核的吸收光谱有明显不同，它们具有四个峰值。因此，可以利用紫外吸收光谱的这些特征测定药物中氧化物杂质的含量；同时也可在药物含量测定时对氧化产物的干扰进行校正。

2. 强还原性　吩噻嗪类药物母核具有还原性，易被氧化。遇不同氧化剂如硫酸、硝酸、三氯化铁试液及过氧化氢等，其母核易被氧化成砜、亚砜、3 - 羟基吩噻嗪等不同产物，随着取代基的不同，氧化产物呈不同的颜色。因此可用于本类药物的鉴别。

3. 与金属离子络合　吩噻嗪类药物母核中未被氧化的二价硫，可与金属离子（如 Pd^{2+}）形成有色络合物，其氧化产物砜和亚砜则无此反应。利用此性质可进行药物的鉴别和含量测定，并具有专属性，可排除氧化产物的干扰。

4. 碱性　吩噻嗪类药物母核上氮原子的碱性极弱，而 10 位上的取代基多为烃胺（二甲或二乙氨基）或哌嗪基，碱性较强，可用于非水滴定法。

二、鉴别

（一）化学反应法

1. 氧化剂氧化显色　吩噻嗪类药物遇不同氧化剂如硫酸、硝酸、过氧化氢等，可被氧化而呈色。随着各药物取代基的不同，氧化产物的颜色有所不同。如盐酸异丙嗪的水溶液加硝酸后生成红色沉淀，加热即溶解，溶液由红色转变为橙黄色。盐酸氯丙嗪加硝酸后显红色，渐变淡黄色。奋乃静加盐酸与水，加热至 80℃，加过氧化氢数滴，即显深红色，放置后，红色渐褪去。

2. 与钯离子络合显色　吩噻嗪类药物分子结构中未被氧化的二价硫原子能与金属钯离子络合形成有色络合物。本法专属性强，Pd^{2+} 只与未被氧化的 S 共价，其氧化产物砜和亚砜则无此反应，可排除氧化产物的干扰。

3. Cl⁻的反应　盐酸氯丙嗪和盐酸异丙嗪均为盐酸盐，应显氯化物的鉴别反应。《中国药典》（2015 年版）规定：供试品的水溶液显氯化物的鉴别反应。

（二）紫外吸收光谱法

国内外药典常利用本类药物紫外吸收光谱中的最大吸收波长、最小吸收波长进行鉴别，或同时利用最大吸收处的吸光度或吸光系数进行鉴别。

示例 11 – 16　盐酸氯丙嗪的鉴别

取本品，加盐酸溶液（9→1000）制成每 1ml 中含 5μg 的溶液，照紫外 – 可见分光光度法测定，在 254nm 与 306nm 的波长处有最大吸收，在 254nm 的波长处吸光度约为 0.46。

（三）红外吸收光谱法

吩噻嗪类药物由于取代基 R 和 R′不同，产生不同的红外吸收光谱，国内外药典已用于本类药物较多品种的鉴别。《中国药典》（2015 年版）规定：供试品的红外光吸收图谱应与对照的图谱一致。

三、有关物质的检查

吩噻嗪类药物及其制剂中大都规定了有关物质的检查项。因为本类药物母核中的二价硫易氧化为砜及亚砜，此外遇光分解以及在合成过程中的副反应均会产生有关物质。盐酸氯丙嗪原料药及其制剂中的有关物质主要来源于合成过程中的副反应产物。

（一）合成工艺

（化学反应式图）

（二）杂质的来源

盐酸氯丙嗪的合成过程中可能引入多种有机杂质。3 - 氯二苯胺在碘的催化下与升华硫作用，生成主产物 2 - 氯吩噻嗪（Ⅰ）和少量副产物 4 - 氯吩噻嗪（Ⅱ）（杂质）；（Ⅰ）和（Ⅱ）都能与侧链 *N*, *N* 二甲基氯代丙胺缩合，分别生成氯丙嗪和 4 - 氯吩噻嗪的衍生物（杂质）。此外，盐酸氯丙嗪不稳定，易氧化，因其贮存不当或存放时间过长，可能会产生分解产物。

（三）检查方法

《中国药典》（2015 年版）规定了盐酸氯丙嗪及其片剂、注射液中有关物质的检查，均采用高效液相色谱法，以自身高低浓度对照法控制杂质限量。氯丙嗪遇光不稳定，检查应在避光条件下操作。

示例 11 - 17 盐酸氯丙嗪有关物质的检查

避光操作。取本品 20mg，置 50ml 量瓶中，加流动相溶解并稀释至刻度，摇匀，作为供试品溶液；精密量取适量，用流动相定量稀释制成每 1ml 中含 2μg 的溶液，作为对照溶液。照高效液相色谱法试验，用辛烷基硅烷键合硅胶为填充柱；以乙腈 - 0.5% 三氟乙酸（用四甲基乙二胺调节 pH 至 5.3）（50∶50）为流动相；检测波长为 254nm。精密量取供试品溶液和对照溶液各 10μl，分别注入液相色谱仪，记录色谱图至主成分峰保留时间的 4 倍。供试品溶液的色谱图中如有杂质峰，单个杂质峰面积不得大于对照溶液主峰面积（0.5%），各杂质峰面积的和不得大于对照溶液主峰面积的 2 倍（1.0%）。

四、含量测定

（一）非水溶液滴定法

吩噻嗪类药物母核 10 位取代基上的烃胺（—NR$_2$）、哌嗪基及哌啶基具有碱性，可在非水介质中以高氯酸滴定液滴定。

各国药典在吩噻嗪类原料药物的含量测定中，多采用非水溶液滴定法。所用溶剂除酸性溶剂如醋酸、醋酐外，也有采用中性或近中性溶剂的，如丙酮、二氧六环、乙腈等。终点的确定常采用电位滴定法和指示剂法，常用的指示剂有结晶紫、橙黄Ⅳ等。

示例 11 - 18 盐酸氯丙嗪的含量测定

取本品约 0.2g，精密称定，加冰醋酸 10ml 与醋酐 30ml 溶解后，照电位滴定法，用高氯酸滴定液（0.1mol/L）滴定，并将滴定的结果用空白试验校正。每 1ml 高氯酸滴定液（0.1mol/L）相当于 35.53mg 的 $C_{17}H_{19}ClN_2S \cdot HCl$。

吩噻嗪类药物在临床上使用的多为其盐酸盐，溶于冰醋酸时，由于氢卤酸在冰醋酸中酸性较强，对测定有干扰。须加入过量的醋酸汞冰醋酸溶液，使氢卤酸形成难以电离的卤化汞，而药物则转变成可测定的醋酸盐。再用高氯酸滴定液滴定，可得到准确的结果。

对于吩噻嗪类药物的片剂与注射液，由于其赋形剂与稳定剂或助溶剂的干扰，不能直接采用非水溶液滴定法测定，需碱化提取后再用本法测定。

示例 11 - 19　奋乃静注射液的含量测定

精密量取本品适量（约相当于奋乃静 125mg），置分液漏斗中，加氢氧化钠试液 2ml 使成碱性，用三氯甲烷振摇提取 4 次，每次 20ml，合并提取液，以置有无水硫酸钠 5g 的干燥滤纸滤过，滤液置水浴上蒸干，加冰醋酸 10ml 溶解，加结晶紫指示液 1 滴，用高氯酸滴定液（0.1mol/L）滴定，并将滴定的结果用空白试验校正。每 1ml 高氯酸滴定液（0.1mol/L）相当于 20.20mg 的 $C_{21}H_{26}ClN_3OS$。

（二）紫外 - 可见分光光度法

吩噻嗪类药物基于母核三环 π 系统产生紫外特征吸收光谱，可在其最大吸收波长处测定吸光度，利用百分吸收系数（$E_{1cm}^{1\%}$）计算含量；或与对照品溶液同时测定，采用对照品比较法计算含量，此法多用于本类药物制剂的含量测定；当多组分共存，相互干扰，不能以直接的方法测定时，可采用双波长分光光度法进行药物的含量测定。由于本类药物遇光极易氧化，进行含量测定时应避光操作。

1. 直接分光光度法

（1）吸收系数法　《中国药典》（2015 年版）规定盐酸氯丙嗪片及注射液的含量测定均采用此法。

示例 11 - 20　盐酸氯丙嗪片的含量测定

避光操作。取本品 10 片，除去包衣后，精密称定，研细，精密称取适量（约相当于盐酸氯丙嗪 10mg），置 100ml 量瓶中，加溶剂［盐酸溶液（9→1000）］70ml，振摇使盐酸氯丙嗪溶解，用溶剂稀释至刻度，摇匀，滤过，精密量取续滤液 5ml，置 100ml 量瓶中，加溶剂稀释至刻度，摇匀，照紫外 - 可见分光光度法，在 254nm 的波长处测定吸光度，按 $C_{17}H_{19}ClN_2S \cdot HCl$ 的吸收数（$E_{1cm}^{1\%}$）为 915 计算，即得。

（2）对照品比较法

示例 11 - 21　奋乃静片的含量测定

避光操作。取本品 20 片，除去包衣后，精密称定，研细，精密称取适量（约相当于奋乃静 10mg），置 100ml 量瓶中，加溶剂（取乙醇 500ml，加盐酸 10ml，加水至 1000ml，摇匀）约 70ml，充分振摇使奋乃静溶解，用溶剂稀释至刻度，摇匀，滤过，精密量取续滤液 5ml，置 100ml 量瓶中，用溶剂稀释至刻度，摇匀，作为供试品溶液；另取奋乃静对照品，精密称定，用溶剂溶解并定量稀释制成每 1ml 中约含 5μg 的溶液，作为对照品溶液。取上述两种溶液，照紫外 - 可见分光光度法，在 255nm 的波长处分别测定吸光度，计算，即得。

2. 萃取后分光光度法　有些药物制剂即使在药物的较长的最大吸收波长处测定吸光度，也不能完全消除其他成分的干扰，对此可采用萃取分离后分光光度法测定。

《美国药典》（USP37 - NF32）采用萃取后分光光度法对盐酸异丙嗪片、口服液及糖浆剂进行含量测定。在碱性介质中使盐酸异丙嗪转化为游离碱，被有机溶剂（三氯甲烷或正庚烷）定量提取后，再将有机溶剂提取液用盐酸溶液定量提取，将其转化为盐酸盐后，进行吸光度的测定。经过两次萃取，药物与制剂中的其他成分得到了分离，可以消除对测定的干扰，使测定结果更为准确。

3. 萃取－双波长分光光度法　吩噻嗪类药物中的氧化物，虽经萃取也不能分离。可利用在药物的特征峰谷吸收双波长处，如其氧化物具有等吸收，则进行吸光度差值的测定，用来校正样品中氧化产物对测定的干扰。

《美国药典》（USP37－NF32）中盐酸氯丙嗪注射液的含量测定采用此法，利用盐酸氯丙嗪的最大吸收波长为254nm，277nm 波长下无吸收，其氧化产物在上述双波长处具有等吸收。因此

$$\Delta A = \left(A_{254nm} + A'_{254nm} \right) - A'_{277nm} = A_{254nm} \propto c$$

示例 11－22　盐酸氯丙嗪注射液的含量测定

精密量取盐酸氯丙嗪注射液适量（约相当于盐酸氯丙嗪100mg），置 500ml 量瓶中，加盐酸溶液（0.1mol/L）至刻度，摇匀；精密量取 10ml，置 250ml 分液漏斗中，加水 20ml，加氨试液使成碱性。用乙醚提取 4 次，每次 25ml，合并乙醚液，用盐酸溶液（0.1mol/L）振摇提取 4 次，每次 25ml，合并盐酸提取液，置 250ml 量瓶中，通气驱尽残留乙醚，加盐酸溶液（0.1mol/L）稀释至刻度，摇匀，作为供试品溶液；另取盐酸氯丙嗪对照品适量，精密称定，用盐酸溶液（0.1mol/L）溶解并稀释制成每 1ml 含 8μg 的对照品溶液。以盐酸溶液（0.1mol/L）为空白，照紫外－可见分光光度法，分别于 254nm 及 277nm 波长处测定上述供试品溶液与对照品溶液的吸光度，按式（11－1）计算：

$$盐酸氯丙嗪含量（mg/ml） = 12.5 \times c_S \times V \times \frac{(A_{254} - A_{277})_X}{(A_{254} - A_{277})_S} \qquad (11-1)$$

式中，12.5 为稀释体积及浓度单位换算因数；c 为对照品溶液浓度（μg/ml）；V 为取样量（ml）；X 表示供试品溶液；S 表示对照品溶液。

4. 钯离子比色法　吩噻嗪类药物在 pH 2 的缓冲溶液中，可与钯离子（Pd^{2+}）形成红色配合物，在 500nm 波长附近具有最大吸收，可采用比色法进行含量测定。

由于 Pd^{2+} 只与未被氧化的硫配合，当硫原子已被氧化为亚砜或砜时，则不与 Pd^{2+} 配位显色，因此比色法可选择性地消除吩噻嗪类药物中氧化物的干扰，准确测定未被氧化的吩噻嗪药物的含量，具有较强的专属性。

本法一般 10 分钟后显色完全，在 2 小时内配合物稳定。《美国药典》（USP41－NF36）采用此法进行奋乃静片剂及注射液的含量测定。

（三）高效液相色谱法

高效液相色谱法分离效能好，灵敏度高，专属性强，《中国药典》（2015 年版）中应用此法对吩噻嗪类药物进行含量测定的比例很高。如盐酸异丙嗪片剂和注射液就采用高效液相色谱法进行含量测定。

示例 11－23　盐酸异丙嗪片的含量测定

避光操作。照高效液相色谱法测定。

色谱条件与系统适用性试验　用十八烷基硅烷键合硅胶为填充剂；以水（用冰醋酸调节 pH 至 2.3）－甲醇（55：45）为流动相；检测波长为 254nm。理论板数按盐酸异丙嗪峰计算不低于 3000，盐酸异丙嗪峰与相对保留时间 1.1～1.2 的杂质峰的分离度应大于 2.0。

测定法　取本品 10 片，精密称定，研细，精密称取适量（约相当于盐酸异丙嗪20mg），置 100ml 量瓶中，加 0.1mol/L 盐酸溶液适量，振摇使盐酸异丙嗪溶解并用 0.1mol/L 盐酸溶液稀释至刻度，摇匀，滤过，精密量取续滤液 5ml，置 50ml 量瓶中，用水稀释至

扫码"学一学"

刻度，摇匀，精密量取 20μl 注入液相色谱仪，记录色谱图；另取盐酸异丙嗪对照品，精密称定，加 0.1mol/L 盐酸溶液溶解并定量稀释制成每 1ml 约含 0.02mg 的溶液，同法测定。按外标法以峰面积计算，即得。

第三节　苯并二氮杂䓬类药物

一、基本结构与化学性质

苯并二氮杂䓬类药物为含氮杂原子的七元环与苯环稠合而成的有机药物，其中 1，4 - 苯并二氮杂䓬类药物是目前临床上应用最广泛的抗焦虑、抗惊厥药。本类药物的典型代表有氯氮䓬、地西泮，其他常用的药物多为地西泮的衍生物。从药品质量控制方法具有代表性出发，以下重点阐述地西泮、阿普唑仑和氯氮䓬等药物的分析。

（一）典型药物结构

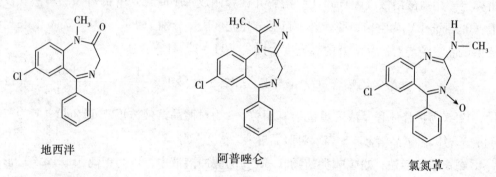

地西泮　　　　　　　　阿普唑仑　　　　　　　　氯氮䓬

（二）主要化学性质

1. 碱性　本类药物结构中二氮杂䓬七元环上的氮原子具有强碱性，苯基并合后使碱性降低，因此用非水溶液滴定法滴定。

2. 类生物碱性质　本类药物可与某些生物碱沉淀试剂（如碘化铋钾试液）发生沉淀反应，可用于鉴别。

3. 水解性　在强酸性溶液中，本类药物结构中的二氮杂䓬七元环水解开环，生成相应的二苯甲酮衍生物，其水解产物的性质又可用于本类药物的鉴别和含量测定。如地西泮经水解后得到甘氨酸可呈茚三酮反应，氯氮䓬水解后呈芳香伯胺反应。

4. 紫外吸收光谱特征　本类药物结构中具有共轭体系，在紫外区有特征吸收。由于二氮杂䓬七元环上的二氮原子的性质不同，随着介质 pH 的不同，本类药物形成不同的分子形式（H_2A^+，HA，A^-），而分子形式影响其光谱特性，可利用此特性进行鉴别或含量测定。

二、鉴别

（一）化学反应法

1. 沉淀反应　一些苯并二氮杂䓬类药物在盐酸溶液中可与碘化铋钾试液反应，生成红色碘化铋酸盐沉淀。

示例 11 - 24　氯氮䓬的鉴别

取本品约 10mg，加盐酸溶液（9→1000）10ml 溶解后，加碘化铋钾试液 1 滴，即生成橙红色沉淀。

阿普唑仑在盐酸溶液中遇硅钨酸试液，生成白色沉淀。

示例 11 – 25 阿普唑仑的鉴别

取本品约 5mg，加盐酸溶液（9→1000）2ml 溶解后，分为两份，一份加硅钨酸试液 1 滴，即生成白色沉淀；另一份加碘化铋钾试液 1 滴，即生成橙红色沉淀。

2. 水解产物的反应

（1）水解后呈芳香伯胺反应　1 位氮未被取代的苯并二氮䓬类药物与酸共热水解后，生成芳伯胺，可发生重氮化 – 偶合反应。

取氯氮䓬，加盐酸溶液（1→2）溶解并缓缓煮沸，放冷；依次加入亚硝酸钠和碱性β – 萘酚试液，生成橙红色沉淀。

橙红色

本反应也适用于其他 1 位氮未被取代的苯并二氮䓬类药物，如硝西泮、氯硝西泮等。而 1 位氮被取代的苯并二氮䓬类药物如地西泮不发生该反应。

（2）水解后呈茚三酮反应　地西泮经酸水解后得到甘氨酸，水解液经碱中和后，加茚三酮试液，加热，溶液呈紫色。

甘氨酸

3. 硫酸 – 荧光反应　苯并二氮䓬类药物溶于硫酸后，在紫外光灯（365nm）下，呈现不同颜色的荧光。若在稀硫酸中反应，其荧光颜色略有差别。常见苯并二氮䓬类药物的硫酸 – 荧光反应颜色见表 11 – 2。

表 11 – 2　常见苯并二氮䓬类药物的硫酸 – 荧光反应颜色

药物	浓硫酸	稀硫酸
地西泮	黄绿色	黄色
氯氮䓬	黄色	紫色
艾司唑仑	亮绿色	天蓝色

《中国药典》（2015 年版）中地西泮及其制剂均采用此法鉴别。

示例 11 – 26　地西泮的鉴别

取本品约 10mg，加硫酸 3ml，振摇使溶解，在紫外光灯（365nm）下检视，显黄绿色荧光。

4. 分解产物的反应 本类药物大多为有机氯化合物，用氧瓶燃烧法破坏，生成氯化氢，以5%氢氧化钠溶液吸收，加稀硝酸酸化，显氯化物反应。《中国药典》（2015年版）将此法用于地西泮的鉴别。

（二）光谱法

1. 紫外吸收光谱法 苯并二氮杂䓬类药物分子结构中有共轭体系，在紫外光区有特征吸收。各国药典常利用其最大吸收波长以及最大吸收波长处的吸光度或吸光度比值鉴别本类药物。《中国药典》（2015年版）中地西泮、氯氮䓬及其片剂的鉴别均采用此法。

示例 11 – 27 地西泮的鉴别

取本品，加0.5%硫酸的甲醇溶液制成每1ml中含5μg的溶液，照紫外-可见分光光度法测定，在242nm、284nm与366nm的波长处有最大吸收；在242nm波长处的吸光度约为0.51，在284nm波长处的吸光度约为0.23。

2. 红外吸收光谱法 国内外药典已用于本类药物较多品种的指纹鉴别。《中国药典》（2015年版）对地西泮、阿普唑仑、氯氮䓬的鉴别规定：供试品的红外光吸收图谱应与对照的图谱一致。

（三）色谱法鉴别

薄层色谱法和高效液相色谱法用于鉴别，具有较好的分离选择性。苯并二氮杂䓬类药物发展很快，目前临床应用的品种不断增多。由于本类药物结构相似，不易分离、鉴别，因此色谱法常被用于本类药物及其制剂的专属鉴别。

《中国药典》（2015年版）对地西泮片剂及注射液、阿普唑仑片、氯氮䓬片均采用HPLC法鉴别，硝西泮片则采用TLC法鉴别。

示例 11 – 28 硝西泮片的鉴别

精密称取本品的细粉适量，置具塞锥形瓶中，精密加三氯甲烷-甲醇（1:1）溶液10ml，振摇使硝西泮溶解，离心，取上清液用三氯甲烷-甲醇（1:1）溶液稀释制成每1ml中含硝西泮2.5mg的溶液作为供试品溶液；另取硝西泮对照品，用三氯甲烷-甲醇（1:1）溶液溶解并制成每1ml中含2.5mg的溶液，作为对照品溶液。照薄层色谱法试验，吸取供试品溶液和对照品溶液各10μl，分别点于同一硅胶 GF$_{254}$ 薄层板上，以硝基甲烷-乙酸乙酯（85:15）为展开剂，展开后，晾干，置紫外光灯（254nm）下检视，供试品溶液所显主斑点的位置和颜色应与对照品溶液的主斑点相同。

三、有关物质的检查

苯并二氮杂䓬类药物由于生产工艺过程或贮藏期间出现分解，易引入药物的中间体、副产物和降解产物等杂质（有关物质）。目前国内外药典多采用薄层色谱法或高效液相色谱法进行有关物质的检查。

《中国药典》（2015年版）中地西泮及其制剂、阿普唑仑及其片剂、氯氮䓬及其片剂均采用 HPLC 法检查有关物质，硝西泮及其片剂采用 TLC 法检查有关物质。

示例 11 – 29 氯氮䓬中有关物质的检查

避光操作，临用新制。取本品适量，精密称定，加流动相溶解并稀释制成每1ml中含0.2mg的溶液，作为供试品溶液；另取2-氨基-5-氯二苯酮（杂质Ⅰ）对照品适量，精密称定，加流动相溶解并稀释制成每1ml中含20μg的溶液，作为对照溶液；精密量取供试品溶液 0.2ml 与对照品溶液 1ml，置同一 100ml 量瓶中，用流动相稀释至刻度，摇匀，作为对照溶液。照高效液相色谱法测定，用十八烷基硅烷键合硅胶为填充剂；以乙腈 - 水（50：50）为流动相；检测波长为 254nm。称取氯氮草对照品约 20mg，加流动相 5ml 振摇使溶解后，加 1mol/L 盐酸溶液 5ml，室温放置约 20 小时，加 1mol/L 氢氧化钠溶液 5ml，用流动相稀释至 100ml，摇匀，作为系统适用性试验溶液，量取 10μl 注入液相色谱仪，记录色谱图。出峰顺序依次为 7 - 氯 - 5 - 苯基 - 1,3 - 二氢 - 1,4 - 苯并二氮杂草 - 2 - 酮 - 4 - 氧化物（杂质Ⅱ）与氯氮草，杂质Ⅱ相对保留时间约为 0.7，二者分离度应大于 5.0。精密量取对照溶液和供试品溶液各 10μl，分别注入液相色谱仪，记录色谱图至主成分峰保留时间的 5 倍。供试品溶液的色谱图中如有与杂质Ⅰ峰保留时间一致的色谱峰，按外标法以峰面积计算，不得过 1.0%，如有与杂质Ⅱ峰保留时间一致的色谱峰，其峰面积不得大于对照溶液中氯氮草峰面积（0.2%），其他单个杂质峰面积不得大于对照溶液中氯氮草峰面积的 0.5 倍（0.1%），各杂质峰面积的和不得大于对照溶液中氯氮草峰面积的 2.5 倍（0.5%）。供试品溶液色谱图中小于对照溶液中氯氮草峰面积 0.25 倍的色谱峰忽略不计。

四、含量测定

（一）非水溶液滴定法

基于本类药物结构中二氮杂草七元环上氮原子的弱碱性，可采用高氯酸非水溶液滴定法测定其含量。通常采用冰醋酸或醋酐作溶剂，以增强碱性，指示剂大多采用结晶紫，也可采用电位滴定法指示终点。《中国药典》（2015 年版）中地西泮、阿普唑仑、氯氮草三种原料药的含量测定均采用此法。

示例 11 - 30 地西泮的含量测定

取本品约 0.2g，精密称定，加冰醋酸与醋酐各 10ml 使溶解，加结晶紫指示液 1 滴，用高氯酸滴定液（0.1mol/L）滴定至溶液显绿色。每 1ml 高氯酸滴定液（0.1mol/L）相当于 28.47mg 的 $C_{16}H_{13}ClN_2O$。

（二）紫外 - 可见分光光度法

分光光度法多用于本类药物制剂的含量测定或片剂均匀度、溶出度的测定。《中国药典》（2015 年版）收载的氯氮草片、硝西泮片的含量测定及其溶出度、含量均匀度的检查，地西泮片溶出度、含量均匀度的检查均采用此法。

示例 11 - 31 氯氮草片的含量测定

取本品 20 片，精密称定，研细，精密称取适量（约相当于氯氮草 30mg），置 100ml 量瓶中，加盐酸溶液（9→1000）70ml，充分振摇使氯氮草溶解，用盐酸溶液（9→1000）稀释至刻度，摇匀，滤过，精密量取续滤液 5ml，置 100ml 量瓶中，用盐酸溶液（9→1000）稀释至刻度，摇匀，照紫外 - 可见分光光度法，在 308nm 的波长处测定吸光度；另取氯氮草对照品，精密称定，用盐酸溶液（9→1000）溶解并稀释制成每 1ml 中约含 15μg 的溶液，同法测定。计算，即得。

（三）高效液相色谱法

高效液相色谱法可以有效地将药物与有关物质和分解产物等杂质分离。《中国药典》（2015 年版）中本类药物应用 HPLC 法进行含量测定的比例明显增加。如地西泮注射液曾用萃取后分光光度法测定含量，因萃取不完全，有关物质和分解产物等对测定有干扰，故现行《中国药典》

改用 HPLC 法，又如阿普唑仑片的含量测定，也从分光光度法改为高效液相色谱法。

示例 11 - 32 地西泮注射液的含量测定

照高效液相色谱法测定。

色谱条件与系统适用性试验　用十八烷基硅烷键合硅胶为填充剂；以甲醇 – 水（70:30）为流动相；检测波长为 254nm。理论板数按地西泮峰计算不低于 1500。

测定法　精密量取本品适量（约相当于地西泮 10mg），置 50ml 量瓶中，用甲醇稀释至刻度，摇匀，精密量取 10μl 注入液相色谱仪，记录色谱图；另取地西泮对照品约 10mg，精密称定，同法测定。按外标法以峰面积计算，即得。

扫码"练一练"

简答题

1. 异烟肼中游离肼是怎样产生的？常用的检查方法有哪些？

2. 简述铈量法测定苯并噻嗪类药物的原理？

3. 简述苯二氮杂䓬类药物的主要理化性质。

第十二章　生物碱类药物分析

要点导航

1. 掌握生物碱类药物的结构特征、理化性质与鉴别方法；掌握本类药物的非水溶液滴定法，酸性染料比色法和色谱法的基本原理、特点与应用。

2. 熟悉生物碱类药物特殊杂质的检查方法原理与应用。熟悉提取酸碱滴定法分析本类药物的基本原理。

3. 了解各分析方法在生物碱类药物分析中的应用。了解本类药物体内样品的分析方法。

生物碱（alkaloids）是一类来源于生物体内的天然有机化合物，因其结构中氮原子上的未共用电子对的存在而大多具有碱性且能与酸结合成盐，故称为生物碱。生物碱类药物数目较多，结构复杂，其中《中国药典》（2015 年版）二部收载生物碱类药品 90 余种，它们都具有特殊而显著的药理作用或生理活性，广泛应用于临床，如盐酸麻黄碱、硫酸阿托品、盐酸吗啡、硫酸奎宁及磷酸可待因等。

第一节　典型药物结构与性质

扫码"学一学"

一、结构特征

生物碱大多由 C、H、N、O 元素组成，极少数分子中尚含有其他元素；生物碱结构中的氮原子有多种形式：脂氮、芳氮；季铵、叔胺、仲胺及伯胺；游离状态或与酸结合状态；还有以氮氧配位键形式存在的。此外，结构中除烷烃、羟基取代外还有羧基、酚羟基等酸性官能团及酯键的取代。因此生物碱结构复杂，基本母核多种多样。根据其母核结构，可大致分为十几类。本章主要讨论结构较为典型的六大类，即苯烃胺类（phenhydrocarbon a-mines）、托烷类（tropanes）、喹啉类（quinolines）、异喹啉类（isoquinolines）、吲哚类（in-doles）和黄嘌呤类（xanthenes）。

（一）苯烃胺类

本类生物碱具有苯烃胺结构，氮原子不在环状结构内而是位于侧链上，属脂肪胺类。常见的典型药物有盐酸麻黄碱、盐酸伪麻黄碱、秋水仙碱等，结构如下。

盐酸麻黄碱（Ephedrine Hydrochloride）　　　盐酸伪麻黄碱（Pseudoephedrine Hydrochloride）

秋水仙碱（Colchicine）

麻黄碱和伪麻黄碱的碱性较强，易与酸成盐；秋水仙碱由于酰胺键的 p–π 共轭，碱性减弱，几乎呈现中性。该类生物碱侧链上具有不对称碳原子，具有旋光性。

（二）托烷类

本类生物碱常见的有颠茄生物碱和古柯生物碱等抗胆碱药。代表性药物有硫酸阿托品、氢溴酸东莨菪碱、氢溴酸山莨菪碱等，结构如下。

氢溴酸东莨菪碱（Scopolamine Hydrobromide）

硫酸阿托品（Atropine Sulfate）

氢溴酸山莨菪碱（Anisodamine Hydrobromide）

该类生物碱大多是由托烷衍生的氨基醇与相应的有机酸缩合而成的酯，易水解，如阿托品水解后，可生成莨菪醇和莨菪酸。结构中五元脂环上有叔氮原子，具碱性，易与酸成盐；多具手性碳原子，有旋光性，如氢溴酸东莨菪碱和氢溴酸山莨菪碱均为左旋体，比旋度 −24° ~ −27° 和 −9° ~ −11.5°，而阿托品结构中虽也有手性碳原子，但因外消旋化而无旋光性，据此可区别以上生物碱。

（三）喹啉类

本类生物碱具有喹啉环结构，代表药物有硫酸奎宁、硫酸奎尼丁等，结构如下。

硫酸奎宁（Quinine Sulfate）

硫酸奎尼丁（Quinidine Sulfate）

　　奎宁或奎尼丁分子结构中包括喹啉环和奎核碱两部分，各含有一个氮原子，其中喹啉环上的氮在芳环上，碱性较弱，不能与硫酸成盐，奎核碱上的氮在脂环上，碱性强，可以与硫酸成盐，因此两分子的奎宁或奎尼丁与一分子的二元酸成盐。奎宁与奎尼丁分子式相同，但奎核部分的立体结构不同，前者为左旋体后者为右旋体，碱性亦不同，奎宁的碱性大于奎尼丁，二者的药理作用也不同，溶解性也不同。

　　（四）异喹啉类

　　本类生物碱结构中含有异喹啉环，属苄基异喹啉衍生物，又是菲的部分饱和衍生物。代表药物有盐酸吗啡、磷酸可待因、盐酸小檗碱等，结构如下。

盐酸吗啡（Morphine Hydrochloride）

盐酸可待因（Codeine Phosphate）

盐酸小檗碱（Berberine Hydrochloride）

　　吗啡分子中存在有酚羟基和叔胺基团，属两性化合物，但碱性略强于酸性；可待因分子中无酚羟基，仅有叔胺基团，碱性比吗啡稍强；小檗碱中的氮原子为季铵结构，可以离子化，属于强碱。

　　（五）吲哚类

　　本类生物碱含有吲哚环结构，分子中大都含有两个以上的碱性基团，代表药物有利血平、硫酸长春碱、马来酸麦角新碱等，结构如下。

利血平（Reserpine）

硫酸长春碱（Vinblastine Sulfate）

马来酸麦角新碱（Ergometrine Maleate）

利血平分子中吲哚环上的氮因与苯环共轭，氮上电子云密度小，碱性极弱；另一个氮原子在脂肪碳链上，但其受到立体效应的影响，碱性也很弱。所以利血平不能与酸结合形成稳定的盐，临床上使用其游离碱。麦角新碱的分子结构中含有 3 个氮原子，除了吲哚环的氮原子外，其余两个氮原子可与一分子的马来酸成盐。

（六）黄嘌呤类

本类生物碱分子结构中含有咪唑和嘧啶相骈合的黄嘌呤环，代表药物有咖啡因和茶碱等，结构如下。

咖啡因（Caffeine）

茶碱（Theophylline）

咖啡因和茶碱分子结构中虽含有四个氮原子，但嘧啶环上的两个氮原子受到邻位羰基吸电子基团酰胺键 p-π 共轭的影响，几乎不呈现碱性，咖啡因的 pK_b 为 14.2，不能与酸成盐，以游离碱存在。茶碱分子中含活泼氢而呈弱酸性。咖啡因可溶于水，茶碱可溶于碱性水溶液中。

二、理化性质

（一）物理性状

生物碱多数为结晶或非结晶型固体，无色，少数有颜色，如小檗碱为黄色；多具苦味，个别辛辣；固体多具有一定的熔点。部分生物碱（如无氧或脂类生物碱）为液体如槟榔碱等，液体状的生物碱及个别小分子生物碱尚有挥发性甚至升华性，如麻黄碱具有挥发性、咖啡因具有升华性。

（二）溶解性

生物碱的溶解性与其结构状态有关，通常游离的生物碱极性小，难溶于水，易溶于三氯甲烷、乙醚、乙醇、丙酮及苯等有机溶剂；当生物碱与酸结合成盐后水溶性增加，但结合的酸不同，生成的盐水溶性有差异。此外，季铵型生物碱、有氮氧配位键的生物碱易溶于水；液体生物碱及一些小分子固体生物碱则既溶于水也可溶于有机溶剂；含有羧基、酚羟基的两性生物碱或含有酯键的生物碱还可溶于一些碱性溶液。

（三）碱性

生物碱类药物大多数具有碱性，但碱性强弱由氮原子的数目及分子中氮原子所处结构因素的电效应及立体效应等影响，差异较大。一般碱性由强到弱的顺序为季铵碱 > N－烷杂环 > 芳香胺 ≈ N－芳杂环 > 酰胺（近中性）；在脂肪胺中：仲胺 > 伯胺 > 叔胺；在芳香胺中：苯胺 > 二苯胺 > 三苯胺。

（四）旋光性

大多数生物碱分子中含有不对称碳原子，具有光学活性，以左旋体居多。其生理活性与旋光性密切相关，一般地，左旋体生理活性强于右旋体。旋光性是生物碱的重要物理常数，《中国药典》（2015 年版）中对许多生物碱都规定了旋光度测定。

（五）光谱特征

生物碱结构中常含有芳环或共轭体系，在在紫外－可见光区或红外光区产生特征吸收，部分生物碱还具有产生荧光的特性，这些光谱特征可用于生物碱类成分的定性、定量分析。

第二节　鉴　别

扫码"学一学"

一、性状鉴别

1. 熔点　熔点的测定不仅有鉴别的意义，还可以反映药物的纯度。如《中国药典》（2015 年版）中磷酸可待因的熔点测定：取本品约 0.2g，加水 4ml 溶解后，在不断搅拌下滴加 20% 氢氧化钠溶液至出现白色沉淀，用玻璃棒摩擦器壁使沉淀完全，滤过，沉淀用水洗净，在 105℃ 干燥 1 小时，立即依法测定，熔点为 154～158℃。

2. 比旋度　生物碱类药物多具有手性碳，其旋光性可用于药物的鉴别。如《中国药典》（2015 年版）中盐酸吗啡比旋度的测定：取本品约 1g，精密称定，置 50ml 量瓶中，加水适量使溶解后，用水稀释至刻度，依法测定比旋度为 -110°～-115°。

二、化学法鉴别

（一）一般显色反应

生物碱类药物结构中具有较多活性基团，可与一些试剂发生显色反应，呈现出不同的颜色，该反应可用于鉴别。常用的显色试剂有浓硫酸、浓硝酸、钼硫酸试液、钒硫酸试液、甲醛硫酸试液、亚硒酸硫酸试液、对二甲氨基苯甲醛试液等。显色反应的机制可能是脱水、氧化、缩合等化学反应。如《中国药典》（2015 年版）磷酸可待因的鉴别实验：取本品约 1mg，置白瓷板上，加含亚硒酸 2.5mg 的硫酸 0.5ml，立即显绿色，渐变蓝色。

（二）沉淀反应

生物碱在酸性水溶液或稀醇中可以与某些试剂生成不溶于水的复盐或配合物，具有特征的颜色，称为生物碱沉淀反应，可用于生物碱的鉴别。常用的生物碱沉淀剂有：碘化铋钾试液、碘化钾碘试液、碘化汞钾试液、硅钨酸试液、三硝基苯酚试液等。由于该反应的专属性不高，《中国药典》（2015 年版）仅对个别生物碱类药物使用此类鉴别反应，如磷酸川芎嗪的鉴别实验：取本品约 10mg，加水 5ml 溶解后，加稀硝酸 2 滴，摇匀，加碘化铋钾试液 2 滴，即生成橙红色沉淀。

（三）特征显色反应

1. 双缩脲反应 系芳环侧链上具有氨基醇结构生物碱的特征性反应。反应机制是生物碱如盐酸麻黄碱结构中的仲胺基与硫酸铜在碱性条件下形成蓝紫色配位化合物，溶于乙醚层显紫红色；水层则由于硫酸铜的存在而显蓝色。盐酸麻黄碱和盐酸伪麻黄碱均用本法进行鉴别。

《中国药典》（2015 年版）盐酸麻黄碱的鉴别为：取本品约 10mg，加水 1ml 溶解后，加硫酸铜试液 2 滴和 20% 氢氧化钠溶液 1ml，即显蓝紫色；加乙醚 1ml，振摇后，放置，乙醚层即显紫红色，水层变成蓝色。化学反应方程式为：

$$2\left[\begin{array}{c} \text{Ph—}\overset{OH}{\underset{H}{C}}\text{—}\overset{NHCH_3}{\underset{H}{C}}\text{—CH}_3 \end{array}\right]\cdot HCl + CuSO_4 + 4NaOH \longrightarrow$$

$$\left[\begin{array}{c} H_3C\text{—NH—CH(CH}_3)\text{—CH(OH)—Ph} \\ \quad\quad Cu \\ H_3C\text{—NH—CH(CH}_3)\text{—CH(OH)—Ph} \end{array}\right](OH)_2 + Na_2SO_4 + 2NaCl + 2H_2O$$

2. Vitali 反应 系托烷类生物碱的特征性鉴别反应。反应机制是在酸性条件下，托烷类生物碱酯键水解，生成莨菪酸，与发烟硝酸共热，生成黄色的三硝基（或二硝基）衍生物，再与醇制氢氧化钾溶液或固体氢氧化钾反应脱羧，生成深紫色的醌型产物。硫酸阿托品、氢溴酸东莨菪碱及氢溴酸山莨菪碱均用本法进行鉴别。

《中国药典》（2015 年版）托烷类生物碱的鉴别为：取供试品约 10mg，加发烟硝酸 5 滴，置水浴上蒸干，得黄色残渣，放冷，加乙醇 2~3 滴湿润，加固体氢氧化钾一小粒，即显深紫色。化学反应方程式为：

3. 绿奎宁（Thalleioquin）反应 系 6 位含氧喹啉衍生物的特征反应。硫酸奎宁与硫酸奎尼丁均具有此结构，因此均采用该方法进行鉴别。反应机制是经过溴水（或氯水）氧化，溴化（氯化），再与氨溶液缩合，生成绿色的二醌基亚胺的铵盐。

《中国药典》（2015 年版）硫酸奎宁的鉴别为：取本品约 20mg，加水 20ml 溶解后，取溶液 5ml，加溴试液 3 滴与氨试液 1ml，即显翠绿色。化学反应方程式为：

4. 紫脲酸胺反应 系黄嘌呤类生物碱的特征反应，咖啡因与茶碱均采用本法鉴别。反应机制为在样品中加入盐酸和氯酸钾加热后，咪唑环开环，遇氨气即缩合生成紫色的四甲基紫脲酸铵，加氢氧化钠试液，紫色即消失。

《中国药典》（2015 年版）咖啡因的鉴别为：取本品约 10mg，加盐酸 1ml 与氯酸钾 0.1g，置水浴上蒸干，残渣遇氨气即显紫色；再加氢氧化钠试液数滴，紫色即消失。化学反应方程式为：

紫脲酸铵

5. 异喹啉类生物碱的特征反应

（1）Marquis 反应 系含酚羟基的异喹啉类生物碱的特征反应。盐酸吗啡、盐酸乙基吗啡、磷酸可待因等均属该类化合物，遇到甲醛 – 硫酸试液（Marquis 试液）能生成具有特征紫色的醌式化合物。如《中国药典》（2015 年版）盐酸吗啡的鉴别实验：取本品约 1mg，加甲醛硫酸试液 1 滴，即显紫堇色。

（2）Frohde 反应 系盐酸吗啡的特征鉴别反应。取本品约 1mg，加钼硫酸试液 0.5ml，即显紫色，继变为蓝色，最后变为棕绿色。反应灵敏度为 0.05μg。

（3）与铁氰化钾试液反应 吗啡酚羟基邻位 C_2 具有弱还原性，铁氰化钾试液可将其氧化生成伪吗啡，而自身被还原为亚铁氰化钾，再与三氯化铁反应生成普鲁士蓝（亚铁氰化铁）显蓝绿色。反应式为：

$$4C_{17}H_{19}NO_3 + 4K_2Fe(CN)_6 \longrightarrow H_4Fe(CN)_6 + 2C_{34}H_{35}N_2O_6 + 3K_4Fe(CN)_6$$

$$3K_4Fe(CN)_6 + 4FeCl_3 \longrightarrow Fe_4[Fe(CN)_6]_3 + 12KCl$$

可待因分子不具有酚羟基，C_2 无还原性，不发生此反应。可用此性质区别吗啡和可待因，以及检查可待因中残存的少量吗啡。

6. 吲哚类生物碱的特征反应　主要是官能团的特征反应。如利血平分子中吲哚环上β-氢原子较活泼，可与香草醛缩合显玫瑰红色，与对二甲氨基苯甲醛缩合显绿色。

（四）无机酸根的反应

生物碱常与无机酸成盐后供药用，当特征的理化鉴别试验较少时，可利用无机酸盐来鉴别生物碱，如盐酸麻黄碱应显氯化物的鉴别反应，氢溴酸东莨菪碱应显溴化物的鉴别反应，硫酸阿托品应显硫酸盐的鉴别反应等。

三、光谱法鉴别

（一）紫外-可见分光光度法

生物碱类药物分子结构中大都含有芳环或共轭双键系统，在紫外可见光区具有一个或几个特征的吸收峰，比较 λ_{max}、λ_{min}、或最大吸收波长处的吸光度，或不同吸收波长处吸光度的比值等，可以对生物碱类药物进行鉴别。常见该类药物的紫外光谱鉴别见表 12-1。

表 12-1　紫外分光光度法对常见生物碱类药物的鉴别

药物	溶剂	浓度	鉴别
盐酸伪麻黄碱	水	0.5mg/ml	251nm、257nm、263nm 处有最大吸收
秋水仙碱	乙醇	10μg/ml	A_{243}/A_{350} 比值为 1.7~1.9
硫酸长春碱	无水乙醇	20μg/ml	215nm、264nm 处有最大吸收

（二）红外光分光光度法

《中国药典》（2015 年版）对生物碱原料药的鉴别大都采用本方法。药品按照《药品红外光谱集》中规定的方法绘制供试品的 IR 光谱，应与相应对照品标准图谱在对照峰位、峰形、相对强度等指标上一致。红外光谱专属性强，但易受外界因素影响而发生变异，需与理化方法联合鉴别。

（三）荧光分光光度法

在紫外-可见光的激发下，某些生物碱自身或经过适当化学反应后，能发出不同波长的荧光，可以用于鉴别。一般取生物碱溶液或将其点在滤纸上，置紫外光灯下（365nm 或254nm 波长处）观察荧光现象及其颜色。如《中国药典》（2015 年版）中硫酸奎尼丁的鉴别：取本品约 20mg，加水 20ml 溶解后，分取溶液 10ml，加稀硫酸使成酸性，即显蓝色荧光，加几滴盐酸，荧光即消失。

四、色谱法鉴别

《中国药典》（2015 年版）只针对理化鉴别方法较少的药物采用此法。常用硅胶、氧化铝等吸附剂为固定相，应注意的是因硅胶显弱酸性，强碱性的生物碱在硅胶色谱板上吸附力较强，使 R_f 很小或拖尾，形成复斑等。常用的解决方法是在制薄层板时，于硅胶中加入碱性试剂；或在展开剂系统中加入少量碱性试剂，如氨、二乙胺等。

采用 HPLC 和 GC 法鉴别时通常利用保留值或相对保留值法。如石杉碱甲的 HPLC 法鉴别，在含量测定项下记录的色谱图中，以供试品溶液中石杉碱甲主峰的保留时间与对照品溶液主峰的保留时间的一致性作为鉴别依据。

第三节　检　查

生物碱类药物由于生产原料、制备工艺、产品稳定性等多种原因，易引入相应的杂质。这些与主药结构相近的杂质，会产生完全不同的生理作用或毒性，因此《中国药典》、《美国药典》、《英国药典》、《欧洲药典》等在生物碱类药物质量标准中都收载有"其他生物碱"或"有关物质"的检查项目，所采用的控制方法有物理法、化学法、光谱法、色谱法等，其中最常用的方法为 TLC 法和 HPLC 法。

一、盐酸麻黄碱的检查

《中国药典》（2015 年版）规定，盐酸麻黄碱除检查"硫酸盐"、"干燥失重"、"炽灼残渣"和"重金属"外，还有以下检查项目。

1. 溶液的澄清度　取本品 1.0g，加水 20ml 溶解后，溶液应澄清。

2. 酸碱度　取本品 1.0g，加水 20ml 溶解后，加甲基橙指示液 1 滴；如显黄色，加硫酸滴定液（0.01mol/L）0.10ml，应变为红色；如显淡红色，加氢氧化钠滴定液（0.02mol/L）0.10ml 变为黄色。

3. 有关物质　《中国药典》（2015 年版）采用高效液相色谱法测定盐酸麻黄碱的有关物质。

检查方法：取本品约 50mg，置 50ml 量瓶中，加流动相溶解并稀释至刻度，摇匀，作为供试品溶液；精密量取 1ml，置 100ml 量瓶中，用流动相稀释至刻度，摇匀，作为对照溶液。用十八烷基硅烷键合硅胶为填充剂，以磷酸盐缓冲液 – 乙腈（90:10）为流动相；检测波长为 210nm。理论板数按麻黄碱峰计算应不低于 3000。精密量取供试品溶液和对照溶液各 10μl，分别注入液相色谱仪，记录色谱图至主成分峰保留时间的 2 倍。供试品溶液色谱图中如有杂质峰，各杂质峰面积的和不得大于对照溶液主峰面积 0.5 倍（0.5%）。

二、硫酸阿托品及其制剂的检查

《中国药典》（2015 年版）规定，硫酸阿托品的杂质检查项目有酸度、莨菪碱、有关物质、干燥失重、炽灼残渣；其注射液杂质检查项目有 pH、有关物质、细菌内毒素。

1. 酸度　主要是检查由生产过程中残留的硫酸或因水解生成的莨菪酸。检查方法：取本品 0.5g，加水 10ml 溶解后，加甲基红指示液 1 滴，如显红色，加氢氧化钠滴定液（0.02mol/L）0.15ml，应变为黄色。

2. 莨菪碱　硫酸阿托品为消旋体，无旋光性。而莨菪碱为左旋体，有旋光性。莨菪碱毒性较大，系阿托品消旋不完全引入，《中国药典》（2015 年版）采用旋光度法来控制硫酸阿托品中莨菪碱的限量。检查方法：取本品，按干燥品计算，加水溶解并制成每 1ml 中含 50mg 的溶液，依法测定，旋光度不得超过 – 0.40°。

3. 有关物质　有关物质是指硫酸阿托品在制备过程中，可能引入的莨菪碱、山莨菪碱、东莨菪碱、樟柳碱等其他生物碱杂质。《中国药典》（2015 年版）采用高效液相色谱法进行检查。

三、盐酸吗啡及其制剂的特殊杂质检查

《中国药典》（2015 年版）规定，盐酸吗啡除检查"酸度"、"溶液澄清度与颜色"、"铵盐"外，还有以下检查项目。

1. 阿扑吗啡 吗啡在酸性溶液中加热，经脱水和分子重排，生成阿扑吗啡。吗啡中如有阿扑吗啡存在，其水溶液在碳酸氢钠碱性条件下，经碘试液氧化，生成水溶性绿色化合物，此产物能溶于乙醚显深宝石红色。检查方法：取本品 50mg，加水 4ml 溶解后，加碳酸氢钠 0.10g 与 0.1mol/L 碘溶液 1 滴，加乙醚 5ml，振摇提取，静置分层后，乙醚层不得显红色，水层不得显绿色。

2. 罂粟酸 从阿片中提取吗啡时，可能引入共存的罂粟酸。罂粟酸在微酸性溶液中可与三氯化铁生成红色的罂粟酸铁。检查方法：取本品 0.15g，加水 5ml 溶解后，加稀盐酸 5ml 与三氯化铁试液 2 滴，不得显红色。

3. 有关物质 盐酸吗啡在提取过程中可能引入的可待因、蒂巴因、罂粟碱、那可汀等生物碱杂质。而且吗啡在光照下还能被空气氧化，生成伪吗啡和 N−氧化吗啡等杂质。《中国药典》（2015 年版）采用高效液相色谱法对盐酸吗啡及其片剂、注射液进行有关物质检查。

四、硫酸奎宁的特殊杂质检查

1. 三氯甲烷−乙醇中不溶物 主要是控制硫酸奎宁在制备过程中引入的醇中不溶性杂质以及无机盐类等。可利用药物与杂质溶解性的差异进行检查。检查方法：取本品 2.0g，加三氯甲烷−无水乙醇（2:1）的混合液 15ml，在 50℃加热 10 分钟后，用称定重量的垂熔坩埚滤过，滤渣用上述混合液分 5 次洗涤，每次 10ml，在 105℃干燥至恒重，遗留残渣不得超过 2mg。

2. 其他金鸡纳碱 硫酸奎宁在制备过程中，可能会引入其他金鸡纳碱，需要控制其限量，《中国药典》（2015 年版）采用薄层色谱法以供试品溶液自身稀释对照法进行检查。检查方法：取本品，用稀乙醇制成每 1ml 约含 10mg 的溶液，作为供试品溶液；精密量取适量，用稀乙醇稀释制成每 1ml 中约含 50μg 的溶液，作为对照溶液。照薄层色谱法试验，吸取上述两种溶液各 5μl，分别点于同一硅胶 G 薄层板上，以三氯甲烷−丙酮−二乙胺（5:4:1.25）为展开剂，展开，微热使展开剂挥散，喷以碘铂酸钾试液使显色。供试品溶液如显杂质斑点，与对照溶液的主斑点比较，不得更深。

第四节　含量测定

生物碱类药物由于品种多，结构多变，性质各异，可利用的含量测定方法也较多。原料药物的含量测定，主要是利用整个分子的碱性，根据其碱性强弱以及存在形式的溶解行为，多采用非水溶液滴定法；制剂的含量测定方法主要有紫外分光光度法（包括酸性染料比色法）、色谱法、提取酸碱滴定法、荧光分光光度法等。《中国药典》（2015 年版）中收载的常见生物碱及其制剂的含量测定方法见表 12−2。

扫码"学一学"

表 12 - 2 常见生物碱及其制剂的含量测定方法

药物	含量测定方法
盐酸麻黄碱	非水溶液滴定法（原料）、HPLC（注射液、滴鼻剂）
盐酸伪麻黄碱	非水溶液滴定法（原料）
秋水仙碱	非水溶液滴定法（原料）、HPLC（片剂）
硫酸阿托品	非水溶液滴定法（原料）、酸性染料比色法（片剂、注射剂）
氢溴酸东莨菪碱	HPLC（原料、片剂、注射剂）
氢溴酸山莨菪碱	非水溶液滴定法（原料）、酸性染料比色法（片剂、注射剂）
硫酸奎宁	非水溶液滴定法（原料）、提取后非水溶液滴定法（片剂）
硫酸奎尼丁	非水溶液滴定法（原料、片剂）
盐酸吗啡	非水溶液滴定法（原料）、紫外分光光度法（片剂、注射剂）、HPLC（缓释片）
盐酸小檗碱	氧化还原滴定法（原料）、HPLC（片剂、胶囊剂）
磷酸可待因	非水溶液滴定法（原料、注射剂）、HPLC（片剂）提取酸碱滴定法（糖浆剂）
利血平	HPLC（原料）、荧光分光光度法（片剂）
硫酸长春碱	紫外分光光度法（原料、注射剂）
咖啡因	非水溶液滴定法（原料）

一、非水溶液酸碱滴定法

（一）原理与方法

1. 原理 生物碱类药物一般具有弱碱性，在水溶液中用酸滴定液进行直接滴定时没有明显的滴定突跃，难于掌握终点，不能顺利的滴定。而在酸性非水介质（冰醋酸、醋酐）中，生物碱的碱性显著增强，滴定突跃增大，滴定可顺利进行。

生物碱类药物绝大多数都以盐的形式供临床使用，即供分析用的多为生物碱盐类。其盐的滴定，实际上是一个置换反应，即用强酸滴定液置换出与生物碱结合的较弱的酸。

$$BH^+ \cdot A^- + HClO_4 \longrightarrow BH^+ \cdot ClO_4^- + HA$$

式中，$BH^+ \cdot A^-$ 表示生物碱盐类，HA 表示被置换出的弱酸。由于被置换出的 HA 酸性强弱不同，对滴定反应的影响也不同，若置换出的 HA 酸性较强，则反应不能定量的完成。因此在实际滴定中，必需根据具体情况，采取相应的测定条件，设法将 HA 除去或减少其产生，使反应顺利完成。

2. 方法 除另有规定外，精密称取供试品适量 [约消耗高氯酸滴定液（0.1mol/L）8ml]，加冰醋酸 10 ~ 30ml 使溶解。加各品种项下规定的指示液 1 ~ 2 滴，用高氯酸滴定液（0.1mol/L）滴定。终点颜色以电位滴定时的突跃点为准，并将滴定的结果用空白试验校正。

（二）测定条件的选择

1. 适用的范围及溶剂的选择 本方法主要适合于在水溶液中不能被滴定的弱碱性生物碱及其盐的测定。一般来说 pK_b 为 8 ~ 13 的生物碱只要有合适的溶剂、滴定剂和终点指示方法均可采用本法滴定。通常生物碱的 K_b 为 $10^{-8} \sim 10^{-10}$ 时，宜选用冰醋酸作为溶剂；K_b 为 $10^{-10} \sim 10^{-12}$ 时，宜选用冰醋酸与酸酐的混合溶剂作溶剂，因为醋酐解离生成的醋酐合乙酰阳离子是比醋酸合质子更强的酸；$K_b < 10^{-12}$ 时，应选用醋酐作溶剂。

2. 酸根的影响 在生物碱盐的滴定中，与之成盐的酸在冰醋酸中的酸性强弱对滴定能否顺利进行有关。各种酸在冰醋酸中的酸性强弱顺序为：

高氯酸 > 氢溴酸 > 硫酸 > 盐酸 > 硝酸 > 磷酸 > 有机酸

由此可见，如被置换出的是氢卤酸，其在冰醋酸中的酸性较强，对滴定终点有影响，需要进行处理。一般处理方法为在滴定反应开始前，预先在冰醋酸中加入醋酸汞的冰醋酸溶液，使氢卤酸生成在冰醋酸中难解离的卤化汞而排除干扰，然后再用高氯酸滴定液滴定。

$$2BH^+ \cdot X^- + Hg(Ac)_2 \longrightarrow 2BH^+ \cdot Ac^- + HgX_2 \downarrow$$

当醋酸汞的量加入不足时，滴定终点仍不准确，会使测定结果偏低，一般加入量以其理论量的 1~3 倍为宜。然而醋酸汞是剧毒的化学物质，且严重污染环境，近年来生物碱类药物氢卤酸盐的非水溶液滴定法逐渐改用醋酐代替冰醋酸作溶剂，并以电位法指示终点，以避免使用醋酸汞。

3. 终点指示方法　一般指示终点的方法有电位法和指示剂法。

电位滴定时用玻璃电极为指示电极，饱和甘汞电极（玻璃套管内装氯化钾的饱和无水甲醇溶液）为参比电极。

指示剂法较为简便，常用的指示剂有结晶紫、橙黄 IV、萘酚苯甲醇、喹哪啶红、孔雀绿等，其终点的颜色变化均需用电位法来确定。在以冰醋酸作溶剂，用高氯酸滴定碱性药物时，结晶紫的酸式色为黄色，碱式色为紫色，而且在不同的酸度下变色极为复杂。由碱性区域到酸性区域的颜色变化为紫、蓝紫、蓝绿、绿、黄。滴定不同强度碱性药物时，终点颜色也不同。滴定较强生物碱如硫酸阿托品、氢溴酸山莨菪碱、氢溴酸东莨菪碱等以蓝色为终点；碱性次之者，如硫酸奎宁、马来酸麦角新碱等以蓝绿色或绿色为终点；滴定弱碱如咖啡因时则以黄绿色或黄色为终点。

4. 滴定液的稳定性　本法的溶剂冰醋酸具有挥发性，且膨胀系数较大，因此温度和贮存条件等都影响滴定液的浓度。若滴定供试品与标定高氯酸滴定液时的温度差超过 10℃，则应重新标定；若未超过 10℃，可用下式将高氯酸滴定液的浓度加以校正。

$$N_1 = \frac{N_0}{1 + 0.0011(t_1 - t_0)}$$

式中，0.0011 为冰醋酸的膨胀系数；t_0 和 t_1 分别为标定和滴定时的温度；N_0 和 N_1 分别为 t_0 和 t_1 时高氯酸滴定液的浓度。

5. 注意事项　①市售的高氯酸与冰醋酸中都含有微量的水分，会干扰非水溶液滴定法，因此配制试液时需根据高氯酸与冰醋酸的含水量加入计算量的醋酐；②高浓度的高氯酸与醋酐混合时容易引起爆炸，配制时应先将高氯酸用冰醋酸稀释后再加入醋酐。

（三）应用实例

1. 有机弱碱的测定　生物碱类药物中，少数药物如咖啡因（K_b 为 4.0×10^{-14}）碱性极弱，不与酸成盐而呈游离碱状态。因其碱性太弱在冰醋酸为溶剂的滴定中，滴定突跃范围较小，故需加入醋酐，可使滴定突跃范围显著增大，终点敏锐，获得满意的结果。

示例 12 - 1　咖啡因的含量测定

取本品约 0.15g，精密称定，加醋酐 - 冰醋酸（5:1）的混合液 25ml，微温使溶解，放冷，加结晶紫指示液 1 滴，用高氯酸滴定液（0.1mol/L）滴定至溶液显黄色，并将滴定的结果用空白试验校正。每 1ml 高氯酸滴定液（0.1mol/L）相当于 19.42mg 的 $C_8H_{10}N_4O_2$。

2. 生物碱盐的测定

（1）氢卤酸盐的测定　生物碱类药物大多制成其氢卤酸盐，如盐酸小檗碱、盐酸吗啡、氢溴酸东莨菪碱等。用高氯酸滴定生物碱的氢卤酸盐，会置换出氢卤酸而影响滴定的进行，应消除置换出的氢卤酸的干扰。

示例 12 - 2　盐酸麻黄碱的含量测定

取本品约 0.15g，精密称定，加冰醋酸 10ml，加热溶解后，加醋酸汞试液 4ml 与结晶紫指示液 1 滴，用高氯酸滴定液（0.1mol/L）滴定至溶液显翠绿色，并将滴定的结果用空白试验校正。每 1ml 高氯酸滴定液（0.1mol/L）相当于 20.17mg 的 $C_{10}H_{15}NO \cdot HCl$。

（2）硫酸盐的测定　硫酸为二元强酸，在水溶液中可发生二级解离，解离为 SO_4^{2-}，而在冰醋酸溶剂中只解离为 HSO_4^-，不再发生二级电离。所以在冰醋酸中滴定生物碱的硫酸盐只能滴定至硫酸氢盐。滴定反应式为：

$$(BH^+)_2 \cdot SO_4 + HClO_4 \rightleftharpoons (BH^+) \cdot ClO_4^- + (BH^+) \cdot HSO_4^-$$

有些生物碱分子含有两个或两个以上的氮原子，这些氮原子的碱性强弱各不相同，应注意其与硫酸成盐的情况，正确判断反应的摩尔比，才能得到准确的结果。

示例 12 - 3　硫酸奎宁的含量测定

取本品约 0.2g，精密称定，加冰醋酸 10ml 溶解后，加醋酐 5ml 与结晶紫指示液 1~2 滴，用高氯酸滴定液（0.1mol/L）滴定至溶液显蓝绿色，并将滴定的结果用空白试验校正。每 1ml 高氯酸滴定液（0.1mol/L）相当于 24.90mg 的 $(C_{20}H_{24}N_2O_2)_2 \cdot H_2SO_4$。

分析：在奎宁的分子结构中，由于奎核碱上的氮碱性较强可与硫酸成盐，而喹啉环上的氮原子碱性较弱，不能与硫酸成盐而成游离状态，所以需要 2mol 奎宁才能与 1mol 硫酸生成 1mol 硫酸奎宁。但在冰醋酸介质中喹啉环上的氮碱性变强了，用高氯酸滴定时，也能与质子结合（与高氯酸成盐）。因此在滴定反应结束时 1mol 的硫酸奎宁可以结合 4mol 质子，其中 1mol 质子是成盐时硫酸提供的，其他 3mol 质子是由高氯酸提供的。所以硫酸奎宁与高氯酸反应的摩尔比是 1:3。反应方程式为：

示例 12 - 4　硫酸奎宁片的含量测定

取本品 20 片，除去包衣后，精密称定，研细，精密称取适量（约相当于硫酸奎宁 0.3g），置分液漏斗中。加氯化钠 0.5g 与 0.1mol/L 氢氧化钠溶液 10ml，混匀，精密加三氯甲烷 50ml，振摇 10 分钟，静置，分取三氯甲烷液，用干燥滤纸滤过，精密量取续滤液 25ml，加醋酐 5ml 与二甲基黄指示液 2 滴，用高氯酸滴定液（0.1mol/L）滴定至溶液显玫瑰红色，并将滴定结果用空白试验校正。每 1ml 高氯酸滴定液（0.1mol/L）相当于 19.57mg 的 $(C_{20}H_{24}N_2O_2)_2 \cdot H_2SO_4 \cdot 2H_2O$。

分析：硫酸奎宁片剂中含有辅料，如硬脂酸盐、苯甲酸盐、羟甲基纤维素钠等，也会消耗高氯酸滴定液。因此测定前样品需经过前处理，即先用强碱溶液碱化，使奎宁游离后用三氯甲烷提取分离，再用高氯酸滴定液滴定。测定中 1mol 硫酸奎宁碱化后可转化为 2mol 奎宁，而每 1mol 奎宁可消耗 2mol 高氯酸，因此 1mol 硫酸奎宁消耗 4mol 高氯酸，即反应的摩尔比为 1:4。反应式为：

$$(C_{20}H_{24}N_2O_2H^+)_2SO_4^{2-} + NaOH \rightleftharpoons 2C_{20}H_{24}N_2O_2 + Na_2SO_4 + 2H_2O$$

$$2C_{20}H_{24}N_2O_2 + 4HClO_4 \rightleftharpoons 2\left[(C_{20}H_{24}N_2O_2 \cdot 2H^+)_2 \cdot (ClO_4^-)_2\right]$$

示例 12 - 5 硫酸阿托品的含量测定

取本品 0.5g，精密称定，加冰醋酸与酸酐各 10ml 溶解后，加结晶紫指示液 1 ~ 2 滴，用高氯酸滴定液（0.1mol/L）滴定至溶液显纯蓝色，并将滴定的结果用空白试验校正。每 1ml 高氯酸滴定液（0.1mol/L）相当于 67.68mg 的 $(C_{17}H_{23}NO_3)_2 \cdot H_2SO_4$。

硫酸阿托品为一元碱，与高氯酸的滴定反应计算关系为 1mol 硫酸阿托品消耗 1mol 高氯酸，即反应的摩尔比为 1:1。

（3）硝酸盐的测定　硝酸在冰醋酸中酸性不强，滴定反应可以进行完全。但是硝酸具有氧化性，可使指示剂氧化褪色，终点极难观察。遇此情况，一般不用指示剂法而采用电位法指示终点。

（4）有机酸盐和磷酸盐的测定　由于有机酸为弱酸，在冰醋酸中酸性极弱，同样，磷酸的酸性在冰醋酸中也较弱，被高氯酸置换出的 HA，对滴定无干扰，可以直接滴定。

示例 12 - 6 马来酸麦角新碱的含量测定

取本品约 60mg，精密称定，加冰醋酸 20ml 溶解后，加结晶紫指示液 1 滴，用高氯酸滴定液（0.05mol/L）滴定至溶液显蓝绿色，并将滴定的结果用空白试验校正。每 1ml 高氯酸滴定液（0.05mol/L）相当于 22.07mg 的 $C_{19}H_{23}N_3O_2 \cdot C_4H_4O_4$。

二、紫外 - 可见分光光度法

生物碱类药物结构中常含有芳环或共轭体系，在紫外 - 可见光区有特征吸收，这一性质在生物碱类药物的含量测定中有着广泛的应用。

（一）直接紫外 - 可见分光光度法

干扰较小或经专属性显色反应可以除去干扰的单组分生物碱类药物可直接采用本法，通常选择最大吸收波长处测定。

示例 12 - 7 盐酸吗啡片的含量测定

取本品 20 片，精密称定，研细，精密称取适量（约相当于盐酸吗啡 10mg），置 100ml 量瓶中，加水 50ml，振摇，使盐酸吗啡溶解，用水稀释至刻度，摇匀，滤过，精密量取续滤液 15ml，置 50ml 量瓶中，加 0.2mol/L 的氢氧化钠溶液 25ml，用水稀释至刻度，摇匀，作为供试品溶液；另取吗啡对照品量，精密称定，用 0.1mol/L 的氢氧化钠溶液溶解并定量稀释制成每 1ml 约含 20μg 的溶液，作为对照品溶液。取上述两种溶液，在 250nm 波长处测定吸光度，计算，即得。

分析：本法采用对照品比较法，利用了盐酸吗啡结构中有苯环，其氢氧化钠水溶液在 250nm 波长处有最大吸收的性质。

（二）酸性染料比色法

1. 基本原理　酸性染料法是指在一定 pH 水溶液中，生物碱及一些碱性药物（B）能与氢离子结合成生物碱阳离子（BH$^+$），一些酸性染料，如溴百里酚蓝、溴酚蓝等，可在同一 pH 条件下解离成阴离子（In$^-$）。这时生物碱阳离子和染料阴离子可以定量结合成有机配合物，即离子对（BH$^+$·In$^-$），此离子对可以定量地被有机溶剂提取，在特征波长处，测定有机相中有色离子对的吸光度，即可计算出生物碱的含量。

反应示意式如下。

$$B + H^+ \rightleftharpoons BH^+$$

$$HIn \rightleftharpoons H^+ + In^-$$

$$BH^+ + In^- \rightleftharpoons (BH^+ \cdot In^-)_{水相} \rightleftharpoons (BH^+ \cdot In^-)_{有机相}$$

也可分离出有机相，然后用碱化试剂碱化有机相，将离子对中的酸性染料释放出来，用水提取 In$^-$，测定水中染料的吸光度，间接计算出碱性药物的含量。

本法具有专属性强、准确度好、灵敏度高、试样用量少等优点，适用于小剂量生物碱类药物及其制剂以及生物体内生物碱类药物的定量分析。《中国药典》（2015 年版）对硫酸阿托品、氢溴酸山莨菪碱的片剂和注射剂的含量测定均采用此法。

2. 测定条件与影响因素　酸性染料比色法能否成功的关键，在于有机溶剂对离子对的提取是否完全。提取过程存在以下平衡：

$$提取常数 = \frac{\left[BH^+ \cdot In^- \right]_{有机相}}{\left[BH^+ \cdot In^- \right]_{水相}}$$

一般提取常数越大，提取效率越高，测定结果越准确。而影响提取常数的因素主要有水相的 pH、酸性染料的性质以及有机溶剂的性质等，以下就相关影响条件进行讨论。

（1）水相 pH　水相的 pH 的选择至关重要。只有选择合适的 pH，生物碱完全解离形成阳离子（BH$^+$），酸性染料解离成足够的阴离子（In$^-$），且二者定量地结合成离子对，并完全溶于有机溶剂中，而过量的染料应完全保留在水相中，才能保证定量的测定。

$$B + H^+ \underset{OH^-}{\overset{H^+}{\rightleftharpoons}} BH^+$$

$$HIn \underset{H^+}{\overset{OH^-}{\rightleftharpoons}} H^+ + In^-$$

从上述平衡式可以看出，如果 pH 过小，便会抑制酸性染料解离，使 In$^-$ 浓度太低，而影响离子对的形成；如 pH 过高，则生物碱呈游离状态，使离子对浓度也很低。因此，选择一个最佳的 pH，使生物碱药物和酸性染料分别全部以 BH$^+$ 和 In$^-$ 状态存在，是酸性染料比色法成功的关键。选择方法可通过生物碱和染料的 pK 值及二者在两相中的分配系数而定。

（2）酸性染料及其浓度　对所选择的酸性染料既要求可以定量地与生物碱结合，生成的离子对在紫外 - 可见光区有较强的特征吸收，同时离子对在有机溶剂中又要有较大的溶解度，而酸性染料自身在有机相中不溶或溶解度很小（空白吸收很小）。

常用的酸性染料多为磺酸肽类，有溴麝香草酚蓝（BTB）、溴甲酚绿（BCG）、溴酚蓝（BPB）、溴甲酚紫（BCP）、甲基橙（MO）等。《中国药典》（2015 年版）中托烷类生物碱药物的含量测定，所选用的酸性染料主要为溴甲酚绿。

通常酸性染料的浓度对测定结果影响不大，只要有足够量即可。增加其浓度可以提高测定的灵敏度，但如果浓度太高，则易产生乳化现象，且不易除去，影响测定的结果。

（3）有机溶剂的性质　所选用的有机溶剂应该对离子对有较高的提取率、不与或极少与水混溶，且有机溶剂如能与离子对形成强氢键，则提取效率就高。三氯甲烷、二氯乙烯、乙醚等都是可选用的有机溶剂，这些溶剂都有较好的提取选择性，其中又以三氯甲烷与离子对形成氢键的能力最强，是较为常用和理想的溶剂。

（4）水分的影响　在有机溶剂提取离子对过程中必须严格防止水分的混入。微量水分的混入，会使有机溶剂发生混浊并带入水相中的过量染料，而影响比色测定的准确性。因此提取后的有机溶液一般多采用干燥滤纸滤过或加入脱水剂（如无水硫酸钠）的方法，以除去混入的水分。

（5）酸性染料中有色杂质　染料中如存在有色杂质，且如果该杂质也会被有机溶剂提取，将干扰有机层的颜色而影响测定。排除这一干扰，可在加入供试品之前，先将缓冲溶液（水相）与染料的混合液用提取用的有机溶剂萃取弃去，再加入供试品溶液依法测定，即可除去染料中的有色杂质。

3. 应用与示例　本法主要适用于紫外吸收弱，标示量低的生物碱类药物制剂的含量或含量均匀度测定。《中国药典》（2015 年版）对硫酸阿托品和氢溴酸山莨菪碱的片剂及注射剂的含量测定均采用本法。

示例 12 - 8　硫酸阿托品片（0.3mg/片）的含量测定

取本品 20 片，精密称定，研细，精密称取适量（约相当于硫酸阿托品 2.5mg），置 50ml 量瓶中，加水振摇使硫酸阿托品溶解并稀释至刻度，滤过，取续滤液，作为供试品溶液。另取硫酸阿托品对照品约 25mg，精密称定，置 25ml 量瓶中，加水溶解并稀释至刻度，摇匀，精密量取 5ml，置 100ml 量瓶中，加水稀释至刻度，摇匀，作为对照品溶液。

精密量取供试品溶液和对照品溶液各 2ml，分别置预先精密加入三氯甲烷 10ml 的分液漏斗中，各加溴甲酚绿溶液（取溴甲酚绿 50mg 与邻苯二甲酸氢钾 1.021g，加 0.2mol/L 氢氧化钠溶液 6.0ml 使溶解，再用水稀释至 100ml，摇匀，必要时滤过）2.0ml，振摇提取 2 分钟后，静置使分层，分取澄清的三氯甲烷液，在 420nm 的波长处分别测定吸光度，计算，并将结果乘以 1.027，即得。

三、色谱法

（一）高效液相色谱法

高效液相色谱法是分析生物碱类药物最常用的方法，该法具有分离模式多样，适用范围广，选择性和专属性强，检测手段多样灵敏、重复性好，分析速度快等优点，各国药典中采用 HPLC 法对生物碱类药物的含量和有关物质进行直接分析测定的比例不断增加。《中国药典》（2015 年版）中生物碱类药物及其制剂采用高效液相色谱法进行含量测定的品种也大量增加，其中以反相高效液相色谱法（RP - HPLC 法）最常用。

在 RP - HPLC 法中，固定相常用十八烷基硅烷键合硅胶（简称 ODS 或 C_{18}），流动相用甲醇 - 水或乙腈 - 水系统。由于受到空间位阻的影响，烷基硅烷键合硅胶表面的硅醇基并未全部硅烷化，硅胶表面仍有游离的硅醇基。在分离生物碱类药物时，游离的硅醇基与生物碱发生吸附或离子交换作用，而使生物碱类药物的色谱峰峰形变宽、拖尾，分离效能下降，保留时间过长，甚至不能被洗脱。为了克服游离硅醇基的影响，可以采取以下措施。

1. 流动相方面的改进　①在流动相中加入含氮碱性竞争试剂（或称扫尾剂、改性剂），可抑制或掩蔽固定相表面的游离硅醇基的活性，使生物碱易出峰，且峰形好，最常用的硅醇基抑制剂有二乙胺、三乙胺等，但应注意流动相的 pH 一般 7~8 左右，不能太高。②在适当的 pH 下使生物碱解离，再在流动相中加入电荷相反的离子对试剂，生成离子对化合物而掩蔽生物碱的碱性基团，这样就避免与游离的硅醇基作用，使待测组分在非极性固定相中的分配与溶解度增大，从而改善其色谱保留与分离行为。分析碱性药物时流动相一般调节为酸性，以利用碱性药物质子化；常用的离子对试剂为烷基磺酸盐阴离子对试剂，如戊烷磺酸钠、庚烷磺酸钠、十二烷基硫酸钠等，且离子对试剂非极性部分越大，形成的离子对分配系数越大，反相色谱保留则越强。离子对色谱系统用过后必须清洗，避免过夜，以保证色谱柱的寿命。③在流动相中加入季铵盐等掩蔽试剂，如在甲醇 - 水的流动相中加入 0.01mol/L 的溴化四甲基胺，能在较短的保留时间内获得良好的分离，色谱峰重现性好，也不拖尾，而且甲醇水比例的改变和 pH 的变化都不影响峰形的对称性，其机制如下：

$$[A] + [R_3SiOH] \rightleftharpoons [R_3SiOH \cdot A]$$

式中，季铵盐 $[A]$ 与固定相表面的硅羟基 $[R_3SiOH]$ 生成复合物而掩蔽了固定相表面的游离硅醇基。④在流动相中加入电解质缓冲盐，通过改变流动相的离子强度，稳定 pH 及促进离子对相互作用，起到改善峰形和分离效果的作用。

2. 固定相方面的改进　①选择碳链较短的键合相硅胶填料，例如 C_8 比 C_{18} 好，原因可能是由于硅烷的碳链较短则覆盖度更大，只有较少量的游离硅醇基；②采用端基封尾技术，即在 C_{18} 键合反应结束后，用短链氯硅烷（如三甲基氯硅烷）键合残留的活性硅羟基。

生物碱的色谱分离模式多样，除了常采用的 PR - HPLC，目前文献报道也可见到采用正相色谱法、吸附色谱法或离子交换色谱法等各种方法。

生物碱类成分进行高效液相色谱法测定时，使用较多的是紫外检测器，其他如电化学检测器、化学发光检测器等也适用于生物碱类成分的测定，如果化合物能产生荧光，还可以使用荧光检测器。

示例 12 - 9　盐酸麻黄碱注射液的含量测定

色谱条件与系统适用性试验　用十八烷基硅烷键合硅胶为填充剂；磷酸盐缓冲液（取磷酸二氢钾 6.8g，三乙胺 5ml，磷酸 4ml，加水至 1000ml，用稀磷酸或三乙胺调节 pH 值至 3.0±0.1）- 乙腈（90:10）为流动相；检测波长为 210nm。理论塔板数按盐酸麻黄碱计算应不低于 3000，盐酸麻黄碱峰与相邻杂质峰的分离度应符合要求。

测定法　精密量取本品适量，用流动相稀释制成每 1ml 约含 30μg 的溶液，精密量取 10μl 注入液相色谱仪，记录色谱图；另取盐酸麻黄碱对照品，同法测定，按外标法计算，即得。

（二）气相色谱法

气相色谱法可用于某些具有挥发性、遇热不分解的生物碱及其盐类的分析，游离生物碱可直接进样，生物碱盐一般会在高温加热下，快速解离成游离生物碱后再进行色谱柱分析，但生物碱盐类在高温加热解离后所生成的酸容易损伤色谱柱和检测器，所以一般在测定前先用碱水碱化，再用有机溶剂提取分离，制得游离生物碱溶液后再进样分析。

四、提取酸碱滴定法

有些生物碱类药物由于其样品中其他组分对测定有干扰，测定前需经过碱化、有机溶剂提取后再进行酸碱滴定，称为提取酸碱滴定法。本法适用于碱性较强（pK$_b$6~9）的生物碱盐类药物，这类成分水相即可达到明显的滴定突跃。经碱性试剂碱化、有机溶剂提取后，可采用酸碱滴定的方法测定含量。

一般方法如下。将供试品溶解于水或稀酸溶液中，加入适当的碱性试剂使生物碱游离；然后用适当的有机溶剂分次提取，使游离的生物碱完全转入有机溶剂中，合并提取液，再用水洗涤有机层以除去残留的碱化试剂和水溶性杂质，再用无水硫酸钠或植物胶（多用西黄蓍胶）脱水，滤过，得游离生物碱的有机溶剂提取液。再采用以下方法之一进行滴定。①直接滴定法：将提取液中的有机溶剂蒸干，残渣用少量中性乙醇溶解，然后用酸滴定液直接滴定。②剩余滴定法：将提取液中的有机溶剂蒸干，向残渣中加入定量过量的酸滴定液，再用碱滴定液滴定剩余的酸。若生物碱具有挥发性或易分解（如麻黄碱、烟碱），应在蒸发近干时加入酸滴定液，使生物碱成盐后，再继续加热除去残余的有机溶剂，放冷后完成滴定。③返提取法：不蒸去有机溶剂，而是直接向其中加入定量过量的酸滴定液并振摇，使生物碱成盐定量地返提取进入酸液中，分出酸液层，有机层再用水分次振摇提取。合并酸和水提取液，最后用碱滴定液回滴。

近年来由于高效液相色谱仪的普及，生物碱类药物多采用色谱法进行分离从而避免复杂的前处理过程，在《中国药典》（2015年版）生物碱类药物含量测定方法中提取酸碱滴定法的应用已经较少，如磷酸可待因糖浆的含量测定采用本法。

五、荧光分析法

在紫外-可见光的激发下，有些生物碱或其化学反应产物能产生荧光，利用这一性质可用荧光分析法测定其含量。荧光分析法主要适用于制剂和体内药物分析，其具有灵敏度高、选择性好等优点但同时也存在干扰因素多、线性范围较窄等问题。如《中国药典》（2015年版）利血平片的含量测定即采用本法。

第五节　体内药物分析

一、人全血中吗啡的测定

吗啡为阿片类麻醉性镇痛药，用于晚期癌症患者或手术后镇痛。红细胞载药新技术（在体外将吗啡包裹入患者自体红细胞中，再将红细胞一次输入患者体内）提高了吗啡术后镇痛效果。红细胞包裹药物后起到了缓释及避免药物在体内循环中过早降解的作用，极大地延长药物的体内半衰期。测试全血中的吗啡浓度可以为红细胞包藏药物的药效研究提供更全面的数据支持。用高效液相色谱法测定人全血中吗啡的浓度。

1. 色谱条件　Kromasil色谱分析柱（150mm×4.6mm，5μm）；流动相为甲醇-0.1%三乙胺水溶液（15:85），磷酸调节pH 6.95；流速1.5ml/min；紫外检测器，检测波长215nm；进样量20μl。

2. 样品处理　取全血1.0ml，加入浓度为0.5mg/ml的内标溶液5μl，混匀，然后加入磷酸盐缓冲液（pH 8.6）0.2ml，涡旋混合10秒钟，加入乙酸乙酯5ml，涡旋混合3分钟，于4000g离心10分钟，分取上层有机相，水层再用5ml乙酸乙酯提取1次，合并上层有机相在40℃用氮气吹干，残余物用50μl甲醇振荡、超声溶解，10000g离心5分钟，取上清液进行分析。

3. 方法验证 本方法线性范围为5～1000ng/ml（$r = 0.9996$）；最低检出浓度为2ng/ml；低、中、高三种浓度（40、100、600ng/ml）全血样品提取回收率为85.34%、91.02%和91.57%（$n = 5$），方法回收率分别为96.89%、99.45%和101.4%（$n = 5$）。

4. 方法与结果 7位患者于手术结束1小时经静脉给予患者自身全血制备的红细胞包蔽吗啡溶液（按体重计，相当于吗啡0.12mg/kg），采集患者给药后2、5、10、20、30分钟和1、2、4、6、8、12、14、18、24小时静脉血各1ml，按上述方法处理，进行吗啡血药浓度测定。7位患者的平均吗啡血药浓度－时间曲线见图12－1。图12－1表明应用红细胞包蔽吗啡后18小时内患者的血药浓度都能维持较低有效水平（≥10ng/ml），在吗啡的最低有效镇痛浓度10～50ng/ml范围内，而静脉注射和皮下注射只能持续4～6小时。说明用红细胞包蔽吗啡确实起到了缓释的效果，临床实践也证明应用红细胞包蔽吗啡组在术后24小时患者的疼痛程度显著低于同剂量直接应用吗啡组。

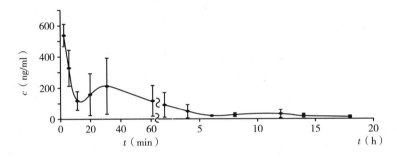

图12－1 7病例各个时间的平均血药浓度

二、磷酸可待因缓释片的药动学分析

磷酸可待因常用于缓解轻度至中度疼痛，是对肿瘤患者止痛治疗的最主要药品，是临床上常用的中枢止痛药。本实验以磷酸可待因片为对照，对磷酸可待因缓释片进行了药物动力学及生物利用度研究。

1. 色谱条件 色谱柱为BDS C_{18}柱（4.6mm×200mm，10μm）；柱温40℃；流动相为乙腈－0.25%乙酸铵（pH 7.0）（65：35）流速1.5ml/min；检测波长为212nm；进样量50μl。

2. 样品处理 精密吸取血浆样品2ml，置10ml具塞离心管中，加入内标液50μl（内含依维菌素3.86μg/ml），旋涡混合30秒钟后，用0.1mol/L氢氧化钠溶液调节pH至9.5 ± 0.2。加入乙酸乙酯4ml，涡旋混匀5分钟，2000r/min离心20分钟，分取乙酸乙酯层后加入乙酸乙酯重复提取2次。乙酸乙酯层于风柜中以氮气吹干。残渣用100μl流动相溶解，500r/min离心5分钟。吸取上清液50μl进样分析。

3. 方法验证 本法线性范围为5.4～140.4ng/ml；低、中、高三种浓度（6.7、80.4和140.4ng/ml）血浆样品的方法回收率分别为92.5%、101.0%和98.5%（$n = 5$）。

4. 方法与结果

（1）相对生物利用度试验 采用随机分组交叉试验方法。8名志愿受试者随机分为2组，禁食12小时后，于试验日清晨口服90mg磷酸可待因片和磷酸可待因缓释片。服普通片者于服药后 15、30、45 分钟，1、1.5、2、3、4、6、8 及 12 小时；服缓释片者于服药后 0.5、1、1.5、2、3、4、5、6、8、12、16 及 24 小时各采取肘静脉血 5ml。间隔 1 周后交叉服药，同样时间点静脉采血。服药后 3 小时内禁食及禁止饮水。

以普通片为标准参比制剂计算缓释片的相对生物利用度：

$$F\% = \left(AUC_{0\to\infty \text{缓释片}} / AUC_{0\to\infty \text{普通片}} \right) \times 100\%$$

结果为 156.1±6.3%。

（2）绝对生物利用度试验　8 名志愿受试者随机分为 2 组，禁食 12 小时后，于试验日清晨口服 90mg 磷酸可待因缓释片和静脉注射磷酸可待因 30mg。注射剂组于给药后 0、10、20、30、45 分钟，1、1.5、2、3、4、6 及 8 小时；缓释片组于服药后 0.5、1、1.5、2、3、4、5、6、8、12、16 及 24 小时各采取肘静脉血 5ml。间隔 1 周后交叉给药，同样时间点静脉采血。血样放入肝素化离心管中，离心，分离血浆，按上述方法处理后测定。

以磷酸可待因注射液为标准参比制剂，计算缓释片的绝对生物利用度：

$$F(\%) = \left[AUC_{0\to\infty \text{缓释片}} / \left(3 \cdot AUC_{0\to\infty \text{注射液}} \right) \right] \times 100\%$$

结果为 84.1%±4.8%。

统计分析将单剂量口服 90mg 磷酸可待因普通片及缓释片后的 $AUC_{0\to\infty}$、c_{max} 和 t_{max} 进行配对 t 检验和双单侧 t 检验，结果 3 个参数均有显著性差异（$P < 0.05$）。表明两者生物不等效。

简答题

1. 如何检查盐酸吗啡中的阿扑吗啡？

2. 简述酸性染料比色法的原理和影响因素。

3. 生物碱中氮原子的杂化方式有何特点？碱性大小与氮原子的杂化方式有何关系？

扫码"练一练"

第十三章 糖类药物分析

要点导航

1. 掌握葡萄糖的鉴别、检查及含量测定方法。
2. 熟悉右旋糖苷及制剂的质量分析方法。
3. 了解大分子分子量与分子量分布测定方法。

糖类从其化学结构分析是属于多羟基醛或多羟基酮以及它们的多缩聚体。糖类药物中最简单最重要的是葡萄糖，葡萄糖属单糖，临床上常用的营养药。右旋糖酐属血浆代用品，临床使用较广泛。本章着重讨论葡萄糖及其制剂葡萄糖注射液、右旋糖酐 20 及其制剂右旋糖酐 20 氯化钠注射液的分析。

第一节 葡萄糖及其制剂的分析

扫码"学一学"

一、结构与性质

《中国药典》（2015 年版）收载的葡萄糖为 D－（＋）－吡喃葡萄糖一水合物，其结构为：

葡萄糖为醛糖，具有还原性，葡萄糖有多个不对称碳原子，具有旋光性，为右旋体，其性状无色结晶或白色结晶性或颗粒性粉末；无臭，味甜。其在水中易溶，在乙醇中微溶。

二、鉴别

（一）比旋度测定

葡萄糖具有旋光性，比旋度是其重要的物理常数，测定比旋度可以鉴别药物，也可以反映药物的纯杂程度。

平面偏振光通过含有某些光学活性的化合物液体或溶液时，能引起旋光现象，使偏振光的平面向左或向右旋转，旋转的度数，称为旋光度。偏振光透过长 1dm 且每 1ml 中含有旋光性物质 1g 的溶液，在一定波长与温度下测得的旋光度称为比旋度，以 [α] 表示。

《中国药典》（2015 年版）中系用钠光谱的 D 线（589.3nm）测定旋光度，除另有规定外，测定管长度为 1dm（如使用其他管长，应进行换算），测定温度为 20℃。

旋光度的测定是在旋光计中进行的。测定前应采用标准石英旋光管对旋光计进行检定。测定时先将测定管用供试液体冲洗数次，再缓缓注入供试液体适量（注意勿使发生气泡），置于旋光计内检测读数。若偏振光向右旋转者（顺时针方向）为右旋，以"＋"符号表示；若偏振光向左旋转者（反时针方向）为左旋，以"－"符号表示。用同法读取旋光度3次，取3次的平均数，即得供试品的旋光度。为保证测定结果的准确度，每次测定前应以溶剂作空白校正。

旋光性物质的旋光度不仅与其化学结构有关，而且和测定时溶液的浓度、液层的厚度以及测定时的温度有关。浓度越大，液层越厚，则偏振的旋转角度也越大，旋光度（α）是和浓度（c）、液层厚度（L）以及该物质的比旋度（$[\alpha]$）三者成正比。

$$\alpha = [\alpha] \times c \times l$$

如果测量时温度为 25℃，所用光源为钠光 D 线，$l = 1$dm，物质浓度以 c（g/ml）表示则：

$$[\alpha]_D^{25} = \frac{a}{c \times l}$$

若物质浓度用百分浓度（g/100ml）表示，则 c 以 $\frac{c}{100}$ 代入，则为：

$$[\alpha]_D^{25} = \frac{\alpha \times 100}{c \times l}$$

也即：

$$C = \frac{\alpha \times 100}{[\alpha]_D^{25} \times l} \quad (l \text{ 以 dm 为单位})$$

如果已知被测物质的比旋度，根据测量观察所得旋光度数，由上式可计算出被测物质的百分浓度。

《中国药典》（2015 年版）在葡萄糖的性状下收载有比旋度的测定，其方法为：取本品约 10g，精密称定，置 100ml 量瓶中，加水适量与氨试液 0.2ml，溶解后，用水稀释至刻度，摇匀，放置 10 分钟，在 25℃时，依法测定，比旋度为 +52.6° 至 +53.2°。

测定时加氨试液 0.2ml，并放置 10 分钟是为了达到变旋平衡后再测定，详见葡萄糖注射液含量测定项下。

（二）与碱性酒石酸铜试液（Fehling 试液）反应

葡萄糖的醛基具有还原性，在碱性条件下能将酒石酸铜试液中铜离子还原，生成红色的氧化亚铜沉淀。

$$Cu_2(OH)_2 \xrightarrow{\Delta} Cu_2O\downarrow + H_2O$$

方法：取本品约 0.2g，加水 5ml 溶解后，缓缓滴入温热的碱性酒石酸铜试液（斐林试液）中，即生成氧化亚铜的红色沉淀。

（三）红外分光光度法

葡萄糖的红外光吸收图谱应与对照的图谱一致。

三、检查

（一）葡萄糖原料的检查

葡萄糖除了一般杂质如氯化物、硫酸盐、铁盐、重金属、砷盐、干燥失重及炽灼残渣外，还需检查如下项目。

1. 酸度　控制本品的酸性杂质。检查方法：取本品 2.0g，加水 20ml 溶解后，加酚酞指示液 3 滴与氢氧化钠滴定液（0.02mol/L）0.20ml，应显粉红色。即要求样品中的酸性杂质可被 0.2ml（0.02mol/L）的氢氧化钠滴定液所中和。

2. 溶液的澄清度与颜色　检查水中不溶性物质和有色杂质。检查方法：取本品 5.0g，加热水溶解后，放冷，用水稀释至 10ml，溶液应澄清无色；如显浑浊，与 1 号浊度标准液比较，不得更浓；如显色，与对照液（取比色用氯化钴液 3.0ml、比色用重铬酸钾液 3.0ml 与比色用硫酸铜 6.0ml，加水稀释成 50ml）1.0ml 加水稀释至 10ml 比较，不得更深。

3. 乙醇溶液的澄清度　检查醇不溶性杂质，如淀粉水解不完全，葡萄糖中可引入淀粉、糊精等杂质。利用糊精不溶于乙醇进行检查。检查方法：取样品 1.0g，加乙醇 20ml，置水浴上加热回流约 40 分钟，溶液应澄清。

4. 亚硫酸盐与可溶性淀粉　亚硫酸盐是在硫酸水解淀粉制备葡萄糖的过程中，部分硫酸被还原引入的。可溶性淀粉是未反应完的原料。检查方法：取本品 1.0g，加水 10ml 溶解后，加碘试液 1 滴，应即显黄色。如有亚硫酸盐存在应褪色；如有可溶性淀粉存在应显蓝色。

$$SO_3^{2-} + I_2 + H_2O \longrightarrow SO_4^{2-} + 2I^- + 2H^+$$

5. 蛋白质　制备葡萄糖大多采用淀粉作为原料，它主要来自植物的根、茎或种子，提取过程中常用蛋白质被同时提取。检查方法：取本品 1.0g，加水 10ml 溶解后，加磺基水杨酸溶液（1→5）3ml，不得发生沉淀。

（二）葡萄糖注射液中 5-羟甲基糠醛的检查

葡萄糖水溶液在弱酸性时较稳定，但葡萄糖注射液需高温加热灭菌，此时，葡萄糖可脱水分解产生 5-羟甲基糠醛，此物质可进一步分解为乙酰丙酸和甲酸或聚合生成有色物等。这是导致葡萄糖溶液变黄，产生浑浊或细微絮状沉淀以及 pH 降低的主要原因。

检查原理是利用5-羟甲基糠醛分子具共轭双烯结构,在284nm波长处有最大吸收,采用紫外分光光度法进行检查。检查方法:精密量取本品适量(约相当于葡萄糖1.0g),置100ml量瓶中,加水稀释至刻度,摇匀,照紫外-可见分光光度法,在284nm的波长处测定,吸光度不得大于0.32。

四、含量测定

(一)葡萄糖注射液的含量测定

葡萄糖分子结构中含有多个手性碳原子,具有旋光性。《中国药典》(2015年版)采用旋光法测定葡萄糖注射液的含量。

测定方法:精密量取本品适量(约相当于葡萄糖10g),置100ml量瓶中,加氨试液0.2ml(10%或10%以下规格的本品可直接取样测定),用水稀释至刻度,摇匀,静置10分钟,在25℃时,依法测定旋光度,与2.0852相乘,即得供试量中含有$C_6H_{12}O_6 \cdot H_2O$的重量(g)。

用旋光法测定葡萄糖含量时,加入少量碱液(如氨试液)可加速变旋反应,促进达到平衡。平衡时,葡萄糖水溶液的比旋度为+52.5°至+53.0°(25℃)。变旋平衡反应如下。

α-D-葡萄糖
$[a]_D^{20} = +113.4°$
(占36%)

醛式-D-葡萄糖
$[a]_D^{20} = +52.75°$
(占0.024%)

β-D-葡萄糖
$[a]_D^{20} = +19.7°$
(占64%)

含量测定结果计算:按上法测定的旋光度(α)与2.0852相乘,即得供试品中含一分子结晶水葡萄糖($C_6H_{12}O_6 \cdot H_2O$)的质量(g)。

计算因子2.0852的计算如下。

已知$\alpha = 1°$无水葡萄糖的$[a]_D^{25} = +52.75°$,测定管长度为1dm,则

$$c = \frac{100\alpha}{[a]_D^{25}l} = \frac{100 \times 1}{52.75 \times 1} = 1.8957$$

即旋光度为1°时,相当于被测溶液每100ml中无水葡萄糖的克数。

因此,$c = \alpha \times 1.8957$(无水葡萄糖)。

再换算成含 1 分子结晶水葡萄糖的克数：

$$\alpha \times 1.8957 \times \frac{C_6H_{12}O_6 \cdot H_2O}{C_6H_{12}O_6} = 1 \times 1.8957 \times \frac{198.17}{180.16} = 2.0852$$

2.0852 则是当测定管为 1dm 时，每 1°旋光度相当于待测溶液 100ml 中含 $C_6H_{12}O_6 \cdot H_2O$ 的克数。

（二）葡萄糖氯化钠注射液的含量测定

1. 葡萄糖 取本品照葡萄糖注射液项下的方法测定。

2. 氯化钠 精密量取本品 10ml（含氯化钠 0.9%），加水 40ml 或精密量取本品 50ml（含氯化钠 0.18%），加 2% 糊精溶液 5ml、2.5% 硼砂溶液 2ml 与荧光黄指示液 5~8 滴，用硝酸银滴定液（0.1mol/L）滴定。每 1ml 硝酸银滴定液（0.1mol/L）相当于 5.844mg 的 NaCl。

氯化钠的含量测定采用的是银量法，指示终点的方法是吸附指示剂法。测定中加糊精溶液的作用是形成保护胶体，使氯化银沉淀呈胶体状态，具有较大的表面，有利于对指示剂的吸附，有利于滴定终点的观察。加入硼砂的作用是提高溶液的 pH（约为 7），促使荧光黄电离，以增大荧光黄阴离子的有效浓度，使终点变化敏锐。

第二节 右旋糖酐 20 及其制剂的分析

扫码"学一学"

右旋糖酐属血浆代用品。右旋糖酐系蔗糖经肠膜状明串珠菌 *L.* – M – 1226 号菌（Leuconostoc mesenteroides）发酵后生成的高分子葡萄糖聚合物，经处理精制而得。右旋糖酐 20 的重均分子量（M_W）应为 16000~24000。

一、比旋度的测定

右旋糖酐 20 为旋光性物质，具有旋光性，《中国药典》（2015 年版）在其性状项下收载有比旋度的测定。测定方法：取本品，精密称定，加水溶解并定量稀释制成每 1ml 中约含 10mg 的溶液，在 25℃时，依法测定，比旋度为 +190°至 +200°。

二、化学鉴别反应

右旋糖酐 20 具有还原性，在碱性条件下与酒石酸铜试液反应，能将碱性酒石酸铜试液中的铜离子还原成氧化亚铜，据此进行鉴别。鉴别方法：取本品 0.2g，加水 5ml 溶解后，加氢氧化钠试液 2ml 与硫酸铜试液数滴，即生成淡蓝色沉淀；加热后变为棕色沉淀。

三、检查

1. 氯化物 取本品 0.10g，加水 50ml，加热溶解后，放冷，取溶液 10ml，依法检查，与标准氯化钠溶液 5ml 制成的对照液比较，不得更浓（0.25%）。

2. 氮 本品为细菌发酵产物，测定氮含量可以反映供试品中异性蛋白的多少，这对于控制药品的质量，避免副作用和过敏反应发生具有重要意义。《中国药典》（2015 年版）采用比色法测定，其原理是：供试品先经硫酸消化，使有机氮全部转化为硫酸铵，再用碱中和使氨游离，游离出的氨立即与碱性碘化汞钾试液反应显色，与硫酸铵对照品在相同条件下所产生的颜色进行比较。

$$2K_2HgI_4 + 2NH_3 \longrightarrow NH_2Hg_2I_3 + 4KI + NH_4I$$

测定方法：取本品 0.20g，置 50ml 凯氏烧瓶中，加硫酸 1ml，加热消化至供试品成黑色油状物,放冷,加30%过氧化氢溶液2ml,加热消化至溶液澄清(如不澄清,可再加上述过氧化氢溶液0.5~1.0ml,继续加热),冷却至20℃以下,加水10ml,滴加5%氢氧化钠溶液使成碱性,移至50ml比色管中,加水洗涤烧瓶,洗液并入比色管中,再用水稀释至刻度,缓缓加碱性碘化汞钾试液2ml,随加随摇匀(溶液温度保持在20℃以下);如显色,与标准硫酸铵溶液(精密称取经105℃干燥至恒重的硫酸铵0.4715g,置100ml量瓶中,加水溶解并稀释至刻度,混匀,作为贮备液。临用时精密量取贮备液1ml,置100ml量瓶中,加水稀释至刻度,摇匀。每1ml相当于10μg的N)1.4ml加硫酸0.5ml用同一方法处理后的颜色比较,不得更深(0.007%)。消化时的剩余硫酸量,中和时用的氢氧化钠溶液浓度及溶液保持温度,均对显色有影响,应严格控制。

3. 干燥失重 取本品,在105℃干燥6小时,减失重量不得过5.0%。本品极易吸潮,常经多次干燥,亦不易恒重,尤其空气湿度较大时,恒重更为困难。

4. 炽灼残渣 取本品1.5g,依法检查,遗留残渣不得过0.5%。

5. 重金属 取炽灼残渣项下遗留的残渣,依法检查,含重金属不得过百万分之八。

6. 分子量与分子量分布 聚合物的分子量及其分布是其最基本的参数之一。右旋糖酐20为生物大分子聚合物,具有分子大小不均一的特点,控制其分子量与分子量分布是质量控制的关键指标。

《中国药典》(2015年版)的检查方法如下。

取本品适量,加流动相溶解并稀释制成每1ml中约含10mg的溶液,振摇,放置过夜,作为供试品溶液。另取4~5个已知分子量的右旋糖酐对照品,同法制成每1ml中各含10mg的溶液,作为对照品溶液。照分子排阻色谱法,以亲水性球型高聚物为填充剂(如TSK G PWXL柱或Shodex OHp-ak SB HQ柱);以0.71%硫酸钠溶液(内含0.02%叠氮化钠)为流动相,柱温35℃,流速为每分钟0.5ml,示差折光检测器检测。

称取葡萄糖和葡聚糖2000适量,分别用流动相制成每1ml中约含10mg的溶液,取20μl注入液相色谱仪,测得保留时间t_T和t_0;供试品溶液和对照品溶液色谱图中的保留时间t_R均应在t_T和t_0之间。理论板数按葡萄糖峰计算不小于5000。

取上述各对照品溶液20μl,分别注入液相色谱仪,记录色谱图,由GPC软件计算回归方程。取供试品溶液20μl,同法测定,用GPC软件算出供试品的重均分子量及分子量分布,见图13-1至图13-5。

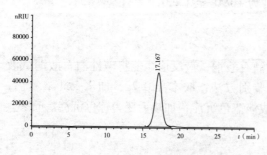

图13-1 *M*10000右旋糖酐对照品

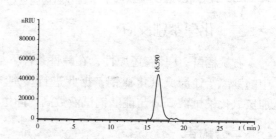

图13-2 *M*21400右旋糖酐对照品

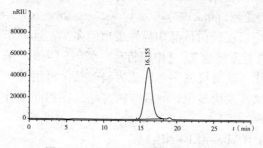

图13-3 *M*41100右旋糖酐对照品

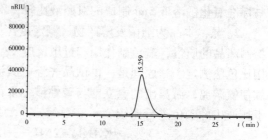

图13-4 *M*133800右旋糖酐对照品

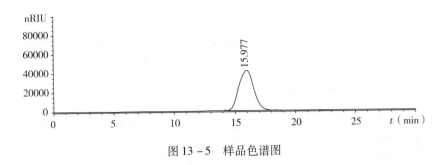

图 13-5 样品色谱图

分子排阻色谱法是根据待测组分的分子大小进行分离的一种液相色谱技术。分子排阻色谱法的分离原理为凝胶色谱柱的分子筛机制。色谱柱填料表面分布着不同尺寸的孔径，药物进入色谱柱后，它们中的不同组分按其分子大小进入相应的孔径内，分子量大的组分不能进入固定相表面的孔径，在色谱过程中不被保留，最早被流动相洗脱至柱外，表现为保留时间较短；小于所有孔径的分子，能自由进入固定相填充剂表面的孔穴，在色谱柱中滞留的时间较长，表现为保留时间较长；分子量介于二者之间的组分按照分子量的大小先后流出色谱柱。在分子排阻色谱法中，组分因分子量（体积）的不同而被分离。分子排阻色谱法所需的进样器和检测器同高效液相色谱法，应选用与供试品分子大小相适应的色谱柱填充剂。使用的流动相通常为水溶液或缓冲溶液，溶液的 pH 不宜超出填充剂的耐受力，一般 pH 在 2~8。流动相中可加入适量的有机溶剂，但不宜过浓，一般不应超过 30%，流速不宜过快，一般为 0.5~1.0ml/min。

重均分子量是表示大分子聚合物分子量的常用指标之一，重均分子量（M_W）的定义为：

$$M_W = \sum Y_i M_i$$

式中，Y_i 是分子量为 M_i 组分（又称级分）在整个样品所占的重量分数。

分子量和分子量分布的测定，应采用分子量对照品和适宜的 GPC 软件，以对照品重均分子量（M_W）的对数值对相应的保留时间（t_R），制得标准曲线得线性回归方程 $\lg M_W = a + bt_R$，供试品采用适宜得 GPC 软件处理结果，并按下列公式计算出供试品的分子量与分子量分布。

$$M_n = \sum RI_i / \sum (RI_i / M_i)$$
$$M_W = \sum (RI_i M_i) / \sum RI_i$$
$$D = M_W / W_n$$

式中，M_n 为数均分子量；M_W 为重均分子量；D 为分布系数；RI_i 为供试品在保留时间 i 时的峰高；M_i 为供试品在保留时间 i 时的分子量。

《中国药典》（2015 年版）规定，本品的重均分子量（M_W）应为 16000~24000，10% 大分子部分重均分子量不得大于 70000，10% 小分子部分重均分子量不得小于 35000。

四、右旋糖酐 20 氯化钠注射液的含量测定

1. 右旋糖酐的测定 本品为复方制剂，利用制剂中右旋糖酐 20 有旋光性，而氯化钠无旋光性，不干扰测定的原理，用旋光度法测定右旋糖酐 20 的含量。

测定方法：精密量取本品 10ml，置 25ml（6% 规格）或 50ml（10% 规格）量瓶中，加水稀释至刻度，摇匀，照旋光度测定法测定，按下式计算右旋糖酐的含量。

$$c = 0.5128\alpha$$

式中，c 为每 100ml 注射液中含右旋糖酐 20 的重量（g）；α 为测得的旋光度 × 稀释倍数 2.5（6% 规格）或 5.0（10% 规格）。

已知右旋糖酐 20 的比旋度为 +195°，代入浓度计算公式：

$$c' = \frac{100\alpha'}{[\alpha]_D^{20} \times l} = \frac{100}{195 \times l}\alpha' = 0.5128\,\alpha'$$

式中，c' 为供试品溶液的浓度（g/100ml）；α' 为测得的旋光度。

若按样品稀释倍数 2.5（6% 规格）计，则注射液的浓度为：

$$c = c' \times 2.5 = 0.5128\,\alpha' \times 2.5 = 0.5128\alpha \quad (\text{g/100ml})$$

2. 氯化钠的测定　用银量法测定氯化钠，右旋糖酐 20 不干扰，可直接测定。方法为：精密量取本品 10ml，置锥形瓶中，加铬酸钾指示液数滴，用硝酸银滴定液（0.1mol/L）滴定。每 1ml 硝酸银滴定液（0.1mol/L）相当于 5.844mg 的 NaCl。

扫码"练一练"

简答题

1. 简述葡萄糖与 Fehling 试液反应的原理。

2. 葡萄糖氯化钠注射液氯化钠的含量测定中为什么加入糊精？

3. 分析葡萄糖溶液变黄、产生浑浊或细微絮状沉淀的原因。

第十四章 甾体激素类药物分析

要点导航

1. 掌握甾体激素类药物的分类、结构特征、理化性质及分析方法，以及它们之间的关系。

2. 熟悉甾体激素类药物的有关物质与检查方法。

3. 了解甾体激素类药物的体内药物分析与应用。

甾体激素又称类固醇激素，是由肾上腺皮质和性腺皮质分泌的一种激素，多具有环戊烷并多氢菲母核结构。甾体激素是在研究哺乳动物内分泌系统时发现的内源性物质，具有极重要的医药价值。其在维持生命、调节性功能、对机体发育、免疫调节、皮肤疾病治疗及生育控制方面有明确作用。甾体激素类药物（steroid hormone drugs）多为天然甾体激素和人工合成品及其衍生物，在机体发育、生殖和体内平衡等方面有着广泛作用。根据药理作用的不同，甾体激素类药物可分为肾上腺皮质激素（adrenocortical hormones）和性激素（sex hormones）两大类，其中性激素又可分为雄激素（androgen）和蛋白同化激素（anabolic agent）、孕激素（progestin）及雌激素（estrogen）等。按化学结构又可分为雌甾烷（Estrane）、雄甾烷（Androstane）及孕甾烷（Pregnane）三类。

第一节 结构与分类

扫码"学一学"

甾体激素类药物是具有甾体结构的激素类药物，是一类四环脂烃化合物，均具有环戊烷并多氢菲的母核，由 A、B、C、D 四个环组成，其基础骨架及编号如下。

甾环中 A 环多数为脂环，且 C_4/C_5 间有双键，并与 C_3 酮基共轭，称为 α，β - 不饱合酮，标记为 Δ^4 - 3 - 酮；少数 A 环为苯环；C_3 可能有酮基或羟基；C_{10}、C_{13} 位多数均有角甲基，少数 C_{10} 上无角甲基；C_{11} 位可能有酮基或羟基；C_{17} 位可能有羟基（—OH）、酮基（—C ═O）、甲酮基（H_3C—C ═O）、α - 醇酮基（HOH_2C—C ═O）、甲基（—CH_3）、乙炔基等（—C ≡ CH）等；人工合成的甾体激素，有些在 C_6、C_9 上引入卤素，C_{16} 上引入甲基、羟基以及具有 C_1/C_2 双键等；有些取代基是 α 型或 β 型。

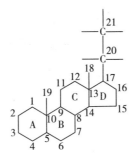

一、肾上腺皮质激素类药物

（一）概述

肾上腺皮质激素（简称皮质激素），是肾上腺皮质受脑垂体前叶分泌的促肾上腺皮质激素刺激所产生的一类激素，对维持生命有重大意义。按其生理作用特点可分为盐皮质激素和糖皮质激素，前者主要调节机体水、盐代谢和维持电解质平衡；后者主要与糖、脂肪、蛋白质代谢和生长发育等有关。盐皮质激素基本无临床使用价值，而糖皮质激素在临床上具有极为重要的价值。从肾上腺皮质中可以分离得到了多种皮质激素，并在此基础上，经过结构改造得到了各种新的甾体激素类药物，在临床上广泛应用。代表性药物有氢化可的松、醋酸地塞米松、地塞米松磷酸钠、醋酸去氧皮质酮和曲安奈德等。典型药物结构如下。

氢化可的松（Hydrocortisone）　　　　　　醋酸地塞米松（Dexamethasone Acetate）

地塞米松磷酸钠（Dexamethasone Sodium Phosphate）　　　曲安奈德（Triamcinolone Acetonide）

（二）结构分析

本类药物分子结构中可供分析的主要结构特征如下。

（1）A 环的 C_3 上有酮基，C_4、C_5 之间为双键，并与 C_3 - 酮基共轭，形成 α，β - 不饱合酮，标记为 Δ^4 - 3 - 酮基；有的药物结构中具有 $\Delta^{1,4}$ - 3 - 酮基结构；为共轭体系，在波长 240nm 附近具有紫外吸收，可用于定性、定量分析。

（2）D 环的 C_{17} 为上有 α - 醇酮基或潜在的 α - 醇酮基，具有还原性，可与碱性酒石酸铜、氨制硝酸银等发生反应，可用于定性、定量分析。

（3）C_3 - 酮基和 C_{20} - 酮基均可与某些羰基试剂反应，如 2，4 - 二硝基苯肼、硫酸苯肼、异烟肼等反应显色，可用于定性、定量分析。

（4）某些药物的 C_6 或 C_9 位有卤素（氟或氯）取代，具有有机氟化物或氯化物反应。采用一定方法将有机结合的卤素转化为无机卤素离子后，在进行定性、定量分析。

（5）C_{17} 或 C_{21} 上羟基形成的酯，水解形成相应的羧酸，可用于鉴别。

二、雄激素与蛋白同化激素类药物

（一）概述

雄激素是一类重要的雄甾烷类药物，在雄性动物的睾丸中产生，是维持雄性生殖器发育及促进第二性征发育的物质。天然的雄激素主要是睾酮，经过结构改造的合成品有甲睾酮、丙酸睾酮等。雄激素还具有蛋白同化活性，能促进蛋白质的合成，抑制蛋白质的代谢，使肌肉生长发达、骨骼粗壮。1931 年从动物尿中提取得到雄酮，1935 年从动物睾丸中分离得到睾酮，但睾酮在消化道易被破坏，因此口服无效，为寻找口服有效、长效、高效、低毒的药物，将 17 位的羟基进行酯化，可使吸收减缓，作用时间延长。雄激素与蛋白同化激素结构的区别主要在于蛋白同化激素在 C_{10} 上无 19 - 角甲基，母核只有 18 个碳原子。典型药物结构如下。

甲睾酮（Methyltestosterone）

丙酸睾酮（Testosterone Propionate）

苯丙酸诺龙（Nandrolone Phenylpropionate）

（二）结构分析

本类药物分子结构中可供分析的主要结构特征如下。

（1）A 环有 Δ^4 - 3 - 酮基，具有紫外吸收，可用于定性、定量分析。

（2）C_{17} 上是一个 β - 羟基或 β - 羟基形成的酯，酯键可水解生成游离睾酮和相应的酸。

（3）雄激素的母核有 19 个碳原子，蛋白同化激素在 C_{10} 上一般无角甲基，母核只有 18 个碳原子。

三、孕激素类药物

（一）概述

天然孕激素是雌性动物卵泡排卵后形成黄体所分泌的激素，主要为黄体酮，又称孕酮。在代谢研究中发现，黄体酮口服易代谢失活，仅能肌内注射给药，为了获得口服及长效的孕激素，对黄体酮的结构进行了大量的改造工作，目前临床上常用的本类药物为黄体酮及其衍生物。代表性的药物有黄体酮、醋酸甲地孕酮等。典型药物结构如下。

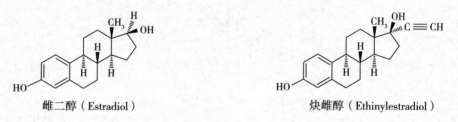

黄体酮（Progesterone）　　　　　醋酸甲地孕酮（Megestrol Acetate）

（二）结构分析

本类药物分子结构中可供分析的主要结构特征如下。

（1）A 环有 $\Delta^4 - 3 -$ 酮基，具有紫外吸收，可用于定性、定量分析。

（2）C_{17} 位上一般均有甲酮基，能与亚硝酸铁氰化钠、间二硝基酚、芳香醛类反应呈色，用于定性分析。

（3）多数在 C_{17} 位上有羟基，部分药物的羟基被酯化。

四、雌激素类药物

（一）概述

雌性激素是促进雌性动物第二性征发育及性器官成熟的物质，由雌性动物卵巢分泌产生。雌二醇为天然的雌性激素，对雌二醇进行结构改造，得到一系列高效和长效的雌激素类药物，如炔雌醇、戊酸雌二醇、苯甲酸雌二醇等。典型药物结构如下。

雌二醇（Estradiol）　　　　　炔雌醇（Ethinylestradiol）

（二）结构分析

本类药物分子结构中可供分析的主要结构特征如下。

（1）A 环为苯环，C_3 位上有酚羟基，在波长 280nm 附近有最大吸收。有的药物在 C_3 位上的酚羟基成酯（如苯甲酸雌二醇）或成醚（如炔雌醚）。

（2）C_{17} 位上有羟基或羟基形成的酯（如戊酸雌二醇）。

（3）有些药物在 C_{17} 位上有乙炔基（如炔雌醇、炔雌醚），遇硝酸银试液，即生成白色的炔银沉淀，可用于定性、定量分析。

五、其他药物

除上述四类甾体激素外，《中国药典》（2015 年版）收载的口服避孕药主要为炔诺酮及其衍生物，如炔诺酮、炔诺孕酮和左炔诺孕酮等。本类药物 A 环的 $\Delta^4 - 3 -$ 酮基，C_{17} 位的乙炔基，均可用于分析。

炔诺酮（Norethisterone）

炔诺孕酮（Norgestrel）

扫码"学一学"

第二节 理化特性与鉴别

甾体激素类药物的母核结构相似，本类药物的性状项下，多收载药物的物理常数测定项目，用于区别不同的药物。此外，药物的甾体母核和官能团具有一些典型的化学反应，据此可进行鉴别与分析。

一、物理常数的测定

本类药物结构相近，但物理常数各不相同，其质量标准的性状项下，均收载了物理常数测定项目，如熔点、比旋度、吸收系数等，这些物理常数的测定结果对药物不仅具有鉴别意义，也反映了药物的纯净程度。

（一）性状与溶解度

本类药物为白色至微黄色粉末或结晶性粉末。除钠盐外，多数在三氯甲烷中微溶至易溶，在甲醇或乙醇中微溶至溶解，在乙醚或植物油中极微溶解至略溶，在水中不溶或几乎不溶。

（二）熔点

熔点是药物重要的物理常数，熔点测定同时具有鉴别和纯度检查的双重意义。《中国药典》（2015 年版）中部分甾体激素类药物性状项下收载了熔点的测定项目。根据药物的性质，测定方法分为三种。如未标明，均系指第一法。

（三）紫外吸收系数

甾体激素类药物具有紫外吸收，可利用最大吸收波长和吸收系数等紫外吸收光谱特征进行鉴别。《中国药典》（2015 年版）中部分甾体激素类药物其性状项下载有吸收系数项目，可用于区别不同的药物。

《中国药典》（2015 年版）收载甾体激素类药物的吸收系数见表 14 - 1。

表 14 - 1 部分甾体激素类药物的吸收系数

药物	吸收系数		药物	吸收系数	
	$E_{1cm}^{1\%}$（溶剂）	λ_{max}（nm）		$E_{1cm}^{1\%}$（溶剂）	λ_{max}（nm）
地塞米松	380 ~ 410（乙醇）	240	醋酸去氧皮质酮	430 ~ 460（乙醇）	240
曲安奈德	340 ~ 370（乙醇）	239	醋酸可的松	375 ~ 405（无水乙醇）	238
泼尼松	405 ~ 435（乙醇）	240	醋酸地塞米松	343 ~ 371（乙醇）	240
泼尼松龙	400 ~ 430（乙醇）	243	醋酸泼尼松	373 ~ 397（无水乙醇）	238
氢化可的松	422 ~ 448（无水乙醇）	242	醋酸泼尼松龙	355 ~ 385（无水乙醇）	243
倍他米松	382 ~ 406（乙醇）	239	苯甲酸雌二醇	490 ~ 520（无水乙醇）	230

（四）比旋度

甾体激素类药物多有手性碳原子，具有旋光性。比旋度是旋光物质的特征物理常数，测定比旋度可以区别不同药物，也可以检查药物的纯净程度。《中国药典》（2015 年版）中多数甾体激素类药物的性状项下，收载有比旋度的测定项目，见表 14 - 2。

表 14 - 2　部分甾体激素类药物的比旋度

药物	比旋度		药物	比旋度	
	$[\alpha]_D^{20}$	溶剂		$[\alpha]_D^{20}$	溶剂
丁酸氢化可的松	+ 47° ~ + 54°	三氯甲烷	醋酸氟氢可的松	+ 148° ~ + 156°	二氧六环
丙酸倍氯米松	+ 88° ~ + 94°	二氧六环	醋酸氢化可的松	+ 158° ~ + 165°	二氧六环
丙酸氯倍他索	+ 99° ~ + 105°	二氧六环	十一酸睾酮	+ 68° ~ + 72°	二氧六环
地塞米松	+ 72° ~ + 80°	二氧六环	丙酸睾酮	+ 84° ~ + 90°	乙醇
地塞米松磷酸钠	+ 72° ~ + 80°	水	甲睾酮	+ 79° ~ + 85°	乙醇
曲安西龙	+ 65° ~ + 72°	二甲基甲酰胺	苯丙酸诺龙	+ 48° ~ + 51°	二氧六环
曲安奈德	+ 101° ~ + 107°	二氧六环	硫酸普拉睾酮钠	+ 10.7° ~ + 12.1°	甲醇
泼尼松	+ 167° ~ + 175°	二氧六环	己酸羟孕酮	+ 58° ~ + 64°	三氯甲烷
泼尼松龙	+ 96° ~ + 103°	二氧六环	左炔诺孕酮	- 30° ~ - 35°	三氯甲烷
哈西奈德	+ 150° ~ + 159°	三氯甲烷	炔孕酮	+ 28° ~ + 33°	吡啶
氢化可的松	+ 162° ~ + 169°	无水乙醇	炔诺酮	- 32° ~ - 37°	丙酮
氢化可的松琥珀酸钠	+ 135° ~ + 145°	乙醇	黄体酮	+ 186° ~ + 198° (25℃)	乙醇
倍他米松	+ 115° ~ + 121°	二氧六环	醋酸甲地孕酮	+ 9° ~ + 12°	三氯甲烷
倍他米松磷酸钠	+ 95° ~ + 102°	水	醋酸甲羟孕酮	+ 47° ~ + 53°	丙酮
醋酸去氧皮质酮	+ 175° ~ + 185°	乙醇	醋酸氯地孕酮	- 10° ~ - 14°	乙腈
醋酸可的松	210° ~ + 217°	二氧六环	戊酸雌二醇	+ 41° ~ + 47°	二氧六环
醋酸地塞米松	+ 82° ~ + 88°	二氧六环	尼尔雌醇	+ 2° ~ + 10°	无水乙醇
醋酸曲安奈德	+ 92° ~ + 98°	二氧六环	苯甲酸雌二醇	+ 58° ~ + 63°	二氧六环
醋酸泼尼松	+ 183° ~ + 190°	二氧六环	炔雌醇	- 26° ~ - 31°	吡啶
醋酸泼尼松龙	+ 112° ~ + 119°	二氧六环	炔雌醚	+ 0° ~ + 5°	二氧六环
醋酸氟轻松	+ 80° ~ + 88°	二氧六环	雌二醇	+ 76° ~ + 83°	乙醇

二、鉴别

（一）化学反应鉴别

1. 甾体母核与强酸的呈色反应　甾体激素能与多种强酸（如硫酸、盐酸、磷酸、高氯酸等）反应呈色，其中与硫酸的呈色反应应用广泛，可用于鉴别（表 14 - 3）。本法操作简便，反应灵敏，不同的药物可形成不同的颜色或荧光，亦可用于药物之间的相互区别。

表14-3 部分甾体激素类药物与硫酸的呈色反应

药物	加硫酸后颜色	加水稀释后颜色变化
地塞米松	淡红棕色	颜色消失
泼尼松/醋酸泼尼松	橙色	变成黄色，渐渐变为蓝绿色
泼尼松龙	深红色	红色褪去，生成灰色絮状沉淀
醋酸可的松	黄色或微带橙色	颜色消失，溶液应澄清
醋酸泼尼松龙	玫瑰红色	颜色消失并有灰色絮状沉淀
己酸羟孕酮	渐显微黄色	由绿色经红色至带蓝色荧光的红紫色
炔孕酮*	红色	紫外光灯（365nm）下检视，呈亮红色荧光
尼尔雌醇	玫瑰红色	蓝紫色
苯甲酸雌二醇	黄绿色，并带有蓝色荧光	淡橙色
炔雌醇	橙红色，在反射光线下出现黄绿色荧光	生成玫瑰红色絮状沉淀
炔雌醚	橙红色，在紫外光灯下观察显黄绿色荧光	红色沉淀
雌二醇	黄绿色荧光，加三氯化铁后呈草绿色	红色

注：* 与无水乙醇－硫酸（1:1）的呈色。

此外，甲睾酮、十一酸睾酮还可用硫酸－乙醇反应鉴别。

示例14-1 甲睾酮、十一酸睾酮的鉴别

取本品约5mg，加硫酸－乙醇（2:1）1ml使溶解，即显黄色并带有黄绿色荧光。

2. 官能团的反应 不同甾体激素类药物具有不同的官能团，利用官能团的反应可以区别不同的药物。官能团鉴别反应主要有以下几类。

（1）C_{17}位上α－醇酮基的还原反应 肾上腺皮质激素类药物C_{17}位上的α－醇酮基具有还原性，能与碱性酒石酸铜试液（斐林试液）、氨制硝酸银试液（多伦试液）、四氮唑试液等反应，可用于鉴别。

示例14-2 醋酸去氧皮质酮的鉴别

取本品约5mg，加乙醇0.5ml溶解后，加氨制硝酸银试液0.5ml，即生成黑色沉淀。

（2）C_3－酮基或C_{20}－酮基与羰基试剂的呈色反应 甾体激素的C_3－酮基及某些其他位置上的酮基，都能在酸性条件下与羰基试剂反应，如2,4－二硝基苯肼、硫酸苯肼、异烟肼等，缩合形成黄色的腙而用于鉴别。

示例14-3 醋酸氢化可的松的鉴别

取本品约0.1mg，加乙醇1ml溶解后，加临用新制的硫酸苯肼试液8ml，在70℃加热15分钟，即显黄色。

（3）C_{17}－甲酮基的呈色反应 甾体激素类药物分子结构中含有甲酮基以及活泼亚甲基时，能与亚硝基铁氰化钠、间二硝基酚、芳香醛类反应呈色。黄体酮与亚硝基铁氰化钠反应显蓝紫色，该反应是黄体酮专属、灵敏的鉴别方法，可与其他甾体激素类药物相区别。

示例14-4 黄体酮的鉴别

取本品约5mg，加甲醇0.2ml溶解后，加亚硝基铁氰化钠的细粉约3mg，碳酸钠与醋酸铵各约50mg，摇匀，放置10~30分钟，应显蓝紫色。

（4）酚羟基的呈色反应 雌二醇C_3位上有酚羟基，可与重氮苯磺酸反应生成红色偶氮染料进行鉴别。《日本药局方》利用此反应对苯甲酸雌二醇进行鉴别。

（5）炔基的沉淀反应 具有炔基的甾体激素类药物，如炔诺酮、炔诺孕酮、炔雌醇等，遇硝酸银试液，即生成白色的炔银沉淀，可用于鉴别。

示例 14 - 5 炔雌醇的鉴别

取本品约 10mg，加乙醇 1.0ml 溶解后，加硝酸银试液 5～6 滴，即生成白色沉淀。

（6）**酯的反应** 本类药物很多是 C_{17} 或 C_{21} 位上羟基的酯。具有酯键的药物，可利用酯键水解生成相应的羧酸，再根据羧酸的性质进行鉴别。

示例 14 - 6 醋酸去氧皮质酮的鉴别

取本品约 50mg，加乙醇制氢氧化钾试液 2ml，置水浴中加热 5 分钟，放冷，加硫酸溶液（1→2）2ml，缓缓煮沸 1 分钟，即发生乙酸乙酯的香气。

（7）**卤素的反应** 有些甾体激素类药物在 C_6、C_9 或其他位置上有氟或氯取代，可用氧瓶燃烧法或回流水解法将有机结合的卤素转变成无机氟离子或氯离子再进行鉴别。

（8）**钠盐或磷酸盐的反应** 钠盐或磷酸盐可照《中国药典》（2015 年版）通则"一般鉴别实验"中"钠盐"或"磷酸盐"的鉴别反应进行鉴别。

示例 14 - 7 地塞米松磷酸钠的鉴别

本品显有机氟化物的鉴别反应。取本品约 40mg，加硫酸 2ml，缓缓加热至发生白烟，滴加硝酸 0.5ml，继续加热至氧化氮蒸气除尽，放冷，滴加水 2ml，再缓缓加热至发生白烟，溶液显微黄色，放冷，滴加水 10ml，用氨试液中和至溶液遇石蕊试纸显中性反应，加少许活性炭脱色，滤过，滤液显钠盐与磷酸盐的鉴别反应。

（二）光谱法鉴别

1. 紫外分光光度法 甾体激素类药物结构中 $\Delta^4 - 3 -$ 酮基、苯环或其他共轭结构，在紫外光区有特征吸收，因此可用紫外分光光度法鉴别。甾体激素类药物的紫外吸收光谱特性是定性、定量分析的依据，可通过核对最大吸收波长、最小吸收波长、最大吸收波长处的吸光度或某两个波长处吸光度的比值进行鉴别。

2. 红外分光光度法 本类药物数量较多，结构相近，各国药典均将红外分光光度法作为本类药物的主要鉴别方法。除原料药外，部分制剂也采用该法鉴别。

甾体激素类药物常见基团的红外特征吸收见表 14 - 4。

表 14 - 4 甾体激素类药物常见基团的红外特征吸收

振动类型	基团	位置	频率（cm^{-1}）
$\nu_{C=O}$	饱和酮	六元环	1720～1705
		五元环	1749～1742
		C_{20}	1710～1706
	—OCOCH$_3$	所有位置	1742～1735
	—C＝C—C＝O	六元环（$\Delta^4 - 3 -$ 酮基）	1684～1620
$\nu_{C=C}$	C＝C		1620～1585
ν_{-OH}	OH	所有位置	～3600
ν_{C-H}	CH$_2$，CH$_3$	所有位置	2970～2850
	＝C—H	六元环	3040～3010
	≡C—H		3320
ν_{C-O}	—C—OH（醇）	所有位置	1230～1000
	—C—OH（酚）		1300～1200
ν_{C-O-C}	—OCOR		1200～1000
δ_{C-H}	—C＝C—H	所有位置	900～650

示例 14 - 8 曲安奈德注射液的鉴别

取本品适量（约相当于曲安奈德 40mg），加水 5ml 混匀，加乙醚 10ml，振摇提取后，取水层，水浴蒸干，残渣经减压干燥，依法测定。本品的红外吸收图谱应与对照图谱（药品红外光谱集 603 图）一致。

（三）色谱法鉴别

甾体激素类的许多药物采用高效液相色谱法测定含量的同时，可进行鉴别。薄层色谱法具有简便、快速、分离效能高等特点，亦可用于甾体激素类药物的鉴别。一般两项选做一项。

示例 14 - 9 苯甲酸雌二醇注射液的鉴别

（1）取本品适量（约相当于苯甲酸雌二醇 1mg），加无水乙醇 10ml，强力振摇，置冰浴中放置使分层，取上层乙醇溶液，置离心管中，离心，取上清液，作为供试品溶液；另取苯甲酸雌二醇对照品，加无水乙醇溶液并稀释制成每 1ml 中含 0.1mg 的溶液，作为对照品溶液。照薄层色谱法试验，吸取上述两种溶液各 10μl，分别点于同一硅胶 G 薄层板上，以苯 - 乙醚 - 冰醋酸（50∶30∶0.5）为展开剂，展开，晾干，喷以硫酸 - 无水乙醇（1∶1），于 105℃加热 10 ~ 20 分钟，取出，放冷，置紫外光灯（365nm）下检视。供试品溶液所显主斑点的位置和颜色应与对照品溶液的主斑点相同。

（2）在含量测定项下记录的色谱图中，供试品溶液主峰的保留时间应与对照品溶液主峰的保留时间一致。

以上（1）、（2）两项可选做一项。

苯甲酸雌二醇注射液为油溶液，溶剂油对分离有影响，所以先用乙醇萃取出药物，再进行鉴别。

第三节 检 查

扫码"学一学"

甾体激素类药物多由其他甾体化合物经结构改造而来，因此可能引入合成原料、中间体、副产物以及降解产物等具有甾体母核和药物结构相似的杂质。因此，甾体激素类药物的检测项下，除一般杂质的检查外，通常还需采用 HPLC 等色谱法进行"有关物质"的限度检查。此外根据不同药物的生产工艺和药物的稳定性，有的药物还需进行游离磷酸盐、重金属离子、残留溶剂等限度检查；一些含氟、乙炔基的药物需进行含氟量、乙炔基的检查。

一、有关物质

（一）高效液相色谱法

各国药典中，高效液相色谱法是甾体激素类药物原料及制剂中有关物质检查应用最广泛的方法。检查方法多为不加校正因子的主成分自身对照法。

示例 14 - 10 黄体酮注射液的有关物质检查

用内容量移液管精密量取本品适量（约相当于黄体酮 50mg），置 50ml 量瓶中，用乙醚分数次洗涤移液管内壁，洗液并入量瓶中，用乙醚稀释至刻度，摇匀，精密量取 25ml，置具塞离心管中，在温水浴中使乙醚挥散，用甲醇振摇提取 4 次（第 1 ~ 3 次每次 5ml，第 4

次 3ml），每次振摇 10 分钟后离心 15 分钟，并将甲醇液移至 25ml 量瓶中，合并提取液，用甲醇稀释至刻度，摇匀，经 0.45μm 滤膜滤过，取续滤液作为供试品溶液；精密量取 1ml，置 100ml 量瓶中，用甲醇稀释至刻度，摇匀，作为对照溶液。供试品溶液色谱图中如有杂质峰，扣除相对保留时间 0.1 之前的辅料峰（如处方中含有苯甲醇，应扣除苯甲醇的色谱峰），单个杂质峰面积不得大于对照溶液主峰面积的 0.5 倍（0.5%），各杂质峰面积的和不得大于对照溶液主峰面积的 2 倍（2.0%）。供试品溶液色谱图中任何小于对照溶液主峰面积 0.05 倍的色谱峰可忽略不计。

（二）薄层色谱法

虽然 HPLC 法在甾体激素类药物有关物质检查中应用广泛，但薄层色谱法分离效能强、操作简便，亦有少数甾体激素类药物中有关物质检查仍采用薄层色谱法，检查方法主要为自身稀释对照法。

示例 14 - 11 炔孕酮中有关物质的检查

取本品，加三氯甲烷 - 甲醇（3 : 1）溶解并稀释制成每 1ml 中约含 10mg 的溶液，作为供试品溶液；精密量取 1ml，置 200ml 量瓶中，用上述溶剂稀释至刻度，摇匀，作为对照溶液。照薄层色谱法试验，吸取上述两种溶液各 10μl，分别点于同一硅胶 G 薄层板上，以三氯甲烷 - 甲醇（95 : 5）为展开剂，展开，晾干，喷以硫酸 - 乙醇（2 : 8）试液，在 120℃ 干燥 5 分钟，放冷，置紫外光灯（365nm）下检视。供试品溶液如显杂质斑点，其荧光强度与对照溶液的主斑点比较，不得更深（0.5%）。

二、残留溶剂

药品中残留溶剂的检查系指在原料药或辅料的生产过程中，以及在制剂制备过程中使用的，但在工艺过程中未完全除去的有机溶剂。除另有规定外，第一、第二和第三类溶剂的残留限度应符合《中国药典》（2015 年版）残留溶剂测定法的规定。

示例 14 - 12 地塞米松磷酸钠的残留溶剂检查

取本品约 1.0g，精密称定，置 10ml 量瓶中，加内标溶液〔取正丙醇，用水稀释制成 0.02%（ml/ml）的溶液〕溶解并稀释至刻度，摇匀，精密量取 5ml，置顶空瓶中，密封，作为供试品溶液；另取甲醇约 0.3g、乙醇约 0.5g 与丙酮约 0.5g，精密称定，置 100ml 量瓶中，用上述内标溶液稀释至刻度，摇匀，精密量取 1ml，置 10ml 量瓶中，用上述内标溶液稀释至刻度，摇匀，精密量取 5ml，置顶空瓶中，密封，作为对照品溶液。照《中国药典》（2015 年版）残留溶剂测定法试验，用 6% 氰丙基苯基 - 94% 二甲基聚硅氧烷毛细管色谱柱，起始温度为 40℃，以每分钟 5℃ 的速率升温至 120℃，维持 1 分钟，顶空瓶平衡温度为 90℃，平衡时间为 60 分钟，理论塔板数按正丙醇峰计算不低于 10 000，各成分峰间的分离度均应符合要求。分别量取供试品溶液与对照溶液顶空瓶上层气体 1ml，注入气相色谱仪，记录色谱图。按内标法以峰面积计算，甲醇、乙醇与丙酮的残留量应符合规定。

三、游离磷酸盐、硒

皮质激素的磷酸盐均由相应皮质激素 C_{21} 位羟基与磷酸酯化后形成，如地塞米松磷酸钠、倍他米松磷酸钠，在生产过程中有可能残留游离的磷酸盐，同时在贮存过程中酯链水解也可能产生游离磷酸盐，故需控制游离磷酸盐的量。《中国药典》（2015 年版）采用磷钼酸比色法检查，即利用磷酸盐在酸性条件下与钼酸铵 [（NH$_4$）MoO$_4$] 反应，生成磷钼酸铵（NH$_4$）$_3$[P（Mo$_3$O$_{10}$）$_4$]，再经 1 - 氨基 - 2 - 萘酚 - 4 - 磺酸溶液还原形成磷钼酸蓝（钼蓝），在 740nm 波长处有最大吸收，以一定浓度的标准磷酸二氢钾溶液作为对照，规定供试品溶液的吸光度不得大于对照溶液的吸光度。

示例 14 - 13 地塞米松磷酸钠中游离磷酸盐的检查

精密称取本品 20mg，置 25ml 量瓶中，加水 15ml 溶解；另取标准磷酸盐溶液 [精密称取经 105℃ 干燥 2 小时的磷酸二氢钾 0.35g，置 1000ml 量瓶中，加硫酸溶液（3→10）10ml 与水适量使溶解，用硫酸稀释至刻度，摇匀；临用时再稀释 10 倍] 4.0ml，置另一 25ml 量瓶中，加水 11ml；各精密加钼酸铵硫酸试液 2.5ml 与 1 - 氨基 - 2 - 萘酚 - 4 - 磺酸溶液（取无水亚硫酸钠 5g、亚硫酸氢钠 94.3g 与 1 - 氨基 - 2 - 萘酚 - 4 - 磺酸 0.7g，充分混合，临用时取此混合物 1.5g 加水 10ml 使溶解，必要时过滤）1ml，加水至刻度，摇匀，在 20℃ 放置 30～50 分钟。照紫外可见分光光度法，在 740nm 的波长处测定吸光度。供试品溶液的吸光度不得大于对照溶液的吸光度。

标准磷酸钾溶液的浓度为 0.035mg/ml，相当于磷酸的浓度为 0.025mg/ml，供试品中游离磷酸盐的限量按下式计算。

$$L = \frac{0.025 \times 4}{20} \times 100\% = 0.5\%$$

醋酸地塞米松、醋酸曲安奈德、曲安奈德、醋酸氟轻松的生产过程中使用二氧化硒脱氢，成品中有可能引入微量硒。二氧化硒对人体有剧毒，必须对其进行控制。《中国药典》（2015 年版）通则收载有"硒检查法"（二氨基萘比色法）。该法原理是：样品先经氧瓶燃烧法破坏。使硒游离并转为 Se^{6+}，在吸收液中加盐酸羟胺，使 Se^{6+} 还原为 Se^{4+}。然后在 pH 2.0 的条件下，与 2，3 - 二氨基萘反应，生成 4，5 - 苯并苯硒二唑，用环己烷提取后，于 378nm 波长处测定吸光度，按对照品比较法测定硒含量。

四、氟、乙炔基

含氟或乙炔基的甾体激素类药物需进行氟或乙炔基的有效性检查。

《中国药典》（2015 年版）中曲安奈德、哈西奈德、醋酸曲安奈德、醋酸氟轻松需进行氟的检查，方法为氧瓶燃烧破坏后的茜素氟蓝比色法。

《中国药典》（2015 年版）中左炔诺孕酮、炔诺孕酮需进行乙炔基的检查，方法为硝酸银 - 氢氧化钠滴定法。

示例 14 - 14 炔诺孕酮中乙炔基的检查

取本品约 0.2g，精密称定，置 50ml 烧杯中，加四氢呋喃 20ml，搅拌使溶解，加 5% 硝酸银溶液 10ml，按电位滴定法，以玻璃电极为指示电极，饱和甘汞电极为参比电极，用氢氧化钠滴定液（0.1mol/L）滴定。每 1ml 氢氧化钠滴定液（0.1mol/L）相当于 2.503mg 的乙炔基（-C≡CH）。含乙炔基应为 7.8%～8.2%（理论值为 8.0%）。

第四节 含量测定

甾体激素类药物的含量测定方法有高效液相色谱法、紫外分光光度法、比色法、荧光

扫码"学一学"

分光光度法和气相色谱法等。

一、高效液相色谱法

高效液相色谱法专属性强，能排除甾体激素类药物中有关物质的干扰，目前已广泛用于甾体激素类药物原料和制剂的含量测定。其方法主要为反相色谱法、外标法或内标法定量。内标法一般要求被测物色谱峰与内标物色谱峰的分离度应符合要求；外标法中一般选择一个与被测物色谱行为相近的其他甾体化合物与被测物共同配制混合溶液，要求两者的分离度应符合要求。

示例14-15 地塞米松磷酸钠的含量测定

色谱条件与系统适用性试验 用十八烷基硅烷键合硅胶为填充剂；以三乙胺溶液（取三乙胺7.5ml，加水稀释至1000ml，用磷酸调节pH至3.0±0.05）-甲醇-乙腈（55:40:5）为流动相；检测波长为242nm。取地塞米松磷酸钠，加流动相溶解并稀释制成每1ml中约含1mg的溶液，另取地塞米松，加甲醇溶液并稀释制成每1ml中约含1mg的溶液，分别精密量取上述两种溶液适量，加流动相稀释制成每1ml中各约含10μg的混合溶液，取20μl注入液相色谱仪，记录色谱图，理论板数按地塞米松磷酸钠峰计算不低于7000，地塞米松磷酸钠峰与地塞米松峰的分离度应不大于4.4。

测定法 取本品约20mg，精密称定，置50ml量瓶中，加水溶解并稀释至刻度，摇匀，精密量取适量，用流动相定量稀释制成每1ml中约含40μg的溶液，精密量取20μl注入液相色谱仪，记录色谱图；另取地塞米松磷酸酯对照品，同法测定，按外标法以峰面积乘以1.0931计算，即得。

本法属于离子对反相色谱法，外标法定量。药物为磷酸盐，可理解为磷酸的酸根，影响分离。在流动相中加入三乙胺，并调节pH至3.0±0.05，三乙胺在酸性条件下离解成三乙胺正离子，可与磷酸根形成电中性的离子对，有利于组分的分离。

二、紫外-可见分光光度法

具有Δ^4-3-酮基结构的肾上腺皮质激素、雄激素及同化激素、孕激素，在240nm附近有最大吸收；具有苯环结构的雌激素，在280nm附近有最大吸收，这些特征吸收都可用于甾体激素类药物的含量测定。

紫外分光光度法简便、快速，曾广泛用于甾体激素类药物的含量测定，但紫外分光光度法专属性不够强，不能区别药物和有关物质的紫外吸收，现已逐步被高效液相色谱法取代。

三、比色法

比色法亦曾广泛用于甾体激素类药物的含量测定，但由于比色法测定时，影响显色的因素较多，且也很难完全排除有关物质的干扰，因此目前只有少数药物和制剂仍用比色法测定含量。

（一）四氮唑比色法

四氮唑比色法用于肾上腺皮质激素药物的含量测定，在各国药典中均有应用。原理为：肾上腺皮质激素类药物的$C_{17}-\alpha-$醇酮基具有还原性，在强碱性条件下可将四氮唑盐还原成有色的甲臜（formazam），在一定波长处有最大吸收，因此可用比色法测定含量。

常用的四氮唑盐有氯化三苯四氮唑（TTC）和蓝四氮唑（BT）。氯化三苯四氮唑即2，3，5-三苯基氯化四氮唑（2，3，5-triphenyltetrazolium chloride，TTC），可被还原为不溶于水的深红色三苯甲臜，在480~490nm有最大吸收，也称红四氮唑（red tetrazoline，RT）。蓝四氮唑（blue tetrazoline，BT）即3,3′-二甲氧苯基-双-4,4′-（3,5-二苯基）氯化四氮唑，可被还原为暗蓝色的双甲臜，在525nm左右有最大吸收。

本法测定时受各种因素的影响，如反应温度和时间、水分、pH、空气中氧和光线等，故反应在操作中应严格控制实验条件。

（1）药物结构的影响 在同样的实验条件下，皮质激素类药物的结构影响反应速率，一般认为C_{11}-酮基＞C_{11}-羟基；C_{21}-羟基酯化后反应速率减慢，当形成磷酸酯或琥珀酸酯时，反应更慢，难以定量。

（2）碱的种类及加入顺序 目前最常用的碱为氢氧化四甲基铵。皮质激素与氢氧化四甲基铵如长时间接触，皮质激素会发生分解，因此应先加四氮唑盐后加入碱液。

（3）溶剂与水分的影响 该反应呈色速度受水分影响，含水量大时呈色速度减慢，如含水量不超过5%，对结果无明显影响。为了减少整个反应过程中水分的含量，采用无水乙醇为溶剂。又由于醛具有还原性，会还原四氮唑盐，使吸光度增高，一般规定采用无水无醛乙醇为溶剂。

（4）空气中氧及光线的影响 反应以及产物对空气中的氧敏感，加入试剂后应往容器中充氮气。产物对光敏感，应用避光容器并置于暗处显色，显色完全后立即测定。

（5）温度与时间 在室温条件下结果重现性较好。《中国药典》和《英国药典》采用TTC为试剂，一般规定在25℃，暗处反应40~45分钟。《美国药典》采用BT为试剂，在暗处反应90分钟，而后立即于525nm波长处测定吸光度。

示例14-16 醋酸去氧皮质酮的含量测定

取本品，精密称定，加无醛乙醇溶解并定量稀释制成每1ml中约含35μg的溶液。精密量取10ml，置25ml量瓶中，加氯化三苯四氮唑试液2ml，在氮气流下，迅速加入氢氧化四甲基铵试液2ml，通氮气后，密塞，摇匀，在30℃水浴中放置1小时，迅速冷却，用无醛乙醇稀释至刻度，摇匀，照紫外-可见分光光度法，在485nm的波长处测定吸光度；另取醋酸去氧皮质酮对照品，同法测定，即得。

本法虽然存在一些干扰因素，但其可选择性地测定C_{17}未被氧化或降解的药物含量（氧化产物、水解产物不与四氮唑盐反应），从而指示药品的稳定性。

（二）异烟肼比色法

甾体激素C_3-酮基及其他位置上的酮基在酸性条件下可与羰基试剂异烟肼缩合，形成黄色的异烟腙，在420nm波长附近具有最大吸收，因此可用比色法测定含量。反应方程式如下。

显色反应须在酸性条件下进行，当酸与异烟肼的摩尔比为 2:1 时可获得最大的吸光度。所用的酸可以是盐酸、硫酸或醋酸，其中盐酸最常用。由于异烟肼盐酸盐在其他有机溶剂中溶解度很小，且甾体激素与异烟肼的缩合反应为可逆反应，水分可促使产物水解而使反应逆转，当溶剂中含水量增高时，吸光度随之降低，所以溶剂以无水乙醇或无水甲醇最为适宜。温度升高，反应速度加快，所以反应在 60℃ 水浴中进行。

具有 Δ^4 - 3 - 酮基的甾体激素在室温下不到 1 小时即可定量地完成与异烟肼的反应；其他甾酮化合物需长时间放置或加热后方可反应完全，因此本法对 Δ^4 - 3 - 酮基甾体具有一定的专属性。由于甾体激素类药物多具有 Δ^4 - 3 - 酮基，且比色法影响因素较多，本法现已逐渐被 HPLC 法取代。

（三）柯柏反应比色法

柯柏（Kober）反应是指雌激素与硫酸 - 乙醇反应呈色，在 520nm 附近有最大吸收。可用于雌激素类药物含量的灵敏测定。其反应机制可能是雌激素在硫酸的作用下，通过质子化、分子重排、去氢等作用形成共轭多烯而显色。

本法主要用于雌激素制剂的含量测定，测定时应注意控制条件，注意平行原则，以减少误差。本法现已逐渐被 HPLC 法取代。

示例 14 - 17 复方炔诺孕酮滴丸中炔雌醇的含量测定

复方炔诺孕酮滴丸含炔诺孕酮和炔雌醇两种药物，采用 Kober 反应比色法测定炔雌醇的含量，炔诺孕酮不干扰测定。

供试品溶液的制备　取本品 10 丸，除去包衣后，置 20ml 量瓶中，加乙醇约 12ml，微温使炔诺孕酮与炔雌醇溶解，放冷，用乙醇稀释至刻度，摇匀，滤过，取续滤液作为供试品溶液。

对照品溶液的制备　取炔雌醇对照品，精密称定，加乙腈溶解并定量稀释制成每 1ml 中约含炔雌醇 15μg 的溶液，作为对照品溶液。

测定法　精密量取供试品溶液与对照品溶液各 2ml，分置具塞锥形瓶中，置冰浴中冷却 30 秒钟后，各精密加硫酸 - 乙醇（4:1）8ml（速度必须一致），随加随振摇，加完后继续冷却 30 秒钟，取出，在室温放置 20 分钟，照紫外 - 可见分光光度法，在 530nm 的波长处分别测定吸光度，计算，即得。

四、硝酸银 - 氢氧化钠滴定法

凡含有炔基的甾体激素类药物可用本法测定。其原理为：将供试品溶于四氢呋喃，然后加入硝酸银溶液，置换出硝酸，以氢氧化钠滴定析出的酸，电位法指示终点，同时，进行空白试验。反应方程式为：

$$\text{C} \equiv \text{CH} + AgNO_3 \longrightarrow \text{C} \equiv \text{CAg} + HNO_3$$

《英国药典》（2009）炔诺孕酮、炔雌醇、炔雌烯醇用该法测定含量。

示例 14 - 18　《英国药典》（2009）炔诺孕酮的含量测定

称取本品 0.200g，加 45ml 四氢呋喃使溶解，加 100g/L 硝酸银试液 10ml，放置 1 分钟后，用 0.1mol/L 氢氧化钠滴定液滴定，电位法指示终点，并将滴定结果用空白试验校正。每 1ml 氢氧化钠滴定液（0.1mol/L）相当于 31.25mg 的 $C_{21}H_{28}O_2$。

第五节 体内药物分析

甾体激素类药物的药物代谢研究、生物利用度与生物等效性研究以及违禁药物监测等均需测定生物样品中的甾体激素类药物。生物体内有内源性的甾体激素，甾体激素类药物在体内有多种代谢产物，且甾体激素类药物的给药剂量很小，血药浓度一般在纳克（ng）级或更低，因此要求方法的专属性很强、灵敏度高。GC、HPLC、HPLC - MS、GC - MS 是生物样品中甾体激素分析的常用方法。

示例 14 - 19 高效液相色谱串联质谱法测定人血清中脱氢表雄酮、睾酮及雄酮

脱氢表雄酮或其硫酸酯形式被普遍认为是一种抗衰老剂或青春之源，随着年龄的增大，脱氢表雄酮的体内水平呈进行性下降。流行病学研究显示脱氢表雄酮与糖尿病、骨质疏松等老年性疾病相关。因此，建立脱氢表雄酮等激素的定量检测方法对开展在中国人体内进行脱氢表雄酮生理病理及药理作用的研究非常重要。

1. 质谱与色谱条件

（1）色谱条件 选用 Waters YMC ODS - AQ（2.0mm×150mm，3.0μm）色谱柱，以 70% 乙腈及 30% 醋酸溶液（0.02%）组成流动相，流速为 0.2 ml/min，柱温为 50℃。

（2）质谱条件 在 ESI 正离子电离模式下，采用多反应监测（MRM）的质谱扫描方式。脱氢表雄酮、睾酮、雄酮及内标炔诺酮衍生物的母/子离子对分别为：$m/z\ 304.2 \rightarrow 253.2$、$m/z\ 304.2 \rightarrow 124.0$、$m/z\ 306.2 \rightarrow 255.2$、$m/z\ 314.1 \rightarrow 124.2$。经过优化的质谱参数为雾化气（$Gas_1$）：414kPa，辅助气（$Gas_2$）：483kPa，离子源温度（TEM）：550℃，气帘气（CUR）：83kPa，碰撞气（CAD）：62kPa，离子源喷雾电压（IS）：4.5kV；脱氢表雄酮、睾酮、雄酮及内标炔诺酮衍生物的碰撞能（CE）分别为 25、39、27、45eV。

2. 溶液的配制 分别精确称取对照品脱氢表雄酮、睾酮、雄酮及醋酸炔诺酮 10.0mg，分别置于 4 个 10ml 量瓶中，用甲醇稀释到刻度，即得 4 种 1.0mg/ml 对照品母液。取醋酸炔诺酮母液 0.125ml，用超纯水定容到 500ml，混匀，即得内标工作液（250ng/ml）。

3. 标准曲线样品与质控样品的配制 因脱氢表雄酮、睾酮及雄酮均为内源性物质，在人血清存在较高本底，故本研究中标准曲线与质控样品的配制及空白血清均选用 1% 牛血清白蛋白（BSA）作为替代基质。配制方法：称取牛血清白蛋白 5g，溶于 500ml 生理盐水中，以此溶液为基质配制标准曲线或质控样品。脱氢表雄酮与雄酮标准曲线设为 0.1、0.4、1、2、4、10、20、40ng/ml 8 个浓度水平；睾酮的标准曲线范围是 0.05、0.2、0.5、1、2、5、10、20ng/ml 8 个浓度水平。以 1% 牛血清白蛋白为基质另行分别配制高、中、低 4 个浓度的质控样品。脱氢表雄酮与雄酮的质控样品浓度分别为 0.3、3.0、15、30ng/ml；睾酮的质控样品浓度为 0.15、1.5、7.5、15ng/ml；用这些质控样品考察方法的精密度、方法回收率、提取回收率及稳定性。

4. 样品处理 取质控样品或人血清样品 200μl；其中加入 50μl 内标（空白血清样品用 1% BSA 代替），混匀；加入甲基叔丁基醚（MTBE）1ml，100r/min 脉冲振荡 15 分钟后，13000r/min 离心 10 分钟；取上清液在 40℃，氮气下吹干，加入 0.1mol/L 盐酸羟胺 100μl，复溶；溶解后，振荡 25 秒钟后，置于 60℃水浴箱中反应 60 分钟；加入乙腈 50μl，混匀后取 10μl 进样。色谱图见图 14 - 1 及图 14 - 2 所示。

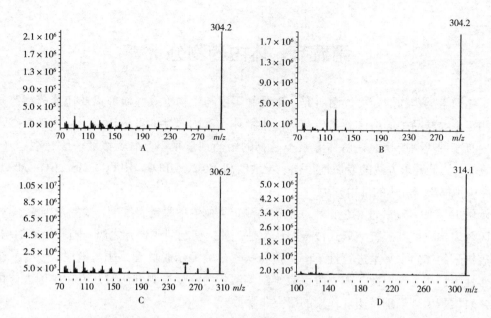

图 14-1　脱氢表雄酮衍生物（A，m/z 304.2→253.2）、睾酮衍生物（B，m/z 304.2→124.0）、
雄酮衍生物（C，m/z 306.2→255.2）、内标炔诺酮衍生物（D，m/z 314.1→124.2）质谱图

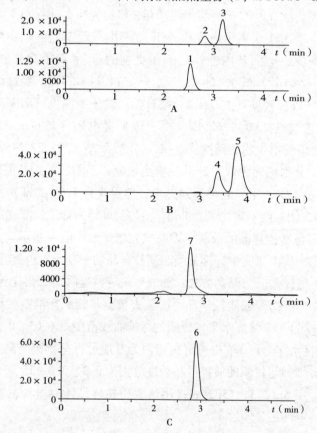

图 14-2　表睾酮、睾酮及雄烯二酮衍生物（A）、雄酮与双氢睾酮衍生物（B）、脱氢表雄酮
与雌酮衍生物（C）色谱图

1. 雄烯二酮；2. 睾酮；3. 表睾酮；4. 双氢睾酮；5. 雄酮；6. 脱氢表雄酮；7. 雌酮衍生物

5. 方法学验证　脱氢表雄酮、睾酮与雄酮的最低定量限（LLOQ）分别为 0.10、0.05、0.10ng/ml；标准曲线相关系数 r 均大于 0.99；3 种激素的日间及日内方法回收率均在 ±115% 之内，日内及日间精密度（RSD）均小于 15%。HPLC - MS/MS 同时测定脱氢表雄

酮、睾酮与雄酮 3 种甾体激素具有良好的特异性、灵敏度、准确度及精密度，能满足人血清样品定量分析需要。

示例 14-20 液相色谱串联质谱法测定人血浆中地塞米松和地塞米松磷酸钠

糖皮质激素的全身给药一直是治疗内耳病症的方法。地塞米松作为一种常用的糖皮质激素对一些内耳病症具有良好的疗效。因此，建立血浆中地塞米松的定量检测方法对开展糖皮质激素治疗内耳病症的研究非常重要。

1. 质谱与色谱条件

（1）色谱条件 选用 Luna C_{18}（2.0mm×50mm，5.0μm）色谱柱，连接 C_{18}（4.0mm×2.0mm）保护柱。以 5mmol/L 醋酸铵（A）及甲醇（B）组成流动相梯度洗脱，初始浓度 B 为 40%，1 分钟内线性升高至 90%，维持 3 分钟后变为初始浓度；流速为 0.3 ml/min。

（2）质谱条件 在 ESI 正离子电离模式下，采用多反应监测（MRM）的质谱扫描方式。经过优化的质谱参数为雾化气（Gas_1）：45psi，辅助气（Gas_2）：60psi，离子源温度（TEM）：500℃，气帘气（CUR）：20psi，离子源喷雾电压（IS）：5.0kV。

2. 标准储备液的制备 分别取地塞米松和地塞米松磷酸钠 10mg 于 10ml 量瓶中，以甲醇充分溶解并定容至刻度，作为标准储备液；分别取地塞米松和地塞米松磷酸钠标准储备液各 200μl 于 10ml 量瓶中，以甲醇定容至刻度，作为混合对照品溶液；另取氟甲松 10mg 于 10ml 量瓶中，以甲醇充分溶解并定容至刻度，作为内标储备液；取适量内标储备液以蒸馏水稀释至 0.05μg/ml 作为内标溶液。

3. 质控样品的配制 取正常人空白血浆样品，加入适量对照品溶液分别配制为含地塞米松和地塞米松磷酸钠 0.5、10、50、100 和 500μg/L 的含药血浆样品，作为质控（QC）样品，考察方法的精密度、方法回收率、提取回收率及稳定性。

4. 样品处理 取空白血浆样品、QC 样品及给药后人血浆样品各 50μl 加入 0.05μg/ml 氟甲松内标溶液 50μl（空白血浆样品不加），涡旋混匀后加入 1mol/L 高氯酸溶液 25μl 及甲醇-乙腈（1:4）混合溶液 200μl 沉淀蛋白，15000g 离心 5 分钟后取上清液 50μl，以流动相 200μl 稀释后作为供试品溶液；待测。进样量 10μl。色谱图见图 14-3 及图 14-4 所示。

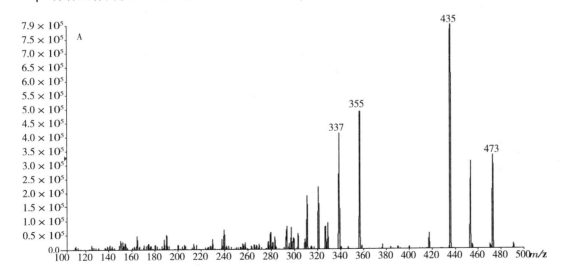

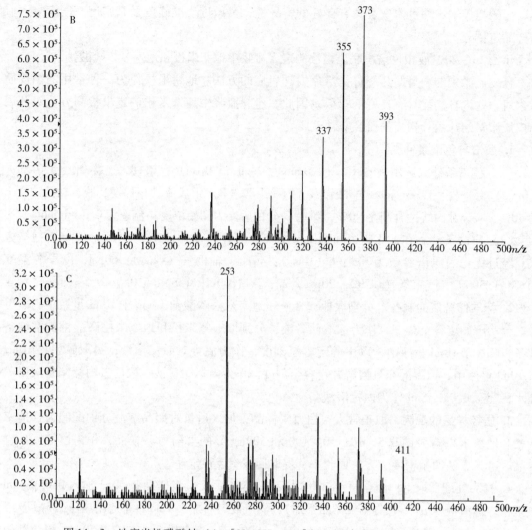

图 14 - 3　地塞米松磷酸钠（A，[M+3H-2Na]⁺）、地塞米松（B，[M+H]⁺）、

氟甲松（C，[M+H]⁺）质谱图

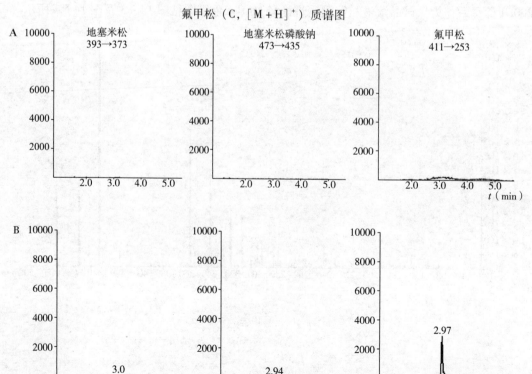

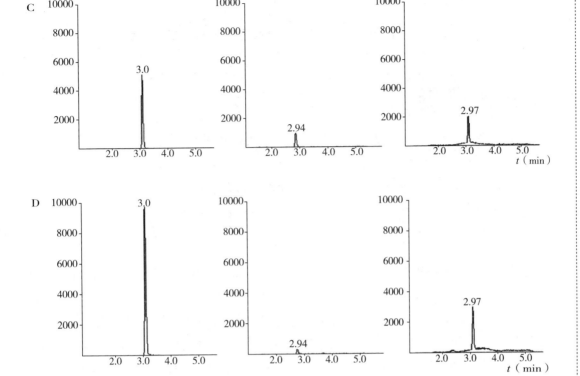

图 14 - 4 地塞米松、地塞米松磷酸钠及氟甲松多反应模式检测色谱图

A. 空白血浆；B. QC 样品（0.5μg/L）；C. QC 样品（50μg/L）；D. 给药后血浆样品

5. 方法学验证 地塞米松、地塞米松磷酸钠的最低定量限（LLOQ）为 0.5μg/L；标准曲线相关系数 r 在 0.5~500μg/L 范围内大于 0.999；绝对回收率为 105% ±4.0%，日内及日间精密度（RSD）均小于 10%。LC - MS/MS 法测地塞米松、地塞米松磷酸钠具有良好的特异性、灵敏度、准确度及精密度，能满足人血浆样品定量分析的需要。

简答题

1. 影响四氮唑比色法的因素主要有哪些？

2. 甾体红外光谱为何成为甾体鉴别的重要手段？

3. 用合适的化学方法区别下列药物：氢化可的松、甲睾酮、黄体酮合雌二醇。

扫码"练一练"

第十五章　维生素类药物分析

要点导航

　　1. 掌握维生素 A、维生素 E、维生素 C、维生素 B_1 的化学结构与理化性质；专属鉴别反应；主要含量测定方法及原理。

　　2. 熟悉维生素 E、维生素 C、维生素 B_1 的有关物质的检查方法及原理。

　　3. 了解维生素 A、维生素 E、维生素 C、维生素 B_1 鉴别及含量测定方法沿革。

　　维生素是人体维持正常生理功能、保持健康必需的一类微量活性物质，对机体新陈代谢、生长发育有极重要作用，机体不能合成或合成量较少不能满足需要，必须通过食物中获取。维生素类化合物从结构上分为醇、酯、酸、胺等类，具有不同的理化性质和生理作用。历版《中国药典》收载的维生素类药物包括维生素 A、维生素 B_1、维生素 B_2、维生素 B_6、维生素 B_{12}、维生素 C、维生素 D_2、维生素 D_3、维生素 E、维生素 K_1 等原料及制剂共 40 多个品种，按其溶解度分为脂溶性维生素（维生素 A、维生素 D、维生素 E 等）和水溶性维生素（维生素 B、维生素 C 等）两大类。

　　维生素类药物分析是依据药物的分子结构、理化性质等进行的，目前常用的分析方法主要有化学法或物理化学法。本章对维生素 A、维生素 E、维生素 C、维生素 B_1 进行讨论，阐述其化学结构、理化性质与分析方法之间的关系，结合《中国药典》重点讲解本类药物的鉴别、杂质检查和含量测定的原理与方法。

扫码"学一学"

第一节　维生素 A

　　维生素 A（Vitamin A）包括维生素 A_1（视黄醇，retinol）、去氢维生素 A（dehydroretinol，维生素 A_2）和去水维生素 A（anhydroretinol，维生素 A_3）等，维生素 A_1 活性最高，故一般所说的维生素 A 是指维生素 A_1。维生素 A 为不饱和脂肪醇，在自然界中主要来自鱼肝油，目前主要采用人工合成方法获得。《中国药典》（2015 年版）收载的维生素 A 是指人工合成的维生素 A 醋酸酯结晶加精制植物油制成的油溶液，还收载维生素 A 软胶囊、维生素 AD 滴剂等。

一、结构与理化性质

（一）结构

　　维生素 A 为具有一个共轭多烯醇侧链的环己烯。天然维生素 A 主要是全反式结构。R 为—$COCH_3$ 时，称维生素 A 醋酸酯。维生素 A 的醇式或酯式的化学性质相似，但光谱特性和生物效价略有差异。

R = H：维生素 A 醇

R = COCH₃：维生素 A 醋酸酯

　　鱼肝油中含维生素 A₂和 A₃，效价均低于维生素 A₁；鲸醇（kitol）为维生素 A 醇的二聚体，无生物活性。这些物质也有紫外吸收，并能与显色剂反应产生相近颜色，是维生素 A 含量测定时干扰因素。

去氢维生素A（A₂，dehydroretinol）　　　　去水维生素A（A₃，anhydroretinol）

（二）理化性质

　　1. 溶解性　维生素 A 与三氯甲烷、乙醚、环己烷或石油醚等能任意混合，乙醇中微溶，水中不溶。

　　2. 紫外吸收特性　维生素 A 分子中具有长共轭体系结构，在 325 ~ 328 nm 有最大吸收。根据溶剂及存在状态不同，最大吸收波长略有差异。

　　3. 易氧化性　维生素 A 有不饱和键，易被空气中的氧或氧化剂氧化，易被紫外光裂解，生成无生物活性的环氧化物、维生素 A 醛或维生素 A 酸。加热或金属离子会加速氧化反应。维生素 A 醋酸酯更稳定，一般溶于植物油中制成制剂在凉暗处保存，还需加入抗氧剂来提高药物的稳定性。

　　4. 与三氯化锑呈色　维生素 A 在三氯甲烷中能与三氯化锑试剂作用，产生不稳定的蓝色。

二、鉴别

（一）三氯化锑反应（Carr – Price 反应）

　　维生素 A 在饱和无水三氯化锑的无醇三氯甲烷溶液中，即显蓝色，渐变成紫红色。其机制为维生素 A 和亲电试剂氯化高锑（Ⅴ）作用形成不稳定的蓝色碳正离子。在反应中，水可使三氯化锑水解成氯化氧锑（SbOCl），乙醇可以和碳正离子作用使其正电荷消失导致蓝色消褪。故反应要求仪器和试剂干燥无水，三氯甲烷中无醇。《中国药典》（2015 年版）采用该法进行鉴别。

　　方法：取维生素 A 1 滴，加三氯甲烷 10ml 振摇使溶解；取 2 滴，加三氯甲烷 2ml 与 25％ 三氯化锑的三氯甲烷溶液 0.5ml，即显蓝色，渐变成紫红色。

（二）紫外分光光度法

　　维生素 A 分子中含有共轭双键，其无水乙醇溶液在 326nm 波长处有最大吸收。在盐酸催化下加热，则发生脱水反应生成脱水维生素 A。后者比维生素 A 多一个共轭双键，故最大吸收峰红移，同时在 350 ~ 390nm 的波长之间出现 3 个吸收峰。

方法：取约相当于 10 IU 的维生素 A 供试品，加无水乙醇 – 盐酸（100∶1）溶液溶解，立即用紫外分光光度计在 300～400nm 的波长范围内进行扫描，应在 326nm 的波长处有单一的吸收峰。将此溶液置水浴上加热 30 秒钟，迅速冷却，照上法进行扫描，则应在 348、367 和 389nm 的波长处有 3 个尖锐的吸收峰，且在 332nm 的波长处有较低的吸收峰或拐点。

（三）薄层色谱法

采用正相色谱，根据不同维生素 A 及杂质极性差异，在一定极性展开剂作用下，发生层析分离，显色后比较供试品和对照品溶液所显斑点颜色及位置，即可鉴别。

方法：以硅胶 G 为吸附剂，环己烷 – 乙醚（80∶20）为展开剂。分别取供试品与标准品（不同维生素 A 酯类）的环己烷溶液（5IU/μl）各 2μl 点于薄层板上，立即展开。取出薄层板后，置空气中挥干，喷以三氯化锑溶液，比较供试品和对照品溶液主斑点所显颜色及位置。

三、检查

（一）酸值

酸值是中和脂肪、脂肪油或其他类似物质 1g 中含有游离脂肪酸所需氢氧化钾的重量（mg）。但在测定时可采用氢氧化钠滴定液（0.1mol/L）进行滴定。酸值影响维生素 A 的稳定性。用酸碱滴定法控制酸值限量。

检查方法：取乙醇与乙醚各 15ml，置锥形瓶中，加酚酞指示液 5 滴，滴加氢氧化钠滴定液（0.1mol/L）至微显粉红色，再加本品 2.0g，振摇使溶解，用氢氧化钠滴定液（0.1mol/L）滴定，酸值不大于 2.0。

（二）过氧化值

维生素 A 结构中有共轭双键，易被氧化成过氧化物杂质，该杂质在酸性溶液中可将碘化钾氧化成碘，碘遇淀粉变蓝色，用氧化还原滴定法控制该杂质限量。

检查方法：取本品 1.0g，加冰醋酸 – 三氯甲烷（6∶4）30ml，振摇使溶解，加碘化钾的饱和溶液 1ml，振摇 1 分钟，加水 100ml 与淀粉指示液 1ml，用硫代硫酸钠滴定液（0.01mol/L）滴定至紫蓝色消失，并将滴定的结果用空白试验校正。消耗硫代硫酸钠滴定液（0.01mol/L）不得过 1.5ml。

四、含量测定

目前，各国均以紫外分光光度法作为维生素 A 含量测定方法，替换了专属性及稳定性较差的三氯化锑比色法。本节重点介绍《中国药典》（2015 年版）收载的紫外 – 可见分光光度法和高效液相色谱法，并简要介绍三氯化锑比色法。

（一）紫外 – 可见分光光度法（三点校正法）

维生素 A 在 325～328nm 波长范围内有吸收峰，可用于含量测定。但维生素 A 原料中常混有多种异构体、降解产物、中间体、副产物等杂质，维生素 A 制剂中含有稀释用油。这些杂质会对维生素 A 的最大吸收波长产生干扰。采用"三点校正法"测定可消除杂质干扰，即选择三个恰当波长处测得吸光度，在规定条件下以校正公式校正后，再进行计算。维生素 A 在 325～328nm 的波长范围内的吸收峰波长与溶剂的关系参见表 15–1。

表 15 −1　维生素 A 在不同溶剂中的 $E_{1cm}^{1\%}$ 及换算因子

药物	溶剂	λ_{max}（nm）	$E_{1cm}^{1\%}$	换算因子
维生素 A 醇	环己烷	326.5	1755	1900
	异丙醇	325	1820	1830
维生素 A 醋酸酯	环己烷	327.5	1530	1900
	异丙醇	325	1600	1830

根据三点校正法主要原理，三点的选择依据：杂质的吸收在 310 ~ 340nm 的波长范围内接近一条直线，且随波长的增大吸光度变小。物质对光吸收具有加和性。

1. 波长选择　三点波长的选择原则是第 1 点为维生素 A 最大吸收波长（即 λ_1）；第 2 点和第 3 点在 λ_1 两侧各选一点（即 λ_2 和 λ_3）。

在 λ_1 的左右各选一点为 λ_2 和 λ_3，使 $\lambda_3 - \lambda_1 = \lambda_1 - \lambda_2$，为等波长差法。测定维生素 A 醋酸酯时，$\lambda_1 = 328nm$，$\lambda_2 = 316nm$，$\lambda_3 = 340nm$。在 λ_1 的左右各选一点为 λ_2 和 λ_3，使 $A_{\lambda_2} = A_{\lambda_3} = 6/7A_{\lambda_1}$，为等吸收比法。测定维生素 A 醇时，$\lambda_1 = 325nm$，$\lambda_2 = 310nm$，$\lambda_3 = 334nm$。

2. 杂质　指在 310 ~ 340 nm 波长范围内有吸收，对维生素 A 吸收曲线产生较强干扰的物质，主要包括以下几种。

（1）维生素 A_2 和维生素 A_3　维生素 A_2 和维生素 A_3 均较维生素 A 活性低，其中维生素 A_2 在 345 ~ 350nm 波长范围内有吸收。

（2）维生素 A 的异构体　包括新维生素 A_a（2 - 顺式）、新维生素 A_b（4 - 顺式）、新维生素 A_c（2,4 - 二顺式）、异维生素 A_a（6 - 顺式）、异维生素 A_b（2，6 - 二顺式）。

（3）维生素 A 的氧化产物　环氧化合物、维生素 A 醛和维生素 A 酸。

环氧化合物

维生素A醛　　　　　　　维生素A酸

（4）维生素 A 在光照条件下产生的无活性的聚合物：鲸醇。

（5）合成过程中产生的中间体。

3. 测定方法　合成鱼肝油中的维生素 A 均为酯式维生素 A，如供试品中的杂质少，可溶解后直接测定；否则应经皂化提取消除杂质后测定。

（1）直接测定法　适用于高纯维生素 A 醋酸酯测定。

方法：取维生素 A 醋酸酯适量，精密称定，加环己烷制成每 1ml 中含 9 ~ 15 单位的溶液。在 300、316、328、340 和 360nm 五个波长处分别测定吸光度，确定最大吸收波长（应为 328 nm）。计算各波长下的吸光度与 328 nm 波长下的吸光度比值。

①求 $E_{1cm}^{1\%}$　由 $A = E_{1cm}^{1\%} \cdot c \cdot l$，求得 $E_{1cm}^{1\%} = A/(c \cdot l)$。

式中，A 值有两种取值方法，一是直接采用 328nm 波长处的吸光度值，即 A_{328}；二是采用校正式计算后的校正值，即 $A_{328(校正)}$，校正式如下。

$$A_{328(校正)} = 3.52\left(2A_{328} - A_{316} - A_{340}\right)$$

②求效价（IU/g）　效价指每克供试品中包含维生素 A 的国际单位数（IU/g）。即 （IU/g）$= E_{1cm}^{1\%} \times 1900$。1900 为维生素 A 醋酸酯在环己烷溶液中测定的换算因子。

③求维生素 A 醋酸酯占标示量的百分含量

$$标示量\% = \frac{A \times D \times 1900 \times \overline{W}}{W \times 100 \times l \times 标示量} \times 100\%$$

式中，A 为直接测得的 A_{328} 或校正后的 $A_{328(校正)}$；D 为供试品的稀释倍数；$\overline{W}$ 为制剂的平均内容物重量；W 为称取的内容物重量（即供试品的取用量）；l 为比色池厚度；标示量为处方中规定的每粒制剂中含有维生素 A 醋酸酯的国际单位数。

④换算因子　换算因子为单位 $E_{1cm}^{1\%}$ 数值所相当的效价。维生素 A 在不同溶剂中的 $E_{1cm}^{1\%}$ 值见表 15-1，即：

$$换算因子 = \frac{效价(IU/g)}{E_{1cm}^{1\%}(\lambda_{max})}$$

维生素 A 的含量用生物效价即国际单位（IU/g）来表示，规定 1IU 维生素 A 醋酸酯和维生素 A 醇分别为 0.344 和 0.300μg。所以，每 1g 维生素 A 醋酸酯及维生素 A 醇相当的国际单位数分别为 2 907 000IU 和 3 330 000IU。

⑤A 值选择　分别与《中国药典》（2015 年版）规定的吸光度比值相减，即得到 5 个差值。判断每个差值是否超过规定的 ±0.02，见表 15-2。

表 15-2　维生素 A 吸光度比值

波长（nm）	测得吸光度	药典规定吸光度比值	实测吸光度比值	两比值的差值（阈值 ±0.02）
300	A_0	0.555	A_0/A_2	
316	A_1	0.907	A_1/A_2	
328	A_2	1.000	A_2/A_2	
340	A_3	0.811	A_3/A_2	
360	A_4	0.299	A_4/A_2	

如果最大吸收波长在 326~329nm 之间，并分别计算 5 个波长下吸光度比值的差值，均不超过 ±0.02 时，则直接用 328nm 波长处测得的吸光度 A_{328} 求得 $E_{1cm}^{1\%}$。

如果最大吸收波长在 326~329nm 之间，分别计算 5 个波长下吸光度比值的差值，如有一个或几个超过 ±0.02，这时令 $X = \left(A_{328(校正)} - A_{328}\right) / A_{328} \times 100\%$。若 X 在 ±3.0% 之间，直接用 A_{328} 求出 $E_{1cm}^{1\%}$；若 X 在 -15%~-3% 之间，用 $A_{328(校正)}$ 代入 $E_{1cm}^{1\%} = A/(c \cdot l)$ 式中求出 $E_{1cm}^{1\%}$；若 X 小于 -15% 或大于 3%，则不能用本法测定，应采用皂化法测定含量。

如果最大吸收波长不在 326~329nm 之间，也不能用本法测定，应采用皂化法测定含量。

（2）皂化法　皂化法适用于维生素 A 醇的测定。

方法：精密称取一定量供试品，加氢氧化钾乙醇溶液煮沸回流，得到的皂化液再经乙醚提取、洗涤、滤过、浓缩等处理，最后用异丙醇溶解残渣并稀释成每 1ml 中含维生素 A 为 9~15IU 的溶液，在 300、310、325、334nm 波长处测定吸光度，并确定最大吸收波长（应为 325nm）。

①求 $E_{1cm}^{1\%}$　由 $A = E_{1cm}^{1\%} \cdot c \cdot l$ 公式，求得 $E_{1cm}^{1\%} = A / (c \cdot l)$。

式中的 A 值，可能是 325nm 波长下测得的吸光度 A_{325}，也可能是用校正公式计算出的吸光度校正值 $A_{325(校正)}$，校正式如下：

$$A_{325(校正)} = 6.815A_{325} - 2.555A_{310} - 4.260A_{334}$$

②求效价（IU/g）　效价（IU/g）$= E_{1cm}^{1\%} \times 1830$

③求维生素 A 醇占标示量的百分含量

$$标示量\% = \frac{A \times D \times 1830 \times \overline{W}}{W \times 100 \times L \times 标示量} \times 100\%$$

式中，A 为直接测定得的 A_{325} 或校正后的 $A_{325(校正)}$；1830 为换算因子；D、$\overline{W}$、W 和 L 与直接测定法计算式中的含义相同。

④如果最大吸收波长在 323～327nm 之间，而且 A_{300}/A_{325} 的比值小于或等于 0.73，令 $X = (A_{325(校正)} - A_{325}) / A_{325} \times 100\%$。若 X 在 ±3% 之间，则直接用 A_{325} 求 $E_{1cm}^{1\%}$；若 X 超过 ±3%，则用 $A_{325(校正)}$ 求 $E_{1cm}^{1\%}$。如果最大吸收波长不在 323～327nm 之间或 A_{300}/A_{325} 的比值大于 0.73 时，则供试品中杂质含量过高，应采用色谱法将未皂化部分纯化后再进行测定。

示例 15-1 维生素 A 软胶囊中维生素 A 的测定方法

（1）方法　精密称取维生素 A 软胶囊装量差异项下的内容物重 0.1287g（每粒内容物的平均装量 0.07985g，标示量每粒含维生素 A 10 000 单位），置 10ml 烧杯中，加环己烷溶解并定量转移至 50ml 量瓶中，用环己烷稀释至刻度，摇匀；精密量取 2ml，置另一 50ml 量瓶中，用环己烷稀释至刻度，摇匀。以环己烷为空白，测得最大吸收波长为 328 nm，并分别于 300、316、328、340 和 360nm 波长处测得吸光度值，计算软胶囊中维生素 A 占标示量的百分含量。

波长（nm）	300	316	328	340	360
吸光度（A）	0.374	0.592	0.663	0.553	0.228

（2）计算

①计算各波长处的吸光度与 328nm 波长处的吸光度比值，并与规定比值比较。其中，比值 A_{360}/A_{328} 与规定比值之差为 +0.045，超过规定（±0.02）的限度，需计算校正吸光度。

波长（nm）	300	316	328	340	360
吸光度（A_{360}/A_{328}）	0.564	0.893	1.000	0.834	0.344
规定比值	0.555	0.907	1.000	0.811	0.299
差值	+0.009	-0.014	0	+0.023	+0.045

②计算校正吸光度，并与实测值比较

$A_{328(校正)} = 3.52 (2A_{328} - A_{316} - A_{340})$

$\qquad = 3.52 (2 \times 0.663 - 0.592 - 0.553) = 0.673$

$$\frac{A_{328(校正)} - A_{328}}{A_{328}} \times 100\% = \frac{0.637 - 0.663}{0.663} \times 100\% = -3.92\%$$

校正吸光度与实际测定吸光度之差已超过实测值的 -3%，所以用 $A_{328(校正)}$ 计算含量。

③计算供试品的吸收系数 $E_{1cm}^{1\%}$（328nm）值

$$E_{1cm}^{1\%} \text{（328nm）} = \frac{A_{328（校正）}}{100m_s/D} = \frac{0.673}{100 \times 0.1287/1250} = 61.87$$

式中，$A_{328（校正）}$ 为经校正的在 328nm 波长处测得的吸光度；m_s 为取样量；D 为稀释体积。

④计算供试品中维生素 A 效价（IU/g）及占标示量的百分含量

供试品中维生素 A 效价 $= E_{1cm}^{1\%} \text{（328nm）} \times 1900 = 61.87 \times 1900 = 117\,553$（IU/g）

$$标示量\% = \frac{维生素 A 效价（IU/g） \times 每丸内容物平均装量（g/丸）}{标示量（IU/g）} \times 100\%$$

$$= \frac{117\,533 \times 0.07985}{10\,000} \times 100\% = 93.9\%$$

（二）高效液相色谱法

本法适用于维生素 A 醋酸酯原料及其制剂中维生素 A 的含量测定。

1. 仪器与色谱条件

（1）仪器　高效液相色谱仪，紫外检测器。

（2）色谱条件　采用硅胶柱，以正己烷－异丙醇（99.7∶0.3）为流动相，检测波长325nm。取系统适用性试验溶液 10μl，注入液相色谱仪，维生素 A 醋酸酯主峰与其顺式异构体峰的分离度应大于 3.0。

2. 系统适用性试验溶液的制备　取维生素 A 对照品适量（约相当于维生素 A 醋酸酯300mg），置烧杯中，加入碘试液0.2ml，混匀，放置约10分钟，定量转移至200ml量瓶中，用正己烷稀释至刻度，摇匀，精密量取 1ml，置 100ml 量瓶中，用正己烷稀释至刻度，摇匀。

3. 样品测定　精密称取供试品适量（约相当于15mg维生素 A 醋酸酯），置100ml量瓶中，用正己烷稀释至刻度，摇匀，精密量取 5ml，置 50ml 量瓶中，用正己烷稀释至刻度，摇匀，作为供试品溶液。另精密称取维生素 A 对照品适量（约相当于15mg维生素 A 醋酸酯），同法制成对照品溶液。精密量取供试品溶液与对照品溶液各 10μl，分别注入液相色谱仪，记录色谱图，按外标法以峰面积计算，含量应符合规定。

系统适用性试验溶液制备中加入 0.2ml 碘试液，目的是将部分维生素 A 醋酸酯转化成其顺式异构体，进行分离度考察。

（三）三氯化锑比色法

维生素 A 与三氯化锑的无水三氯甲烷溶液反应，产生不稳定的蓝色，在 618~620nm 的波长处有最大吸收，符合 Beer 定律。

方法：取维生素 A 对照品，制成系列浓度的三氯甲烷溶液，加入一定量的三氯化锑溶液，在 5~10 秒钟内，于620nm 波长处测定吸光度，绘制标准曲线。同法测定供试品溶液吸光度，根据标准曲线计算含量。

本法产生的蓝色不稳定，加入三氯化锑后应在 5~10 秒钟内测定。反应介质要求无水，否则三氯化锑水解产生 SbOCl 使溶液浑浊，影响吸光度测定。温度对显色反应影响较大，样品测定温度与绘制标准曲线温度差应在 ±1℃以内。三氯化锑显色非维生素 A 专属性反应，在相同条件下，某些有关物质与三氯化锑反应显蓝色，干扰测定产生正误差。三氯化锑试剂有强腐蚀性，使用时注意安全，防止烧伤皮肤及损坏仪器。

第二节 维生素 E

维生素 E（Vitamin E）为 α - 生育酚（α - tocopherol）及其酯类，分为天然品和合成品。天然品为右旋体（d - α），合成品为消旋体（dl - α），右旋体和消旋体效价比为 1.4∶10。《中国药典》（2015 年版）收载合成型或天然型维生素 E 和维生素 E 片剂、胶囊剂、粉剂与注射液。

一、结构与理化性质

（一）结构

维生素 E 为苯并二氢吡喃醇衍生物，苯环上有一个乙酰化的酚羟基，又称为生育酚醋酸酯。合成型为（±）-2,5,7,8 - 四甲基 - 2 - （4,8,12 - 三甲基十三烷基）-6 - 苯并二氢吡喃醇醋酸酯或 dl - α 生育酚醋酸酯（dl - α - tocopheryl acetate）；天然型为（+）-2,5,7,8 - 四甲基 - 2 - （4,8,12 - 三甲基十三烷基）6 - 苯并二氢吡喃醇醋酸酯或 d - α 生育酚醋酸酯（d - α - tocopheryl acetate）。有 α、β、γ 和 δ 等多种异构体，其中以 α - 异构体的生理活性最强。

合成型

天然型

（二）理化性质

1. 溶解性 维生素 E 为微黄色至黄色或黄绿色澄清的黏稠液体，易溶于乙醇、丙酮、乙醚或植物油，不溶于水。

2. 水解性 维生素 E 苯环上有乙酰化酚羟基，在酸或碱溶液中加热可水解生成生育酚，常作为特殊杂质进行检查。

3. 氧化性 维生素 E 在无氧条件对热稳定（加热到 200℃不被破坏），对氧敏感，遇光、空气可被氧化。其氧化产物为 α - 生育醌（α - tocopherol quinone）和 α - 生育酚二聚体。

维生素 E 的水解产物生育酚，在有氧或其他氧化剂存在时，会被氧化成有色醌类化合物，碱性条件下氧化反应更易发生。生育酚暴露于空气和日光中，极易被氧化变色，应避光保存。

4. 紫外吸收特性 维生素 E 结构中苯环上有酚羟基，会产生紫外吸收，其乙醇溶液最大吸收波长（λ_{max}）为 284nm，吸光系数（$E_{1cm}^{1\%}$）为 41.0 ~ 45.0。

二、鉴别

（一）化学反应鉴别

1. 硝酸反应 维生素 E 在硝酸酸性条件下，水解生成生育酚，生育酚被硝酸氧化为生育红显橙红色。

维生素E → 生育红(橙红色)

（反应式：HNO₃ 75℃ [O]）

方法：取本品约 30mg，加无水乙醇 10ml 溶解后，加硝酸 2ml，摇匀，在 75℃ 加热约 15 分钟，溶液显橙红色。本法简便，显色反应明显、快速。《中国药典》（2015 年版）采用本法进行鉴别。

2. 三氯化铁反应 维生素 E 在碱性条件下，水解生成 α - 生育酚，经乙醚提取后可被 $FeCl_3$ 氧化成对 - 生育醌；同时 Fe^{3+} 被还原为 Fe^{2+}，Fe^{2+} 与联吡啶生成血红色的配位离子。

维生素E → （KOH △）→ α-生育酚

α-生育酚 + Fe^{3+} → 对-生育酚 + Fe^{2+}

Fe^{2+} + 3 （2,2'-联吡啶）→ [Fe(联吡啶)₃]²⁺ 血红色

方法：取本品约 10mg，加乙醇制 KOH 试液 2ml，煮沸 5 分钟，放冷，加水 4ml 与乙醚 10ml，振摇，静置使分层；取乙醚液 2ml，加 2,2′ - 联吡啶的乙醇溶液（0.5→100）数滴与三氯化铁的乙醇溶液（0.2→100）数滴，应显血红色。

（二）紫外分光光度法

本品 0.01% 无水乙醇溶液，最大吸收波长（λ_{max}）为 284nm；最小吸收波长（λ_{min}）为 254nm，可供鉴别。

（三）薄层色谱法

将供试品点于硅胶 G 薄层板上，以环己烷 – 乙醚（4∶1）为展开剂，展开 10～15cm 后，取出，晾干，喷浓硫酸，105℃加热 5 分钟显色，α – 生育酚、α – 生育酚醋酸酯和 α – 生育醌的 R_f 值分别为 0.5、0.7 和 0.9。

（四）其他鉴别方法

《中国药典》（2015 年版）采用红外分光光度法鉴别维生素 E，其红外光吸收图谱应与对照的光谱图一致；采用气相色谱法鉴别维生素 E、维生素 E 片、维生素 E 软胶囊和维生素 E 粉，按含量测定项下的方法试验，供试品主峰的保留时间应与对照品峰主峰的保留时间一致。

三、检查

《中国药典》（2015 年版）规定本品须检查酸度、游离生育酚、有关物质和残留溶剂。

（一）酸度

酸度检查的目的是检查维生素 E 制备过程中引入的游离醋酸。

方法：取乙醇和乙醚各 15ml，置锥形瓶中，加酚酞指示液 0.5ml，滴加氢氧化钠滴定液（0.1mol/L）至微显粉红色，加本品 1.0g，溶解后，用氢氧化钠滴定液（0.1 mol/L）滴定，消耗的氢氧化钠滴定液（0.1mol/L）不得超过 0.5ml。

（二）生育酚

《中国药典》（2015 年版）采用硫酸铈滴定法检查制备过程中未酯化的生育酚。

游离生育酚具有还原性，可被硫酸铈定量氧化。在一定条件下以消耗硫酸铈滴定液（0.01mol/L）的体积来控制游离生育酚的限量。游离生育酚被氧化成生育醌后失去 2 个电子，滴定反应的摩尔比为 1∶2，即 1mol 的硫酸铈相当于 1/2mol 的生育酚。

方法：取本品 0.10g，加无水乙醇 5ml 溶解后，加二苯胺试液 1 滴，用硫酸铈滴定液（0.01mol/L）滴定，消耗硫酸铈滴定液（0.01mol/L）不得过 1.0ml。

每 1ml 硫酸铈滴定液（0.01mol/L）相当于 0.002154g 的游离生育酚，所以《中国药典》规定维生素 E 中所含的游离生育酚的限量不得过 2.15%。

（三）有关物质

维生素 E（合成型）的有关物质检查：取本品，用正己烷稀释制成每 1ml 中约含 2.5mg 的溶液，作为供试品溶液；精密量取适量，用正己烷定量稀释制成每 1ml 中含 25μg 的溶液，作为对照溶液。精密量取供试品溶液与对照溶液各 1μl，分别注入气相色谱仪，记录色谱图至主成分峰保留时间的 2 倍，供试品溶液的色谱图中如有杂质峰，α－生育酚（相对保留时间约为 0.87）的峰面积不得大于对照品溶液主峰面积（1.0%），其他单个杂质峰面积不得大于对照溶液主峰面积的 1.5 倍（1.5%），各杂质峰面积的和不得大于对照溶液主峰面积的 2.5 倍（2.5%）。

（四）残留溶剂

维生素 E（天然型）的残留溶剂（正己烷）检查：取本品，精密称定，加二甲基甲酰胺溶解并定量稀释制成每 1ml 中约含 50mg 的溶液，作为供试品溶液；另取正己烷，加二甲基甲酰胺定量稀释制成每 1ml 中约含 10μg 的溶液，作为对照品溶液。照残留溶剂测定法（毛细管柱顶空进样等温法）试验，以 5% 苯基甲基聚硅氧烷为固定液（或极性相近的固定液），起始柱温为 50℃，维持 8 分钟，然后以每 45℃/min 的速率升温至 260℃，维持 15 分钟。含正己烷应符合规定。

四、含量测定

维生素 E 的含量测定方法很多，例如利用维生素 E 水解产物游离生育酚的易氧化性质，用硫酸铈滴定液直接滴定；将铁（Ⅲ）还原成铁（Ⅱ）后，再与不同试剂反应生成配位化合物进行比色测定。《中国药典》（2015 年版）采用气相色谱法，该法专属性强，简便快速，适合于维生素 E 制剂的分析。

（一）气相色谱法

1. 色谱条件 用硅酮（OV－17）为固定液，涂布浓度为 2% 的填充柱，或用 100% 二甲基聚硅氧烷为固定液的毛细管柱，柱温为 265℃。理论板数（n）按维生素 E 峰计算不低于 500（填充柱）或 5000（毛细管柱），维生素 E 峰与内标物质峰的分离度（R）应符合要求。

2. 校正因子测定 取正三十二烷适量，加正己烷溶解并稀释成每 1ml 中含 1.0mg 的溶液作为内标溶液。另取维生素 E 对照品约 20mg，精密称定，置棕色具塞瓶中，精密加内标溶液 10ml，密塞，振摇使溶解，取 1～3μl 注入气相色谱仪，计算校正因子。

3. 样品测定 取本品约 20mg，精密称定，置棕色具塞瓶中，精密加内标溶液 10ml，密塞，振摇使溶解，取 1～3μl 注入气相色谱仪，测定，按内标法计算，即得。

（二）高效液相色谱法

《日本药局方》（17 版）采用高效液相色谱法测定维生素 E（指 $dl-\alpha-$生育酚）的含量，以外标法测定。

1. 色谱条件 色谱柱为内径 4mm，长 15～30cm 的不锈钢柱，填充粒径 5～10μm 的十八烷基硅烷键合硅胶为固定相；流动相为甲醇－水（98：2）；紫外检测器，检测波长为 292nm。生育酚与醋酸生育酚两峰的分离度应大于 2.6，生育酚先出峰。峰高的 RSD 应小于 0.8%。

2. 样品测定 取维生素 E 供试品和生育酚对照品各约 0.05g，精密称定，分别溶于无水乙醇中，并准确稀释至 50.0ml，即得供试品溶液和对照品溶液；精密吸取两种溶液各 20μl，注入高效液相色谱仪，记录色谱图，分别测定生育酚的峰高 H_x 和 H_r，按下式计算含量。

$$供试品溶液中生育酚的量（mg）＝m_r \times H_x/H_r$$

式中，m_r为生育酚对照品的量（mg）；H_x和H_r分别为供试品和对照中生育酚的峰高。

扫码"学一学"

第三节　维生素 C

维生素 C（Vitamin C）又称 L–抗坏血酸（L–ascorbic acid），化学结构和糖类十分相似，有 4 种光学异构体，其中以 l–构型右旋体的生物活性最强。《中国药典》（2015 年版）收载有维生素 C 原料及其片剂、泡腾片、泡腾颗粒、注射液和颗粒剂。

一、结构与理化性质

（一）结构

维生素 C 分子结构中具有烯二醇结构，具有内酯环，有 2 个手性碳原子，使维生素 C 性质极活泼，且具有旋光性。结构式如下。

HO— H　OH
　　　　　O　O
　HO　　OH

（二）理化性质

1. 溶解性　维生素 C 在水中易溶，水溶液呈酸性；在乙醇中略溶，在三氯甲烷或乙醚中不溶。

2. 酸性　维生素 C 分子结构中的烯二醇基，尤其是 C_3 位 OH 由于受共轭效应的影响，酸性较强（$pK_1 4.17$）；C_2 位 OH 由于形成分子内氢键，酸性极弱（$pK_2 11.57$）。所以维生素 C 一般表现为一元酸，可与碳酸氢钠作用生成维生素 C 钠盐。

3. 旋光性　维生素 C 分子中有 2 个手性碳原子，故有 4 个光学异构体，其中 L（+）–抗坏血酸活性最强。维生素 C 的比旋度为 $+20.5° \sim +21.5°$。

4. 还原性　维生素 C 分子中的烯二醇基具有极强的还原性，易被氧化为二酮基而成为去氢抗坏血酸，加氢又可还原为抗坏血酸。在碱性溶液或强酸性溶液中能进一步水解为二酮古洛糖酸而失去活性，此反应为不可逆反应。

　　　CH₂OH　　　　　　　CH₂OH　　　　　　CH₂OH
　H—┬—OH　　　　　H—┬—OH　　　HO—C—H
　　　│　　　 +2H　　　│　　　 OH⁻(H⁺)　 H—C=OH
　　　O　O ⇌　　　　O　O ──→　　　 C=O
　　　　　 −2H　　　　　　　　 H₂O　　　 C=O
　HO　OH　　　　 HO　　O　　　　　　 COONa

L–抗坏血酸　　　　 L–去氢抗坏血酸　　　 L–二氢古洛糖酸
（有生物活性）　　 （有生物活性）　　　　（无生物活性）

5. 水解性　维生素 C 因双键使内酯环变得较稳定，和碳酸钠作用生成钠盐，不致发生水解。但在强碱中，内酯环可水解，生成酮酸盐。

6. 糖类的性质　维生素 C 的化学结构与糖类相似，具有糖类的性质和反应。

7. 紫外吸收特性 维生素 C 具有共轭双键,其稀盐酸溶液在 243nm 波长处有最大吸收,$E_{1cm}^{1\%}$ 为 560,可用于鉴别和含量测定。若在中性或碱性条件下,则最大吸收红移至 265nm 处。

二、鉴别

(一) 与硝酸银反应

维生素 C 分子中有烯二醇基,具有强还原性,可被硝酸银氧化为去氢抗坏血酸,同时产生黑色金属银沉淀。反应式如下。

方法:取本品 0.2g,加水 10ml 溶解。取该溶液 5ml,加硝酸银试液 0.5ml,即可生成金属银的黑色沉淀。《中国药典》(2015 年版)采用该法进行鉴别。

(二) 与二氯靛酚钠反应

2,6 - 二氯靛酚为一染料,其氧化型在酸性介质中为玫瑰红色,碱性介质中为蓝色。与维生素 C 作用后生成还原型无色的酚亚胺。反应式如下。

方法:取本品 0.2g,加水 10ml 溶解。取该溶液 5ml,加二氯靛酚钠试液 1~2 滴,试液的颜色即消失。《中国药典》(2015 年版)采用该法进行鉴别。

(三) 与其他氧化剂反应

维生素 C 还可被亚甲蓝、高锰酸钾、碱性酒石酸铜试液、磷钼酸等氧化剂氧化为去氢抗坏血酸,同时抗坏血酸可使其试剂褪色,产生沉淀或呈现颜色。

示例 15 - 2 维生素 C 注射液的鉴别

取维生素 C 注射液,用水稀释制成 1ml 中含维生素 C 10mg 的溶液,取 4ml,加 0.1mol/L 的盐酸溶液 4ml,混匀,加 0.05% 亚甲蓝乙醇溶液 4 滴,置 40℃ 水浴中加热,3 分钟内溶液应由深蓝色变为浅蓝色或完全褪色。

(四) 薄层色谱法

《中国药典》(2015 年版)采用薄层色谱法对维生素 C 制剂进行鉴别。

示例 15 - 3 维生素 C 泡腾片的 TLC 鉴别

取维生素 C 泡腾片细粉适量(约相当于维生素 C 10mg),加水 10ml,振摇使维生素 C 溶解,滤过,取滤液作为供试品溶液;另取维生素 C 对照品,加水溶解并稀释成 1ml 中约含 1mg 的溶液,作为对照品溶液。吸取上述两种溶液各 2μl,分别点于同一硅胶 GF$_{254}$ 薄层板上，以乙酸乙酯－乙醇－水（5:4:1）为展开剂，展开，晾干，立即（1 小时内）置紫外光灯（254nm）下检视。供试品溶液所显主斑点的位置和颜色应与对照品溶液的主斑点相同。

（五）糖类的反应

维生素 C 可在三氯醋酸或盐酸存在下水解、脱羧生成戊糖，再失水，转化为糠醛，加入吡咯，加热至 50℃产生蓝色。

（六）紫外分光光法

维生素 C 在 0.10mol/L 盐酸溶液中，在 243nm 波长处有唯一的最大吸收，可采用此特征进行鉴别。《英国药典》（2010）采用本法对维生素 C 进行鉴别，规定其吸收系数 $E_{1cm}^{1\%}$ 为 545~585。

三、检查

《中国药典》（2015 年版）规定应检查维生素 C 及其片剂、注射剂的澄清度与颜色，对维生素 C 原料中铜、铁离子进行检查，对维生素 C 及其注射液进行草酸检查。

（一）溶液的澄清度与颜色检查

维生素 C 及其制剂在贮存期间易变色，颜色随贮存时间延长而逐渐加深。因为维生素 C 的水溶液在高于或低于 pH 5.0~6.0 时，受空气、光线和温度等因素的影响，分子中的内酯环可发生水解，并进一步发生脱羧反应生成糠醛聚合呈色。为保证产品质量，须控制有色杂质的量。《中国药典》（2015 年版）采用控制吸光度法进行检查。

示例 15-4 维生素 C 溶液的颜色检查

取维生素 C 供试品 3.0g，加水 15ml，振摇使溶解，溶液应澄清无色；如显色，将溶液经 4 号垂熔玻璃漏斗滤过，取滤液，照紫外－可见分光光度法，在 420nm 的波长处测定吸光度，不得过 0.03。

示例 15-5 维生素 C 片溶液的颜色检查

取本品细粉适量（约相当于维生素 C 1.0g），加水 20ml，振摇使维生素 C 溶解，滤过，滤液照紫外－可见分光光度法，在440nm波长处测定吸光度，不得超过0.07。

维生素C制剂加工过程中有色杂质增加，限量比原料药宽一些。片剂和注射剂中所含有色杂质的吸收峰略有不同，故测定限量时，所用波长也有差异。

（二）铁、铜离子的检查

维生素C中可能存在一定限量的铁、铜离子，故采用标准添加对照法进行检查。

示例15-6　维生素C中铁离子的检查

取本品5.0g两份，分别置25ml量瓶中，一份中加0.1mol/L硝酸溶液溶解并稀释至刻度，摇匀，作为供试品溶液（B）；另一份中加标准铁溶液（精密称取硫酸铁胺863mg，置1000ml量瓶中，加1mol/L硫酸溶液25ml，用水稀释至刻度，摇匀，精密量取10ml，置100ml量瓶中，用水稀释至刻度，摇匀）1.0ml，加0.1mol/L硝酸溶液溶解并稀释至刻度，摇匀，作为对照溶液（A）。照原子吸收分光光度法，在248.3nm的波长处测定，应符合规定[若A和B溶液测得吸光度分别为a和b，则要求$b < (a-b)$]。

示例15-7　维生素C中铜离子的检查

取本品2.0g两份，分别置25ml量瓶中，一份中加0.1mol/L硝酸溶液溶解并稀释至刻度，摇匀，作为供试品溶液（B）；另一份中加标准铜溶液（精密称取硫酸铜393mg，置1000ml量瓶中，加水溶解并稀释至刻度，摇匀，精密量取10ml，置100ml量瓶中，用水稀释至刻度，摇匀）1.0ml，加0.1mol/L硝酸溶液溶解并稀释至刻度，摇匀，作为供试品溶液（A）。照原子吸收分光光度法，在324.8nm波长处测定，应符合规定[若A和B溶液测得吸光度分别为a和b，则要求$b < (a-b)$]。

（三）草酸的检查

草酸与钙等金属离子作用易形成沉淀，所以维生素C原料、注射液，应该对草酸进行检查和控制。

示例15-8　维生素C中草酸的检查

取本品0.25g，加水4.5ml，振摇使维生素C溶解，加氢氧化钠试液0.5ml、稀醋酸1ml与氯化钙试液0.5ml，摇匀，放置1小时，作为供试品溶液；另精密称取草酸75mg，置500ml量瓶中，加水溶解并稀释至刻度，摇匀，精密量取5ml，加稀醋酸1ml与氯化钙试液0.5ml，摇匀，放置1小时，作为对照品溶液。供试品溶液产生的浑浊不得浓于对照品溶液（0.3%）。

四、含量测定

维生素C含量测定主要利用其具有强还原性，可被不同氧化剂定量氧化而进行。维生素C的碘量法、二氯靛酚法等容量分析法，操作简便、快速，结果准确，被各国药典所广泛采用。而紫外分光光度法，特别是高效液相色谱法，则适用于制剂和体液中维生素C的专属测定。《中国药典》（2015年版）主要采用碘量法对维生素C及其制剂进行含量测定。

（一）碘量法

方法：取本品约0.2g，精密称定，加新沸过的冷水100ml与稀醋酸10ml使溶解，加淀粉指示液1ml，立即用碘滴定液（0.05mol/L）滴定，至溶液显蓝色并在30秒钟内不褪。每1ml碘滴定液（0.05mol/L）相当于8.806mg的维生素C。

维生素C在醋酸条件下，可被碘定量氧化。根据消耗碘滴定液的体积，即可计算维生素 C 的含量。反应式如下。

$$CH_2OH \quad \text{(图示)} \quad + I_2 \xrightarrow{H^+} \quad + 2HI$$

因在酸性介质中维生素 C 受空气中氧的氧化速度减慢，所以滴定时须加入稀醋酸 10ml 使滴定在酸性溶液中进行。但样品溶于稀酸后仍需立即进行滴定。加新沸过的冷水，目的是为减少水中溶解的氧对测定的影响。为消除制剂中辅料对测定的干扰，滴定前需进行必要的处理。如片剂溶解后应过滤；注射剂测定前加入一定量丙酮，消除注射剂中亚硫酸氢钠（抗氧剂）对测定的干扰。

（二）二氯靛酚滴定法

方法：精密量取本品适量（约相当于维生素 C 50mg），置 100ml 量瓶中，加偏磷酸 - 醋酸试液 20ml，用水稀释至刻度，摇匀；精密量取稀溶液适量（约相当于维生素 C 2mg），置 50ml 的锥形瓶中，加偏磷酸 - 醋酸试液 5ml，用二氯靛酚滴定液滴定至溶液显玫瑰红色，并持续 5 秒钟不褪；另取偏磷酸 - 醋酸试液 5.5ml，加水 15ml，加二氯靛酚滴定液滴定，作为空白试验校正。以二氯靛酚滴定液对维生素 C 滴定度计算，即得。

2，6 - 二氯靛酚为一染料，氧化型在酸性溶液中显红色、碱性溶液中为蓝色。当与维生素 C 反应后，即转变为无色的酚亚胺（还原型）。因此，维生素 C 在酸性溶液中，可用二氯靛酚标准液滴定至溶液显玫瑰红色为终点，不需另加指示剂。本法的专属性较碘量法高，多用于维生素 C 制剂的含量测定。

本法非维生素 C 的专一反应，其他还原性物质对测定也会产生干扰。但由于维生素 C 的氧化速度远比干扰物质快，故快速滴定可减少干扰物质的影响。本法多用于含维生素 C 的制剂与食品分析。也可用二氯靛酚剩余比色法测定，即在加入维生素 C 后，在很短的时间内，测定剩余染料的吸收强度，或利用乙酸乙酯或乙酸丁酯提取剩余染料后进行比色测定。二氯靛酚滴定液不稳定，贮存时易缓缓分解，须用前配制并标定。配制方法：取碳酸氢钠 42mg，加水溶解并稀释至 50ml，加二氯靛酚钠二水化合物 0.5g，用水稀释至 200ml，滤过，即得。标定方法：取经硅胶干燥器干燥 24 小时的维生素 C 对照品，照上述含量测定方法操作，计算，即得二氯靛酚滴定液对维生素 C 的滴定度。

第四节　维生素 B₁

维生素 B₁（Vitamin B₁）广泛存在于米糠、麦麸和酵母中，或来源于人工合成。本品具有维持糖代谢及神经传导与消化的正常功能，主要用于治疗脚气病、多发性神经炎和胃肠道疾病。《中国药典》收载有维生素 B₁ 及其片剂和注射液。

一、结构与理化性质

（一）结构

维生素 B₁（又称盐酸硫胺，thiamine hydrochloride）是由氨基嘧啶环和噻唑环通过亚甲

扫码"学一学"

基连接而成的季铵类化合物，噻唑环上季铵及嘧啶环上的氨基，为两个碱性基团，可与酸成盐。化学名称为：氯化 4－甲基－3〔（2－甲基－4－氨基－5－嘧啶基）甲基〕－5－（2－羟基乙基）噻唑锇盐酸盐。结构式如下。

（二）理化性质

1. 溶解性　维生素 B_1 为白色结晶或结晶性粉末，干燥品在空气中可迅速吸收 4% 的水分。本品在水中易溶解，在乙醇中微溶，在乙醚中不溶。本品的水溶液显酸性。

2. 硫色素反应　噻唑环在碱性介质中可开环，再与嘧啶环上的氨基环合，经铁氰化钾等氧化剂氧化成具有荧光的硫色素，后者溶于正丁醇中显蓝色荧光。

3. 紫外吸收特性　本品的 12.5μg/ml 盐酸溶液（9→1000），在 246nm 的波长处测定吸光度，吸收系数（$E_{1cm}^{1\%}$）为 406～436。

4. 与生物碱沉淀试剂反应　分子中含有两个杂环（嘧啶环和噻唑环），可与某些生物碱沉淀剂（如碘化汞钾、三硝基酚、碘溶液和硅钨酸等）反应生成沉淀，可用于鉴别和含量测定。

5. 氯化物的特性　维生素 B_1 为盐酸盐，故本品的水溶液显示氯化物的鉴别反应。

二、鉴别

（一）硫色素荧光反应

方法：取本品约 5mg，加氢氧化钠试液 2.5ml 溶解后，加铁氰化钾试液 0.5ml 与正丁醇 5ml，强力振摇 2 分钟，放置使分层，上层显强烈的蓝色荧光；加酸使呈酸性，荧光即消失；再加碱使呈碱性，荧光又重现。

维生素 B_1 在碱性溶液中，可被铁氰化钾氧化成硫色素。硫色素溶于正丁醇中，显蓝色荧光。硫色素反应为维生素 B_1 的专属性鉴别反应，《中国药典》（2015 年版）用该法对本品鉴别。反应式如下。

（二）沉淀反应

维生素 B_1 结构中具有嘧啶环和氨基，显生物碱的特性。可与多种生物碱沉淀或显色剂反应，与碘化汞钾生成淡黄色沉淀[B]·H_2HgI_4；与碘生成红色沉淀[B]·$HI·I_2$；与硅钨酸生成白色沉淀$[B]_2 \cdot SiO_2(OH)_2 \cdot 12WO_3 \cdot 4H_2O$；与苦酮酸生成扇形白色结晶。产物结构式如下。

$$[B] \cdot 2O_2N - C_6H_4 - \overset{CH_3}{\underset{O}{\underset{||}{\overset{|}{N}}}} \quad NO_2$$

（三）氯化物反应

本品的水溶液显示氯化物的鉴别反应，加入硝酸银试液会产生白色沉淀。

（四）硫元素反应

维生素 B_1 与 NaOH 共热，分解产生硫化钠，可与硝酸铅反应生成黑色沉淀。

（五）红外分光光度法

取本品适量，加水溶解，水浴蒸干，在105℃干燥2小时测定。本品的红外光吸收图谱应与对照的图谱一致。

三、检查

《中国药典》（2015年版）规定应检查维生素 B_1 及其片剂、注射剂的有关物质，对维生素 B_1 原料中酸度、溶液的澄清度与颜色、硫酸盐、硝酸盐、干燥失重、炽灼残渣、铁盐、重金属、总氯量进行检查。

（一）有关物质检查

维生素 B_1 在碱性环境中极不稳定，易被氧化而失去活性；紫外线可使维生素 B_1 分解。为保证产品质量，须进行有关物质量的控制。《中国药典》（2015年版）采用高效液相色谱法进行检查。

示例15-9 维生素 B_1 的有关物质检查

取本品，精密称定，用流动相溶解并稀释制成每1ml中约含1mg的溶液，作为供试品溶液；精密量取1ml，置100ml量瓶中，用流动相稀释至刻度，摇匀，作为对照溶液。照高效液相色谱法试验，用十八烷基硅烷键合硅胶为填充剂；以甲醇-乙腈-0.02mol/L庚烷磺酸钠溶液（含1%三乙胺，用磷酸调 pH 至5.5）（9:9:82）为流动相，检测波长为254nm，理论板数按维生素 B_1 计算不低于2000，维生素 B_1 峰与前后峰的分离度应符合要求。精密量取供试品溶液与对照溶液各20μl，分别注入液相色谱仪，记录色谱图至主峰保留时间的3倍。供试品溶液色谱图中如有杂质峰，各杂质峰面积的和不得大于对照溶液主峰面积的0.5倍（0.5%）。

（二）溶液的澄清度与颜色检查

维生素 B_1 贮存期间易变色，随贮存时间延长颜色逐渐加深。

示例15-10 维生素 B_1 溶液的颜色检查

取维生素 B_1 供试品1.0g，加水10ml溶解后，溶液应澄清无色；如显色，与对照液（取比色用重铬酸钾液0.1ml，加水适量使成10ml）比较，不得更深。

四、含量测定

维生素 B_1 及其制剂常用的含量测定方法有非水滴定法、紫外分光光度法和硫色素荧光法。《中国药典》（2015 年版）用非水滴定法测定原料药含量，片剂和注射剂含量测定均采用紫外分光光度法。

（一）非水滴定法

维生素 B_1 分子中含有两个碱性的已成盐的伯胺和季铵基团，在非水溶液中，均可与高氯酸作用，以电位滴定法指示终点。根据消耗高氯酸的量即可计算维生素 B_1 的含量。本法可用于弱碱性药物及其盐类的含量测定。维生素 B_1 具有两个碱性基团，故与高氯酸反应的摩尔比为 1∶2，所以高氯酸滴定液（0.1mol/L）的滴定度（T）为 16.86mg/ml。

示例 15 – 11 维生素 B_1 的含量测定

取本品约 0.12g，精密称定，加冰醋酸 20ml，微热使溶解，放冷，加醋酐 30ml，按电位滴定法，用高氯酸滴定液（0.1mol/L）滴定，并将滴定的结果用空白试验校正。每 1ml 高氯酸滴定液（0.1mol/L）相当于 16.86mg 的 $C_{12}H_{17}ClN_4OS \cdot HCl$。

（二）紫外分光光度法

维生素 B_1 分子中具有共轭双键结构，在紫外区有吸收，根据其最大吸收波长处的吸光度即可计算含量。《中国药典》（2015 年版）收载的维生素 B_1 片剂和注射液均采用本法测定。

维生素 B_1 的紫外吸收峰随溶液 pH 的变化而移动，pH 2.0（0.1mol/L）时，最大吸收波长在 246nm 处，吸收系数为 421；pH 7.0（磷酸盐缓冲液）时，有两个吸收峰，在 232～233nm 处吸收系数为 345；在 266nm 处吸收系数为 255。可采用差示分光光度法测定其含量，消除背景和辅料的干扰。

示例 15 – 12 维生素 B_1 片的含量测定

取本品 20 片，精密称定，研细，精密称取适量（约相当于维生素 B_1 25mg），置 100ml 量瓶中，加盐酸溶液（9→1000）约 70ml，振摇 15 分钟使维生素 B_1 溶解，用上述溶液稀释至刻度，摇匀，用干燥滤纸滤过，精密量取续滤液 5ml，置另一 100ml 量瓶中，再加上述溶剂稀释至刻度，摇匀，于 246nm 波长处测定吸光度，按 $C_{12}H_{17}ClN_4OS \cdot HCl$ 的吸收系数（$E_{1cm}^{1\%}$）为 421 计算，即得。计算公式如下。

$$标示量\% = \frac{A \times D \times \overline{W}}{E_{1cm}^{1\%} \times 100 \times W \times 标示量} \times 100\%$$

式中，A 为供试品在 246nm 波长处吸光度；D 为供试品的稀释倍数；$\overline{W}$ 为维生素 B_1 的平均片重；W 为称取维生素 B_1 片粉的质量。

（三）硫色素荧光法

维生素 B_1 在碱性溶液中被铁氰化钾氧化成硫色素，用异丁醇提取后，在紫外光（λ_{ex} 365nm）照射下呈现蓝色荧光（λ_{em} 435nm），通过与对照品荧光强度比较，即可测得供试品含量。硫色素荧光法为维生素 B_1 的专属性反应，可用于维生素 B_1 及其制剂的含量测定。

1. 方法

（1）氧化试剂的制备 取新鲜配制的 1.0% 铁氰化钾溶液 4.0ml，加 3.5mol/L 氢氧化钠制成 100ml，于 4 小时内使用。

（2）对照品溶液的制备 维生素 B_1 对照品约 25mg，精密称定，溶于 300ml 的稀醇溶液（1→5），用 3mol/L 盐酸溶液调至 pH 4.0，加稀醇稀释成 1000ml，作为储备液，避光冷藏，每月配制一次。取储备液适量，用 0.2mol/L 盐酸溶液逐步定量稀释至 0.2μg/ml 的溶液。

（3）供试品溶液的制备 取供试品适量，用 0.2mol/L 盐酸液溶解，制成 100 μg/ml 的溶液（若供试品难溶，可在水浴上加热使溶解），精密量取 5ml，逐步定量稀释至 0.2μg/ml 的溶液。

（4）测定方法 取 40ml 具塞试管 3 支，各精密加入对照品溶液 5ml，于其中 2 支试管中迅速（1~2 秒钟内）加入氧化试剂各 3.0ml，在 30 秒钟内再加入异丁醇 20.0ml 密塞，剧烈振摇 90 秒钟。于另一支试管中加 3.5mol/L 氢氧化钠溶液 3.0ml 以代替氧化试剂，并照上述方法操作，作为空白。另取 3 支相同试管，各精密加入供试品溶液 5ml，照上述对照品溶液管的方法，同法处理。

在上述 6 支试管中，各加入无水乙醇 2ml，旋摇数秒钟，待分层后，取上层澄清的异丁醇液约 10ml，置荧光计测定池内，测定其荧光强度（激发光和荧光波长分别为 365nm 和 435nm）。

$$5ml\ 供试品溶液中维生素\ B_1\ 的\ \mu g\ 数 = \frac{A-b}{S-d} \times 0.2 \times 5$$

式中，A 和 S 分别为供试品溶液和对照品溶液平均荧光读数；b 和 d 则分别为其相应的空白读数；0.2 为对照品溶液的浓度（μg/ml）；5 为测定时对照品溶液的取样体积（ml）。

2. 注意事项 使用本法应注意：硫色素荧光反应为维生素 B_1 专属性反应，虽非定量完成，但在一定条件下形成的硫色素与维生素 B_1 浓度成正比，可用于维生素 B_1 及制剂的含量测定。本法以维生素 B_1 特有的硫色素反应为原理，故不受氧化破坏产物的干扰，测定结果较准确。但操作烦琐，且荧光测定受干扰因素较多。本法中使用的氧化剂，除铁氰化钾外，尚可用氯化汞或溴化氰。溴化氰能将维生素 B_1 完全定量的氧化成硫色素，在一定浓度范围内与荧光强度成正比，故适用于临床体液分析。

第五节 复方制剂中多种维生素的分析

维生素是人体必备的营养物质，化学结构和性质差异较大，同时分离测定比较困难。多种维生素同时测定主要方法有毛细管电泳法、紫外分光光度法、高效液相色谱法、液相色谱－质谱法等，其中高效液相色谱法最为简便快捷。下面介绍复方制剂中 HPLC 法同时分析测定维生素的方法。

扫码"学一学"

一、离子对高效液相色谱法测定水溶性维生素

维生素由于化学结构和性质的差异，在含水溶剂中，受到光照、空气、温度和 pH 的影响，使测定结果不理想。在流动相中加入己烷磺酸钠作为离子对试剂，维生素离子在流动相中与离子对试剂结合生成具有一定疏水性的离子对，增加溶质与非极性固定相的作用，结果更为准确。

（一）色谱条件

ODS 色谱柱（250mm×4.6mm，5μm）；流动相为甲醇－己烷磺酸钠（取己烷磺酸钠 1.04 g，溶于 1000ml 量瓶中，加水约 200ml 与冰醋酸 6.5ml 使溶解，加水稀释至刻度，摇

匀即可）（25:75）；检测波长 280nm；柱温 30℃；流速 1ml/min；进样量 20μl。

（二）方法与结果

1. 维生素对照品溶液的制备 精密称取对照品维生素 B_1 10.5mg、维生素 B_2 12mg、维生素 B_6 10.5mg，置 100ml 的棕色量瓶内，加 1% 醋酸溶液 60ml，在 60℃ 水浴中振摇使溶解，放冷，用 1% 醋酸稀释至刻度，摇匀，作为对照品储备液。精密量取对照品储备液 1ml 置 10ml 量瓶内用 1% 醋酸稀释至刻度，摇匀，作为对照品溶液。

2. 供试品溶液的制备 取多种维生素片（相当于 1 片量）的粉末，精密称定，置 100ml 棕色量瓶中，1% 醋酸溶液 60ml，在 60℃ 水浴中振摇使溶解，放冷，用 1% 醋酸稀释至刻度，摇匀，滤过，取续滤液，作为供试品溶液。

3. 线性关系考察 配制系列浓度的混合对照品溶液，分别进样，记录色谱图，以浓度 c（μg/ml）为横坐标，峰面积 A 为纵坐标进行回归，结果见表 15 - 3。

表 15 - 3 3 种维生素的方法学考察结果

组分	回归方程	线性范围（μg/ml）	相关系数 r	检测限（ng/ml）	回收率（%）	精密度 RSD（%）
维生素 B_1	$A = 15\,660c - 6\,316.4$	6.3 ~ 14.7	0.999 8	8.41	100.08	1.44
维生素 B_2	$A = 54\,803c - 16\,259$	7.2 ~ 16.8	0.999 5	0.92	100.35	1.13
维生素 B_6	$A = 30\,278c + 150.53$	6.3 ~ 14.7	0.999 6	0.42	99.41	0.96

4. 检测限 取线性范围项下的对照品溶液，进行倍数稀释后测定，以 $S/N \geqslant 10$，维生素 B_1、维生素 B_2、维生素 B_6 检测限见表 15 - 3。

5. 回收率与精密度试验 分别考察供试品溶液规定浓度 80%、100% 和 120% 水平的对照品溶液各 3 份，分别按测定法进行测定，计算平均回收率和精密度。维生素 B_1、维生素 B_2、维生素 B_6 回收率结果见表 15 - 3，RSD 均小于 1.26%；精密度试验结果见表 15 - 3。

6. 复方维生素片样品测定方法 精密量取对照品溶液 20 μl，注入液相色谱仪中，色谱图如图 15 - 1 所示。测定各组分的峰面积，按外标法计算结果。

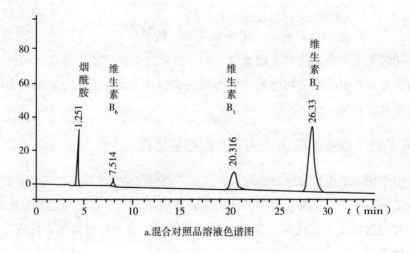

a.混合对照品溶液色谱图

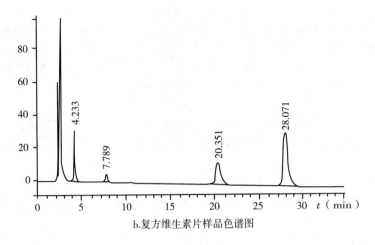

b.复方维生素片样品色谱图

图 15 - 1　复方维生素片测定色谱图

二、高效液相色谱法测定水溶性维生素

采用反相高效液相色谱法梯度洗脱可同时测定多种水溶性维生素，各色谱峰分离度良好，分析时间较短，结果准确。

（一）色谱条件

C_{18} 色谱柱（250mm×4.6mm，5μm），流动相 A 为 0.05mol/L 磷酸二氢钾缓冲液（含 0.2% 三乙胺，pH 6.0）－乙腈（97:3），流动相 B 为甲醇，梯度洗脱程序 0 分钟（90% A:10% B）→20 分钟（60% A:40% B）→30 分钟（90% A:10% B），检测波长 210nm，柱温为室温，流速 1ml/min，进样量 20μl。

（二）方法与结果

1. 对照溶液的制备　取维生素 C、维生素 PP、维生素 B_1、维生素 B_2、维生素 B_6、维生素 B_{12}、泛酸、维生素 H 和叶酸对照品适量，精密称定，加磷酸二氢钾缓冲液（pH 6.0）配制成浓度分别为 1.03、7.26×10^{-2}、3.90×10^{-2}、4.28×10^{-2}、3.82×10^{-2}、3.63×10^{-3}、0.157、3.22×10^{-2}、0.312mg/ml 的混合对照品溶液。

2. 供试品溶液的制备　取复合维生素粉针剂 1 支，用 0.05mol/L 磷酸二氢钾缓冲液（pH 6.0）溶解并定容至 5ml，摇匀，作为维生素 B_{12} 和维生素 H 供试品溶液。精密吸取上述溶液 1ml，置 25ml 量瓶中，加缓冲液稀释至刻度，摇匀，作为其他维生素供试品溶液。

3. 线性关系考察　配制系列浓度的混合对照品溶液，分别进样，记录色谱图，以浓度 c（mg/ml）为横坐标，峰面积 A 为纵坐标进行回归，结果见表 15 - 4。

表 15 - 4　9 种维生素的方法学考察结果

组分	回归方程	线性范围（mg/ml）	相关系数 r	检测限（ng）	回收率（%）
维生素 C	$A = 1.71×10^6 c + 3.58×10^4$	0.206 ~ 2.06	0.999 8	16	99.65
维生素 PP	$A = 2.49×10^7 c + 3.52×10^4$	$1.45×10^{-2} ~ 1.45×10^{-1}$	0.999 8	1.8	99.28
维生素 B_1	$A = 6.87×10^6 c - 1.43×10^3$	$7.80×10^{-3} ~ 7.80×10^{-2}$	0.999 8	10	100.3
维生素 B_2	$A = 8.11×10^6 c + 7.14×10^2$	$8.56×10^{-3} ~ 8.56×10^{-2}$	0.999 9	15	100.2

续表

组分	回归方程	线性范围 （mg/ml）	相关系数 r	检测限 （ng）	回收率 （%）
维生素 B_6	$A = 1.83 \times 10^7 c + 4.37 \times 10^4$	$7.64 \times 10^{-3} \sim 7.64 \times 10^{-2}$	0.999 8	4	99.21
维生素 B_{12}	$A = 1.85 \times 10^7 c - 1.85 \times 10^2$	$7.26 \times 10^{-4} \sim 7.26 \times 10^{-3}$	0.999 9	4	99.75
泛酸	$A = 2.61 \times 10^6 c + 8.15 \times 10^3$	$3.14 \times 10^{-2} \sim 0.314$	0.999 9	40	99.62
维生素 H	$A = 1.92 \times 10^6 c + 1.56 \times 10^3$	$6.44 \times 10^{-3} \sim 6.44 \times 10^{-2}$	0.999 9	0.03	99.89
叶酸	$A = 1.82 \times 10^6 c + 1.17 \times 10^4$	$6.24 \times 10^{-2} \sim 0.624$	0.999 9	6	100.2

4. 检测限 取线性范围项下的对照品溶液，进行倍数稀释后试验，以 $S/N \geq 3$ 时，检测限见表 15 - 4。

5. 回收率与精密度试验 在已知含量的供试品溶液中，加入 80%、100% 和 120% 的已知量各种维生素标准品，分别按测定法进行测定，计算平均回收率。配制浓度为 80%、100% 和 120% 的各种维生素混合溶液，重复测定，计算回收率。结果回收率见表 15 - 4，RSD 均小于 0.97%，各组分精密度在 0.19% ~0.70% 范围。

6. 样品测定 取上述溶液各 20μl 进样，按色谱条件项下测定，记录峰面积，外标法定量，色谱图见图 15 -2。

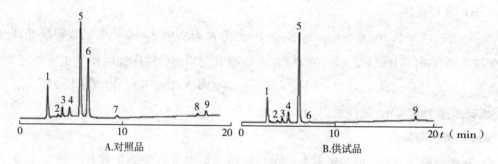

A.对照品　　　　　　　　　　B.供试品

图 15 - 2　9 种水溶性维生素的 HPLC 色谱图

1. 维生素 C；2. 维生素 B_1；3. 维生素 B_6；4. 泛酸；5. 维生素 PP；

6. 叶酸；7. 维生素 H；8. 维生素 B_{12}；9. 维生素 B_2

三、高效液相色谱法测定脂溶性维生素

复合维生素注射液中脂溶性维生素成分经固相萃取小柱（C_{18}）分离除去杂质后，供试品溶液中杂质减少，干扰减少，图谱较清晰。

（一）色谱条件

色谱柱 Inertsil ODS2 C_{18}（150mm × 4.6mm，5μm），流动相为乙腈 - 甲醇 - 二氯甲烷（80：10：10）等度洗脱，检测波长 265nm，柱温 30℃，流速 1ml/min。

（二）方法与结果

1. 对照品溶液的制备 精密称取维生素 D_3 对照品约 10mg，置 100ml 量瓶中，加流动相溶解并稀释至刻度，摇匀，精密量取 1ml，置 10ml 量瓶中，备用；精密称取维生素 A 棕榈酸酯对照品约 38mg、维生素 E 对照品 200mg，分别置 10ml 量瓶中，用流动相溶解，并稀释至刻度，备用；精密称取维生素 K_1 约 30mg，置 10ml 量瓶中，用流动相溶解，并稀释至刻度，备

用。将维生素 D_3、维生素 K_1、维生素 A、维生素 E 贮备液各取 1ml，置 10ml 量瓶中，用流动相溶解并稀释至刻度，摇匀，即得约含维生素 D_3 1μg/ml、维生素 K_1 0.03mg/ml、维生素 A 0.2mg/ml、维生素 E 2mg/ml 的混合对照品溶液。

2. 供试品的制备 精密量取本品 5.0ml，置 10ml 量瓶中，用蒸馏水稀释至刻度，摇匀，精密量取稀释液 2.0ml，C_{18} SPE 小柱（预先用 20% 乙醇 10ml 淋洗）处理，减压缓慢滴下，再用 20% 乙醇约 25ml 减压缓慢淋洗。用丙酮 3ml 缓慢洗脱，收集洗脱液，用氮气流吹干，残渣用流动相 1.0ml 溶解，即得。

3. 线性关系试验 将各对照品贮备液逐级稀释，进行测定，以浓度 c 为横坐标，峰面积 A 为纵坐标，进行线性回归，结果见表 15-5。

表 15-5 4 种维生素的方法学考察结果

组分	回归方程	线性范围（μg/ml）	相关系数 r	回收率（%）	精密度 RSD（%）
维生素 A	$A = 5.95 \times 10^3 c - 7.49 \times 10$	$1.60 \times 10^2 \sim 2.40 \times 10^2$	0.999 5	99.3	0.4
维生素 D_3	$A = 2.06 \times 10^4 c + 3.55$	$0.82 \sim 1.22$	0.999 6	100.7	1.9
维生素 E	$A = 5.84 \times 10^2 c + 5.20 \times 10$	$1.65 \times 10^3 \sim 2.48 \times 10^3$	0.999 8	101.5	0.3
维生素 K_1	$A = 1.92 \times 10^4 c + 0.4$	$2.40 \times 10^2 \sim 3.60 \times 10^2$	0.999 7	100.7	0.5

4. 回收率与精密度试验 取已知含量的样品 2.5ml 3 份，分别置于 5ml 量瓶中，加入含量约为处方量 80%、100% 和 120% 的各种维生素对照品分别置于 3 个量瓶中，用流动相稀释至刻度。分别按测定法进行测定，计算平均回收率（$n = 9$）和精密度（$n = 6$）。结果回收率见表 15-5，精密度（RSD）均小于 1.9%，见表 15-5。

5. 样品测定 取上述溶液各 10μl 进样，按色谱条件项下测定，记录峰面积，外标法定量，色谱图见图 15-3。

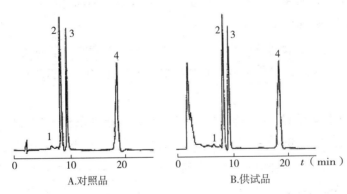

图 15-3 4 种脂溶性维生素的 HPLC 色谱图
1. 维生素 D_3；2. 维生素 E；3. 维生素 K_1；4. 维生素 A

简答题
1. 三点校正法测定维生素 A 的原理是什么？
2. 简述维生素 A 三点校正法中三个波长的选择方法。
3. 简述维生素 E 常用的含量测定方法。

扫码"练一练"

第十六章　抗感染类药物分析

要点导航

1. 掌握喹诺酮类药物、β-内酰胺类和氨基糖苷类药物类型、结构、性质和分析测定方法。

2. 熟悉各β-内酰胺类药物的聚合物来源、特点和检查方法。

3. 了解磺胺类药物、四环素类药物、大环内酯类的结构、性质及检测方法。

抗感染类药物是指能杀灭或抑制引起人体感染的细菌、病毒和寄生虫的药物，包括化学合成抗菌药、抗生素、抗结核药、抗真菌药等。

化学合成抗菌药是通过人工化学合成的抗菌药物的总称。主要包括磺胺类抗菌药、喹诺酮抗菌药、硝基呋喃类和硝基咪唑类等。

抗生素药是指由细菌、真菌或其他微生物在生活过程中所产生的具有抗病原体或其他活性的一类物质。抗生素按其结构可划分为β-内酰胺类、氨基糖苷类、四环素类、大环内酯类等。临床常用的抗生素有生物合成、经过发酵和提取制得，也有少数是利用化学合成和半合成方法制得。目前已知的天然抗生素不下万种。抗生素绝大部分是抗感染类药物，有少部分具有抗肿瘤或其他作用。抗生素与化学合成抗菌药虽然都是抗感染药，但由于其生产工艺、性质组成有很大差异，在其质量分析上有很大不同。与化学合成药物相比，其结构、组成更复杂，表现如下。

1. 化学纯度较低　生物合成时产生的抗生素往往不是单一的，而是多种结构近似的抗生素族，其结构组成复杂，如杂质多、同系物多、异构体多、降解产物多等导致其化学纯度较低。

2. 活性组分易发生变异　微生物菌株的变化、发酵条件改变等均可导致产品质量发生变化，如活性组分易发生变异，使其疗效降低或失效，甚至引起毒副作用。

3. 稳定性差　抗生素分子结构中通常含有活泼基团，而这些基团往往是抗生素的活性中心，如青霉素、头孢素类结构中的β-内酰胺环，氨基糖苷键中的苷均具有稳定性差的特点。

第一节　概　述

抗生素类药物的质量控制方法与化学合成药物一样，通过鉴别、检查、含量（效价）测定三个主要方面来判断其质量的优劣。

一、鉴别

抗生素类药物的鉴别试验主要为理化方法，常用方法如下。

扫码"学一学"

1. 官能团的显色反应　如 β－内酰胺环的羟肟酸铁反应，链霉素的麦芽酚反应、坂口反应。对于抗生素盐类，通常鉴别酸根或金属离子或有机碱。

2. 光谱法　包括红外分光光度法与紫外－可见分光光度法的鉴别。由于抗生素存在多晶型现象，有时对照品与供试品图谱不一致，最好用相同溶剂同时结晶对照品与供试品，使处于相同晶型情况下再进行测定。

3. 色谱法　主要采用 TLC 和 HPLC 法，使用对照品或标准品对照法。

4. 生物学法　是检查抗生素灭活前后的抑菌能力，并与已知的对照品对照后进行鉴别，此法已很少应用。

二、检查

抗生素类药物的检查项目包括以下内容。

1. 影响产品稳定性的检查项目　结晶性、酸碱度、水分或干燥失重等。

2. 控制有机和无机杂质的检查项目　溶液的澄清度与颜色、有关物质、残留溶剂、炽灼残渣、重金属等。

3. 与临床安全性密切相关的检查项目　异常毒性、热原或细菌内毒素、降压物质、无菌等。

4. 其他项目检查　多组分抗生素要进行组分分析（如硫酸庆大霉素的"庆大霉素 C 组分的测定"）。此外，有些抗生素还规定"悬浮时间与抽针试验"（如注射用普鲁卡因青霉素）、"聚合物"（如 β－内酰胺类抗生素）、"杂质吸光度"（如四环素类抗生素）等。

三、含量或效价测定

1. 微生物检定法　本法系在适宜条件下，根据量反应平行线设计原理，通过检测抗生素对微生物的抑制作用，计算抗生物活性（效价）的方法，测定方法可分为管碟法和浊度法。管碟法是利用抗生素在琼脂培养基内的扩散作用，比较标准品与供试品两者对接种的试验菌长生抑菌圈的大小，以测定供试品效价的一种方法。浊度法是利用抗生素在液体培养基中对试验菌生长的抑制作用，通过测定培养后细菌浊度值的大小，比较标准品与供试品对试验菌的抑制程度，以测定供试品效价的一种方法。

微生物检定法的优点是灵敏度高、需用量小，测定结果较直观；测定原理与临床应用的要求一致，更能确定抗生素的医用价值；而且适用范围广，较纯的精制品、纯度较差的粗制品、已知的或新发现的抗生素均能应用；对同一类型的抗生素不需分离，可一次测定其总效价，是抗生素药物效价测定的最基本的方法。但其存在着操作步骤多、测定时间长（16～24 小时）、误差大（±10%）等缺点。随着抗生素类药物发展和分析方法的进步，理化方法逐渐取代了生物学法，但对于分子结构复杂、多组分的抗生素，生物学法仍然是首选的效价测定方法。

2. 理化方法　是根据抗生素的分子结构特点，利用其特有的化学或物理化学性质及反应而进行的。对于提纯的产品以及化学结构已确定的抗生素，能够迅速、准确地测定其效价，并具有较高的专属性。但本法也存在不足，如抗生素与杂质含有相同官能团时，而且当该法是利用抗生素的官能团共反应时，所测得的结果，往往只能代表药物的总含量，并不一定能代表抗生素的生物效价。因此，通常在以理化测定抗生素含量时，不但要求方法操作简单、省时、具有较好的专属性，而且要求测定结果必须与微生物检定法相吻合。

目前世界各国药典所收载的抗生素的理化方法主要是 HPLC 法，如 β - 内酰胺类、四环素类、大环内酯类等抗生素大多采用 HPLC 法测定含量。

3. 抗生素活性表示方法　抗生素的活性以效价单位表示，即指每毫升或每毫克中含有某种抗生素的有效成分的多少。效价是以抗菌效能（活性部分）作为衡量的标准，因此，效价的高低是衡量抗生素质量的相对标准。效价用单位（U）或微克（μg）表示。

效价是指抗生素纯品的重量与效价单位的折算比率。一些合成、半合成的抗生素多以其有效部分的一定重量（多以 1μg）作为一个单位，如链霉素、土霉素、红霉素等均以纯游离碱 1μg 作为一个单位。少数抗生素则以其某一特定的盐的 1μg 或一定重量作为 1 个单位。例如四环素均以取其盐的纯品 1μg 为 1 个单位。青霉素则以国际标准品青霉素 G 钠盐 0.6μg 为一个单位。

扫码 "学一学"

第二节　喹诺酮类抗菌药物

喹诺酮类抗菌药（quinolonr antimicrobal agents）是 20 世纪 70 年代发展起来的一类合成抗菌药物，具有抗菌谱广、抗菌作用强、使用安全，细菌对其不易产生抗药性，易于制造等优点。因此近年来喹诺酮类抗菌药发展十分迅速。如今已合成并进行药理筛选的喹诺酮类化合物达十万个，已经开发上市的有数十种常用药物。

一、结构与理化性质

（一）化学结构

喹诺酮类抗菌药物按其基本母核结构特征可分为萘啶羧酸类、吡啶并嘧啶羧酸类、喹啉羧酸类及噌啉羧酸类。其中噌啉羧酸类药物仅有西诺沙星，因其很少使用，故喹诺酮类抗菌药也可分为 3 种结构类型。第一代主要有萘啶酸，第二代主要有吡哌酸，第三代主要有诺氟沙星、培氟沙星、环丙沙星及氧氟沙星等，第四代主要有莫西沙星、加替沙星、司帕沙星及左氧氟沙星。喹诺酮类药物的结构通式如下。

该类药物的结构特点是在其母核的结构上，通常 1 位为取代的氮原子，3 位为羧基、4 位酮羰基，第三代和第四代喹诺酮类抗菌药 6 位取代基为氟原子，5、7、8 位有不同的取代基。

临床上常见的喹诺酮类药物的结构式如下。

萘啶酸
（ Nalidixic Acid ）

吡哌酸
（ Pipemidic Acid ）

诺氟沙星
（ Norfloxacin ）

环丙沙星
（ Ciprofloxacin ）

左氧氟沙星
（ Levofloxacin ）

加替沙星
（ Gatifloxacin ）

（二）理化性质

喹诺酮类药物一般为类白色或淡黄色结晶。如诺氟沙星为类白色至淡黄色结晶性粉末，环丙沙星为白色至微黄色结晶性粉末。

1. 酸碱两性 喹诺酮类药物分子中因含羧基而显酸性，同时又含碱性氮原子而显碱性，所以喹诺酮类药物显酸碱两性。如环丙沙星可与盐酸成盐，也可以与氢氧化钠反应成钠盐。

2. 溶解性 在水和乙醇中极微溶解，如诺氟沙星，25℃时，在水中溶解度约为0.027%，乙醇中溶解度约为0.076%。在碱性和酸性水溶液中有一定溶解度。

3. 紫外吸收光谱特征 分子结构中有的共轭结构，在紫外区有特征吸收，利用此性质可进行鉴别或含量测定。如左氧氟沙星的盐酸溶液在226nm与294nm的波长处有最大吸收，在263nm的波长处有最小吸收。诺氟沙星在0.1mol/L NaCl溶液中最大吸收波长是273nm。

4. 旋光性 左氧氟沙星具有旋光性，氧氟沙星、环丙沙星等无旋光性。

5. 分解反应 喹诺酮类药物在一般条件下性质稳定，但在氧存在条件下，经光作用，可分解，对病人会产生光毒性反应。因此使用前后均应注意避光。

6. 与金属离子反应 结构中3、4位为羧基和酮羰基的喹诺酮类药物极易和金属离子如钙、镁、铁、锌等形成螯合物，降低药物的抗菌活性。

二、鉴别

1. 与丙二酸的反应 喹诺酮类药物为叔胺化合物，与丙二酸在酸酐中共热时，有棕色、红色、紫色或蓝色呈现。此反应对叔胺有选择性，目前反应机制尚不清楚。

示例16-1 盐酸左氧氟沙星片的鉴别

取本品（约相当于左氧氟沙星 10mg），置干燥具塞烧瓶中，加丙二酸 10mg 与醋酐 0.5ml，在水浴上加热 5～10 分钟，溶液显红棕色。

2. 紫外－可见分光光度法 喹诺酮药物分子中具有共轭系统，在紫外区有最大吸收波长，可以用来鉴别。

示例 16－2 左氧氟沙星片的鉴别

取本品细粉适量，加 0.1mol/L 盐酸溶液并稀释成每 1ml 中含左氧氟沙星 10μg/ml 的溶液，滤过，滤液在 226nm 和 294nm 处有最大吸收，在 263nm 处有最小吸收。

3. 薄层色谱法 《中国药典》（2015 年版）对氧氟沙星、诺氟沙星和氟罗沙星用本法鉴别。

示例 16－3 氟罗沙星的薄层色谱法鉴别

取本品与氟罗沙星对照品适量，分别加二氯甲烷－甲醇（4:1）制成每 1ml 中含 1mg 的溶液，作为供试品溶液与对照品溶液，照薄层色谱法试验，吸取上述两种溶液各 2μl，分别点于同一硅胶 G 薄层板上，乙酸乙酯－甲醇－浓氨溶液（5:6:2）为展开剂，展开，晾干，置紫外灯（254nm）下检视。供试品溶液所显主斑点的位置与荧光应与对照品溶液主斑点的位置与荧光相同。

在用薄层色谱鉴别法时要考察系统适用性试验，使斑点的检测灵敏度、比移值（R_f）和分离效能符合规定。

4. 高效液相色谱法 利用高效液相色谱图中药物的保留时间与对照品峰的保留时间一致，也可以对喹诺酮类药物进行鉴别。

示例 16－4 诺氟沙星软膏的鉴别

在含量测定条件下记录的色谱图中，供试品溶液的主峰保留时间与对照品溶液主峰的保留时间一致。

5. 红外分光光度法 喹诺酮类原料药物的鉴别大多利用专属性极好的红外光谱进行鉴别。要求样品的红外光谱图与对照品的光谱图一致。

三、检查

（一）有关物质检查

喹诺酮类药物有关物质的来源主要分为两个途径：一是工艺杂质，即生产中可能带入的起始原料、中间体、副产物和异构体等；二是降解产物，由于自身性质的不稳定而产生的各种杂质。《中国药典》（2015 年版）检查喹诺酮类药物有关物质主要采用 HPLC 法。

氟罗沙星是以 6,7,8－三氟－1,4－二氢－4－氧代－3－喹啉羧酸酯经氟乙基化、N－甲基哌嗪缩合和水解等反应制得，其有关物质主要是起始原料、反应中间体及副产物。

示例 16－5 氟罗沙星的有关物质检查

色谱条件与系统适用性试验 用十八烷基硅烷键合硅胶作为填充剂；以三乙胺磷酸溶液（三乙胺溶液 5ml 与磷酸 7ml，加水至 1000 ml）－乙腈（87:13）流动相；检测波长为 286nm，柱温为 30℃。

取本品加流动相溶解并稀释制成每 1ml 中含氟罗沙星 0.2mg 的溶液，作为供试品溶液；精密量取适量，用流动相定量稀释制成每 1ml 中含 0.4μg 的溶液作为对照溶液。精密量取对照溶液适量，用流动相稀释制成每 1ml 中约含 0.08μg 的溶液，作为灵敏度溶液。取灵敏度溶液 20μl 注入液相色谱仪，主成分色谱峰峰高的信噪比应大于 10。精密量取供试品溶液与对照溶液各 20μl，分别注入液相色谱仪，记录色谱图至主成分峰保留时间的 2 倍。供试品溶液色谱图中如有杂质峰，单个杂质峰面积不得大于对照溶液主峰面积（0.2%），各杂质峰面积的和不得大于对照品溶液主峰面积的 5 倍（1.0%）。

注意事项：

（1）喹诺酮类抗菌药通常对光不稳定，在有关物质检查时避光操作。

（2）氟罗沙星在水及乙醇中极微溶解，先用稀磷酸（1→1000）溶解样品，再用流动相稀释。

（3）在本色谱条件下氟罗沙星有关物质的保留时间均小于氟罗沙星，为保证色谱系统的有效性，以培氟沙星为参比物，氟罗沙星峰与培氟沙星峰之间的分离度应符合要求。

（二）光学异构体检查

氧氟沙星是其左旋和右旋光学异构体的消旋化合物，其左旋光异构体即为左氧氟沙星，其抗菌活性较其右旋体强，其毒性较低。《中国药典》（2015 年版）规定了左氧氟沙星原料药中右氧氟沙星的限量，其原理为：将手性试剂添加到流动相，与手性药物生成一对可逆的手性络合物，根据手性络合物的空间和特点相互作用的差异，将对映体拆分开。

示例 16-6　左氧氟沙星光学杂质（右氧氟沙星）的检查（HPLC 法）

取本品适量，加流动相溶解并稀释制成每 1ml 中约含 1.0mg 的溶液，作为供试品溶液，精密量取适量，用流动相定量稀释制成每 1ml 中含 10μg 的溶液，作为对照溶液。精密量取对照溶液适量，用流动相定量稀释制成每 1ml 中约含 0.5μg 的溶液，作为灵敏度溶液。照高效液相色谱法测定。用十八烷基硅烷键合硅胶为填充剂；以硫酸铜 D-苯丙氨酸溶液（取 D-苯丙氨酸 1.32g 与硫酸铜 1g，加水 1000ml 溶解后，用氢氧化钠试液调节 pH 至 3.5）-甲醇（82:18）为流动相；柱温 40℃，检测波长为 294nm。取左氧氟沙星和氧氟沙星对照品各适量，加流动相溶解并定量稀释成每 1ml 中约含左氧氟沙星 1mg 和氧氟沙星 20μg 的溶液，取 20μl 注入液相色谱仪，记录色谱图，右氧氟沙星与左氧氟沙星依次流出，右、左旋异构体峰的分离度应符合要求。取灵敏度溶液 20μl 注入液相色谱仪，主成分色谱峰峰高的信噪比应大于 10。再精密量取供试品溶液和对照溶液各 20μl，分别注入液相色谱仪，记录色谱图。供试品溶液色谱图中右氧氟沙星峰面积不得大于对照溶液主峰面积（1.0%）。

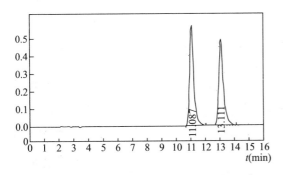

图 16-1　系统适用性试验氧氟沙星
对照品色谱图

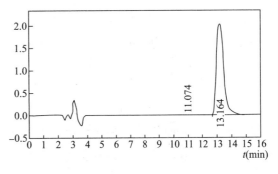

图 16-2　系统适用性试验左氧氟沙星
对照品色谱图

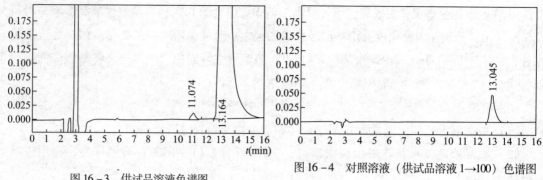

图 16-3　供试品溶液色谱图

图 16-4　对照溶液（供试品溶液 1→100）色谱图

四、含量测定

喹诺酮类药物的含量测定方法，国内外文献报道较多，有酸碱滴定法、非水滴定法、四苯硼钠法、紫外分光光度法和荧光分光光度法、毛细管电泳法和高效液相色谱法等方法。现将常用的含量测定方法介绍如下。

（一）非水滴定法

喹诺酮类药物具有酸碱两性的性质，而且大部分该类药物为脂溶性，在 pH 6~8 范围内水溶性较差，不能在水溶液中直接滴定。用非水溶剂将供试品溶解，在溶剂的作用下增强其弱酸（碱）的强度，从而在非水介质中能进行滴定，其中以碱量法最为常用。

示例 16-7　吡哌酸的含量测定

取供试品约 0.2g，精密称定，加冰醋酸 20ml 溶解后，加结晶紫指示液 1 滴，用高氯酸滴定液（0.1mol/L）滴定至溶液显纯蓝色，并将滴定的结果用空白试验校正。每 1ml 高氯酸滴定液（0.1mg/L）相当于 30.33mg 的 $C_{14}H_{17}N_5O_3$。

在配制高氯酸标准溶液和用冰醋酸作溶剂时，需严格控制醋酐加入量，如所滴定的哌嗪基团为仲胺时，易乙酰化。

（二）紫外分光光度法

喹诺酮类药物分子结构具有共轭系统，在紫外区具有特征性吸收。且该类药物具有酸碱两性特征，在碱、酸溶液中皆可溶解，并且稳定性良好。如盐酸环丙沙星在 0.1mol/L 盐酸溶液中最大吸收波长为 227nm，$E_{1cm}^{1\%}=1077$；依诺沙星在 0.1mol/L NaOH 溶液中最大吸收波长为 226nm，$E_{1cm}^{1\%}=1026$。因此，可利用吸收系数或对照品对照法进行含量测定。本法灵敏度高、有较强的专属性，可用于本类药物及其制剂的含量测定。

示例 16-8　诺氟沙星乳膏的含量测定

精密称取供试品适量（约相当于诺氟沙星 5mg），置分液漏斗中，加三氯甲烷 15ml，振摇后，用氯化钠饱和的 0.1% 氢氧化钠溶液 25ml、20ml、20ml 和 10ml 分次提取，合并提取液，置 100ml 量瓶中，加 0.1% 氢氧化钠溶液稀释至刻度线，摇匀，过滤，精密；量取续滤液 10ml，用 0.4% 氢氧化钠溶液定量稀释成约每 1ml 中约含诺氟沙星 5μg 的溶液，在 273nm 的波长处测定吸光度；另取诺氟沙星对照品适量，精密称定，加 0.4% 氢氧化钠溶液并定量稀释制成每 1ml 中约含 5μg 的溶液，同法测定，计算，即得。

（三）高效液相色谱法

近年来各国药典中采用 HPLC 法对喹诺酮类药物的含量和有关物质进行分析测定的比例不断增加。喹诺酮类药物是具有氨基和羧基的两性化合物，能在水溶液中解离。单独以乙腈－水或甲醇－水为流动相洗脱时，常出现色谱峰滞后拖尾严重，对称性差，分离度低和保留值不稳定等问题。采用离子抑制色谱或离子对色谱可克服上述缺点，所用离子对试剂主要为戊烷磺酸钠、枸橼酸钠和高氯酸钠等。

示例 16 - 9 依诺沙星的含量测定

色谱条件与系统适用性试验　用十八烷基硅烷键合硅胶为填充剂；以 0.025mol/L 磷酸溶液（用三乙胺调节 pH 至 3.0）－甲醇－乙腈（80：10：10）为流动相；检测波长为269nm。取依诺沙星对照品 5mg，诺氟沙星杂质 B 对照品和氧氟沙星对照品各 2.5mg，置100ml 量瓶中，加 0.1mol/L 盐酸溶液约 4ml 使溶解，用流动相稀释至刻度，摇匀，取 20μl注入液相色谱仪，记录色谱图，依诺沙星峰的保留时间约为 9 分钟，诺氟沙星杂质 B 峰与依诺沙星峰的分离度应大于 4.9，依诺沙星峰与氧氟沙星峰的分离度应大于 1.1。

测定法　取本品约 25mg，精密称定，置 100ml 量瓶中，加 0.1mol/L 盐酸溶液约 20ml使溶解，用流动相稀释至刻度，摇匀，精密量取 5ml，置 25ml 量瓶中，用流动相稀释至刻度，摇匀，精密量取 20μl 注入液相色谱仪，记录色谱图；另取依诺沙星对照品适量，同法测定。按外标法以峰面积计算，即得。

示例 16 - 10 盐酸洛美沙星的含量测定

色谱条件与系统适用性实验　用十八烷基硅烷键合硅胶为填充剂；戊烷磺酸钠溶液（戊烷磺酸钠 1.5g，磷酸二氢铵 3.5g，加水 950ml 使溶解，用磷酸调节 pH 至 3.0，用水稀释至 1000ml）－甲醇（65：35）为流动相，流速为每分钟 1.2ml，检测波长为 287nm。取洛美沙星对照品适量，加水溶解并稀释制成约 1.0mg/ml 的溶液，水浴加热 60 分钟，冷却，取此液 20μl 注入液相色谱仪，与主成分峰相对保留时间分别约为 0.8 和 1.1 处应能检测到杂质峰，且洛美沙星峰与杂质峰的分离度均应符合要求。

测定法　取供试品适量，精密称定，加流动相溶解并稀释制成每 1ml 中约含 0.1mg 的溶液作为供试品溶液，精密量取 20μl 注入液相色谱仪，记录色谱图；另取洛美沙星对照品，同法测定。按外标法以峰面积计算供试品中洛美沙星（$C_{17}H_{19}F_2N_3O_3$）的含量。

扫码"学一学"

第三节　磺胺类药物

磺胺药（sulfonamide，sulfa - drugs）简称磺胺，是一类具有对氨基苯磺胺基结构的药物，是人工合成的应用最早的化学药品，具有抗菌谱较广、价格低、化学性质稳定、使用方便等特点，现可内服又可注射。特别是高效、广谱的磺胺药和增效剂，使磺胺类药物在临床上广泛使用。按作用时间长短磺胺药可分为：长效磺胺，如磺胺甲氧嘧啶；中效磺胺，如磺胺甲噁唑；短效磺胺，如磺胺异噁唑。临床上主要用的是中效磺胺。

一、结构与理化性质

（一）化学结构

磺胺类药物的母体为对氨基苯磺酰胺，将磺酰胺基的氮原子称为 N_1，芳伯氨基的氮原子称为 N_4。磺胺类药物的结构通式为：

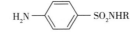

常见的磺胺类药物有：磺胺嘧啶（SD）、磺胺甲噁唑（SMZ）和磺胺异噁唑（SIZ）等，其结构式如下。

磺胺嘧啶

磺胺甲噁唑

磺胺多辛

磺胺异噁唑

（二）理化性质

1. 性状 本类药物多为白色或类白色结晶性粉末。在水中几乎不溶，溶于稀盐酸或氢氧化钠试液和氨试液。

2. 具有酸碱两性 磺胺类药物显酸碱两性，碱性来源于芳伯氨基，酸性来源于磺酰胺基，可溶于酸或碱溶液。但由于其酸性小于碳酸的酸性（磺胺类药物的 pK_a 一般为 $7 \sim 8$），所以其钠盐的水溶液遇 CO_2 会析出沉淀。所以配制其钠盐的注射剂时，要避免与酸性药物配伍。

3. 芳伯氨基反应 磺胺类药物含有游离的芳伯氨基，可发生重氮化 – 偶合反应，该类药物在酸性条件下可与亚硝酸钠发生重氮化反应后，再与碱性 β – 萘酚偶合，产生橙黄色或猩红色偶氮化合物沉淀。另外，由于芳伯氨基的存在使得磺胺类药物易被氧化变色，在日光和重金属离子等催化下，氧化反应能加速进行。因此，必须避光保存。

4. 磺酰胺基的反应 磺胺类药物分子结构中磺酰胺基上的氢原子比较活泼，可被金属离子（如银、铜、钴等）取代，生成不同颜色的金属盐沉淀。

5. 可与生物碱沉淀发生沉淀反应 如磺胺嘧啶能与碘 – 碘化钾生成红棕色沉淀。

6. 苯环上的反应 磺胺类药物分子结构中的苯环因受芳伯氨基的影响，在酸性条件下可发生卤代反应，如易发生溴代反应，生成白色或黄白色的溴化物沉淀。

二、鉴别

1. 芳香第一胺反应 磺胺类药物均具有芳伯胺基，在酸性溶液中可与亚硝酸钠作用，形成重氮盐；重氮盐遇碱性 β – 萘酚发生偶合反应，生成橙黄色至猩红色沉淀。反应式如下。

《中国药典》（2015 年版）规定芳香第一胺的反应条件为：取供试品约 50mg，加稀盐酸 1ml，必要时缓缓煮沸使溶解，放冷，加 0.1mol/L 亚硝酸钠溶液数滴，加与 0.1mol/L 亚硝酸钠溶液等体积的 1mol/L 脲溶液，振摇 1 分钟，滴加碱性 β – 萘酚试液数滴，视供试品不同，生成由粉红到猩红色沉淀。

2. 成铜盐反应 磺胺类药物在碱性溶液中可以生成钠盐，生成有色的铜盐沉淀。

磺胺甲噁唑的铜盐沉淀为草绿色；磺胺异噁唑的铜盐为淡棕色，放置后，析出暗绿色絮状沉淀；磺胺嘧啶的铜盐沉淀为黄绿色，放置后变为紫色。通过该反应可以鉴别各类磺胺药物。

磺胺类药物与铜盐反应形成沉淀的原理如下。

$$H_2N-\langle\ \rangle-SO_2NHR + NaOH \longrightarrow H_2N-\langle\ \rangle-SO_2NR_{(Na)} + H_2O$$

$$H_2N-\langle\ \rangle-SO_2NR_{(Na)} + CuSO_4 \longrightarrow \begin{matrix} H_2N-\langle\ \rangle-SO_2NR \\ Cu \downarrow \\ H_2N-\langle\ \rangle-SO_2NR \end{matrix} + Na_2SO_4$$

注意事项：该反应在生成钠盐的过程中，若氢氧化钠过量，遇硫酸铜将产生蓝色的氢氧化铜沉淀，导致实验失败。因此，《中国药典》（2015 年版）规定了氢氧化钠的加入量，保证既生成钠盐，又不使氢氧化钠过量。

示例 16 – 11 磺胺嘧啶的鉴别

取磺胺嘧啶约 0.1g，加水与 0.4% 氢氧化钠溶液各 3ml，振摇使溶解，滤过，取滤液，加硫酸铜溶液 1 滴，即生成黄绿色沉淀，放置后变为紫色。

3. 红外分光光度法 磺胺类药物均具有相同的母核结构，可通过化学鉴别难以鉴别开来。利用红外分光光度法具有指纹性的特点，《中国药典》（2015 年版）对所收载的磺胺类药物采用红外分光光度法作为鉴别方法之一。

4. 高效液相色谱法 利用供试品与对照品保留时间的一致性进行鉴别。如《中国药典》（2015 年版）收载的磺胺嘧啶片采用 HPLC 法进行鉴别。

三、检查

磺胺类药物大多需要进行酸度、碱性溶液的澄清度与颜色、有关物质的检查。

对磺胺类药物的有关物质检查一般采用 TLC 法。

示例 16 – 12 磺胺甲噁唑有关物质的检查

取本品，加乙醇 – 浓氨水溶液（9∶1）制成每 1ml 中约含 10mg 的溶液，作为供试溶液；精密量取适量，稀释制成每 1ml 中约含 50μg 的溶液，作为对照溶液。照薄层色谱法试验，吸取上述两种溶液各 10μl，分别点于同一以 0.1% 羧甲基纤维素钠为黏合剂的硅胶 H 薄层色谱板上，以三氯甲烷 – 甲醇 – N，N – 二甲基甲酰胺（20∶2∶1）为展开剂，展开，晾干，喷以乙醇制对二甲氨基苯甲醛试液，使显色。供试品溶液如显杂质斑点，与对照品溶液比较的主斑点比较，不得更深（0.5%）。

四、含量测定

磺胺类药物的含量测定方法有永停滴定法、非水溶液滴定法、紫外分光光度法和高效液相色谱法等。

（一）永停滴定法

《中国药典》（2015 年版）规定磺胺甲噁唑、磺胺多辛和磺胺嘧啶等原料药和制剂均采用永停滴定法。

示例 16－13 磺胺嘧啶的含量测定

精密称定磺胺嘧啶约 0.5g，置烧杯中，加水 40ml，照永停滴定法，用 0.1mol/L 亚硝酸钠滴定。每 1ml 亚硝酸钠滴定液（0.1mol/L）相当于 25.03mg 的 $C_{10}H_{10}N_4O_2S$。

（二）非水滴定法

磺胺类药物具有酸碱两性，可利用磺胺中的酰胺基具有酸性特点在二甲基酰胺为溶剂条件下，采用非水酸量法进行含量测定。

示例 16－14 磺胺异噁唑的含量测定

取本品约 0.5g，精密称定，加 N, N－二甲基甲酰胺 40ml 使溶解，加偶氮紫指示液 3 滴，用甲醇钠滴定液（0.1mol/L）滴定至溶液恰显蓝色，并将滴定的结果用空白试验校正。每 1ml 甲醇钠滴定液（0.1mol/L）相当于 26.73mg 的 $C_{11}H_{13}N_3O_3S$。

（三）高效液相色谱法

高效液相色谱法具有样品用量少、灵敏度高、专属性好分析速度快等优点，该方法广泛用于磺胺类药物及复方制剂的含量测定。

示例 16－15 磺胺嘧啶片的含量测定

色谱条件与系统适用性试验 用十八烷基硅烷键合硅胶为填充剂；以乙腈－0.3% 醋酸铵溶液（20∶80）为流动相；检测波长为 260nm。理论板数按磺胺嘧啶峰计算不低于 3000。

测定法 取供试品 20 片，精密称定，研细，精密称取适量（约相当于磺胺嘧啶 0.1g），置 100ml 量瓶中，加 0.1mol/L 氢氧化钠溶液 10ml，振摇，使磺胺嘧啶溶解，用流动相稀释至刻度，摇匀，滤过，精密量取续滤液 5ml，置 50ml 量瓶中，用流动相稀释至刻度，摇匀，精密量取 10μl 注入液相色谱仪，记录色谱图；另取磺胺嘧啶对照品约 25mg，精密称定，置 50ml 量瓶中，加 0.1mol/L 氢氧化钠溶液 2.5ml 溶解后，用流动相稀释至刻度，摇匀，精密量取 10ml，置 50ml 量瓶中，用流动相稀释至刻度，摇匀，同法测定。按外标法以峰面积计算，即得。

第四节 β－内酰胺类抗生素

本类抗生素包括青霉素类和头孢菌素类，它们的分子结构中均含有 β－内酰胺环，故统称为 β－内酰胺类抗生素。

一、结构与理化性质

（一）化学结构

青霉素的分子结构是由侧链 RCO 及母核 6－氨基青霉烷酸（6－APA）两部分结合而成，青霉素的母核为 β－内酰胺环与氢化噻唑环骈合的双杂环；头孢菌素的分子结构是由

扫码"学一学"

侧链的 RCO 及母核 7 - 氨基头孢菌烷酸（7 - ACA）两部分结合而成，头孢菌素的母核为 β - 内酰胺环与氢化噻嗪环骈合的双杂环。

A: β-内酰胺环
B: 氢化噻唑环
青霉素类(penicillins)

A: β-内酰胺
B: 氢化噻嗪环
头孢菌素类(cephalosporins)

R 以及 R_1 的不同，构成各种不同的青霉素和头孢菌素。现将常用青霉素类及头孢菌素类药物列于表 16 -1 与表 16 -2。

表 16 -1 《中国药典》（2015 年版）收载的青霉素族药物

药物	R 基
青霉素钠	
阿莫西林	
氨苄西林	
磺苄西林钠	

表 16 -2 《中国药典》（2015 年版）收载的头孢菌素类药物

药物	R 基	R_1 基
头孢拉定		—H
头孢氨苄		—H
头孢羟氨苄		—H
头孢噻吩钠		—OCOCH$_3$

（二）理化性质

1. 旋光性 青霉素类分子分子中含有三个手性碳原子，头孢菌类含有两个手性碳原子，故都具有旋光性。根据此性质，可以用于定性和定量分析，如头孢地尼的比旋度为 $-58°$ 至 $-66°$。

2. 酸性与溶解度 青霉素类和头孢菌素类分子中含有游离的羧基具有相当强的酸性，大多数青霉素类化合物的 pK_a 在 $2.5 \sim 2.8$ 之间，能与无机碱或某些有机碱形成盐。其碱金属盐溶于水等极性溶剂，如青霉素 G 钠；而有机碱盐难溶于水，易溶于甲醛等有机溶剂。

3. 紫外吸收特性 青霉素类分子中的母核部分无共轭系统，但其侧链酰胺基上 R 基若有苯环等共轭系统，则有紫外吸收特性。如青霉素钾的 R 为苄基，因而其水溶液在 264nm 波长处具有较强的紫外吸收。而头孢类母核部分具有 $O = C - N - C = C$ 结构，R 取代基具有苯环等共轭系统，有紫外吸收。

4. β - 内酰胺环的不稳定性 β - 内酰胺环是该类抗生素的结构活性中心，其性质活泼，是分子结构中最不稳定部分，其稳定性与含水量和纯度有很大关系。干燥纯净的青霉素和头孢菌素很稳定。室温条件下密封保存可贮存 3 年以上，但它们的水溶性很不稳定，随 pH 和温度而有很大变化。青霉素水溶性在 pH 6 ~ 6.8 时较稳定。本类药物在酸、碱、青霉素酶及某些金属离子（铜、铅、汞和银）或氧化剂等作用下，都可使 β - 内酰胺环水解或分子重排，从而失去抗菌活性。

本类药物以青霉素为代表在不同条件下的降解反应见图 16 - 1。

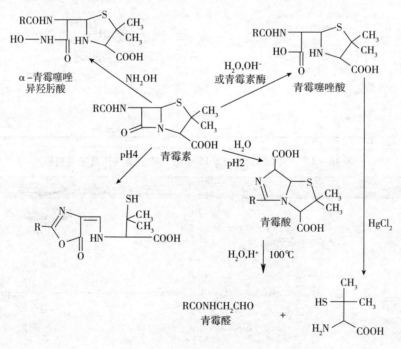

图 16 - 1 青霉素的降解反应

二、鉴别

本类药物的鉴别试验，现行版《中国药典》《美国药典》《英国药典》采用的方法主要有化学鉴别、光谱鉴别和色谱鉴别。

1. 色谱法　HPLC 法鉴别是在含量测定项下记录的色谱图中比较供试品溶液主峰与对照品主峰的保留时间（t_R）是否一致，而 TLC 法鉴别是比较供试品溶液与对照品溶液所显主斑点的位置和颜色是否相同。《中国药典》（2015 年版）在对鉴别试验中既有 HPLC 法又有 TLC 法的，规定可在两种鉴别方法中任选一种。

2. 光谱法

（1）红外分光光度法（IR）　几乎所有的 β-内酰胺类抗生素原料药均采用了本法进行鉴别。《中国药典》（2015 年版）用 IR 光谱鉴别是将供试品的红外光谱与相应的标准图谱对照应一致。

（2）紫外分光光度法（UV）　本类药物的紫外光谱鉴别通常是利用其最大吸收波长进行鉴别：将供试品配成适当浓度的溶液，直接测定紫外吸收光谱，根据其最大吸收波长进行鉴定。如头孢克肟片的紫外鉴别法：取本品适量，加磷酸盐缓冲溶液（pH 7.0）制成每 1ml 中约含 10μg 的溶液，在 288nm 的波长处有最大吸收。

3. 呈色反应

（1）异羟肟酸铁反应　青霉素及头孢菌素在碱性中与羟胺作用，β-内酰胺环破裂生成异羟肟酸，在稀酸中与高铁离子呈色，即异羟肟酸铁反应。反应式如下。

$$\begin{array}{c} \text{(reaction scheme)} \end{array}$$

如《中国药典》（2015 年版）中头孢哌酮的鉴别：取本品 10mg，加水 2ml 盐酸羟胺溶液 3ml，振摇溶解后，放置 5 分钟，加酸性硫酸铁铵试液 1ml，摇匀，显红棕色。

（2）类似肽键的反应　本类药物具有—CONH—结构，一些取代基有 α-氨基酸结构，可显双缩脲和茚三酮反应。

三、检查

本类抗生素的杂质主要有高分子聚合物、有关物质、异构体等，一般采用 HPLC 法控制其限量，也有采用测定杂质的吸光度来控制杂质量的，部分抗生素还检查残留溶剂。

（一）聚合物

β-内酰胺类药物所致速发型过敏反应大多与其中存在的高分子杂质（分子量一般在 1000～5000）有关。

高分子杂质按其来源通常可分两类：外源性杂质和内源性杂质。外源性杂质一般来源于发酵工艺，如青霉素中的青霉噻唑蛋白、青霉噻唑多肽等。

内源性杂质来源于 β-内酰胺药物中的自身聚合产物。聚合物既可来自生产过程，又可在储存中形成，甚至在用药时也可由使用不当产生，如阿莫西林干糖浆，当采用开水冲服时，其高分子杂质含量可增加 100 倍。抗生素聚合物的免疫原性通常较弱，但作为多价半抗原，可引发速发型过敏反应。

随着现代生产工艺的不断改进和提高，目前产品中的外源性杂质日趋减少，故对内源性聚合物的控制是当代抗生素高分子杂质质量控制的重点。

由于结构不同的高分子杂质通常有相似的生物学特征，因此在药品质量控制中一般不需逐一控制不同结构的高分子杂质，而只需控制药品中高分子杂质的总量，故根据分子量差异进行分离的凝胶色谱模式是简单易行的分离模式。以葡聚糖凝胶 Sephadex G-10 为基础的凝胶色谱分析系统，可方便地利用对各类 β-内酰胺类抗生素中高分子杂质的分离分析，并满足药品质量控制的需要。

Sephadex G-10 凝胶色谱系统虽可方便地应用于对高分子杂质进行分离，但由于对照品在制备及标定中存在许多不易解决的问题，故采用对照品法测定比较困难。根据特定条件下 β-内酰胺类抗生素可以缔合形成分子量较大的缔合物，缔合物与高分子杂质一样，都在 $K_{av}=0$ 处表现为单一的色谱峰，可采用自身对照外标法测定高分子杂质，即以供试品自身为对照品，按外标法计算供试品中高分子杂质的相对百分率。自身对照外标法集外标法和面积归一法的优点于一体，既需不专门的标准品，又可像外标法一样精确地对高分子进行定量。

在纯水环境下测定各种 β-内酰胺类抗生素，如头孢他定、头孢曲松、头孢哌酮、头孢噻肟、头孢布烯等头孢菌素，青霉素、氨苄西林、青霉素 V 等青霉素，舒氨西林均可缔合，表现为表观分子量增大，在 Sephadex G-10 凝胶色谱系统中 $K_{av}<0.1$，因此纯水可以作为缔合峰测定的基本洗脱液。

示例 16-16 头孢他啶聚合物的检查

色谱条件与系统适用性试验　用葡聚糖凝胶 G-10 （40~120μm）为填充剂，玻璃柱内径 1.0~1.4cm，柱长 45cm。以含 3.5% 硫酸铵的 pH 7.0 的 0.1mol/L 磷酸盐缓冲液 [0.1mol/L 磷酸氢二钠溶液-0.1mol/L 磷酸二氢钠溶液（61:39）]为流动相 A，以水为流动相 B，流速为每分钟 0.8ml，检测波长为 254nm。量取 1.5mg/ml 蓝色葡聚糖 2000 溶液 100~200μl，注入液相色谱仪，分别以流动相 A、B 进行测定，记录色谱图。按蓝色葡聚糖 2000 峰计算理论板数均不低于 500，拖尾因子均应小于 2.0。在两种流动相系统中蓝色葡聚糖 2000 峰的保留时间比值应在 0.93~1.07，对照溶液主峰与供试品溶液中聚合物峰与相应色谱系统中蓝色葡聚糖 2000 峰的保留时间的比值均应在 0.93~1.07。称取头孢他啶约 0.2g 与碳酸钠 20mg，置 10ml 量瓶中，用 1.5mg/ml 的蓝色葡聚糖 2000 溶液溶解并稀释至刻度，摇匀。取 100~200μl 注入液相色谱仪，用流动相 A 进行测定，记录色谱图。高聚体的峰高与单体和高聚体之间的谷高比应大于 1.5。另以流动性 B 为流动相，精密量取对照品溶液 100~200μl，连续进样 5 次，峰面积的相对标准偏差应不大于 5.0%。

对照品溶液的制备　取头孢他定对照品适量，精密称定，加水溶解并定量稀释制成每 1ml 中约含头孢他啶 0.1mg 的溶液。

测定法　精密称取本品约 0.2g 与碳酸钠 20mg，置 10ml 量瓶中，加水适量使溶解后，用水稀释至刻度，摇匀。立即精密量取 100~200μl 注入液相色谱仪，以流动相 A 为流动相进行测定，记录色谱图。另精密量取对照溶液 100~200μl 注入液相色谱仪，以流动相 B 为流动相进行测定，记录色谱图。按外标法以峰面积计算，含头孢他定聚合物以头孢他定计不得超过 0.3%。

（二）有关物质

有关物质检查通常采用色谱法。

示例 16 - 17 头孢拉定颗粒中头孢氨苄的检查

色谱条件与系统适用性试验 用十八烷基硅烷键合硅胶作为填充剂；水 - 甲醇 - 3.86% 醋酸钠溶液 - 4% 醋酸溶液（1564:400:30:6）为流动相；流速为每分钟 0.7 ~ 0.9ml；检测波长为 254nm。

取装量差异项下的内容物，混合均匀，精密称取适量，加流动相溶解并定量稀释制成每 1ml 中含头孢拉定 0.7mg 的溶液，作为供试品溶液。另精密称取头孢氨苄对照品用流动相溶解并稀释制成每 1ml 中含头孢氨苄 40μg 的对照品溶液，供试品溶液色谱图中如有头孢氨苄峰，按外标法计算，含头孢氨苄不得过头孢拉定和头孢氨苄总量的 6%。

（三）吸光度

《中国药典》（2015 年版）也采用测定杂质吸光度方法来控制本类抗生素的杂质含量。

示例 16 - 18 青霉素钠（钾）的检查

取本品，精密称定，加水溶解并定量稀释制成每 1ml 中约含 1.80mg 的溶液，在 280nm 与 325nm 波长处测定吸光度，吸光度均不得大于 0.10；在 264nm 的波长处有最大吸收，吸光度应为 0.80 ~ 0.88。

此法中 264nm 处吸收值用来控制青霉素钠（钾）的含量，280nm 与 325nm 处吸收值用来控制杂质的量。

（四）残留溶剂

部分药物需检查残留有机溶剂，如用 GC 法检查头孢哌酮钠中的丙酮、乙醇、异丙醇、正丙醇、正丁醇、乙酸乙酯、甲基异丁基酮、甲醇、环己烷、四氢呋喃、二氯甲烷与乙腈，用 HPLC 法检查头孢他啶中的吡啶。

四、含量测定

各国药典收载的青霉素类和头孢菌素类的含量测定除少数几个样品采用抗生素微生物检定法测定外，大多采用 HPLC 测定方法。

示例 16 - 19 头孢克洛的含量测定

色谱条件与系统适用性试验 用十八烷基硅烷键合硅胶为填充剂；以磷酸二氢钾溶液（取磷酸二氢钾 6.8g，加水溶解并稀释成 1000ml，用磷酸调节 pH 至 3.4）- 乙腈（92:8）为流动相；检测波长为 254nm。取头孢克洛对照品及头孢克洛 δ - 3 - 异构体对照品适量，加流动相溶解并稀释制成每 1ml 中各约含 0.2mg 的混合溶液，取 20μl 注入液相色谱仪，记录色谱图，头孢克洛峰与头孢克洛 δ - 3 - 异构体峰的分离度应符合要求。

测定法 取本品约 20mg，精密称定，置 100ml 量瓶中，加流动相溶解并稀释至刻度，摇匀，取 20μl 注入液相色谱仪，记录色谱图；另取头孢克洛对照品适量，同法测定。按外标法以峰面积计算出供试品中 $C_{15}H_{14}ClN_3O_4S$ 的含量。规定按无水物计算，含 $C_{15}H_{14}ClN_3O_4S$ 不得少于 95.0%。

第五节 氨基糖苷类抗生素

扫码"学一学"

氨基糖苷类抗生素的化学结构都是以碱性环己多元醇为苷元，与氨基糖缩合而成的苷，故称为氨基糖苷类抗生素（aminoglycosides antibitics）。主要有硫酸链霉素、硫酸庆大霉素、硫酸巴龙霉素、硫酸新霉素等，它们的抗菌谱和化学性质都有共同之处。

一、结构与理化性质

（一）化学结构

链霉胍   链霉糖   N-甲基-L-葡萄糖胺
streptidine   streptose   N-methy-L-glucosamine

链霉双糖胺
streptobiosamine

链霉素（Streptomycin，链霉素 A）的结构为链霉胍、链霉糖和 N－甲基－L－葡萄糖胺三个环状结构以苷键相连接而成。链霉胍通过苷键与链霉糖相连，链霉糖以另一个苷键与 N－甲基－L－葡萄糖胺连接成链霉双糖胺。

绛红糖胺   2-脱氧链霉胺   加洛糖胺
purpurosamine   dexoxystreptosamine   garosamine

庆大霉素（Gentamycin）是由绛红糖胺、脱氧链霉胺和加洛糖胺缩合而成的苷。它是庆大霉素 C 复合物，尚有少量次要成分（如庆大霉素 A_1、A_2、A_3、A_4、B、B_1、X……）。主要组分 C_1、C_2、C_{1a} 及 C_{2a} 的结构如下。

庆大霉素	R_1	R_2	R_3	分子式
C_1	CH_3	CH_3	H	$C_{21}H_{43}N_5O_7$
C_2	H	CH_3	H	$C_{20}H_{41}N_5O_7$
C_{1a}	H	H	H	$C_{19}H_{39}N_5O_7$
C_{2a}	H	H	CH_3	$C_{20}H_{41}N_5O_7$

庆大霉素 C_1、C_2、C_{1a} 三者结构相似，仅在绛红糖胺 C－6 位及氨基上的甲基化程度不同。C_{2a} 是 C_2 的异构体。

（二）理化性质

氨基糖苷类抗生素的分子结构具有相似的性质。

1. 溶解度与碱性 该类抗生素的分子中含有多个羟基（故也称多羟基抗生素）和碱性基团，同属碱性、水溶性抗生素，能与无机酸或有机酸成盐，临床上应用的主要为硫酸盐。

它们的硫酸盐易溶于水，不溶于乙醇、三氯甲烷、乙醚等有机溶剂。

2. 旋光性 本类抗生素分子机构中含有多个氨基糖，具有旋光性。如《中国药典》（2015 年版）中规定硫酸奈替米星的比旋度为 +88°～+96°（水溶液）；硫酸庆大霉素的比旋度为 +107°～+121°（水溶液）；硫酸巴龙霉素的比旋度为 +50°～+55°（水溶液）。

3. 苷的水解与稳定性 含有二糖胺结构的抗生素分子中氨基葡萄糖与链霉糖或D－核糖之间的苷键较强，而链霉胍与链霉双糖胺之间的苷键结合较弱。一般的化学反应只能将它们分解为一分子苷元和一分子双糖。链霉素的硫酸盐水溶液，一般以 pH 5.0～7.5 最为稳定，过酸或碱性条件下易水解失效。在酸性条件下，链霉素水解为链霉胍和链霉双糖胺，进一步水解则得 N－甲基－L－葡萄糖胺；碱性条件下也使链霉素水解为链霉胍和链霉双糖胺，并使链霉糖部分发生分子重排，生成麦芽酚，此性质可用于链霉素的定性鉴别与定量。

硫酸庆大霉素、硫酸奈替米星对光、热、空气均较稳定，水溶液稳定，pH 2.0～12.0 时，100℃加热 30 分钟活性无明显变化。

4. 紫外吸收光谱 链霉素在 230nm 处有紫外吸收。庆大霉素、奈替米星等无紫外吸收。

二、鉴别

1. 茚三酮反应 本类抗生素为氨基糖苷结构，具有羟基胺结构和 α－氨基酸的性质类似。可与茚三酮缩合成蓝紫色化合物。《中国药典》（2015 年版）采用本法鉴别硫酸小诺霉素。其反应原理如下。

$$\text{氨基酸} + 2\,\text{水合茚三酮} \xrightarrow{\Delta} \text{蓝色络合物} + CO_2 + 3H_2O$$

示例 16 - 20 硫酸小诺霉素的鉴别

取本品约 5mg 加水溶解后，加 0.1% 茚三酮的水饱和正丁醇溶液 1ml 与吡啶 0.5ml，在水浴中加热 5 分钟，即显蓝紫色。

2. Molisch 试验 具有五碳糖或六碳糖结构的氨基糖苷类抗生素经酸水解后，在盐酸（或硫酸）作用下脱水生成糠醛（五碳糖）或羟甲基糠醛（六碳糖）。这些产物遇 α－萘酚或蒽酮呈紫色。

（1）α－萘酚呈色原理

羟甲基糠醛 → 红紫色

（2）蒽酮的呈色原理

羟甲基糠醛 → 蓝紫色

示例 16-21 硫酸卡那霉素的鉴别

取本品约 1mg，加水 2ml 溶解后，加 0.2% 蒽酮的硫酸溶液 4ml，在水浴中加热 15 分钟，冷却即显蓝紫色。

3. N-甲基葡萄糖胺反应（Elson-Morgan 反应） 本类药物经水解，产生葡萄糖胺衍生物，如链霉素中的 N-甲基葡萄糖胺，硫酸新霉素、硫酸巴龙霉素中的 D-葡萄糖胺，在碱性溶液中与乙酰丙酮缩合成吡咯衍生物（Ⅰ），与对二甲基苯甲醛的酸性醇溶液（Ehrlich 试剂）反应，生成樱桃红色缩合物（Ⅱ）。

示例 16-22 硫酸新霉素的鉴别

取本品约 10mg，加水 1ml 溶解后，加盐酸溶液（9→100）2ml，在水浴中加热 10 分钟，加 8% 氢氧化钠溶液 2ml 与 2% 乙酰丙酮水溶液 1ml，置水浴中加热 5 分钟，冷却后，加对二甲氨基苯甲醛试液 1ml，即呈樱桃红色。

Ⅰ Ⅱ

4. 麦芽酚反应 此为链霉素的特征反应。链霉素在碱性溶液中，链霉糖经分子重排使环扩大形成六元环，然后消除 N-甲基葡萄糖胺，和链霉胍生成麦芽酚，麦芽酚在微酸性溶液中与高铁离子形成紫红色配位化合物。反应原理如下。

麦芽酚 → 紫红色

示例 16 - 23 硫酸链霉素的鉴别

取本品约 20mg，加水 5ml 溶解后，加氢氧化钠溶液 0.3ml，置水浴上加热 5 分钟，加硫酸铁铵溶液（取硫酸铁铵 0.1g，加 0.5mol/L 硫酸溶液 5ml 使溶解）0.5ml，即呈紫红色。

5. 坂口反应 此为链霉素水解产物链霉胍的特有反应。本品水溶液加氢氧化钠试液，水解生成链霉胍。链霉胍与 8 - 羟基喹啉乙醇溶液作用，再加次溴酸钠试液，溶液显橙红色。反应原理如下。

示例 16 - 24 硫酸链霉素的鉴别

取本品约 0.5mg、加水 4ml 溶解后加氢氧化钠试液 2.5ml 与 0.1% 8 - 羟基喹啉的乙醇溶液 1ml，放冷至约 15℃ ，加次溴酸试液 3 滴，即显橙红色。

6. 色谱法

（1）薄层色谱法 本类抗生素的薄层鉴别多以硅胶为薄层板，三氯甲烷 - 甲醇 - 浓氨水为展开剂，茚三酮或碘蒸气为显色剂。

示例 16 - 25 硫酸巴龙霉素的鉴别

取本品与巴龙霉素标准品，分别加水制成每 1ml 中约含 20mg 的溶液。照薄层色谱法，吸取上述两种溶液各 1μl，分别点于同一硅胶 H 薄层板上，以 50% 甲醇（含氯化钠 1.5%）- 浓氨溶液（100∶8）为展开剂，展开，晾干，于 105℃ 干燥，放冷，喷以茚三酮的吡啶水溶液（取茚三酮 0.5g，加 40% 吡啶溶液 100ml 使溶解），供试品溶液所显主斑点的位置和颜色应与标准品溶液的主斑点的位置和颜色相同。

（2）高效液相色谱法 本类药物也可根据组分检查或含量测定项下 HPLC 方法，通过比较供试品溶液和对照品溶液的色谱图进行鉴别。如《中国药典》（2015 年版）利用本法鉴别庆大霉素，根据组分分析测得的色谱图，供试品溶液色谱图中庆大霉素 C_1、C_{1a}、C_2、C_{2a} 和 C_{2b} 五组分的色谱峰保留时间应与标准品溶液各主峰保留时间一致。

7. 光谱法 《中国药典》和《英国药典》大多采用红外光谱法鉴别本类药物，如硫酸庆大霉素、硫酸巴龙霉素、硫酸卡那霉素、硫酸阿米卡星、硫酸新霉素、硫酸链霉素等。

三、检查

（一）有关物质检查

现行版各国药典对本类抗生素的有关物质检查主要采用 TLC 和 HPLC 法。

示例 16 - 26 硫酸链霉素中有关物质的检查

取本品适量，加水溶解并稀释制成每 1ml 中约含链霉菌 3.5mg 的溶液，作为供试品溶液；精密量取适量，用水定量稀释制成每 1ml 中约含链霉菌 35μg、70μg 和 140μg 的溶液，作为对照溶液（1）、（2）和（3）。照高效液相色谱法测定，用十八烷基硅烷键合硅胶为填充剂，以 0.15mol/L 的三氟醋酸溶液为流动相，流速为每分钟 0.5ml，用蒸发光散射检测器检测（参考条件：漂移管温度为 110℃，载气流速为每分钟 2.8L）。取链霉素对照品适量，加水溶解并稀释制成每 1ml 中约含链霉素 3.5mg 的溶液，置日光灯（3000lx）下照射 24 小时，作为分离度溶液，取妥布霉素标准品适量，用分离度溶液溶解并稀释制成每 1ml 中约含妥布霉素 0.06mg 的混合溶液，量取 10μl 注入液相色谱仪，记录色谱图。链霉素峰保留时间约为 10~12 分钟，链霉素峰与相对保留时间约为 0.9 处的杂质峰的分离度和链霉素峰与妥布霉素峰的分离度应分别大于 1.2 和 1.5。精密量取对照溶液（1）、（2）和（3）各 10μl，分别注入液相色谱仪，记录色谱图。以对照溶液浓度的对数值与相应峰面积的对数值计算线性回归方程，相关系数（r）应不小于 0.99。另取供试品溶液，同法测定，记录色谱图至主成分峰保留时间的 2 倍，供试品溶液色谱图中如有杂质峰（硫酸根峰除外），用线性回归方程计算，单个杂质不得过 2.0%，杂质总量不得过 5.0%。

（二）组分测定

本类抗生素多为同系物组成的混合物，同系物的效价、毒性各不相同，为保证药品的质量，必须控制各组分的相对含量。

庆大霉素 C_1、C_2、C_{1a} 对微生物的活性无明显差异，但其毒副作用和耐药性有差异，导致各组分的多少影响产品的效价和临床疗效。因此中、美等国药典均规定控制各组分的相对百分含量。对庆大霉素 C 组分的含量测定，目前各国药典采用高效液相色谱法 – 蒸发光散射检测法，高效液相色谱 – 脉冲电化学检测法，邻苯二甲醛（OPA）柱前衍生 – 高效液相色谱法（紫外检测）。现分别介绍如下。

示例 16 – 27　庆大霉素中庆大霉素 C 组分的测定

采用蒸发光散射检测器检测庆大霉素中庆大霉素 C 组分。

色谱条件与系统适用性试验　用十八烷基硅烷键合硅胶为填充剂（pH 适应范围 0.8~8.0）；以 0.2mol/L 三氯醋酸溶液 – 甲醇（96∶4）为流动相；流速为每分钟 0.6~0.8ml；蒸发光散射检测器（高温型不分流模式；漂移管温度为 105~110℃，载气流量为每分钟 2.5L；低温型分流模式：漂移管温度为 45~55℃，载体压力为 350kPa）测定。取庆大霉素标准品，小诺霉素标准品和西索米星对照品各适量，分别加流动相溶解并稀释制成每 1ml 中约含庆大霉素总 C 组分 2.5mg、小诺霉素 0.1mg 和西索米星 25μg 的溶液，分别量取 20μl 注入液相色谱仪，庆大霉素标准品溶液色谱图应与标准图谱一致，西索米星峰和庆大霉素 C_{1a} 峰之间，庆大霉素 C_2 峰、小诺霉素峰和庆大霉素 C_{2a} 峰之间的分离度均应符合规定；西索米星对照品溶液色谱图中主成分峰峰高的信噪比应大于 20；精密量取小诺霉素标准品溶液 20μl，连续进样 5 次，峰面积的相对标准偏差应符合要求。

测定法　精密称取庆大霉素标准品适量，加流动相溶解并定量稀释制成每 1ml 中约含庆大霉素总 C 组分 1.0mg、2.5mg、5.0mg 的溶液，作为标准品溶液（1）、（2）、（3）。精密量取上述三种溶液各 20μl，分别注入液相色谱仪，记录色谱图，计算标准品溶液各组分浓度对数值与相应峰面积对数值的线性回归方程，相关系数（r）应不小于 0.99；另精密称取本品适量，加流动相溶解并定量稀释制成每 1ml 中约含庆大霉素 2.5mg 的溶液，同法测定，用庆大霉素各组分的线性回归方程分别计算供试品中对应组分的量（C_{1Cx}），并按下面公式计算出各组分的含量（%，mg/mg），C_1 应为 14%~22%，C_{1a} 应为 10%~23%，$C_{2a} + C_2$ 应为 17%~36%，四个组分总含量不得低于 50.0%。

$$C_x（\%）=\frac{C_{tCx}}{\dfrac{m_t}{V_t}}\times 100\%$$

式中，C_x 为庆大霉素各组分的含量（%，mg/mg）；C_{tCx} 为由回归方程计算出的各组分的含量（mg/ml）；m_t 为供试品重量（mg）；V_t 为体积（ml）。

根据所得组分的含量，按下面公式计算出庆大霉素各组分的相对比例。C_1 应为 25%～50%，C_{1a} 应为 15%～40%，$C_{2a}+C_2$ 应为 20%～50%。

$$C'_x（\%）=\frac{C_x}{C_1+C_{1a}+C_2+C_{2a}}\times 100\%$$

式中，C'_x 为庆大霉素各组分的相对比例。

示例 16 – 28　《美国药典》庆大霉素中庆大霉素 C 组分的测定（HPLC 柱后衍生化电化学检测测定法）

流动相的制备　将 7ml 三氟醋酸，250μl 五氟丙酸和 4ml 和 12.5mol/L 的氢氧化钠（无 CO_2）加入 900ml 水（无 CO_2）中，使溶解。用 0.5mol/L 的氢氧化钠（无 CO_2）调 pH 至 2.6。再加入 15mL 乙腈，最后加水至 1L。如果有必要可以调整流动相中乙腈的用量，1L 流动相中最多加入 50ml 乙腈。

对照品溶液的制备　用流动相配制含硫酸庆大霉素（USP，RS）100μg/ml。

供试品溶液的制备　用流动相将硫酸庆大霉素稀释至 0.2mg/ml。

色谱条件与系统适用性试验　液相色谱：色谱柱 C_{18}（4.6mm×250mm，5μm），柱温 31℃，流速为 1ml/min。脉冲安培电化学检测器。柱后试剂为 20g/ml 氢氧化钠（无 CO_2），柱后试剂流速为 0.3ml/min。指示电极为金，参比电极为银 – 氯化银。进样量为 20μl。运行时间至庆大霉素 C_1 保留时间的 1.2 倍。

限度　庆大霉素 C_{1a}：10%～35%；庆大霉素 C_2 和 C_{2a}：25%～55%；庆大霉素 C_1 和 C_{2b}：25%～50%。

示例 16 – 29　庆大霉素中庆大霉素 C 组分的测定（HPLC 衍生化紫外检测测定法）

邻苯二甲醛的制备　取邻苯二甲醛 1.0g，加 1ml 甲醇溶液溶解，加 0.4mol/L 的硼酸溶液 95ml，用 8mol/L 的氢氧化钾调节 pH 为 10.4，加巯基醋酸 2ml，再用 8mol/L 的氢氧化钾溶液 pH 为 10.4。

流动相的制备　取 1 – 庚烷磺酸钠 5.0g，加甲醇 700ml，并与 250ml 和 50ml 冰醋酸混合均匀，作为流动相。

对照品溶液的制备　取硫酸庆大霉素对照品适量，加水制成每 1ml 含 0.65mg 的溶液，精密量取 10～25ml 于量瓶中，加 5ml 异丙醇和 4ml 邻苯二甲醛溶液，混匀，加异丙醇至刻度。60℃水浴加热 15 分钟，放置室温，作为对照品溶液。

供试品溶液的制备　同法制备供试品溶液。

色谱条件与系统适用性试验　检测波长 330nm，用十八烷基硅烷键合硅胶为填充剂（5mm×10cm，5μm）的色谱柱，流动相流速约 1.5ml/min。供试品溶液的色谱中，任意两峰之间的分离度均不得低于 1.25，庆大霉素 C_1 的容量因子在 2～7 之间，庆大霉素 C_2 理论板数应大于 1200，重复性相对标准偏差小于 2.0%。

测定法　精密量取对照品溶液和供试品溶液各 20μl，分别注入液相色谱仪，记录色谱图，洗脱的顺序为庆大霉素 C_1、C_{1a}、C_{2a} 和 C_2，计算各组分的百分含量。庆大霉素 C_1 应为 25%～50%；庆大霉素 C_{1a} 应为 10%～35%；庆大霉素 C_2+C_{2b} 应为 25%～55%。

四、含量测定

氨基糖苷类抗生素的效价测定主要有微生物检定法和 HPLC 法。氨基糖苷类抗生素的 HPLC 测定法可分为离子交换（酸性条件下在阳离子交换柱上交换）、离子对（以烷基磺酸盐为反离子）和反相 HPLC 法，由于本类抗生素多数无紫外吸收，不能直接用紫外或荧光检测器，需进行柱前或柱后衍生化，或采用电化学检测器、蒸发光检测器检测。《中国药典》（2015 年版）采用 HPLC – 蒸发光散射法检测硫酸卡那霉素、硫酸依替米星等药物的含量；硫酸小诺霉素、硫酸链霉素、硫酸新霉素等采用微生物检定法。

扫码"学一学"

第六节　四环类抗生素

本类抗生素分子结构都是由四个环组成，故总称为四环素。包括四环素、金霉素、土霉素、多西环素等。

一、结构与理化性质

（一）化学结构
四环素类抗生素，可以看作四并苯或萘并萘的衍生物，基本结构如下。

结构中各取代基 R、R_1、R_2 及 R_3 的不同构成各种四环素类抗生素。个别四环素类抗生素如盐酸多西环分子结构中含 1/2 分子乙醇和 1/2 分子水。《中国药典》（2015 年版）收载四环素类抗生素见表 16 –3。

表 16 –3　四环类抗生素结构

药物	R	R_1	R_2	R_3	分子式	分子量
盐酸土霉素	H	OH	CH_3	OH	$C_{22}H_{24}N_2O_9 \cdot HCl$	496.90
盐酸四环素	H	OH	CH_3	H	$C_{22}H_{24}N_2O_8 \cdot HCl$	480.90
盐酸多西环素	H	H	CH_3	OH	$C_{22}H_{24}N_2O_8 \cdot HCl \cdot 1/2C_2H_5OH \cdot 1/2H_2O$	512.93
盐酸米诺环素	N（CH_3）$_2$	H	H	H	$C_{23}H_{27}N_3O_7 \cdot HCl$	493.94
盐酸金霉素	Cl	OH	CH_3	H	$C_{22}H_{23}ClN_2O_8 \cdot HCl$	515.35
盐酸美他环素	H	=CH_2	OH		$C_{22}H_{22}N_2O_8 \cdot HCl$	478.89

（二）理化性质
1. 性状　四环素类抗生素均为黄色结晶性粉末；无臭，味苦；大多数遇光颜色变暗。

2. 酸碱性　本类抗生素的母核上 C_4 位上的二甲氨基［$-N（CH_3）_2$］显弱碱性；C_{10} 位上的酚羟基（$-OH$）和两个含有酮基和烯醇基的共轭双键系统显弱酸性，故四环素类抗生素是两性化合物。遇酸及碱，均能生产相应的盐，临床上多应用盐酸盐。

3. 溶解度　其盐类在水中会水解，当溶液浓度较大时，会析出游离碱。游离碱在水中的溶解度很小，其溶解度与溶液的 pH 有关，在 pH 4.5 ~ 7.2 时难溶于水；当 pH 高于 8 或低于 4 时，水中溶解度增加。其盐酸盐易溶于水，并溶于碱或酸性溶液中，而不溶于三氯甲烷、乙醚等有机溶剂。

4. 旋光性　四环素类抗生素分子中具有不对称碳原子，因此具有旋光性，可用于定性、定量分析。各国药典测定该类抗生素的比旋度，如《中国药典》（2015 年版）规定盐酸土霉素在盐酸（9→1000）溶液中的比旋度为 −188° ~ −200°；盐酸四环素在 0.01mol/L 盐酸溶液中的比旋度为 −240° ~ −258°（0.01mol/L 盐酸溶液）。

5. 紫外吸收和荧光性质　本类抗生素分子内含有共轭双键系统，在紫外光区有吸收，如《中国药典》（2015 年版）中盐酸多西环素的甲醇溶液在 269nm 和 354nm 的波长处有最大吸收，在 234nm 和 296nm 的波长处有最小吸收。有些抗生素在紫外光照射下产生荧光，它们的降解产物也具有荧光。如：盐酸金霉素经降解后在紫外光灯下呈蓝色荧光；盐酸土霉素经酸性降解后，在紫外光灯下呈绿色荧光；盐酸土霉素经碱降解后呈绿色荧光，加热，荧光转为蓝色；盐酸四环素经碱降解后呈黄色荧光，可用于区别不同的四环素类抗生素。利用这一性质，在 TLC 鉴别法中常用于斑点检出。

6. 稳定性　四环素类抗生素对各种氧化剂（包括空气中的氧在内）、酸、碱都是不稳定的。干燥的四环素类游离碱及其盐较稳定，但在贮存中遇光氧化颜色变深。在酸性溶液中会发生差向异构化反应及降解反应；在碱性溶液中会发生降解反应。

（1）差向异构化性质　在弱酸性（pH 2.0 ~ 6.0）溶液中四环素类抗生素会发生差向异构化。这个反应是由于 A 环上手性碳原子 C_4 构型的改变，发生差向异构化，形成差向四环素类。四环素、金霉素很容易差向异构化，产生无抗菌作用的差向四环素（4 - epitetracycline，ETC）和差向金霉素（具有蓝色荧光）。而土霉素、多西环素、美他环素由于 C_5 上的羟基和 C_4 上的二甲氨基形成氢键，因而较稳定，C_4 上不易发生差向异构化。

（2）降解性质

①酸性降解　在酸性条件下（pH < 2），特别是在加热情况下，四环素类抗生素 C_6 上的醇羟基和 C_{5a} 上的氢发生反式消除（生成水），并在 C_{5a} ~ C_6 之间形成双键，生成脱水四环素。脱水四环素亦可形成差向异构体，称差向脱水四环素（4 - epianhydro - tetracycline，EATC）。

四环素类的差向异构化反应和降解反应可表示如下。

四环素（TC）　　　　　　　　　差向四环素（ETC）

金霉素在酸性溶液中也能生成橙黄色的脱水金霉素，分别在 435nm 和 445nm 处有最大吸收。此性质可作为金霉素和四环素的比色测定依据。

②碱性降解 四环素类在碱性溶液中，C_6 上的羟基形成氧负离子，向 C_{11} 发生分子内亲核进攻，经电子转移，C 环破裂，生成无活性的具有内酯环结构的异四环素。若在强碱性溶液中加热，几乎可以定量地转化为异四环素，其在紫外光灯照射下，具强烈荧光。反应如下。

（3）与金属离子形成配位化合物的性质 四环素类抗生素分子中具有酚羟基和烯醇基，能与许多金属离子形成不溶性盐类或有色配位化合物。如与钙离子、镁离子形成不溶性的钙盐或镁盐，与铁离子形成红色配位化合物，与铝离子形成黄色配位化合物。可用于鉴别或分光光度法测定含量。

二、鉴别

1. 硫酸反应 四环素类抗生素遇硫酸立即产生不同颜色，可用于鉴别和区别各种四环素类抗生素。如盐酸四环素显深紫色；盐酸金霉素显蓝色，渐变为橄榄绿色，加水后显金黄色或棕黄色；盐酸土霉素显深朱红色，加水后显黄色。

2. 三氯化铁反应 四环素类抗生素分子结构中具有酚羟基，遇三氯化铁试液立即产生颜色。如盐酸四环素显红棕色；盐酸金霉素显深褐色；盐酸多西环素显褐色。此反应也可用于本类抗生素的比色测定。

3. 荧光反应 由于分子结构中含有两个共轭双键系统，在紫外光照射下能产生荧光，它们的降解产物也有荧光，可供鉴别。如盐酸金霉素的鉴别方法如下：取本品约 50mg，加 0.4% 氢氧化钠溶液 5ml 使溶解，于 100℃ 加热 1 分钟，在紫外光灯（356nm）下检视，显强烈的蓝色荧光。

4. 紫外分光光度法 本类抗生素分子内含有共轭双键系统，在紫外光区有吸收。本类药物的紫外鉴别法多以甲醇或水溶液为溶剂，《中国药典》（2015 年版）规定最大吸收波长和最小吸收波长。例如盐酸美他环素的鉴别：取本品，加水溶解并稀释成每 1ml 中约含 10μg 的溶液，在 345nm、282nm 和 241nm 处有最大吸收，在 264nm 和 222nm 的波长处有最小吸收。

5. 高效液相色谱法 《中国药典》和《美国药典》等均采用高效液相色谱法鉴别盐酸土霉素、盐酸四环素、盐酸多西环素、盐酸金霉素等。在含量测定项下记录的色谱图中，供试品溶液主峰的保留时间与对照品溶液主峰的保留时间一致。

6. 薄层色谱法 本类抗生素及其降解产物在紫外光灯（365nm）下产生荧光的性质，可用于检出斑点并以标准品对照进行鉴别。

示例 16-30 盐酸土霉素的鉴别

取本品与土霉素对照品，分别加甲醇溶解并稀释制成每 1ml 中约含 1mg 的溶液，作为供试品溶液与对照品溶液；另取土霉素与盐酸四环素对照品，加甲醇溶解并稀释制成每 1ml 中各约含 1mg 的混合溶液，照薄层色谱法试验，吸取上述三种溶液各 1μl，分别点于同一硅胶 G (H) F$_{254}$薄层板上，以水－甲醇－二氯甲烷（6∶35∶59）溶液作为展开剂，展开，晾干，置紫外光灯（365nm）下检视，混合溶液应显两个完全分离的斑点，供试品溶液所显主斑点的位置和荧光应与对照品溶液主斑点的位置和荧光相同。

三、有关物质检查

四环素类抗生素中的有关物质主要是指在生产和贮存过程易形成的异构体杂质、降解杂质（ETC、ATC、EATC）等。《中国药典》、《美国药典》和《英国药典》均采用 HPLC 法检查四环素类抗生素中有关物质。

示例 16－31 盐酸四环素中有关物质的检查

临用新制。取本品，加 0.01mol/L 盐酸溶液溶解并定量稀释制成每 1ml 中约含 0.8mg 的溶液，作为供试品溶液；精密量取 2ml，置 100ml 量瓶中，用 0.01mol/L 盐酸溶液稀释至刻度，摇匀，作为对照溶液。取对照溶液 2ml，置 100ml 量瓶中，用 0.01mol/L 盐酸溶液稀释至刻度，摇匀，作为灵敏度溶液。照含量测定项下的色谱条件试验，量取灵敏度溶液 10μl 注入液相色谱仪，记录色谱图，主成分色谱峰峰高的信噪比应大于 10。再精密量取供试品溶液与对照溶液各 10μl，分别注入液相色谱仪，记录色谱图至主成分峰保留时间的 2.5 倍，供试品溶液色谱图中的如有杂质峰，土霉素、4－差向四环素、盐酸金霉素、脱水四环素、差向脱水四环素按校正后的峰面积（分别乘以校正因子 1.0、1.42、1.39、0.48 和 0.62）分别不得大于对照溶液主峰面积的 0.25 倍（0.5%）、1.5 倍（3.0%）、0.5 倍（1.0%）、0.25 倍（0.5%）、0.25 倍（0.5%），其他各杂质峰面积的和不得大于对照溶液主峰面积的 0.5 倍（1.0%）。供试品溶液色谱图中小于灵敏度溶液主峰面积的峰忽略不计。

四、含量测定

四环素类抗生素的含量测定，目前各国药典多采用高效液相色谱法。

示例 16－32 盐酸四环素的含量测定

色谱条件与系统适用性试验 用十八烷基硅烷键合硅胶为填充剂；以醋酸铵溶液 [0.15mol/L 醋酸铵溶液－0.01mol/L 乙二胺四醋酸二钠溶液－三乙胺（100∶10∶1），用醋酸调节 pH 至 8.5]－乙腈（83∶17）为流动相；检测波长为 280nm。取 4－差向四环素对照品、土霉素对照品、差向脱水四环素对照品、盐酸金霉素对照品及脱水四环素对照品各约 3mg 与盐酸四环素对照品约 48mg，置 100ml 量瓶中，加 0.1mol/L 盐酸溶液 10ml 使溶解后，用水稀释至刻度，摇匀，作为系统适用性溶液，取 10μl 注入液相色谱仪，记录色谱图，出峰顺序为：4－差向四环素、土霉素、差向脱水四环素、四环素、金霉素、脱水四环素，四环素峰的保留时间约为 14 分钟。4－差向四环素峰、土霉素峰、差向脱水四环素峰、四环素峰、金霉素峰间的分离度均应符合要求，金霉素峰与脱水四环素峰间的分离度应大于 1.0。

测定法 取本品约 25mg，精密称定，置 50ml 量瓶中，加 0.01mol/L 盐酸溶液溶解并稀释至刻度，摇匀，精密量取 5ml，置 25ml 量瓶中，用 0.01mol/L 盐酸溶液稀释至刻度，摇匀，作为供试品溶液，精密量取 10μl 注入液相色谱仪，记录色谱图；另取盐酸四环素对照品适量，同法测定。按外标法以峰面积计算，即得。

扫码"学一学"

第七节　大环内酯类抗生素

大环内酯类抗生素的基本结构特点是以一个大环内酯为母体，通常为 14 - 16 元环，在大环上通过羟基以苷键与 1 - 3 个去氧氨基糖或二甲氨基糖缩合成碱性苷。十四元大环内酯类：红霉素、罗红霉素、克拉霉素；十五元大环内酯类：阿奇霉素；十六元大环内酯类：螺旋霉素、乙酰螺旋霉素、麦迪霉素。现以阿奇霉素为例介绍结构、性质及检测方法。

一、结构与理化性质

（一）化学结构

阿奇霉素是由十五元氮杂内酯环与去氧氨基糖和红霉糖缩合而成的苷。

（二）理化性质

1. 性状　阿奇霉素为白色或类白色结晶性粉末，味苦；有引湿性。

2. 溶解度　在水中不溶，在甲醇、乙醇和丙酮中易溶。

3. 碱性　内酯环上的叔氮原子及氨基糖上的二甲氨基具有碱性。

4. 旋光性　阿奇霉素分子结构中有不对称碳原子，在无水乙醇溶液中比旋度为 -45° 至 -49°。

5. 紫外吸收　紫外吸收在紫外末端区。

6. 稳定性　阿奇霉素在无水条件下苷键较稳定，在水溶液 pH 为 6.4 最稳定。

二、鉴别

1. 薄层色谱鉴别　供试品溶液所显主斑点的颜色和位置应与阿奇霉素对照品溶液的主斑点相同。

2. 红外光谱鉴别　本品的红外光吸收图谱应与标准图谱或对照品图谱一致。如发现与标准图谱或对照品图谱不一致时，可取本品适量，加少量丙酮溶解后，于室温挥发至干后测定。

3. 高效液相色谱鉴别　在含量测定项下记录的色谱图中，供试品溶液主峰的保留时间与对照品溶液主峰的保留时间一致。如阿奇霉素的干混悬剂。

三、检查

阿奇霉素有关物质的检查采用高效液相色谱法，主要采用加校正因子的主成分自身对照法检查。

四、含量测定

阿奇霉素的含量测定方法主要有微生物检定法、比色法、荧光分光光度法、薄层色谱法和高效液相色谱法。微生物检定法是经典的抗生素含量测定方法。《中国药典》曾用微生物检定法测定阿奇霉素原料和其各种剂型的含量，以短小芽胞杆菌为检定菌，培养基的 pH 为 7.8~8.0，灭菌磷酸盐缓冲液（pH 7.8），在 35~37℃培养 14~16 小时。由于该法操作费时，且由于生产菌种不同，不同厂家产品的组分比例也不同，因此测定结果有较大的差别。目前《中国药典》（2015 年版）采用高效液相色谱法测定阿奇霉素原料和其各种剂型的含量。

阿奇霉素为弱碱性物质，《中国药典》、《美国药典》、《欧洲药典》流动相 pH 超过 8。一般的色谱柱可以耐受的流动相 pH 范围是 2~8，pH 超过 8 的流动相条件将造成硅胶基体的溶解，导致色谱峰形变差，分离度下降，色谱柱寿命短等不良后果。因此，建议采用耐碱色谱柱。

示例 16-33　阿奇霉素的含量测定

色谱条件与系统适用性试验　用十八烷基硅烷键合硅胶为填充剂；以磷酸盐缓冲液（取 0.05mol/L 磷酸氢二钾溶液，用 20% 的磷酸溶液调节 pH 至 8.2）-乙腈（45∶55）为流动相；检测波长为 210nm。取阿奇霉素系统适用性对照品适量，加乙腈溶解并稀释制成每 1ml 中含 10mg 的溶液，取 50μl 注入液相色谱仪，记录的色谱图应与标准图谱一致。

测定法　取本品适量，精密称定，加乙腈溶解并定量稀释制成每 1ml 中约含 1mg 的溶液，作为供试品溶液，精密量取 50μl 注入液相色谱仪，记录色谱图；另取阿奇霉素对照品适量，同法测定。按外标法以峰面积计算，即得。

简答题

1. 抗生素类效价测定方法主要分为生物学方法和物理化学方法两大类，两法各有什么特点？

2. β-内酰胺类抗生素的特殊杂质主要有哪些？如何检查？

扫码"练一练"

第十七章 中药分析概论

要点导航

1. 掌握中药分析的特点、样品处理方法、鉴别和含量测定方法。
2. 熟悉中药指纹图谱技术及中药杂质检查方法。
3. 了解中药分析的现状及发展趋势。

中药是指在中医理论指导下，用于预防、治疗、诊断疾病并具有康复和保健作用的物质。包括中药材及饮片、提取物和中药制剂。中药分析是以中医药理论为指导，运用现代分析方法，研究中药质量的一门应用学科，是药物分析学科中一个重要的组成部分，也是药物分析学科中一个独具特色的分支学科。

近几十年来，中药分析在中药化学成分、作用机制、物质基础研究等方面取得了许多进展，《中国药典》(2015 年版) 大幅提高了中药及制剂的质量标准，更多地采用了现代化的分析仪器和技术，采用了整体特征指标评价中药质量，充分体现了中药特色。但是，中药与化学药物的不同在于中药成分复杂，药理作用涉及多个方面，难以以某个或某些成分的含量评价中药质量，从总体上看，中药的质量标准体系还不够完善。

第一节 中药分析的特点

扫码"学一学"

中药分析的特点如下。

(1) 中药化学成分复杂，有效成分非单一性，仅以其中某一成分或某类成分作为指标进行分析无法体现中医药的整体协同作用的特点。

中药作用的物质基础是其中的化学成分。与化学药品相比，中药的化学成分复杂，单味药本身就由多成分组成，由多成分的单味药组成的复方制剂其所含的成分更为复杂，有些化学成分还会相互影响，含量发生较大变化，给分析测定带来更大的困难。某单一成分的含量高低并不一定与其临床作用效果具有线性关系，检测任何一种活性成分均不能反映中药的整体疗效。

中药分析应从中医整体观出发，模糊与量化相结合，整体表征与局部特征相结合，采用多种手段，测定多种有效信息，才能更加科学、客观地评价中药质量。

(2) 中药质量受多环节多因素的影响，使中药分析的复杂度和难度增加。

中药材的种类繁多、成分复杂、产地分散、替代品（代用品）多，中药材本身的质量又受生长环境、采收季节、加工炮制及贮藏条件等多种因素的影响，造成其所含化学成分及临床疗效的差异；而中药制剂又受到生产工艺、包装运输、储藏等多因素的影响，质量控制的环节和内容更为复杂。处方相同的制剂，原料、产地、设备和工艺的差异会带来化学成分含量的差异，进而导致临床药效的差异，而目前的质量标准还不能全面反映和评价这些药品整体上的差异。

在中药分析的过程中要充分重视以上因素的影响，注意品种、产地、生长年限、药用部位和加工炮制不同情况，建立分析方法、进行方法学验证时要注意线性范围、检测限、灵敏度等要求。

（3）中药的质量分析应以中医药理论为指导。

中药的组方原则是在中医药理论指导下按君、臣、佐、使进行组方，因此，在进行质量分析时，应首先对中药进行组方分析，依照药味功效，根据药味的君、臣、佐、使地位分清主次，首选君药、贵重药材和毒剧药建立分析方法；再选择合适的化学成分及方法来评价其质量。

因中药的药理作用具有多面性，同一药味在不同方剂和制剂中的功用不同，故选择测定的项目和成分也不尽相同。例如山楂在以消食健胃为主要功效的制剂中，应选择测定有机酸类成分；而在以活血化瘀、治疗心血管疾病的制剂中，应选择测定黄酮类成分。

第二节　中药分析用样品的制备

扫码"学一学"

中药样品检验的程序一般可分为取样、制备供试品、鉴别、检查、含量测定、书写检测报告。中药成分复杂且样品中被测成分含量较低，因此需要对样品进行粉碎、提取分离、纯化等处理，使其符合分析方法的要求。

一、样品的粉碎

样品粉碎一是为了使样品中的被测成分能更快地被提取出来，二是保证所取样品均匀有代表性。粉碎样品时，要尽量避免由于设备的磨损或不干净等因素而污染样品，并防止粉尘飞散或挥发性成分的损失。

二、样品的提取方法

中药分析常用的提取方法有萃取法、浸渍法、回流提取法、连续回流提取法、水蒸气蒸馏法、超声提取法和超临界流体萃取法等。

1. 萃取法　萃取法是利用溶质在两种互不相溶的溶剂中分配系数不同，使物质从一种溶剂转移到另一种溶剂中，经过多次萃取，将待测组分萃取出来的方法。

根据相似相溶的原理，极性较强的有机溶剂正丁醇等适用于提取皂苷类成分，乙酸乙酯多用于提取黄酮类成分，三氯甲烷分子中的氢可与生物碱形成氢键，多用于提取生物碱类成分，挥发油等非极性组分则宜用非极性溶剂乙醚、石油醚等提取。

酒剂和酊剂在萃取前应先挥去乙醇，否则乙醇可使有机溶剂部分或全部溶解于水中。在萃取过程中应防止和消除乳化现象，提取是否完全可通过提取回收率考查。

2. 浸渍法　浸渍法将样品置于溶媒中浸泡一段时间分出浸渍液，分为冷浸法（室温）和温浸法（40~60℃）。常用溶剂有甲醇、乙醇、三氯甲烷等。浸渍法操作简便，适用于有效成分遇热不稳定、挥发或含淀粉、果胶、黏液质较多的中药的提取，但所需时间较长。

3. 回流提取法　回流提取法是将样品粉末置烧瓶中，加入适量有机溶剂，水浴加热，进行回流提取的方法，主要用于固体制剂的提取。提取溶剂沸点不宜太高，该法提取速度快，但操作繁琐，且对热不稳定或具有挥发性的成分不宜使用。

4. 连续回流提取法　使用索氏提取器连续进行提取，蒸发的溶剂经冷凝流回样品管，因其中不含待测组分，所以该法提取效率高，所需溶剂少，提取杂质少。选用提取溶剂时应选用低沸点的溶剂，如乙醚、甲醇等，且提取组分对热应稳定。

5. 水蒸气蒸馏法　部分具有挥发性并可随水蒸气蒸馏出的组分，可采用水蒸气蒸馏法提取，收集馏出液富集后供分析使用。提取的组分应对热稳定，在水中的溶解度小。挥发油、某些小分子生物碱如麻黄碱、槟榔碱及某些酚类物质如丹皮酚等可以用本法提取。

6. 超声提取法　提取时将供试品粉末置具塞锥形瓶中，加入一定量提取溶剂，再将锥形瓶置超声振荡器（或超声清洗机）槽内，槽内应加有适量水，开启超声振荡器，按规定的功率和时间进行超声振荡提取。由于超声波的助溶作用，超声提取法较冷浸法速度快，一般仅需数十分钟浸出即可达到平衡。在提取过程中溶剂可能会有一定的损失，所以用作含量测定时，应于超声振荡前先称定重量，提取完毕后，放冷至室温，再称定重量，并用溶剂补足减失的重量，滤过后，取续滤液备用。用于药材粉末的提取时，由于组分是由细胞内逐步扩散出来的，速度较慢，加溶剂浸泡一段时间后，再进行超声提取效果较好。

超声提取法提取时间短，操作简便，无需加热，适用于固体样品中待测组分的提取，是目前较常用的一种提取方法。

7. 超临界流体提取法　超临界流体萃取法（SFE）是用超临界流体为溶剂，从固体或液体中萃取可溶性组分的分离纯化方法。适用于高沸点、热敏性或易氧化的物质，甚至可用于活体所含物质的提取分离。

超临界流体提取的主要影响因素有温度、压力、改性剂和提取时间等。在恒压下升高温度，超临界流体密度下降，组分蒸气压升高，从而增加组分的溶解度，提高提取效率；在恒温下提高压力，超临界流体的溶解性参数增加，有利于提取极性组分和相对分子量较高的组分；降低压力，溶解性参数减小，则有利于提取非极性组分。由于 CO_2 为非极性化合物，在超临界状态时对极性组分的溶解相对较差，因此在提取极性组分时，可加入适量有机试剂作为改性剂，如甲醇、三氯甲烷等。改性剂的种类可根据萃取组分的性质来选择，加入的量一般由实验来确定。

三、样品的纯化方法

有些样品经提取后可不经分离直接分析，有些样品分析前仍需分离纯化和富集。目前样品分离纯化方法多采用色谱法，如吸附色谱、分配色谱、离子交换色谱和凝胶色谱均可作为中药分析的净化分离方法，其操作方式有柱色谱或固相萃取技术。固相萃取所用的预处理小柱现已实现商品化，内装的填料除硅胶、氧化铝等吸附剂和大孔吸附树脂外，还有各类化学键合相，可适于各种极性化学成分的分离。

扫码"学一学"

第三节　中药的鉴别

中药的鉴别主要是根据中药材、中药制剂的性状、组织学特征以及所含化学成分的理化性质，采用一定的分析方法来判断该中药材及其制剂的真伪。可以通过鉴别确认其中所含药味的存在或某些特征性成分的检出从而达到鉴别的目的。

鉴别的方法一般包括性状鉴别、显微鉴别、理化鉴别，各鉴别项目之间相互补充，相互佐证。

一、性状鉴别

性状鉴别是利用中药及其制剂的外观形状及感官性质等作为其有效的鉴别特征和依据。药材及其炮制品饮片的形状、大小、色泽、表面特征、质地、折断面特征以及气味等；中药制剂的外观及内容物的形状、颜色、气味等，也均可作为描述的内容。性状鉴别是评价药材及其制剂质量的一项重要指标。

二、显微鉴别

显微鉴别是利用显微镜观察药材（饮片）及含原药材粉末的中药制剂的组织、细胞特征以及显微化学特征，以鉴别中药材及其制剂的真伪，具有快速、简便的特点。显微鉴别法包括显微组织鉴别法和显微化学反应鉴别法，是《中国药典》（2015年版）鉴别中药材及含原药粉末中药制剂的常用方法之一。

示例17-1 六味地黄丸的显微鉴别

本品由熟地黄、酒萸肉、牡丹皮、山药、泽泻、茯苓制成，丸中保留有原药材粉末。取本品，置显微镜下观察。

（1）淀粉粒三角状卵形或矩圆形，直径24~40μm，脐点短缝状或人字状（山药）。

（2）不规则分枝状团块无色，遇水合氯醛液溶化，菌丝无色，直径4~6μm（茯苓）。

（3）果皮表皮细胞橙黄色，表面观类多角形，垂周壁略连珠增厚（酒萸肉）。

（4）薄壁组织灰棕色至黑棕色，细胞多皱缩，内含棕色核状物（熟地）。

（5）草酸钙簇晶存在于无色薄壁细胞中，有时数个排列成行（牡丹皮）。

（6）薄壁细胞类圆形，有椭圆开纹孔明集成纹孔群；内皮层细胞垂周壁波状弯曲，较厚，木化，有稀疏细孔沟（泽泻）。

三、理化鉴别

根据中药所含的特定成分、有效成分或主要成分（或组分）的理化性质，采用物理、化学或物理化学的方法进行鉴别，从而判断其真伪、优劣的方法。理化鉴别方法包括：化学反应法、显微化学法、光谱法、色谱法。

示例17-2 大黄流浸膏的鉴别

取本品1ml，加1%氢氧化钠溶液10ml煮沸，放冷，滤过。取滤液2ml加稀盐酸数滴使成酸性，加乙醚10ml振摇，乙醚层显黄色；分取乙醚液，加氨试液5ml，振摇，乙醚层仍显黄色，氨液层显持久樱红色。（大黄中蒽醌的显色反应）

示例17-3 牡丹皮的鉴别

将粉末升华物置显微镜下观察，可见长柱形结晶或针状、羽毛状结晶；滴加三氯化铁醇溶液1滴，结晶溶解呈暗紫色。（显微、化学鉴别牡丹皮中的丹皮酚）

示例17-4 木香槟榔丸的鉴别

取本品粉末4g，置蒸馏瓶中，加水10ml，使供试品湿润后，水蒸气蒸馏，收集馏液约

100ml，照紫外分光光度法测定，在 253nm 波长处有最大吸收。（光谱法检出挥发性成分）

在理化鉴别中色谱法鉴别是应用最多的一种鉴别手段。常用的色谱法有纸色谱法、薄层色谱法、气相色谱法、高效液相色谱法和高效毛细管电泳法等。其中，薄层色谱法不需特殊的仪器，操作简便，具有分离和鉴定的双重功能，有多种专属的检测方法及丰富的文献资料，是目前中药及中药制剂中最常用的鉴别方法。

薄层鉴别法需用药材或有效成分作阳性对照。鉴别时取供试品、对照药材或有效成分对照品，用相同的方法制备供试品溶液，分别取供试品溶液和对照品溶液适量，点于同一薄层板上，展开，检视，要求供试品溶液中应有与对照品主斑点相对应的斑点。特征斑点最好选择已知有效成分或特征成分的斑点。若有效成分未知或无法检出，也可选择未知成分的特征斑点，但要求重现性好，斑点特征明显。在建立薄层色谱鉴别方法时应取阴性对照与供试品和对照品在相同条件下试验，阴性对照中在鉴别特征斑点相应的位置上应无斑点出现。此外，阴性对照的色谱加上对照药材的色谱应大致等于供试品的色谱。

示例 17 - 5 小柴胡片中黄芩、甘草的鉴别

（1）取本品 10 片，研细，加乙醇 20ml，超声处理 20 分钟，滤过，滤液蒸干，残渣加水 20ml 使溶解，用盐酸调 pH 至 2 ~ 3，用乙酸乙酯提取 2 次，每次 20ml，合并提取液，蒸干，残渣加甲醇 1ml 使溶解，作为供试品溶液。另取黄芩苷对照品，加甲醇制成每 1ml 含 1mg 的溶液，作为对照品溶液。照薄层色谱法试验，吸取上述两种溶液各 10μl，分别点于同一以含 4% 醋酸钠的羧甲基纤维素钠为黏合剂的硅胶 G 薄层板上，以乙酸乙酯丁酮 – 甲酸 – 水（5:3:1）为展开剂，展开，取出，晾干，喷以 1% 三氯化铁乙醇溶液。供试品色谱中，在与对照品色谱相应的位置上，显相同颜色的斑点。

（2）取本品 10 片，研细，加乙醇 20ml，超声处理 20 分钟，滤过，滤液蒸干，残渣加水 20ml 使溶解，用水饱和的正丁醇提取 2 次，每次 20ml，合并正丁醇液，用正丁醇饱和的水洗涤 2 次，每次 10ml，正丁醇液蒸干，残渣加甲醇 1ml 使溶解，作为供试品溶液。另取甘草对照药材 1g，加水适量，煎煮 30 分钟，放冷，滤过，滤液浓缩至 20ml，用水饱和的正丁醇提取 2 次，每次 20ml，合并正丁醇液，用正丁醇饱和的水洗涤 2 次，每次 10ml，正丁醇液蒸干，残渣加甲醇 1ml 使溶解，制成对照药材溶液。照薄层色谱法试验。吸取供试品溶液与对照药材溶液各 5 ~ 10μl，分别点于同一硅胶 G 薄层板上，以三氯甲烷 – 甲醇 – 水（40:10:1）为展开剂，展开，取出，晾干，喷以 5% 香草醛硫酸溶液，在 105℃ 加热至斑点显色清晰。供试品色谱中，在与对照药材色谱相应的位置上，显相同颜色的斑点。

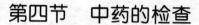

第四节　中药的检查

扫码"学一学"

一、中药主要检查项目

中药检查的内容包括安全性、有效性、均一性与纯度要求四个方面。药材检查项目包括杂质、水分、灰分、酸不溶性灰分、重金属、砷盐、农药残留、有关的毒性成分与其他有关杂质检查项目。制剂按有关制剂通则项下的检查项目及其他检查项目进行检查。

近年来中药的安全性问题备受重视。《中国药典》（2015 年版）对中药注射剂全部增加

重金属和有害元素残留量标准；对用药时间长、儿童常用的品种增加了限度与国际水平一致的重金属和有害元素检查；对易霉变的桃仁、杏仁等新增黄曲霉素检测，其方法和限度也与国际水平一致。

（一）杂质

中药的杂质检查法中所指的杂质为药材中混存的杂质，包括下列几类物质：来源与规定相同，但其性状或部位与规定不符；来源与规定不同的物质；无机杂质，如砂石、泥块、尘土等。

（二）水分

水分是丸剂、散剂、颗粒剂、胶囊剂等固体制剂的常规检查项目，水分含量过高时，可引起制剂结块、霉变或有效成分的分解变质。对贵重的或容易吸湿的药材应规定水分检查。《中国药典》（2015 年版）通则"水分测定法"项下适合于中药和制剂水分检查的方法，包括烘干法、甲苯法、减压干燥法和气相色谱法。

（三）总灰分和酸不溶性灰分

总灰分是指药材或中药制剂经加热炽灼灰化残留的无机物。总灰分除包含药物本身所含无机盐（称为生理灰分）外，还包括泥土、砂石等药材外表黏附的无机杂质。因此，测定总灰分的目的主要是控制药材中泥土、砂土的量，同时还可以反映药材生理灰分的量。

1. 总灰分测定法 测定用的供试品须粉碎，使能通过二号筛，混合均匀后，取供试品 2~3g（如需测定酸不溶性灰分，可取供试品 3~5g），置炽灼至恒重的坩埚中，称定重量（准确至 0.01g），缓缓升温炽热，注意避免燃烧，至完全炭化时，逐渐升高温度至 500~600℃，使完全灰化并至恒重。根据残渣重量，计算供试品中总灰分的含量。如供试品不易灰化，可将坩埚放冷，加热水或 10% 的硝酸铵溶液 2ml，使残渣润湿，然后置水浴上蒸干，残渣照前法测定。

2. 酸不溶性灰分测定法 取上项所得的灰分，在坩埚中小心加入稀盐酸约 10ml，用表面皿覆盖坩埚，置水浴上加热 10 分钟，表面皿用热水 5ml 冲洗，洗液并入坩埚中，用无灰滤纸滤过，坩埚内的残渣用水洗于滤纸上，并洗涤至洗液不显氯化物反应为止。滤渣连同滤纸移置同一坩埚中，干燥，炽灼至恒重。根据残渣重量，计算供试品中酸不溶性灰分的含量。

（四）重金属及有害元素

重金属铅、砷、汞、镉、铜等对人体均有严重的毒害，国际上十分重视，许多国家对进口中药及中药制剂中的有害元素均有明确限度规定。根据我国现行标准要求，重金属及有害元素的限度按各品种项下每日最大使用量计算，铅不得过 12μg，镉不得超过 3μg，砷不得超过 6μg，汞不得超过 2μg，铜不得超过 150μg。

对于上述有害元素的测定，《中国药典》（2015 年版）采用了原子吸收分光光度法和电感耦合等离子体质谱法。

（五）砷盐

砷盐为剧毒物质，因此控制砷盐的量是制剂质量的重要方面。《中国药典》（2015 年版）通则收载的砷盐检查法有古蔡氏法和二乙基二硫代氨基甲酸银法。

砷盐的检查除采用以上两种方法外，还可采用原子吸收分光光度法，用砷空心阴极灯，在波长 193.7nm 处检测，该方法专用、灵敏，定量限可达 0.05×10^{-6}。

（六）农药残留量测定法

《中国药典》（2015 年版）通则规定了有机氯类、有机磷类、拟除虫菊酯类的测定方法，除另有规定外，均采用气相色谱－串联质谱法、液相色谱－串联质谱法测定有关农药残留量。如甘草、黄芪中有机氯农药残留量的检查，规定六六六（总 BHC）与滴滴涕（总 DDT）不得过千万分之二；五氯硝基苯（PCNB）不得过千万分之一。

（七）特殊杂质及有关杂质或相关物质的检查

根据其来源、生产工艺及药品的性质有可能引入的杂质，即特殊杂质。相关物质检查是指在特定的提取工艺条件下所产生的未知成分，特殊杂质和有关杂质的检查通常列在各药品的检查项下。有关杂质或相关物质的检查方法多用色谱法。

示例 17 - 6 黄藤素中盐酸小檗碱的检查

取本品粉末 5mg，加乙醇 10ml，搅拌溶解，滤过，滤液作为供试品溶液。另取盐酸小檗碱对照品，加甲醇制成每 1ml 含 0.1mg 的溶液，作为对照品溶液。照薄层色谱试验，吸取上述两种溶液各 2μl，分别点于同一硅胶 G 薄层板上，以甲苯－异丙醇－乙酸乙酯－甲醇－浓氨试液（6：1.5：3：1.5：0.5）为展开剂，置氨蒸气饱和的展开缸内，展开，取出，晾干，置紫外光灯（365nm）下检视。供试品色谱中，在与对照品色谱相应的位置上，不得显相同颜色的荧光斑点。

（八）其他

1. 黄曲霉素测定法 本法系用高效液相色谱法测定药材、饮片及制剂中的黄曲霉毒素（以黄曲霉毒素 B_1、黄曲霉毒素 B_2、黄曲霉毒素 G_1 和黄曲霉毒素 G_2 总量计）。

2. 膨胀度测定法 膨胀度是药品膨胀性质的指标，系指按干燥品计算，每 1g 药品在水或其他规定的溶剂中，在一定的时间与温度条件下膨胀后所占有的体积（ml）。主要用于含黏液质、胶质和半纤维素类的天然药品的检查。

3. 酸败度测定法 酸败是指油脂或含油脂的种子类药材和饮片，在贮藏过程中发生复杂的化学变化，生成游离脂肪酸、过氧化物和低分子醛类、酮类等分解产物，出现特异臭味，影响药材和饮片的感观和质量。本方法通过测定酸值、羰基值和过氧化值，以检查药材和饮片中油脂的酸败度。

二、浸出物的测定

浸出物测定系指用水和适宜的溶剂对药材和饮片中可溶性物质进行的测定。当制剂中含量测定指标的含量低于万分之一，或无含量测定指标时可增加浸出物测定指标。包括水溶性浸出物测定法、醇溶性浸出物测定法和挥发性醚浸出物测定法。

第五节 中药的含量测定

扫码"学一学"

中药的含量测定是指用适当的化学分析方法或仪器分析方法对中药中某种（些）有效成分或有效部位进行的定量分析，并以其测定结果是否符合药品标准的规定来判断药品的优劣，是控制和评价药品质量的重要方法。

选择含量测定项目时，仅以其中某一有效成分或有效部位为指标，进行定量分析，控制药品的质量，不能完全反映该药品的实际情况。尽管目前尚难于做到对中药及其制剂的全面质量控制，但根据中医药理论，选择与药效相关有效成分或有效部位，建立含量测定方法，对保证药材及制剂的质量稳定、可控仍然具有肯定和积极的意义。

一、中药化学成分

（1）复方制剂应首选君药及贵重药（人参、三七、熊胆等）建立含量测定方法，若上述药物基础研究薄弱或无法进行含量测定的，也可依次选臣药或其他药味进行含量测定。中药和化学药品组成的复方制剂，不仅要求建立中药君药的测定项目，而且所含化学药品也必须建立含量测定项目。

（2）有毒药物，如马钱子、川乌、草乌、蟾酥、斑蝥等必须建立含量测定项目。若含量太低无法测定时，则应在检查项下规定限度检查项（或应制订含量限度范围）。

（3）应选择中药中专属性强的有效成分或指标成分测定含量。有效成分类别清楚的，可测定某一类总成分的含量，如总黄酮、总生物碱、总皂苷、总有机酸和总挥发油等。

（4）测定成分应尽量与中医理论、用药的功能主治相近。如制何首乌具有补肝肾、益精血、乌须发之功能，以蒽醌类成分中的大黄素为定量指标就不合适，应选择二苯乙烯苷类成分为定量指标。

（5）测定成分需考虑与生产工艺的关系。如含何首乌的复方制剂，以水提工艺制成的制剂中大黄素的含量很低而以二苯乙烯苷类成分为含量测定指标较好。对于在炮制、加工、制备和贮藏过程中易损失或破坏的成分应进行含量测定或限量检查。

（6）若确实无法进行含量测定的，可测定药物的总固体量。如测定水溶性浸出物、醇溶性浸出物和挥发性醚浸出物等以间接控制其质量。

二、中药化学成分的含量测定方法

中药含量测定的方法包括化学分析法和仪器分析法两大类。由于中药组成复杂，仪器分析法更为常用。目前，应用最多的是色谱法，特别是 HPLC 方法和 GC 法，其他方法如高效毛细管电泳法（HPCE）、电化学方法、化学分析法和生物学方法等也有应用。

（一）化学分析法

化学分析法包括重量分析法和容量分析法。

示例 17 - 7　地奥心血康胶囊中甾体总皂苷的测定（重量分析法）

取本品装量差异项下的内容物，混合均匀，取适量（约相当于甾体总皂苷元 0.12g），精密称定，置 150ml 圆底烧瓶中，加硫酸的 40% 乙醇溶液（取 60ml 硫酸，缓缓注入适量的 40% 乙醇溶液中，放冷，加 40% 乙醇溶液至 1000ml，摇匀）50ml，置沸水浴中回流 5 小时，放冷，加水 100ml，摇匀，用 105℃ 干燥至恒重的 4 号垂熔玻璃坩埚滤过，沉淀用水洗涤至滤液不显酸性，105℃ 干燥至恒重，计算，即得。本品每粒含甾体总皂苷以甾体总皂苷元计，不得少于 35mg。甾体皂苷为地奥心血康胶囊的有效成分，本法采用回流提取法分离纯化待测组分中的甾体皂苷，再用重量分析法测定含量，即得。

（二）分光光度法

分光光度法灵敏、简便，在中药分析中也有应用，但由于中药成分中不同组分的紫外吸收光谱往往彼此重叠、干扰，因此在测定前必须经过提取、纯化等步骤。同时，应取阴性对照品在相同条件下测定，应无干扰。

示例 17 – 8　槐花总黄酮的含量测定

总黄酮对照品溶液的制备　取芦丁对照品 50mg，精密称定，置 25ml 量瓶中，加甲醇适量，置水浴上微热使溶解，放冷，加甲醇至刻度，摇匀。精密量取 10ml，置 100ml 量瓶中，加水至刻度，摇匀，即得（每 1ml 中含芦丁 0.2mg）。

标准曲线的制备　精密量取对照品溶液 1ml、2ml、3ml、4ml、5ml 与 6ml，分别置 25ml 量瓶中，各加水至 6.0ml，加 5% 亚硝酸钠溶液 1ml，混匀，放置 6 分钟，加 10% 硝酸铝溶液 1ml，摇匀，放置 6 分钟，加氢氧化钠试液 10ml，再加水至刻度，摇匀，放置 15 分钟，以相应的试剂为空白，照紫外 – 可见分光光度法，在 500nm 波长处测定吸光度，以吸光度为纵坐标，浓度为横坐标，绘制标准曲线。

测定法　取本品粗粉约 1g，精密称定，置索氏提取器中，加乙醚适量，加热回流至提取液无色，放冷，弃去乙醚液。再加甲醇 90ml，加热回流至提取液无色，转移至 100ml 量瓶中，用甲醇少量洗涤容器，洗液并入同一量瓶中，加甲醇至刻度，摇匀。精密量取 10ml，置 100ml 量瓶中，加水至刻度，摇匀。精密量取 3ml，置 25ml 量瓶中，照标准曲线制备项下的方法，自"加水至 6.0ml"起，依法测定吸光度，从标准曲线上读出供试品溶液中含芦丁的重量（mg），计算，即得。

本品按干燥品计算，含总黄酮以芦丁（$C_{27}H_{30}O_{16}$）计，槐花不得少于 8.0%。

分光光度法一般用于某类成分总量的含量测定，如总黄酮、人参皂苷的含量测定等。由于分光光度法容易受到共存组分的干扰，使用受到一定限制。

（三）气相色谱法

气相色谱法（GC）为中药分析的常规分析方法，主要用于测定药材和饮片、制剂中含挥发油及其他挥发性组分的含量，如冰片中的龙脑，八角茴香中的反式茴香脑，广藿香中的百秋李醇，丁香中的丁香酚等。该法还可用于中药提取物及中药制剂中含水量或含醇量的测定，如紫苏叶油、肉桂油、麝香风湿胶囊、牡荆油胶丸、活血止痛膏等的测定。

气相色谱法分析中药常用的定量方法有内标法、外标法、归一化法等。内标法是中药含量测定最常用的方法。

示例 17 – 9　冰片（合成龙脑）中樟脑的含量测定

色谱条件与系统适用性试验　以聚乙二醇 20 000（PEG – 20M）为固定相，涂布浓度为 10%；柱温为 140℃。理论板数按龙脑峰计算应不低于 2000。

对照品溶液的制备　取龙脑对照品适量，精密称定，加乙酸乙酯制成每 1ml 含 5mg 的溶液，即得。

供试品溶液的制备　取本品细粉约 50mg，精密称定，置 10ml 量瓶中。加乙酸乙酯溶解并稀释至刻度，摇匀，即得。

测定法　分别精密吸取对照品溶液与供试品溶液各 1μl，注入气相色谱仪，测定，即得。

本品含龙脑（$C_{10}H_{18}O$）不得少于 55.0%。

（四）薄层色谱扫描法

薄层色谱扫描法（TLCS）是用一定波长的光照射在薄层板上，对薄层色谱中吸收紫外光和可见光的斑点，或经激发后能发射出荧光的斑点进行扫描，将扫描得到的图谱及积分数据用于药品的鉴别、检查和含量测定的方法，具有分离效能高、快速、简便等特点。根据薄层扫描方式分为薄层吸收扫描法和薄层荧光扫描法两种。薄层扫描法虽然精密度和准确度不如 HPLC 法高，但可作为 HPLC 法的补充，用于无紫外吸收或不能用 HPLC 法分析的组分，如中药牛黄中胆酸；枸杞中甜菜碱及猪胆粉中的猪去氧胆酸的含量测定；还有益母草流浸膏、二至丸、九分散、三妙丸、大山楂丸、山楂化滞丸、马钱子散等的含量测定均采用薄层扫描法。

1. 实验条件的选择

（1）薄层色谱条件　首先应选择好薄层色谱条件，在选定条件下组分应能完全分离，斑点对称、均匀、不拖尾，这是取得准确测定结果的先决条件。

（2）测定方式　根据光测定方式可分为反射法和透射法。反射法是将光束照射到薄层斑点上，测量反射光的强度；透射法则是测量透射光的强度。在薄层扫描法中大多采用反射法；反射法灵敏度较低，但受薄层厚度影响较小，基线较稳，信噪比较大，因而应用较多。测定时采用吸收法或荧光法。在紫外 – 可见区有吸收的组分，可在波长 200～800nm 范围内采用吸收法测定；有荧光的组分，可选择适合的激发光波长（λ_{ex}）和发射波长（λ_{em}），使用荧光法测定。荧光法具有专属性强、灵敏度高和线性范围宽等特点。

（3）扫描方法　扫描方法分直线性扫描和锯齿状扫描两种。直线性扫描是用一束比斑点略长的光做单向扫描，扫描速度快，但斑点形状不规则或浓度不均匀时误差较大，主要用于荧光测定。锯齿状扫描是用一微小的光束同时在互相垂直的两个方向进行锯齿状扫描。受斑点形状和浓度分布的影响小，定量分析时多采用锯齿状扫描。

扫描方式根据光学系统不同分为单波长和双波长两种。定量分析时一般采用双波长扫描法。双波长扫描法是采用两束不同波长的光，一束测量样品为称测定波长（λ_s），另一束作为对照称为参比波长（λ_R），以吸光度之差（ΔA）进行定量，双波长扫描法可消除薄层不均匀的影响，使基线变得平稳。

（4）散射参数 SX　散射参数（SX）与薄层厚度、散射系数有关。由于薄层对光的散射，其吸光度 A 和浓度之间不服从比尔定律，而符合 Kubelka – Munk 理论方程。薄层扫描仪均装有线性化器，用于对工作曲线进行校正使其成为直线。因此，测定时需输入 SX 值，不少薄层板的 SX 已知，如 Merck 预制硅胶板 SX = 3、氧化铝板 SX = 7。若 SX 未知，可根据校正结果判断，并进行调整。

2. 定量方法的选择　薄层扫描定量测定应保证供试品斑点的量在线性范围内，必要时可适当调整供试品溶液的点样量，供试品与对照品同板点样、展开、扫描、测定和计算。

外标法是薄层色谱扫描法最常用的定量方法，方法简单，但点样必须准确。由于薄层板间的差异较大，为克服这一差异，应采取随行标准法，测定时将供试品和对照品溶液应交叉点于同一薄层板上。

薄层色谱扫描用于含量测定时通常采用线性回归二点法计算，如线性范围很窄时，可采用多点法校正多项式回归计算。供试品和对照品溶液应交叉点于同一薄层板上，供试品点样不得少于 2 个，对照品每一浓度不得少于 2 个。

示例 17 – 10　大山楂丸中熊果酸成分的含量测定

取重量差异项下的本品，剪碎，混匀，取约 3g，精密称定，加水 30ml，60℃水浴温热使充分溶散，加硅藻土 2g，搅匀，滤过，残渣用水 30ml 洗涤，烘干，连同滤纸一并置索氏提取器中，加乙醚适量，加热回流提取 4 小时，提取液回收溶剂至干，残渣用石油醚(30～

60℃）浸泡 2 次（每次约 2 分钟），每次 5ml，倾去石油醚液，残渣加无水乙醇 - 三氯甲烷（3：2）的混合溶液适量，微热使溶解，转移至 5ml 量瓶中，用上述混合溶液稀释至刻度，摇匀，作为供试品溶液。另取熊果酸对照品适量，精密称定，加无水乙醇制成每 1ml 含 0.5mg 的溶液，作为对照品溶液。照薄层色谱法试验，分别精密吸取供试品溶液 5μl、对照品溶液 4μl 与 8μl，分别交叉点于同一硅胶 G 薄层板上，以环己烷 - 三氯甲烷 - 乙酸乙酯 - 甲酸（20：5：8：0.1）为展开剂，展开，取出，晾干，喷以 10% 硫酸乙醇溶液，在 110℃ 加热至斑点显色清晰，在薄层板上覆盖同样大小的玻璃板，周围用胶布固定，照薄层色谱法进行扫描，波长：$\lambda_s = 535nm$，$\lambda_R = 650nm$，测量供试品吸光度积分值与对照品吸光度积分值，计算，即得。本品每丸含山楂以熊果酸（$C_{30}H_{48}O_3$）计，不得少于 7.0mg。

（五）高效液相色谱法

高效液相色谱法分离效能高，分析速度快，应用范围广，对含有众多成分的复杂体系具有强大的分离功能。其重现性和准确度均优于薄层色谱扫描法，是中药含量测定的首选方法。《中国药典》（2015 年版）一部中已收载的中药材及其制剂，大多采用高效液相色谱法进行含量测定。

中药分析中，多使用反相高效液相色谱法（RP - HPLC），其中又以十八烷基硅烷键合硅胶（ODS）应用最多，使用甲醇 - 水或乙腈 - 水的混合溶剂作为流动相。

对于混合体系复杂的多组分同时分析，可采用梯度洗脱与波长梯度的分析方法，既能达到基线分离又可提高检出的灵敏度。若分离弱酸性成分，如黄芩苷和甘草酸等，可在流动相中加入适量醋酸等作为改性剂，以抑制其离解。对酸性较强的组分，也可使用离子对色谱法，常用的反离子试剂有氢氧化四丁基铵等。若为碱性较强的组分，如测定小檗碱、麻黄碱等，多采用反相离子对色谱法，在酸性流动相中加入烷基磺酸盐，有机酸盐，也可使用无机阴离子，如磷酸盐作为反离子。

定量方法主要是外标法和内标法。中药组成复杂，通常采用外标法定量，使用内标法，会增加分离的难度，其他成分很容易干扰内标峰，所以在中药制剂含量测定中，一般情况下不使用内标法。

中药组分复杂，性质差异较大，待测组分含量一般较低，因此在 HPLC 分析前，一般需要对样品进行提取分离预处理，对于组成复杂的制剂，仍需采用萃取法或柱色谱等预处理方法对供试品进行纯化、富集或衍生化等处理。

进样前，供试品溶液需用微孔滤膜抽滤或针头过滤；分析时可在分析柱前加预柱；分析完毕后一般用水或低浓度的醇水先洗去水溶性杂质和流动相体系中酸、碱及缓冲盐，再用甲醇等有机溶剂将色谱柱冲洗干净。

三、中药的多指标成分的含量测定

中药中含有众多成分，仅以单一成分作为质量控制的指标不能全面地反映药材的质量，更不能保证药效。目前，中药分析大都选择多指标成分进行含量测定，力求更客观地表征其内在质量。

示例 17 - 11 复方丹参片中丹参酮 II_A、丹酚酸 B 的含量测定

（1）丹参酮 II_A 的含量测定

色谱条件与系统适用性试验　以十八烷基硅烷键合硅胶为填充剂；以甲醇 - 水（73：

27）为流动相；检测波长为 270nm。理论板数按丹参酮 Ⅱ$_A$ 峰计算应不低于 2000。

对照品溶液的制备　取丹参酮 Ⅱ$_A$ 对照品适量，精密称定，置棕色量瓶中，加甲醇制成每 1ml 含 20μg 的溶液，即得。

供试品溶液的制备　取本品 10 片糖衣片除去糖衣，精密称定，研细，取约 1g，置具塞棕色瓶中，精密加入甲醇 25ml，密塞，称定重量，超声处理（功率 250W，频率 33kHz）15 分钟，放冷，再称定重量，用甲醇补足减失的重量，摇匀，滤过，取续滤液，即得。

测定法　分别精密吸取对照品溶液与供试品溶液各 10μl，注入液相色谱仪，测定，即得。

（2）丹酚酸 B 的含量测定。

色谱条件与系统适用性试验　以十八烷基硅烷键合硅胶为填充剂；以甲醇-乙腈-甲酸-水（10:30:1:59）为流动相；检测波长为 286nm。理论板数按丹酚酸 B 峰计算应不低于 4000。

对照品溶液的制备　取丹酚酸 B 对照品适量，精密称定，加水制成每 1ml 含 60μg 的溶液，即得。

供试品溶液的制备　取本品 10 片糖衣片除去糖衣，精密称定，研细，取约 0.15g，精密称定，置 50ml 量瓶中，加水适量，超声处理（功率 300W，频率 50kHz）30 分钟，放冷，加水至刻度，摇匀，离心，取上清液，即得。

测定法　分别精密吸取对照品溶液与供试品溶液各 10μl，注入液相色谱仪，测定，即得。

四、中药"一测多评"含量测定方法

中药单一成分难以表达中药的质量，目前中药分析多采用同时测定多个指标成分的模式。但这种模式需要多个对照品，成本高昂且难以实现。因中药中常含有同一类别的多种成分，如人参、三七中均含有多种人参皂苷；大黄中含有多种蒽醌类成分；麻黄中含有多种生物碱等，很多成分有相似的母核结构，可考虑在大量实验研究的基础上，计算出各成分吸收系数间稳定的相关数值，仅测定 1 个有对照品的目标成分，通过计算得出其他待测有效成分的含量，使其计算值和实测值符合定量方法学的要求。这种质量控制方法称为"一测多评"法。

该方法适用于对照品难得、制备成本高或不稳定的情况下的同类多成分的同时测定。其原理是在一定的线性范围内，成分的量（质量或浓度）与检测器响应成正比。《中国药典》（2015 年版）采用该法测定了黄连中小檗碱、表小檗碱、黄连碱、巴马汀的含量。

第六节　中药指纹图谱

中药指纹图谱是目前最能满足表征中药成分整体特性的技术，其作为天然药物的质量控制方法在国内外已被广泛接受。《美国药典》、《英国药典》、《印度药典》及《WHO 草药评价指南》均收载了指纹图谱技术。《中国药典》（2015 年版）对一些品种采用了 HPLC 和 GC 色谱指纹图谱以控制产品质量。中药指纹图谱是当前最符合中药特色的评价中药真实性、稳定性、一致性和有效性的可行方法。

扫码"学一学"

一、中药指纹图谱的含义及建立的原则

中药指纹图谱系指药材、饮片、提取物或中药制剂等经适当处理后，采取一定的分析技术和方法得到的能够标示其化学的、生物学的或其他特性的图谱。中药指纹图谱的建立应以系统的化学成分研究和药理学研究为依托，并体现系统性、特征性、稳定性三个基本原则。系统性指的是指纹图谱所反映的化学成分，应包括中药有效部位所含大部分成分的种类，或尽可能多的指标成分。特征性指的是指纹图谱中反映的化学成分信息是具有高度选择性的，这些信息的综合结果，将能特征地区分中药的真伪与优劣。稳定性指的是所建立的指纹图谱，在规定的方法与条件下，不同的操作者和不同的实验室应能作出相同的指纹图谱，其误差应在允许的范围内，这也是作为标准方法所必备的特征之一。

二、中药指纹图谱研究的基础程序

中药指纹图谱研究的基本程序包括：方案设计、样品收集、供试品制备、参照物的选择、研究方法的选择、方法验证和指纹特征参数确定等。

（一）方案设计

1. 研究对象的确定 首先必须调研相关的文献，尽可能详尽地了解药材、中间体及成品中所含成分的种类及其理化性质，经综合分析后找出成品中的药效成分或有效成分，作为成品及中间体指纹图谱的研究对象，即分析检测目标。例如，黄芪含黄酮、皂苷及多糖三类有效组分，黄芪多糖注射剂是以黄芪中的多糖为原料。因此，对黄芪多糖注射剂进行指纹图谱研究时应以多糖作为研究对象；同时，研究其中间体的指纹图谱时也应以多糖作为研究对象；而研究原药材的指纹图谱时应把黄酮、皂苷及多糖都作为研究对象。

2. 研究方法的选择 中药指纹图谱首选色谱方法，HPLC 方法是目前运用最广泛的方法，中药中大部分化学成分均可用 HPLC 法得出良好的指纹图谱。TLC 法简便易行，但提供信息量有限，很难反映几十种、上百种化学成分组成的复杂体系。GC 法适用于挥发性化学成分。HPCE 多适用于生物大分子——肽和蛋白质的分离，但其重现性有待提高。联用技术是最有效的建立指纹图谱的方法，如 GC – MS、HPLC – MS、HPLC – MS – MS 等可提供各种信息，符合中药复杂体系的要求，但仪器价格昂贵，不易推广使用。

（二）样品的收集

样品的收集要强调真实性和代表性。研究指纹图谱的原药材、饮片、提取物及各类制剂和相关产品的收集量均不应少于 10 个批次，每批供试品取样量应不少于 3 次检验量，并留有足够的观察样品。

（三）供试品溶液的制备

应根据所含化学成分的理化性质和检测方法的需要，选择适宜的方法进行制备。制备方法必须确保尽可能多的化学成分在指纹图谱中反映出来。

（四）参照物的制备

建立指纹图谱应设立参照物，应根据供试品中所含化学成分的性质，选择适宜的对照品作为参照物；如果没有适宜的对照品，可选择适宜的内标物作为参照物。参照物的制备应根据检测方法的需要，选择适宜的溶剂配制而成。

（五）研究方法的选择和方法验证

方法的选择主要包括测定方法、仪器与试剂、测定条件等。根据所含化学成分的理化性质，选择适宜的测定方法，建议优先考虑色谱方法。对于成分复杂的中药材及其制剂，特别是中药复方注射剂，必要时可以考虑采用多种检测方法，建立多张指纹图谱。

以色谱法建立指纹图谱，所采用的色谱柱、薄层板、试剂、测定条件等必须固定。采用 HPLC 和 GC 法建立指纹图谱，其指纹图谱的记录时间一般为 1 小时；采用薄层色谱扫描来建立指纹图谱，必须提供从原点至溶剂前沿的图谱。

指纹图谱的色谱条件选择是整个研究检测方法过程中最重要、关键性的内容。以 HPLC 法为例，色谱柱、流动相、检测器、柱温和进样量等均是影响指纹谱建立的重要因素。

中药色谱指纹图谱的测定方法应进行精密度试验、重复性试验和样品稳定性试验等验证项目，以确保方法的可靠性、可重复性和耐用性。

（六）指纹特征的选择与技术参数

1. 共有指纹峰的标定 采用色谱法建立指纹图谱，必须根据参照物的保留时间，计算指纹峰的相对保留时间，根据 10 批次以上供试品的检测结果，标定共有指纹峰。

2. 共有指纹峰面积的比值 以对照品作为参照物的指纹图谱，以参照物峰面积作为 1，计算各共有指纹峰面积与参照物峰面积的比值；以内标物作为参照物的指纹图谱，则以共有指纹峰中其中一个峰（要求峰面积相对较大、较稳定的共有峰）的峰面积作为 1，计算其他各共有指纹峰面积的比值。各共有指纹峰的峰面积比值必须相对固定。

3. 相似度评价 相似度（similarity extent）是评价样品和对照品图谱一致性程度的参数。相似度的计算可借助软件完成，如国家药典委员会推荐的《中药色谱指纹图谱相似度评价系统》。

示例 17-12 丹参总酚酸提取物高效液相色谱指纹图谱

色谱条件与系统适用性试验 以十八烷基硅烷键合硅胶为填充剂（柱长为 25cm，内径为 4.6mm，粒径为 5μm）；以乙腈为流动相 A，以 0.05% 磷酸溶液为流动相 B，按下表中的规定进行梯度洗脱；检测波长为 286nm；柱温为 30℃；流速为 1.0ml/min。理论板数按迷迭香酸峰计算应不低于 20 000。

时间（分钟）	流动相 A（%）	流动相 B（%）
0~15	10→20	90→80
15~35	20→25	80→75
35~45	25→30	75→70
45~55	30→90	70→10
55~70	90	10

参照物溶液的制备 取迷迭香酸对照品和丹酚酸 B 对照品适量，精密称定，加甲醇制成每 1ml 各含 0.2mg 的溶液，即得。

供试品溶液的制备 取供试品 5mg，精密称定，置 5ml 量瓶中，加水使溶解，并稀释至刻度，摇匀，滤过，取续滤液，即得。

测定法 分别精密吸取参照物溶液和供试品溶液各 10μl，注入液相色谱仪，测定，记录色谱图，即得。

按中药色谱指纹图谱相似度评价系统，供试品指纹图谱与对照指纹图谱（图 17-1）经相似度计算，相似度不得低于0.90。

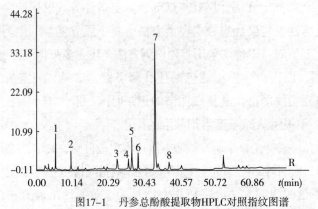

图17-1　丹参总酚酸提取物HPLC对照指纹图谱

8个共有峰中：峰2.原儿茶醛；峰5.迷迭香酸；峰6.紫草素；峰7.丹酚酸B

扫码"练一练"

简答题

1. 中药分析的特点有哪些？

2. 中药制剂中化学成分含量测定指标成分选择的原则有哪些？

3. 中药指纹图谱研究的基本程序包括哪些？

第十八章　生物制品分析

要点导航

1. 掌握生物制品的定义、分类及生物制品的主要检定内容。
2. 熟悉生物制品的质量检定要求。
3. 了解生物制品生产制造过程中的相关质量要求。

生物制品是以微生物、细胞、动物或人源组织和体液等为原料，应用传统技术或现代生物技术制成，用于人类疾病的预防、治疗和诊断的制品。《中国生物制品规程》是我国生物制品的国家标准和技术法规，包括生产规程和检定规程。2005年我国药典委员会首次将其并入药典，设为药典三部。

扫码"学一学"

第一节　生物制品的分类

生物制品的种类繁多，按其用途一般分为三大类：预防类、治疗类和诊断类生物制品。预防类主要是各类疫苗；治疗类为抗毒素、抗血清、血液制品等；诊断制品主要是用于检测相应的抗原、抗体或机体免疫状态的制品，诊断制品分为体外诊断制品和体内诊断制品。具体按其性质不同，可将生物制品分为以下几类。

1. 疫苗　是指将病原微生物（如细菌、立克次体、病毒等）及其代谢产物，经过人工减毒、灭活或利用基因工程等方法制成的用于预防传染病的自动免疫制剂。如伤寒疫苗、重组乙型肝炎疫苗。联合疫苗是两种或两种以上疫苗按特定比例配合制成的具有多种免疫原性的疫苗，如吸附白喉破伤风联合疫苗。

2. 抗毒素与抗血清　是用细菌类毒素或毒素免疫马或其他大型动物所得的免疫血清，如破伤风抗毒素、抗狂犬病血清等。

3. 血液制品　由健康人血浆或经特异免疫的人血浆，经分离、提纯或由重组技术制成的血浆蛋白组分，以及血液细胞有形成分统称为血液制品，如人血白蛋白、人免疫球蛋白、人凝血因子（天然或重组的），用于治疗和被动免疫预防。

4. 生物技术制品　以生物技术为手段研究开发的新药。如重组人干扰素、重组人白介素－2等。

5. 微生态活菌制品　是采用人体内正常菌群成员或具有促进正常菌群生长和活性作用的无害外籍细菌，经培养、收集菌体、干燥成菌粉后，加入适宜辅料混合制成，如双歧杆菌活菌胶囊、酪酸梭菌活菌散等。

6. 体内诊断制品　主要指免疫诊断制品。结合菌素纯蛋白衍生物、卡介菌纯蛋白衍生物等为此类制品。

扫码"学一学"

7. 体外诊断制品　用于血源筛查的体外诊断试剂，如乙型肝炎病毒表面抗原诊断试剂盒、抗抗血型定型试剂等。

第二节　生物制品的质量要求

生物制品作为一种免疫制剂或有生物活性的制剂，不同于一般医用药品，它是通过刺激机体免疫系统而发挥其功效。一旦质量出现问题，可严重损害健康甚至危及生命，其质量控制显得更为重要。

生物制品的质量需要从原材料、生产过程到最终产品进行全过程质量控制，对原液、半成品和成品进行微生物学、化学和物理学检定，使其质量标准体现在整个生产制备过程中。

《中国药典》（2015 年版）三部凡例中明确了对其生产和检定的基本要求。正文各品种项下均有规定："生产和检定用基本设施、原材料及辅料、水、器具、动物等应符合凡例的基本要求。"

1. 设施与生产质量管理应符合中国现行版《药品生产质量管理规范》要求。

（1）炭疽杆菌、肉毒梭菌及破伤风梭菌制品应在各制品的专用设施内生产。

（2）人血液制品应使用专用设备并在专用设施内进行生产，不得与其他异种蛋白制品混用。

（3）卡介苗生产需要独立建筑物和厂房，卡介苗与结核毒素制品的生产车间应严格分开，卡介苗、结核菌素的生产设施要专用。

（4）涉及感染性材料的操作应符合国家生物安全的相关规定。

2. 直接用于生产和检定生物制品的菌种、毒种、来自人和动物的细胞、重组工程菌及工程细胞，均须经国务院药品监督管理部门批准。

3. 生物制品制剂使用的辅料和生产中所用的原材料，其质量应符合现行版药典的规定。

4. 生产用的水源水应符合国家饮用水标准，纯化水和注射用水应符合药典的标准。生产用水的制备、贮存、分配和使用及生产用具的处理均应符合中国《药品生产质量管理规范》要求。

5. 对生产过程中抗生素和防腐剂使用提出具体要求：在抗生素的使用中，除另有规定外，不得使用青霉素或其他 β - 内酰胺类抗生素；成品中严禁使用抗生素作为防腐剂。

6. 对生产及检定用动物提出相关具体要求。如用于制备注射用活疫苗的动物细胞应来源于无特定病原体（级）动物，用于制备口服疫苗和灭活疫苗的动物细胞应来自清洁级或清洁级以上动物，所有动物应符合实验动物微生物学和寄生虫学检测要求的相关规定。

7. 规定生产工艺应经验证，并经国务院药品监督管理部门批准；疫苗生产中应确定菌、毒种和细胞基质的具体代次，同一品种不同批制品的生产用菌毒种和细胞代次应保持一致；生产工艺中涉及病毒、细菌的灭活处理时，应确定灭活工艺的具体步骤及参数，以保证灭活效果；疫苗生产过程中，应规定菌毒种的具体接种量，半成品配制时应规定有效成分或活性单位加入的定值，多次收获的细菌培养液，如出现单瓶细胞污染，则与该瓶有关的任何一次收获液均不得用于生产。

8. 生物制品的质量控制，称为检定，包括安全性、有效性、可控性。各种需要控制的物质是指该品种按规定工艺生产和贮藏过程中需要控制的物质，包括非目标成分（如残留溶剂、残留宿主细胞蛋白以及目标成分的聚合物、降解产物等）。改变生产工艺时需相应修订有关检定项目和标准。

除另有规定外，制品有效性的检测应包括有效成分含量和效力的测定。

各品种中每项质量指标均应有相应的检测方法，方法必须具有可行性和再现性，并有明确的判定标准。新建的检测方法，一般应有不同所属的三个单位实验室的独立的复合结果，试验结果数据的精确度应与技术要求量值的有效数位一致。

总之，生物制品在整个制造生产及质量检定过程中，必须确保其安全、有效。生物制品的质量标准也更加强调其特殊性，即安全性、有效性和可接受性。

第三节 生物制品的检定内容

扫码"学一学"

生物制品来源于活体生物，且具有复杂的分子结构，生产涉及生物材料和生物学制备过程，这些使其质量有其固有的易变性和特殊性，需要对原液、半成品和成品进行微生物学、化学和物理学各方面的检定。

同一细胞批制备的多个单次病毒收获液检定合格后合并为一批原液；由一批原液经稀释、配制成均一的中间制品为半成品；半成品分装（或经冻干）、密封于最终容器后，再经目检、贴签、包装，并经全面检定合格后，签发上市的制品为成品。《中国药典》（2015 年版）三部收载的生物制品"检定"项中均列有原液、半成品和成品的检定内容，疫苗类制品的"检定"项下还包括"单次病毒收获液检定"。不同类生物制品检定项目下内容及方法不同，但均为物理化学检定、生物学检定和安全性的检定。本节从以下方面来学习生物制品的检定。

一、鉴别

生物制品的鉴别是利用免疫学等方法来判断与确定生物制品的真伪。以下几种方法为《中国药典》（2015 年版）通则收载的生物制品常用鉴别方法。

1. 免疫双扩散法 为抗原抗体鉴定的最基本方法。是指在琼脂凝胶板上按一定距离打数个小孔，在相邻的两孔内分别加入抗原与抗体，如果抗原与抗体互相对应，浓度、比例适当，则一定时间后，在抗原与抗体孔之间形成免疫复合物的沉淀线，以此特异性对供试品进行判断。抗毒素、抗血清、血液制品等广泛采用此法。

2. 免疫印迹法 供试品与特异性抗体结合后，抗体再与酶标抗体特异性结合，通过酶学反应显色，对供试品的抗原特异性进行检查。

3. 免疫斑点法 与免疫印迹法的基本原理相同，只是操作上有所不同。如外用重组人表皮生长因子的鉴别：采用免疫印迹法或免疫斑点法测定，应为阳性。

4. 免疫电泳法 将供试品通过电泳分离成区带的各抗原，与相应的抗体进行双相免疫扩散，当两者比例适当时，形成可见的沉淀弧，将沉淀弧和已知的标准抗原、抗体形成的沉淀弧的位置和形状进行比较，即可分析供试品中的成分及其性质。如乙型肝炎人免疫球蛋白的成品鉴别采用此法。

5. 酶联免疫吸附法 简称酶联免疫法。主要针对抗毒素、抗血清中的蛋白质成分。使抗原或抗体与某种酶连接成酶标抗原或抗体，这种酶标抗原或抗体既保留其免疫活性，又保留酶的活性。在测定时，把受检标本（测定其中的抗体或抗原）和酶标抗原或抗体按不同的步骤与固相载体表面的抗原或抗体起反应。用洗涤的方法使固相载体上形成的抗原抗体复合物与其他物质分开，最后结合在固相载体上的酶量与标本中受检物质的量成一定的比例。加入酶反应的底物后，底物被酶催化变为有色产物，产物的量与标本中受检物质的量直接相关，故可根据颜色反应的深浅来进行定性或定量分析。如白喉抗毒素的鉴别采用此法。

二、物理化学检定

生物制品的物理化学检定是根据其物理化学性质而进行的一些检定内容，包括鉴别、物理性状检查、分子量测定法、蛋白质含量测定、防腐剂含量测定、纯度检查等。

1. 物理检查　成品主要包括外观、装量差异，冻干产品需要测定溶解时间。外观一般均以澄明度检查不同制品，以确保制品的安全性和有效性。例如，A 群脑膜炎球菌多糖疫苗，外观要求为白色疏松体，按标示量加入应迅速复溶为澄明液体，无异物。人纤维蛋白原物理检查项下包括外观、真空度、复溶时间、可见异物、装量差异、渗透压摩尔浓度及稳定性试验。

2. 化学检定　各制品检定内容不完全相同，一般可包括酸值、水分或其他无效成分的含量限度测定。

3. 其他　"纯度"、"分子量"、"水分"测定也采用物理化学方法。一些蛋白质含量的测定采用凯氏定氮法、双缩脲法，例如，人纤维蛋白原"纯度"的检定采用凯氏定氮法。但抗毒素、抗血清类制品"纯度"采用的是电泳分析法。

三、生物学检定

生物制品不同于化学药物，单独通过理化方法反映其质量是不够的，必须进行生物学活性方面的试验。生物学活性测定是利用生物体对供试品的生物学活性反应为基础，比较供试品与相应的生物制品标准物质（用于生物制品效价、活性或含量测定或其特性鉴别、检查的生物标准品或生物参考品）。在一定试验条件下所产生的特定生物反应的剂量间的差异，来测定供试品的效价。可分体外测定和体内测定两种方法。生物活性测定主要有动物保护力试验、活疫苗的效力测定、抗毒素和类毒素的单位测定、免疫学活性测定、蛋白质药物的比活度测定等。

1. 动物保护力试验　本试验以动物（小鼠、豚鼠、家兔）为试验对象，在制品形成保护的情况下，用病毒、毒素等对其进行攻击，由相应数据判断供试品的效价。如吸附破伤风疫苗测定法是用破伤风毒素攻击供试品与标准品分别免疫后的小鼠（或豚鼠），比较其存活率，计算出供试品的效价。

2. 活病疫苗效价测定法　如人用狂犬疫苗测定是将供试品免疫小鼠后，产生相应的抗体，通过小鼠抗体水平的变化测定供试品的免疫原性。具体是比较供试品和参考疫苗的值，计算相对效力。

3. 细胞/比色法　生物体内一些特定细胞可受生物技术制品影响，从而根据特定情况下测得的吸光度值计算供试品的生物学活性。

4. 抗体测定方法 主要测定抗体水平或抗原活性。预防性生物制品接种后，可产生相应抗体，抗体形成的水平，也是反应生物制品质量的一个重要方面。人免疫球蛋白中白喉抗体效价测定法是依据绵羊红细胞经醛化和鞣酸化处理后，具有较强的吸附蛋白质的能力，能将白喉类毒素吸附于红细胞表面上，若遇到供试品中相应抗体，会发生抗原抗体结合，产生特异性凝集，通过比较凝集反应终点测定供试品中白喉抗体效价。

四、安全性检定

生物制品的检定项下通常都会有安全性方面的检查，具体可有以下四个方面：一般安全性检查，过敏性物质检查，杀菌、灭活和脱毒情况的检查和外源性污染物检查。

一般安全性检查包括无菌检查、异常毒性检查和热原检查。

过敏性试验针对一些可引起变态反应的异体蛋白等，防止过敏反应的发生。

病毒灭活情况的检查：疫苗、类毒素类制品在生产中所用毒种（多为致病性微生物）需经灭活，检定中需进行活毒检查、解毒试验和残余毒力试验。

外源性污染物检查主要有野毒检查、支原体检查、乙肝表面抗原和丙肝抗体检查、外源 DNA 测定和残余宿主细胞蛋白测定。

疫苗培养过程中，有可能通过培养病毒的细胞带入有害的潜在病毒，这种有害病毒如在培养过程中繁殖，故应进行检测。

例如流感全病毒灭活疫苗的外源性禽腺病毒检测：用相应（亚）型流感病毒特异性免疫血清中和毒种后，接种鸡胚肝细胞，经培养，分别用适宜的血清学方法检测其培养物中的 I 型和Ⅲ型禽腺病毒，结果均应为阴性。

另外还需检查生产和纯化过程中加入的其他物质，如生产过程中加入抗生素的应进行抗生素残留量检查，方法多是根据培养基内抗生素对微生物的抑制作用，比较对照品与供试品对接种的试验菌产生的抑菌圈的大小，检查供试品中氨苄西林或四环素残留量。

第四节 生物制品质量控制实例

扫码"学一学"

生物制品质量控制一般要从物理化学性质、生物学活性、纯度、杂质检测、安全试验方面进行检定。

根据各生物制品品种和剂型不同，质量标准内容按顺序可分别列有：①品名（包括中文通用名称、汉语拼音与英文名）；②定义、组成及用途；③基本要求；④制造；⑤检定（原液、半成品、成品）；⑥保存、运输及有效期；⑦使用说明（预防类制品）。

《中国药典》（2015 年版）收载有：生物制品生产检定用菌毒种管理规程、生物制品国家标准物质制备和标定规程、生物制品分批规程、生物制品分装和冻干规程、生物制品包装规程、生物制品贮藏和运输规程、免疫血清生产用马匹检疫和免疫规程、血液制品生产用人血浆、生物制品生产检定用动物细胞基质制备及检定规程。

A 群脑膜炎球菌多糖疫苗

A Qun Naomoyanqiujun Duotang Yimiao

Group A Meningococcal Polysaccharide Vaccine

本品系用 A 群脑膜炎奈瑟球菌培养液，经提取获得的荚膜多糖抗原，纯化后加入适宜稳定剂后冻干制成。用于预防 A 群脑膜炎奈瑟球菌引起的流行性脑脊髓膜炎。

1 基本要求

生产和检定用设施、原料及辅料、水、器具、动物等应符合"凡例"的有关要求。

2 制造

2.1 菌种

生产用菌种应符合"生物制品生产检定用菌毒种管理规程"的有关规定。

2.1.1 名称及来源

生产用菌种为 A 群脑膜炎奈瑟球菌 CMCC 29201（A4）菌株。

2.1.2 种子批的建立

应符合"生物制品生产检定用菌毒种管理规程"的规定。

2.1.3 种子批的传代

主种子批启开后至工作种子批，传代应不超过 5 代；工作种子批启开后至接种发酵罐培养，传代应不超过 5 代。

2.1.4 种子批的检定

2.1.4.1 培养特性

菌种接种于含 10% 羊血普通琼脂培养基，A 群脑膜炎奈瑟球菌在 25℃ 不生长。于 35 ~ 37℃ 二氧化碳环境中培养 16 ~ 20 小时，长出光滑、湿润、灰白色的菌落，菌苔易取下，在生理氯化钠溶液中呈现均匀混悬液。

2.1.4.2 染色镜检

应为革兰阴性双球菌、单球菌。

2.1.4.3 生化反应

发酵葡萄糖、麦芽糖，产酸不产气；不发酵乳糖、甘露醇、果糖及蔗糖。

2.1.4.4 血清学试验

取经 35 ~ 37℃ 培养 16 ~ 20 小时的菌苔，混悬于含 0.5% 甲醛的生理氯化钠溶液中，或 56℃ 加热 30 分钟杀菌以后，使每 1ml 含菌 1.0×10^9 ~ 2.0×10^9，与同群参考血清做定量凝集反应，置 35 ~ 37℃ 过夜，次日再置室温 2 小时观察结果，以肉眼可见清晰凝集现象（＋）之血清最高稀释度为凝集反应效价，必须达到血清原效价之半。

2.1.5 种子批的保存

种子批应冻干保存于 8℃ 以下。

2.2 原液

2.2.1 生产用种子

启开工作种子批菌种，经适当传代，检定培养特性及染色镜检合格后接种于培养基上，制备数量适宜的生产用种子。

2.2.2 生产用培养基

采用改良半综合培养基或经批准的其他适宜培养基。培养基不应含有与十六烷基三甲基溴化铵能形成沉淀的成分。含羊血的培养基仅用于菌种复苏。

2.2.3 培养

采用培养罐液体培养。在培养过程中取样进行纯菌检查，涂片做革兰染色镜检，如发现污染杂菌，应废弃。

2.2.4　收获及杀菌

于对数生长期的后期或静止期的前期收获，取样进行菌液浓度测定及纯菌检查，合格后在收获的培养液中加入甲醛溶液杀菌。杀菌条件以确保杀菌完全又不损伤其多糖抗原为宜。

2.2.5　纯化

2.2.5.1　去核酸

将已杀菌的培养液离心后收集上清液，加入十六烷基三甲基溴化铵，充分混匀，形成沉淀；离心后的沉淀物加入适量氯化钙溶液，其最终浓度为1mol/L，使多糖与十六烷基三甲基溴化铵解离；加入乙醇至最终浓度为25%，2~8℃静置1~3小时或过夜，离心收集澄清的上清液。

2.2.5.2　沉淀多糖

于上述上清液中加入冷乙醇至最终浓度为80%，充分振摇。离心收集沉淀，沉淀物用无水乙醇及丙酮分别洗涤，沉淀物即为多糖粗制品。应保存在-20℃以下，待纯化。

2.2.5.3　多糖纯化

将多糖粗制品溶解于1/10饱和中性醋酸钠溶液中，稀释至适宜浓度，按适当比例用冷苯酚提取数次，离心收集上清液，并用0.1mol/L氯化钙溶液或其他适宜溶液透析或超滤，加入乙醇至终浓度为75%~80%；离心收集的沉淀物用无水乙醇及丙酮分别洗涤，干燥后用灭菌注射用水溶解，除菌过滤后即为多糖原液。提取过程应尽量在15℃以下进行。

2.2.6　原液检定

按3.1项进行。

2.2.7　保存及有效期

于-20℃以下保存，自收获、杀菌之日起，疫苗总有效期应不超过60个月。

2.3　半成品

2.3.1　配制

用无菌、无热原乳糖和灭菌注射用水稀释原液。每1次人用剂量含多糖应不低于30μg，乳糖2.5~3.0mg。

2.3.2　半成品检定

按3.2项进行。

2.4　成品

2.4.1　分批

应符合"生物制品分批规程"规定。

2.4.2　分装及冻干

应符合"生物制品分装和冻干规程"规定。冻干过程中制品温度应不高于30℃，真空或充氮封口。

2.4.3　规格

按标示量复溶后每瓶5ml（10次人用剂量），含多糖300μg；按标示量复溶后每瓶2.5ml（5次人用剂量），含多糖150μg。每1次人用剂量含多糖应不低于30μg。

2.4.4 包装

应符合"生物制品包装规程"规定。

3 检定

3.1 原液检定

3.1.1 鉴别试验

采用免疫双扩散法,本品与 A 群脑膜炎奈瑟球菌抗体应形成明显沉淀线。

3.1.2 化学检定

3.1.2.1 固体总量

依法测定。

3.1.2.2 蛋白质含量

应小于 10mg/g。

3.1.2.3 核酸含量

应小于 10mg/g,核酸在波长 260nm 处的吸收系数($E_{1cm}^{1\%}$)为 200。

3.1.2.4 O–乙酰基含量

应不低于 2mmol/g。

3.1.2.5 磷含量

应不低于 80mg/g。

3.1.2.6 多糖分子大小测定

多糖分子的 K_D 值应不高于 0.40,K_D 值小于 0.5 的洗脱液多糖回收率应大于 65%。

3.1.2.7 苯酚残留量

应不高于 0.1g/L。

3.1.3 无菌检查

依法检查,应符合规定。

3.1.4 细菌内毒素检查

应不高于 25EU/μg;也可采用热原检查法检查,注射剂量按家兔体重每 1kg 注射 0.05μg 多糖,应符合规定。

3.2 半成品检定

无菌检查 依法检查,应符合规定。

3.3 成品检定

除装量差异检查、水分测定、多糖含量测定、多糖分子大小测定和异常毒性检查外,按制品标示量加入灭菌 PBS 复溶后进行其余各项检定。

3.3.1 鉴别试验

按 3.1.1 项进行。

3.3.2 物理检查

3.3.2.1 外观

应为白色疏松体,按标示量加入 PBS 应迅速复溶为澄明液体,无异物。

3.3.2.2 装量差异

按装量差异项进行,应符合规定。

3.3.2.3 渗透压摩尔浓度

依法测定，应符合批准的要求。

3.3.3　化学检定

3.3.3.1　水分

应不高于 3.0% 。

3.3.3.2　多糖含量

每 1 次人用剂量多糖含量应不低于 30μg。根据以下比例（多糖含量：磷含量为 1000：75），先测定磷含量应不低于 2.25μg，再计算出多糖含量。

3.3.3.3　多糖分子大小测定

每 5 批疫苗至少抽 1 批检查多糖分子大小。K_D 值应不高于 0.40，K_D 值小于 0.5 的洗脱液多糖回收率应大于 65% 。

3.3.4　无菌检查

依法检查，应符合规定。

3.3.5　异常毒性检查

依法检查，应符合规定。注射剂量为每只小鼠 0.5ml，每 1 次人用剂量的制品；每只豚鼠 5ml，每 10 次人用剂量的制品。

3.3.6　热原检查

依法检查，注射剂量按家兔体重每 1kg 注射 0.025μg 多糖，应符合规定。

3.3.7　细菌内毒素检查

每 1 次人用剂量应不高于 1250EU。

4 稀释剂

稀释剂的生产应符合批准的要求。

4.1　外观

应为无色澄明液体。

4.2　可见异物检查

依法检查，应符合规定。

4.3　pH

应为 6.8~7.2。

4.4　无菌检查

依法检查，应符合规定。

4.5　细菌内毒素检查

应不高于 0.25EU/ml。

5 保存、运输及有效期

于 2~8℃ 避光保存和运输。自生产之日起，有效期为 24 个月。

6 使用说明

应符合"生物制品包装规程"规定和批准的内容。

简答题

1. 生物制品按其性质不同分为哪几类？

2. 生物制品的定义是什么？

扫码"练一练"

第十九章 药物分析前沿技术

要点导航

1. 熟悉手性高效液相色谱法的基本原理和分离对映体的三种方法。
2. 了解毛细管电色谱、超高效液相色谱法和质谱及其联用技术的基本原理和应用。

扫码"学一学"

第一节 手性高效液相色谱法

分子中的结构基团在空间三维排列不同的化合物称为立体异构体。在空间上不能重叠，互为镜像关系的立体异构体称为对映体（enantiomer）。化合物中某个碳原子上连接 4 个互不相同的基团时，该碳原子被称为手性中心，含有手性中心的药物称为手性药物（chiral drug）。手性药物在药物中占有相当大的比例，天然或半合成药物几乎都有手性，目前临床上使用的药物很多都为手性药物。现代药学研究表明药物对映体与体内大分子的不同立体结合，可产生不同的吸收、分布、代谢和排泄过程，从而导致药动学参数的变化，药理和毒理反应存在显著差异，甚至引起药效拮抗或产生不良反应。如普萘洛尔（propranolol，Pro）S – Pro 的生物活性比 R – Pro 强 100 倍；沙利度胺（thalidomide）两对映异构体对小鼠的镇静作用相似，但只有 S（ – ）异构体及其代谢物才有致畸和胚胎毒作用。因此，建立和发展可行的分离分析药物对映体的方法对于药物的质量控制，对映体药物的分离，评价不同对映体的药效、药代动力学、毒性和不良反应等是十分重要和必要的。

一、手性药物拆分方法与机制

对映体化合物之间除了对偏振光的偏转方向不同外，其他理化性质几乎完全相同，在非手性环境中难以达到分离的目的，因此创造手性环境和构造非对映异构体是实现手性拆分的基础。对映体分离的方法主要有非色谱法和色谱法，无论用哪一种方法分离，其基本原理大多数是基于把对映体的混合物转变成非对映异构体，再利用它们在物理化学或化学性质上的差异使之分开。传统的拆分方法为非色谱法，如分步结晶法等，它们具有很大的局限性，且过程繁复、耗时，尤其难于进行微量分离和测定。目前大多采用色谱法，包括TLC、GC、HPLC、CE 和超临界流体色谱法等，色谱法在分离和检测光学对映体纯度的方面发挥了巨大的优势，已成为一种重要的手性拆分手段。不管哪一种色谱，为了使对映体转化为非对映体，都需提供一种手性源，使待分离的对映体（样品）、手性作用物（固定相）和手性源之间形成一个非对映体的络合物。1950 年 Dalgliesh 采用纸色谱法成功拆分手性药物芳族氨基酸，并由此而提出了在对映体拆分理论中颇为流行的"三点手性识别模式"。在其后的 20 年中，用该法分离其他 *dl* – 氨基酸取得了极大成功。20 世纪 80 年代初，随着大量商品化，HPLC 用手性固定相（chiral stationary phase，CSP）的问世以及对手性识别机制的深入认识，HPLC 法已迅速广泛应用于药物对映体的分离和测定。HPLC 直接分离手性化合物在药物工业、不对称合成和生物化学方面起到了非常重要的作用。本节着重讨论 HPLC 法分离和测定药物对映体的方法和机制。

二、手性 HPLC 法

引入适宜的手性环境使对映体间呈现理化特征差异，是 HPLC 法进行光学异构体拆分的关键。目前，手性 HPLC 法通常分为直接法和间接法。间接法又称柱前衍生化法（pre – column derivatization），指的是药物对映体在分离前先与具有高光学纯度的手性衍生化试剂（chiral derivatization reagent，CDR）反应，使药物对映体形成一对非对映异构体，再以常规固定相进行分离，也称 CDR 法。用手性流动相（chiral mobile phase，CMP）或手性固定相（chiral solid phase，CSP）为载体进行拆分的方法是直接法。其共同点都是以现代色谱分离技术为基础，引入手性环境，使药物对映体间呈现理化性质的差异而实现分离；不同的是 CDR 法是将手性环境引入药物对映体分子内，而 CMP 和 CSP 则是引入对映体分子间。

（一）手性衍生化试剂法

当某些药物不宜直接分离，如游离胺类在 CSP 上往往呈很弱的色谱性质，衍生化转变成酰胺后氨基甲酸酯等中性化合物可获显著改善；或需添加某些基团，以增加色谱系统的对映异构体选择性；或为了提高紫外或荧光检测效果等均可选用 CDR 法。

对映异构体与手性试剂反应，其产物为相应的非对映异构体（diastereoisomer，DSTM）对，因此也称为非对应异构化衍生。如醇类与酰氯或手性酸酯化、氨基酸或胺类与硫脲或手性异硫氰酸酯类等反应。

$$(R) - \text{SE} + \begin{cases} (R) - \text{SA} \rightarrow (R) - \text{SE} - (R) - \text{SA} \\ (S) - \text{SA} \rightarrow (R) - \text{SE} - (R) - \text{SA} \end{cases}$$

SE 为光学活性试剂，称为"选择器"，SA 为手性溶质，称为"选择靶"。本法需要高光学纯度的手性衍生化试剂，衍生化反应往往较繁琐费时；各对映体衍生化反应速度有时也不同。但是，由于非手性柱的价格便宜、柱效较高，并且通过适当的衍生化反应可提高检测灵敏度，以及衍生化过程中可伴随样品的纯化等优点，CDR 法仍是手性药物拆分的常用方法。

手性衍生化反应是 CDR 法中的关键一环，合适的衍生化试剂和反应条件至关重要。其中常用的 CDR 试剂主要有：①羧酸衍生物类，主要包括酰氯与磺酰氯类、羧酸类和氯甲酸酯类，它们可与胺、N – 氨基酸和醇类反应生成非对映异构化衍生物。②胺类，手性胺试剂主要用于衍生化羧酸类、氨基酸、醇类药物和芳基丙酸类非甾体抗炎药、羟基丙三醇、类萜酸等，可提高检测灵敏度。③异硫氰酸酯和异氰酸酯类，常用的有苯乙基异氰酸酯（PEIC）、萘乙基异氰酸酯（NEIC）等，易与大多数醇类及胺类化合物反应生成氨基甲酸酯类和脲的 DSTM 而被分离，广泛用于氨基酸及其衍生物、儿茶酚胺类、苯丙胺类、麻黄碱类、醇类、肾上腺素拮抗剂等药物的分离分析。④光学活性氨基酸类，光学纯氨基酸及其衍生物系最早采用的手性色谱试剂，在 HPLC 法中广泛用于胺、羧酸及醇类药物，尤其是氨基酸类化合物的手性分离。在手性衍生当中，除了要考虑衍生化试剂的种类外，还应注意：手性试剂和反应产物在衍生化反应和色谱条件下应稳定，手性试剂和反应产物在化学上和手性上都很稳定，手性化合物对映体的化学结构中应具有可供衍生化的官能团，反应产物在分离时应有高柱效，手性试剂应具有 UV 或荧光等敏感结构，手性衍生化试剂的种类。

（二）手性流动相法

在流动相中加入手性添加剂（chiral mobile phase additives, CMPA），使其与待测物形成非对映异构体复合物，根据形成的复合物的稳定常数不同而获得分离。手性添加剂有环糊精类、手性离子对试剂和配基交换型等。在实验过程中可通过优化 CMPA 的种类、浓度、流动相的组成和 pH 值、流速而达到最佳色谱条件。目前主要有以下几种常用的手性流动相法。

1. 环糊精类手性添加剂　环糊精（cyclodextrin, CD）的手性识别主要来自环内腔对芳烃或脂肪烃侧链的包合作用以及环外壳上的羟基与药物对映体发生氢键作用。环糊精分为 α、β、γ 三种类型，它们的空腔大小不同。β – 环糊精对形成包合物有最佳大小的空腔，适合于大多数药物对映体的位阻和电子特征，应用较广。α – 环糊精适合于分子量小的药物对映体分析，而 γ – 环糊精则适合于较大分子药物的对映体分析。

2. 手性离子对色谱法　该法是一种分离可解离对映体的离子对色谱法，已成功分离了 β – 氨基醇类、氨基醇类、胺类等对映体化合物。有机酸或碱能与离子对试剂在流动相中反应生成低极性不解离的"离子对"，但反相离子对色谱很少用于手性药物分离，而正相离子对色谱广泛用于药物对映体的分离。其基本原理是：在低极性的有机流动相中，对映体分子与手性离子对试剂之间产生氢键、静电或疏水性结合生成非对映体离子对。两种非对映体离子对具有不同的稳定性，在有机相与固定相间的分配行为也有差异，难以分离。由于水能与离子对组分的氢键基团反应，因此流动相中微量水分将影响系统的立体选择性，且在反离子手性中心附近应含有可离子化的官能团或氢键基团。常用的手性反离子有奎宁、奎尼丁、10 – 樟脑磺酸、N – 苯甲酰氧基羰基 – 甘氨酰 – L – 脯氨酸（L – ZGP）。常用固定相为硅胶、氰基丙基硅胶和硅氧基 – 二醇 Diol 等。

3. 配基交换型手性添加剂　配基交换原理为：在流动相缓冲溶液中加入金属离子和配位体交换剂形成二元络合物，药物对映体再与其形成稳定性不同的三元络合物而达到手性分离。配基交换系统中使用水性流动相，流动相中加入有机改性剂（甲醇、乙腈），可缩短疏水性药物的保留时间，并提高分离度，常用的手性配合试剂多为氨基酸及其衍生物，如 L – 苯丙氨酸、L – 脯氨酸等，配位金属有 Cu^{2+}、Zn^{2+}、Ni^{2+}、Cd^{2+} 等。已用于分离氨基酸及其衍生物、多巴胺、氨基醇等。

（三）手性固定相拆分法

CSP 是通过物理吸附或化学键合法把手性化合物键合到固定相载体上。根据拆分过程中固定相和对映体间的相互作用，可分为吸附型、模拟酶抑制型、电荷转移型、配体交换型等；根据固定相材料，又可分为蛋白质类、氨基酸类、纤维素类、环糊精类、冠醚类、聚酰胺类、聚氨酶类等。下面着重讨论三种常用的手性固定相。

1. 手性聚合物型固定相 在手性固定相的制备和应用方面，手性聚合物型手性固定相是目前使用量大、适用面较广的一类 CSP。通过吸引和包合作用进行手性分离，纤维素衍生物手性固定相大都属于该类。纤维素是以 β - 葡萄糖为结构单元的天然光活性线性高聚物，每个结构单元有一个伯羟基和两个仲羟基，分别位于 C6 和 C2、C3 位上。通过对其化学改性可以得到一系列衍生物，其中常用于 CSPs 的主要是纤维素酯类衍生物和氨基甲酸酯类衍生物。

2. 蛋白质类固定相 蛋白质具有大量可与样品分子结合的部位，样品分子的保留和选择易受流动相的 pH、离子强度、有机溶剂等影响，因此蛋白质 CSP 的手性选择性较其他 CSP 高，是 HPLC 分离中最具有吸引力的手性固定相之一。目前使用较多的蛋白质 CSP 是以牛血清蛋白（BSA）、人血清蛋白（HAS）和 α_1 - 酸性糖蛋白（AGP）通过氨基酸键合到微粒硅胶上制成，商品名为 Chiral AGP、Resolvosol 和 Enantio Pac 等。如 Enantio Pac 色谱柱的稳定性好，对温度和有机溶剂有较好的耐受性，可对酸类、胺类和 β - 氨基醇类等几十种药物对映体进行有效的分离。卵黏蛋白是一种酸性糖蛋白，将卵黏蛋白中的糖蛋白以共价键形式结合在硅胶上制成 CSP，商品名为 ES - OVM。蛋白质类 CSP 的应用范围较广，分离效果好，但色谱柱容量小，上样量仅为 1 ~ 2 mmol/L。

3. 环糊精类固定相 1984 年 Armstrong 研究组首次把环糊精键合到二氧化硅上用于 HPLC 的手性分离。CD 空腔内部只有氢原子及糖苷氧原子具有疏水性，空腔端口的羟基使 CD 外部具有亲水性，每个葡萄糖单元又有 5 个手性碳原子，因此 CD 具有手性识别作用。端口的羟基可衍生化来改变亲水性，也对 CD 空腔的形状有很大影响。因此，可根据欲分离化合物的结构特点有目的地合成或选择相应的衍生化 CD - CSP，这已成为当今手性色谱领域的研究热点之一。

（四）三种手性 HPLC 分离方法的比较

三种手性 HPLC 分离方法各具特点，详见表 19 - 1。

表 19 - 1 三类手性 HPLC 分离方法的比较

分离方法	优点	缺点
手性衍生化法（CDR）	1. 用价格便宜和柱效高的非手性柱 2. 可引入发色基团，提高检测灵敏度 3. 衍生化伴随样品纯化	1. 手性衍生化试剂需有高光学纯度 2. 有时对映体反应速度不同 3. 有些反应繁琐费时
手性流动相法（CMP）	1. 不必柱前衍生化 2. 不需昂贵的手性柱，简便易行 3. 非对映异构化，络合具有可逆性	1. 可分离的化合物有限 2. 某些添加剂不稳定，干扰测定 3. 大量使用手性添加剂，增加费用
手性固定相法（CSP）	1. 适用于不含活泼反应基团的化合物 2. 不需高光学纯度试剂 3. 样品处理简单，制备分离方便 4. 定量准确	1. 有时须柱前衍生化 2. 适用性差，不如普通 HPLC 柱 3. 商品柱价格昂贵

（五）应用实例

例 19 - 1 手性衍生化 - HPLC 测定血浆中艾司洛尔及其代谢物对映体

色谱条件　色谱柱：Aglient Zorbax C18（250mm×4.6mm，5μm）；流动相：乙腈 - 0.02mol/L 磷酸二氢钾缓冲盐（55:45，用磷酸调 pH 至 4.5）；流速：0.75 ml/min；检测波长：224nm；进样量：20μl；柱温：室温。

样品处理和手性衍生化方法　取血样 0.5ml，置 1.5ml 离心管中，依次加入内标储备液 S - 普萘洛尔和 6% 高氯酸 300μl，混匀，于 10000r/min 4℃离心 10min。取上清液置于 10ml 离心管中，加入 150μl 1.0 mol/L 氢氧化钠和 1.5ml 磷酸缓冲液（pH 7.0），混匀，全部倾入预先用 3ml 乙腈和 3ml 0.02 mol/L 磷酸缓冲液（pH 7.0）活化处理过的 LC - 18 固相萃取小柱中，真空抽滤，并用 1ml 水洗涤 1 次，继续真空抽滤至固相萃取小柱柱床干燥，再用 3ml 含 1% 冰醋酸的乙腈洗涤。洗涤液在室温下空气吹干，加入 50μl GITC 乙腈液（1.02mg/ml）和 5μl 0.5% 三乙胺，30℃恒温反应 30min，空气吹干后，残渣用 100μl 流动相溶解，立即进样 20μl。

测定结果　艾司洛尔及其酸性代谢物对映体的血药浓度存在立体选择性，如图 19 - 1 和 19 - 2 所示。

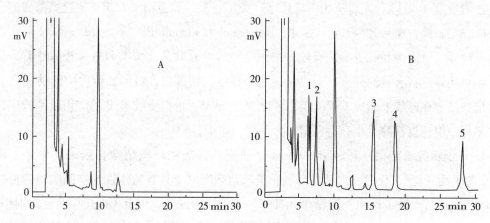

图 19 - 1　艾司洛尔及其酸性代谢物对映体的 HPLC 色谱图

A：空白血浆；B：空白血浆中加入艾司洛尔、代谢物和内标

色谱峰：1. S - 代谢物，2. R - 代谢物，3. S - 艾司洛尔，4. R - 艾司洛尔，5. S - 普萘洛尔

第二节　毛细管电色谱法

扫码"学一学"

　　毛细管电色谱（capillary electrochromatography，CEC）是综合现代最新分离技术高效液相色谱和毛细管电泳的优势而发展起来的高效电分离微柱液相色谱技术。CEC 一般采用熔融石英毛细管，在柱内填充或在柱壁键合固定相，用高压直流电源（或加一定的压力）代替高压泵，即用电渗流（electroosmotic flow，EOF）驱动流动相，溶质依据它们在流动相与固定相中的分配系数不同和自身电泳淌度的差异得以分离，既能分离中性物质又能分析带电荷组分。对中性化合物来说，其分离过程与 HPLC 类似，是通过溶质在固定相和流动相间的分配差异而获得分离；当被分析物质在流动相中带电荷时，除了和中性化合物一样的分配机制外，自身电泳淌度的差异对分离也起相当重要的作用。

　　根据所用色谱柱的不同可分为填充毛细管电色谱（packed column CEC）和开管柱毛细管电色谱（open tubular CEC）。电色谱法可分为非加压电色谱法和加压电色谱法（pCEC）。

前者是靠电渗效应来驱动流动相，后者是靠电渗泵与液压泵两种驱动力。但加液压的主要目的常是为了防止气泡的产生（毛细管两端反向加压）。CEC 具有高柱效、高选择性、高分辨率及分离速率快（三高一快）、样品用量少和应用广泛等优点。

一、毛细管电色谱装置

如图 19 - 2 所示，毛细管电色谱装置与毛细管电泳仪的主要区别是具有微量输液泵及微量进样阀，而且液压可加至毛细管色谱柱的两端。一台毛细管电色谱仪具有 3 种功能：同时施加电压与液压，是毛细管电色谱仪；只施加电压，则是毛细管电泳仪；若只加液压，则是一台微型高效液色谱仪（μHPLC）。

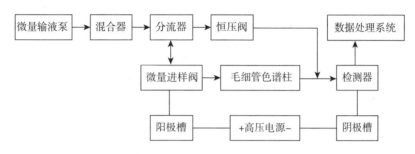

图 19 - 2　毛细管电色谱仪基本结构

毛细管电色谱柱是电色谱分离的关键，根据固定相的形式，毛细管电色谱柱可分为填充柱、开管柱和连续床柱（整体柱）。反相填充柱，分离效果好，但制备麻烦，易生气泡。整体柱制备简单，具有发展前景，但分离效果有待提高。微量输液泵流量为每分钟 μl 级，有机械泵与电渗泵等类型，要求流量恒定、准确。可采用电动或微量进样阀进样方式，微量进样阀与 HPLC 六通阀结构一致，只是进样量为 nl 级。CEC 的检测器和高压电源与 CE 一致。检测器根据分析样品性质的不同，可选 UV 检测器、电化学检测器、荧光检测器及质谱检测器等。

二、分离机制

CEC 的分离原理是基于电泳淌度与分配系数差别的双重功能。电泳淌度与离子的电荷符号、数量、体积及背景电解质的性质有关；分配系数取决于样品与固定相的分子间作用力。由于 CEC 具有电泳与色谱的双重分离能力，因此理论上具有色谱法及电泳法更强的分离效能。

（一）容量因子表达式

$$k_{CEC} = k - \frac{\mu_{ep}}{\mu_{eo} + \mu_{ep}}$$

式中，k_{CEC} 为溶质在毛细管电色谱中的容量因子；k 为单纯色谱因素引起的容量因子；μ_{ep} 是溶质的电泳淌度；μ_{eo} 为流动相的电渗淌度。由公式可见，溶质在毛细管电色谱中的容量因子并非是色谱和区带电泳的简单加和，而是两者间相互影响。中性组分的电泳淌度为零，k_{CEC} 等于 k，反映纯粹的色谱过程；色谱不保留的化合物 k 为零，反映纯粹的电泳过程。对于有保留的带电离子，电泳与色谱机制同时起作用。通常检测窗口在阴极，此时阳离子组分的 μ_{ep} 越大，k_{CEC} 越小于 k，在固定相中保留越少；对于阴离子组分，μ_{ep} 为负值，其值越大，k_{CEC}越小于 k。由于毛细管电色谱能同时分离中性和带电化合物，因此对复杂样品显示了强大的分离能力。

（二）理论板高度

在填充毛细管电色谱中的谱带展宽与高效液相色谱相同，塔板高度可用 Van Deemter 方程式表示。但由于在电场驱动下，流动相的流型与流通直径无关，故涡流扩散项对塔板高度的贡献很小，Van Deemter 方程式中的 A 项可以忽略。如果进一步减小填料的粒径，传质阻力项的贡献也可忽略不计，故可简化成 $H = B/u$ 的塔板高度公式。在开管毛细管电色谱中塔板高度与开管液相色谱相似，可用 Golay 方程表达如下：

$$H = \frac{2D_m}{u} + \frac{C_m d_c^2 u}{D_m} + \frac{C_s d_f^2 u}{D_s}$$

式中，u 是流动相的线流速；D_m 与 D_s 分别为溶质在流动相中的扩散系数；C_m 与 C_s 分别是流动相和固定相的传质阻力系数；d_c 为毛细管内径；d_f 为固定相厚度。通常公式中的第 3 项可以忽略不计，第 1 项（纵向分子扩散项）和第 2 项（流动相传质阻力项）对板高度起主要作用。

三、与 CE 及 HPLC 的比较

（一）与 CE 相比 CEC 的优势

和 CE 相比，CEC 最大的优点是既可与 CE 一样分离带电荷的物质，也可分离中性物质或两者的混合物，而无需与毛细管胶束电动色谱（micellar electrokinetic capillary chromatography，MEKC）那样添加表面活性剂来形成胶束。中性化合物在 CEC 中完全是通过它们的色谱性质差异而获得分离；对荷电物质是通过色谱分配和电泳来进行分离的，从而可通过两者适当的搭配达到所需的选择性；对于电泳淌度相近的物质，CE 无法分离，而这些物质在 CEC 中的分配性质可能差异很大，就可利用 CEC 来分离 CE 无法分离的化合物。

（二）与 HPLC 相比 CEC 的优势

HPLC 给用户提供了不同类型的色谱柱和种类繁多的填料，这为 CEC 的发展提供了良好的条件。由于 CEC 采用电渗流（EOF）为驱动力，流型更接近于塞式流（plug – like flow），而 HPLC 的流型属抛物线状层流（laminar flow），在壁上的速度为零，中心速度为平均速度的数倍，导致色谱带的展宽和柱效的降低。若减小柱子的直径，如采用微柱 HPLC（microbore HPLC）或采用更小的填料可以提高柱效，但会导致极高的柱压（back pressure），对填料的粒径有限制，而且对泵的要求极高。

CEC 柱不存在柱压降，可以使用 1mm 左右粒径大小的填料，进样量少，仅为几个纳升，溶剂耗费低，分析所需的平衡时间短；在检测方面，CEC 采用柱上检测使检测的死体积很小，这是 CEC 分离效率高于 HPLC 的又一因素。

四、应用

目前 CEC 主要用于包括多环芳烃在内的芳香族化合物、染料、蛋白、肽、寡聚核苷酸、氨基酸和对映体等物质的分析检测，在药物分析中的应用逐渐增加。对于疏水性强的样品、电泳淌度相近的离子化合物和对映体，CEC 显示出强大的分离能力，并在分析速度、重现性、检测限和定量方面达到了应用要求。

（一）手性分离

CEC 进行手性药物对映体拆分主要有 3 种方式：①手性固定相法，固定相上键合手性选择剂，如环糊精、蛋白等；②非手性固定相结合手性添加剂流动相法，手性选择作用依靠流动相中添加的手性选择剂产生；③手性分子烙印固定相法，进行记忆性和专一性的手性分离。Mayer 等在 $50\mu m$ 开管柱内壁涂布键合了 $\gamma-CD$ 或 $\beta-CD$ 的二甲基聚硅氧烷，在中性条件下，较好地分离了非甾体抗炎药（布洛芬、氟联苯丙酸、芎丙酸、吲哚乙酸）和 1-苯乙醇的对映体。Lelievre 等用填充法分别制备 $3\mu m$ ODS 普通电色谱柱和 $5\mu m$ 键合 HP$-\beta-CD$ 的硅胶颗粒手性电色谱柱，在拆分氯噻酮时，手性固定相方式显示出分离时间短、高选择性和高分辨率等优势。

（二）复杂成分分析

对复杂成分特别是分子结构相近或电泳淌度接近的混合成分的分离是比较困难的，CEC 在这方面展示出了良好的应用前景。Taylor 等利用梯度洗脱电色谱较好地分析了生物体液中皮质醇类化合物，在加电压的同时施加 112MPa 气压，实施加压电色谱并梯度洗脱，生物体液中肾上腺甾酮、氢化可的松、地塞米松、氟考龙等在较短时间内得以很好分离。

第三节 超高效液相色谱法

扫码"学一学"

液相色谱是现代色谱技术中最活跃的分析方法之一。随着研究的不断深入，大批量、复杂样品的分析需要在短时间内完成，例如代谢组学分析、中药及其制剂、天然产物样品及生化样品的分析，因此样品的复杂性对分离能力提出了更高的要求。而且，在与质谱等检测技术联用时，对高效快速分析提出了更高的要求。因此，一种基于小颗粒填料的液相色谱技术——超高效液相色谱（ultra performance liquid chromatography，UPLC）成功地应用于各种分析领域。由于成功地使用亚 $2\mu m$ 小颗粒填料技术，色谱分析由此进入了一个新的领域。UPLC 概念的引入是基于 Van Deemter 的著名理论：Van Deemter 曲线及其方程式，如果只考虑理论塔板高度（H）与流速（u）及填料颗粒度（dp）之间的关系，可以把该方程式简化如下：

$$H = A(dp) + B/u + C(dp)^2 u$$

式中，A 项反映了颗粒度和柱床填装的优良程度；B 项代表了纵向分子扩散项；而 C 项则代表了传质阻力项。填料颗粒度越小柱效越高，每个颗粒尺寸有自己的最佳柱效的流速，更小的颗粒度使最高柱效点向更高流速（线速度）方向移动，而且有更宽的线速度范围。但更高的流速会受到色谱柱填料和仪器耐压性的限制。而且，要达到更高的柱效需要更小的系统死体积，以及更快的检测速度等的支持，否则小颗粒度填料的高柱效难以充分体现。UPLC 法的建立必须具备以下前提条件。

（1）提高小颗粒填料的耐压性，并解决小颗粒填料的装填问题，包括颗粒度的分布、筛板的结构以及色谱柱的结构，以便大幅度提高色谱柱的性能。

（2）设计超过 15000psi 的高压溶剂输送系统。

（3）完善系统整体性设计，减小死体积，提高超高压下仪器部件的耐压性及密封性。由于分析时间大大缩短，样品用量也减少，需设计快速自动进样器，并降低进样的交叉污染。

（4）设计高速检测器和流动池以解决高速检测及扩散问题。

（5）解决高速数据的采集、仪器的控制问题。

一、超高效液相色谱技术

1. 新型色谱填料及装填技术 色谱柱技术应该涵盖几个方面的内容：首先是新填料的合成，以得到高质量的填料颗粒，包括耐高压、耐酸碱等；其次是颗粒的筛选，选出颗粒度分布尽可能窄的填料；最后是装填技术，以保证既堵住颗粒不使其外流，又不至于引起背压的大幅升高。

传统色谱柱的填料颗粒度分布一般较宽，例如 $5\mu m$ 颗粒度填料中会有大量的 $4\mu m$ 以下和 6nm 以上的颗粒，因此，通常使用 $2\mu m$ 筛板在色谱柱的出口拦截填料，阻止其外漏。其次，如果使用低于 $2\mu m$ 的筛板，筛板的反压升高很快，甚至超过了填料所产生的反压。

因此，对于 UPLC 色谱柱，需采用更严格的筛分技术，使 $1.7\mu m$ 填料的分布更窄，并且需要使用全新筛板和其他色谱柱硬件，以实现在超过 20000psi 的压力下装柱。

2. 超高压液相色谱泵 除了高压动力、密封之外，还要解决超高压下溶剂的压缩性及绝热升温问题。

3. 自动进样器 在超高压液相色谱中，进样系统的设计尤为困难。因为它要求进样阀在高压下不仅要密封良好，还要有较小的死体积，同时要保证塞型进样，以减小峰展宽。为了减小死体积、减少交叉污染，自动进样器的设计可采用一些新技术，例如针内针样品探头、压力辅助进样，一强、一弱的双溶剂的进样针清洗步骤等。

4. 高速检测器 高压高速 UPLC 对检测器提出了挑战。一是速度问题，需要更快的数据采集频率完成短时间内多个色谱峰的采集，二是需要减小检测池体积（$<1\mu m$），降低样品在检测池内的驻留时间，以适应 UPLC 所产生的非常窄的色谱峰，三是要降低信噪比。例如 ACQUITY UPLC™ 使用新型光纤引导、Teflon AF 池壁的流动池；10mm 的光程（与普通 HPLC 相同）而体积只有 500nl（普通 HPLC 的 1/20）。光束通过光纤完全引入流动池后，利用 Teflon AF 的特征在池壁内全折射，不损失光能量；同时采样速率达到 40 点/秒。

5. 优化系统综合性能的设计 系统的整体设计必须优化使之具有超低系统体积及死体积的特点，才能保障 UPLC 所带来的低扩散、高速检测优点，这也使其更易适应质谱检测器的电喷雾离子化接口的要求。

二、超高效液相色谱的特点

1. 高分离度 对于中药复杂体系、药物微量杂质及体内代谢物样品的检测。为了使分离能完全优化就需要一个超高性能的色谱系统。理论上 $1.7\mu m$ 颗粒提供的柱效比 $5\mu m$ 颗粒提高了 3 倍。因为分离度与粒度的平方根成反比，$1.75\ \mu m$ 颗粒的分离度比 $5\mu m$ 颗粒提高了 70%。在梯度分离中也有相同的优势，此时分离能力用峰容量衡量。UPLC 用 $1.7\mu m$ 颗粒提高了分离能力，可以分离出更多的色谱峰，从而使样品提供的信息达到了一个新的水平，并大幅缩短了开发方法所需的时间。

2. 高分析速度 高通量实验室要求在单位时间内提供更多的信息和处理更多的样品并

保证提供高质量的数据。较小的颗粒能超常地提高分析速度而不降低分离度。因为颗粒度减小后，柱长可以按比例缩短而保持柱效不变，而且 Van Deemter 理论表明最佳流速与粒度成反比。柱长缩短会加快分离速度，而颗粒度越小，最佳流速也越大，进而可以通过提高流速来加速分离。由于使用 1.7μm 颗粒，柱长可以比用 5μm 颗粒时缩短 3 倍而保持柱效不变，并使分离在高 3 倍流速下进行，结果使分离过程快了 9 倍而分离度保持不变。UPLC 的快速分析也使方法验证变得简单快速。

3. 高灵敏度　由于待测药物的浓度越来越低，使得灵敏度成为很多分析对象的关键。UPLC 使用小颗粒技术可以得到更高的柱效从而改善了分离度、更窄的色谱峰宽，即更高的灵敏度。因此，UPLC 技术可以在改善分离度的同时提高峰高，较大地改善灵敏度。

4. 方法转换简便　UPLC 与 HPLC 基于相同的分离机制，故相互之间的方法转换非常简易。现有 HPLC 方法可以按照比例直接转换成 UPLC 方法；相反，UPLC 方法也可以很容易转换成 HPLC 方法供常规 HPLC 系统使用。

5. 易与质谱串联　UPLC 与质谱联用，可以实质性地改善质谱检测的结果。由于 UPLC 较 HPLC 流速低，其色谱峰扩散不大，增加了峰浓度，有利于提高离子源的效率，因而使灵敏度提高了至少三倍。除 UPLC 技术本身带来的速度、灵敏度和分离度的改善外，UPLC 的超强分离能力有助于提高目标化合物和与之竞争电离的杂质之间的分离，从而解决了质谱检测器因离子抑制导致灵敏度降低的问题。故使用 UPLC – MS 联用技术，理论上可以获得较 HPLC – MS 更高的灵敏度、更好的分离结果，获得更丰富的质量信息。

三、应用

由于 UPLC 是一个新兴的领域，与传统的 HPLC 相比，UPLC 的速度、灵敏度及分离度理论上分别是 HPLC 的 9 倍、3 倍及 1.7 倍。因此 UPLC 目前主要用来解决高通量分析和复杂体系的分离问题，如代谢组学分析、天然产物的分析。使用 UPLC 与 TOF 或 Q – TOF 等质谱检测器连接，促进了复杂体系中多组分分析的发展。

有文献报道，比较 HPLC 和 UPLC 法测定复方黄连素片中吴茱萸碱和吴茱萸次碱的含量。UPLC 较 HPLC 具有高效、快速、灵敏优势。HPLC 测定吴茱萸碱和吴茱萸次碱需 60 分钟内完成测定；UPLC 在 10 分钟内完成测定，较 HPLC 分析速度提高了 6 倍；HPLC 法的吴茱萸碱、吴茱萸次碱检测限均为 1.0ng，UPLC 法的吴茱萸碱、吴茱萸次碱检测限均为 0.6ng。UPLC 法在保证含量测定结果准确的前提下，将提高分析效率，节省分析时间，减少溶剂损耗，降低分析成本，凸显现代环保理念。

第四节　质谱及其联用技术

扫码"学一学"

质谱法（mass spectrometry，MS）是在高真空状态下将被测物质离子化，按离子的质荷比（m/z）大小分离而实现物质成分和结构分析的方法。质谱是物质的固有特性之一，不同的物质除一些异构体外，均有不同的质谱，质谱峰的强度与其代表的物质的含量成正比，据此可进行定量分析。MS 法具有高灵敏度和高选择性特点，是目前痕量有机分析最有效的手段之一，在体内药物分析中有着广泛的应用。USP、BP 和 ChP 均收载质谱法。

将色谱与质谱联用可对复杂体系样品进行定性定量分析，色谱－质谱联用技术包括气相色谱－质谱联用（GC－MS）、液相色谱－质谱联用（HPLC－MS）、毛细管电泳－质谱联用（CE－MS）、超临界色谱－质谱联用（SFC－MS）等，其中 HPLC－MS 已广泛应用于药物分析。

一、气质联用技术（GC－MS）

（一）工作原理与仪器装置

质谱的形成过程如图 19－3 所示，样品以气态或以带电分子喷射形式被导入离子源，经电离成分子离子和碎片离子，由质量分析器将其分离，并按质荷比大小依次进入检测器，经信号放大，记录得到质谱图。

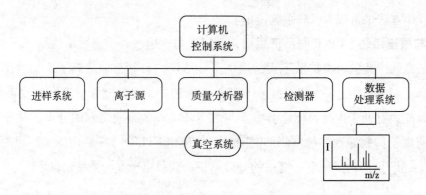

图 19－3　质谱仪的工作原理

1. 进样系统　MS 的进样系统分为直接进样和通过接口导入两种方式。根据样品的性质、状态和纯度选择合适的进样方式。

（1）直接进样　在室温和常压下，气态或液态供试品可通过一个可调喷口装置以中性流的形式导入离子源。吸附在固体上或溶解在液体中的挥发性物质可通过顶空分析器进行富集，利用吸附柱捕集，再采用程序升温的方式使之解吸，经毛细管导入质谱仪。

（2）接口技术　GC－MS 和 LC－/MS 广泛用作质谱的导入装置。用于 GC－MS 的接口主要有毛细管柱直接导入型接口，示意图见图 19－4，这是目前多数商品化仪器采用的方法，该接口样品利用率高，但无浓缩作用，此外还有开口分流型接口和喷射式浓缩型接口等。

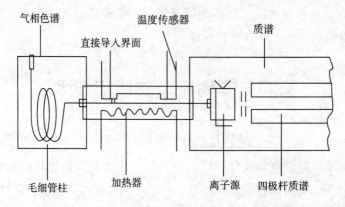

图 19－4　GC－MS 中毛细管柱直接导入型接口示意图

2. 离子源

离子源的性能决定了离子化效率。常见的离子化方式有两类：一类是供试品在离子源中以气体的形式被离子化，另一类为从固体表面或溶液中溅射出带电离子，在很多情况下，进样和离子化是同时进行的。

（1）电子轰击（electron impact，EI） 气化后的供试品分子进入离子化室（压力保持 $10^{-4} \sim 10^{-6}$ mmHg）后，受到由钨或铼灯丝发射并加速的电子流的轰击产生正离子。电子轰击质谱能提供有机化合物最丰富的结构信息，有较好的重现性，其裂解规律的研究也最完善，已建立了数万种有机化合物的标准图谱库可供检索。但不适用于难挥发和热稳定性差的供试品，主要用于 GC - MS。

（2）化学电离（chemical ionization，CI） 引入一定压力的反应气进入离子化室，反应气在具有一定能量的电子流的作用下电离或者裂解。生成的离子和反应气分子进一步反应或与供试品分子发生离子-分子反应，通过质子交换使供试品分子电离。根据反应气压力不同，化学电离源分为大气压、中气压（0.1~10 mmHg）和低气压（10^{-6} mmHg）三种。大气压化学电离源适合于色谱和质谱联用，检测灵敏度较一般的化学电离源高 2~3 数量级，低气压化学电离源可在较低温度下分析难挥发的供试品，并能使用难挥发的反应试剂，但只能用傅里叶变换质谱仪。

（3）快原子轰击（fast atom bombardment，FAB） 将供试品分散于基质（常用甘油等高沸点溶剂）中制成溶液，涂布于金属靶上送入 FAB 离子源中。将经强电场加速后的惰性气体中性原子束（如氩或氙）对准靶上供试品轰击。基质中存在的缔合离子和经快原子轰击产生的供试品离子一起被溅射进入气相，并在电场作用下进入质量分析器，如用惰性气体离子束（如铯）来取代中性原子束进行轰击，所得质谱称为液相二次离子质谱（LSIMS）。此法可用于强极性、挥发性低、热稳定性差和相对分子质量大的供试品及 EI 和 CI 难于得到有意义的质谱的供试品。

此外还有场电离和场解吸、基质辅助激光解吸离子化、电感耦合等离子体等离子化方式。

3. 质量分析器 质量分析器（Mass Analyzers）是将带电离子按其质荷比进行分离，用于记录各种离子的质量数和丰度。包括扇形磁场分析器（magnetic sector analyzers）、四极杆分析器（quadrupole analyzers）、离子阱分析器（ion - trap analyzer）、飞行时间分析器（time - of - flight analyzers）和傅里叶变换分析器（Fourier transform analyzers）。其中四极杆分析器对选择离子分析具有较高的灵敏度；离子阱分析器目前已发展到可以分析质荷比高达数千的离子，单个离子阱通过时间序列的设定可以实现多级质谱（MS^n）的功能，两者在药物分析中有着广泛的应用。

4. 检测器与数据处理 检测器通常为光电倍增器或电子倍增器，可将离子流转化为电流，所采集的信号经放大并转化为数字信号，通过计算机处理后得到质谱图。以离子的质荷比和其相对丰度作图，在 LC - MS 和 GC - MS 中以被分析物的色谱保留时间和由质谱得到其总离子强度绘制成色谱总离子流图，或固定某质荷比，对整个色谱流出物进行选择离子检测（selected ion monitoring，SIM），得到选择离子流图。

分辨率、灵敏度和质量范围是质谱仪的重要性能指标。分辨率（R）定义为：

$$R = \frac{M}{\Delta M}$$

式中，$M = (M_1 + M_2)/2$，$\Delta M = |M_1 - M_2|$；M_1 和 M_2 分别为相邻质谱峰的质量。通常仪器的分辨率为两峰间峰谷高度为峰高 10% 时的测定值。低、中、高分辨率的质谱分别是指其 R 在 100~2000、2000~10000 和 10000 以上。灵敏度是表示质谱峰强度与所需供试品量之间关系的量度，一般质谱仪的分辨率与灵敏度是相互制约的。质量范围是指仪器能够准确测定离子的最大质量数。其与加速电压有直接关系，加速电压与质荷比（m/z）成反比，降低加速电压，可提高所测的最大质量数，但同时会造成分辨率和灵敏度下降。

（二）质谱定量分析

质谱定量分析可采用外标法和内标法，后者精度高于前者。内标可选用类似结构物质或同位素物质，前者成本低，后者准确度和精度高，在用同位素作内标时，要求在进样、分离和离子化过程中不会丢失同位素物质。在用 FAB 和 LC-MS（热喷雾或电喷雾）进行定量时，一般需要用稳定的同位素内标。采用选择离子监测方式测定分析物与内标离子的相对丰度，利用分析物和内标的峰面积比或峰高比绘制校正曲线，计算供试品中分析物的含量。

（三）应用

例 19-2　GC-MS 测定人血浆中萘普生的含量

色谱条件：色谱柱：HP-5 MS 柱（30m × 0.25mm id，0.25μm）；载气：He；流速 1ml/min。

质谱条件：溶剂延迟 3 分钟，传输线温度：280℃；电子能量：70mV。

样品处理方法：样品的提取采用 SPE 柱（C_{18}，3ml，500mg，Bond-elut，Agilent），冷冻的血浆样品 0.5ml 在室温解冻，0.75ml 水和 0.1ml 内标溶液（布洛芬，1.0 μg/ml）加入血浆中。混合溶液涡旋混匀，上 SPE 柱，用乙腈-水（2ml，15/85）和 3ml 正己烷洗脱，洗脱液在 50℃氮吹蒸发，残留物用乙腈和 MSTFA（50:50，v/v）溶解，进样量：1μl。

测定结果：血浆样品中萘普生和内标布洛芬有良好的分离，色谱图如图 19-5 所示。

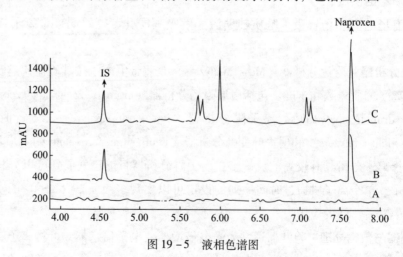

图 19-5　液相色谱图

（A）空白血浆，（B）空白血浆 + 萘普生（5.0 μg/ml）+ 内标（1.0 μg/ml），（C）单剂量口服 220mg 萘普生 1 小时后血浆样品

二、液质联用技术

1. 离子源　在 LC – MS 的发展进程中，先后引入了多种接口技术，主要有粒子束接口（particle beam，PB）、直接导入接口（direct liquid introduction，DLI）、传送带接口（moving belt，MB）和热喷雾接口（thermospray，TS）等。这些接口技术都有不同程度的限制和缺陷而未能被广泛应用。直到大气压电离接口（atmospheric pressure ionization，API）技术成熟后，LC – MS 才得到了飞速发展。大气压电离是利用待测试样与溶剂电离能力的不同，在大气压条件下电离，利用电场导引，将带电试样导入质谱真空系统，这种接口技术更容易和 LC 匹配。目前常用的大气压电离接口有电喷雾电离（electrospray ionization，ESI）、大气压化学电离（atmospheric pressure chemical ionization，APCI）及大气压光电离源（atmospheric pressure photoionization，APPI）等方式。

（1）大气压电离（atmospheric – pressure ionization，API）　是 LC – MS 最常用的离子化方式。常见的 API 有三种：大气压电喷雾（APESI），这是从去除溶剂后的带电液滴形成离子的过程，适用于容易在溶液中形成离子的供试品或极性化合物；大气压化学电离（AP-CI），在大气压下利用电晕放电来使气相供试品和流动相电离的一种离子化技术，要求供试品有一定的挥发性，适用于非极性或低、中等极性的化合物；大气压光电离（APPI），用紫外灯取代 APCI 的电晕放电，利用光化学作用将气相中的供试品电离的离子化技术，适用于非极性化合物。

（2）电喷雾离子源（electrospray ionization，ESI）　喷雾器顶端施加一个电场给微滴提供净电荷；在高电场下，液滴表面产生高的电应力，使表面被破坏产生微滴；荷电微滴中溶剂的蒸发；微滴表面的离子"蒸发"到气相中，进入质谱仪。为了降低微滴的表面能，加热至 $200 \sim 250℃$，可使喷雾效率提高。FAB – MS 可以显示碎片离子，但只能产生单电荷离子，因此不适用于分析分子量超过分析器质量范围的分子。ESI 可以产生多电荷离子，每一个都有准确的 m/z 值。此外还可以产生多电荷母离子的子离子，这样就可以产生比单电荷离子的子离子更多的结构信息。而且，ESI – MS 可以补充或增强由 FAB 获得的信息，即使是小分子也是如此。

2. 串联质谱（MS/MS）　两个或多个质谱连接在一起，称为串联质谱，又称为质谱 – 质谱法，是时间上或空间上两级质量分析的结合。空间串联由两个以上的质量分析器构成，常用的如四极杆串联（Q – Q – Q）、四极杆线性离子阱串联（Q – Trap）、四极杆飞行时间串联（Q – TOF）等。最简单和最常用的是由两个质谱串联而成的 MS/MS。MS/MS 在药物分析领域有很多应用，尤其是在混合物分析中有很多优势。如在药物代谢动力学研究中，可用多反应监测模式（multiple reaction monitoring，MRM）消除干扰，也可同时定量分析多个化合物。

3. 应用　由于液相色谱 – 质谱/质谱（LC – MS/MS）新技术的不断出现，LC – MS/MS 已成为现代分析中必不可少的组成部分。LC – MS 的联用始于 20 世纪 70 年代，由于大气压电离的成功应用以及质谱本身的发展，液相色谱与质谱联用，特别是与串联质谱的联用得到了极大的发展。LC – MS/MS 联用的优点非常显著，因为气相色谱只能分离易挥发且不分解的物质，而液相色谱则把分离范围大大拓宽了，生物大分子也能分离，LC 与高选择性和高灵敏度的 MS/MS 结合，可对复杂样品进行实时分析，即使在 LC 难分离的情况下，只要通过串联质谱对目标化合物进行中性碎片扫描，则可发现并突出混和物中的目标化合物，显著提高信噪比。

LC – MS/MS 联用是继 GC – MS 联用之后又一分离检测技术，发展极为迅速。它在生命科学、环境科学、法医学、商检等领域得到了广泛应用。

（1）在药物及体内药物分析中的应用　杂质检查及其限度控制是保证药品质量的一个重要方面，使用 LC – MS/MS 技术可以快速地对药物中杂质或降解物加以鉴定和监控，如氯沙坦片剂在储存过程中微量降解产物的鉴别和测定、头孢羟氨苄杂质和降解产物的测定。体内药物分析主要是分析生物样品中药物或其代谢物浓度。由于生物样品量少，成分复杂，因此对混合物中某种微量成分进行分析和检测往往是很困难的。LC – MS 虽然有足够的灵敏度，但遇到 LC 难以分离的组分时其应用受到限制。使用 LC – MS/ MS 可以克服复杂样品的背景干扰，通过选择性反应检测模式（SRM）或多反应检测模式（MRM）来提高分析检测灵敏度。LC – MS/MS 也广泛用于中药药效成分的分析和测定，如生晒参中人参皂苷、蒺藜中甾体皂苷、盾叶鬼臼根茎中木酚素和绿茶中儿茶素等。

例 19 – 3　UPLC – MS /MS 法同时测定家兔血浆中 6 个黄酮类成分及其药代动力学研究

色谱条件：色谱柱：Waters BEH C18（2.1 mm×50 mm，1.7μm）；流动相：乙腈（A）– 0.1%甲酸水溶液（B），梯度洗脱（0～0.5 min，10% A；0.5～2.0 min，10% A→30% A；2.0～2.5 min，30% A→90% A；3.5 min，90% A→10% A）；流速：0.35 ml/min；柱温：45 ℃；进样量：1μl。

质谱条件：三重四极杆串联质谱仪，电喷雾电离源，MassLynxV4.1 工作站；毛细管电压：3 kV；离子源温度：120℃；喷雾气为 N_2（流速：650 L/h）；去溶剂气温度：350℃；碰撞气为 Ar（流速：0.16 ml/min）；扫描方式为多反应监测（MRM）。

样品处理方法：取家兔血浆 200μl，置 1.5 ml 塑料离心管中，补加甲醇 50 μl，依次加入内标溶液（9μg/ml）20 μl，甲酸（3 mol/L）50 μl，甲醇 800 μl，涡混 1min，于 4 ℃ 离心（20000 r/min）10 min，取上清液置离心管中，40℃氮吹仪下吹干，残留物用 200 μl 初始流动相溶解，取 1 μl 进样分析。

测定结果：6 个黄酮类成分在家兔血浆中呈良好线性关系，提取回收率在 79.4%～105.9%之间，日内、日间精密度和准确度良好，各检测成分的方法回收率分别为异荭草素 96.8%～110.1%，荭草素 85.8%～98.8%，牡荆素 86.0%～110.6%，灯盏乙素 86.7%～102.5%，木犀草苷 84.1%～93.8%，槲皮苷 96.5%～112.2%。6 个黄酮类成分在家兔体内的平均滞留时间均较短，在 16 分钟以内。

（2）在兴奋剂和毒品检测中的应用　1980 年国际奥林匹克委员会把阿片、可卡因、麦角酰二乙胺、苯丙胺、大麻、苯二氮䓬和促蛋白合成类固醇等列为禁用药物，这些药物在体内主要以代谢物形式存在。LC – MS/MS 已被证明是检测尿液或血液中兴奋剂和毒品代谢物的有力工具，如采用液 – 液提取法，C_{18} 柱分离，ESI 源 MRM 检测，分析了血液和尿液中阿片及其代谢物吗啡、6 – 乙酰吗啡、可待因和去甲可待因，检测下限为 10 ng/ml。

（3）在农药和兽药残留量分析中的应用　食品中的农药残留量及其他有害成分的含量甚微，往往需要进行痕量分析，LC－MS/MS 因具有极高的灵敏度，可以鉴别和测定各种类型的农药、兽药以及生物毒素等残留物。如牛奶中庆大霉素和新霉素；谷物中矮壮素、瓜萎镰菌醇；动物组织中庆大霉素、磺胺二甲嘧啶和甲氨苄氨嘧啶；肉制品中聚醚离子载体类兽药、杂环芳胺；鸡蛋中硝基咪唑类；蔬菜中杀虫剂等。

（4）在生物大分子分析中的应用　ESI 是一种很温和的电离方法，特别适合分析强极性、难挥发或热不稳定的化合物；再者，ESI 能把许多电荷附着于大分子上，形成多电荷离子，因而利用常规质荷比范围的质谱仪即可实现大分子质量离子的测定。因此，LC－MS/MS 可实现蛋白质的快速高灵敏度鉴别和测定，蛋白质酶解后产生的肽段经 LC 分离，用 MS/MS 检测可获得肽的质谱，通过蛋白质序列数据检索，可得出蛋白质序列信息。利用 LC－MS/MS 还可以开展 DNA－药物结合态分析，肽及蛋白质与金属离子配位研究等。

5. 在临床诊断研究中的应用　目前临床诊断研究的色谱－质谱联用技术仍以 GC－MS 为主，但应用液质联用技术的研究报道数目近年来增长较快，目前已将串联质谱广泛应用于新生儿遗传代谢病的筛选，筛选病种随着质谱技术的发展而不断扩充。液质联用技术在临床诊断研究方面具有明显的优势，如用 LC－MS/MS 筛选新生儿苯丙酮尿症，采用短柱进行快速分离，MRM 检测，分析时间为 4 分钟/样品。

三、毛细管电泳－质谱联用技术

将毛细管电泳与质谱联用的分离分析方法，称为毛细管电泳－质谱联用技术（electrophoresis－mass spectrometry，CE－MS）。CE－MS 是 20 世纪 90 年代末期才发展起来的最新联用技术，它是将毛细管电泳的高分辨与质谱的高灵敏相结合，具有"三高一快"（高柱效、高分辨率、高灵敏度及分析速度快）的特点。毛细管电泳－质谱联用仪与 LC－MS 有许多相似之处，主要差别是 CE 背景电解质的流量（nl/min ~μl/min）远小于 HPLC 流动相的流量（ml/min），因此 CE－MS 的接口与 LC－MS 有较大差别。一般情况下，能用于 LC－MS 的质谱仪，只要改变接口，也能用于 CE－MS。CE－MS 联用仪方框图见图 19－6。

由于毛细管电泳法在分离分析方法中，具有最高的分离能力，对于复杂样品中微量成分的分离已体现出巨大的优势，但定性分析一直是一个难题。CE－MS 的出现，为毛细管电泳的定性问题提供了有力的手段。但由于质谱仪的接口限制，只能用含有挥发性缓冲盐的背景电解质，严重影响了 CE 的分离效果。毛细管电色谱－质谱联用仪（CEC－MS）的出现，尤其是整体柱的出现，有望解决上述难题。

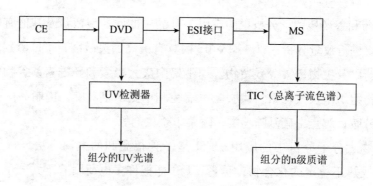

图 19-6 CE-MS 联用仪方框图

（一）CE-MS 联用仪的接口

CE-MS 联用仪的离子源，多采用 ESI 源。由于毛细管电泳的背景电解质的流量为纳升级（一般为 nl/min），远小于高效液相色谱流动相的流量（ml 级，一般为 1ml/min），在通过 ESI 的喷嘴时，较难形成雾滴。因此，电喷雾离子源与 LC-MS 不同，改为三套管式 ESI 源，即在流出液与喷雾气体间，增加了夹套液的套管。夹套液的主要作用是使由毛细管电泳末端的流除液，在 ESI 源的喷口处形成雾滴。

毛细管电泳尾端的流出液，在 ESI 源的喷口处形成雾滴后，溶剂蒸发，雾滴体积缩小。待雾滴缩小至一定程度时，由于雾滴中相同电荷离子相互排斥力加大，而产生"库仑爆炸"，逐步形成不带溶剂的被检测离子，再进入质谱的质量分析器。毛细管电泳与离子阱质量分析器或四极杆质量分析器相连。

（二）CE-MS 的缓冲液和夹套液

CE-MS 对缓冲液的要求：在 CE-MS 中一般不能用非挥发性盐，应选用乙酸铵、甲酸铵等挥发性盐替代，而且浓度一般低于 20mmol/L。这是为了防止非挥发性盐在接口析出、沉积，而使质谱的离子源不能正常工作。

夹套液的作用有三方面：建立电连接形成电泳的电流通路；提高液体流量，有助于形成稳定的电喷雾；调整电泳流出液的酸度，提高离子化效率。例如，分析有机碱类，为了提高其正离子化效率，夹套液调节为酸性（pH≈5），生成正离子，用正离子模式（MS⁺）检测；分析有机酸类，夹套液可调节为碱性（pH≈9），用负离子模式（MS⁻）检测。

夹套液的浓度与流量：夹套液的浓度一般为背景电解质溶液浓度的 1/10。夹套液的流量对检测信噪比（S/N）有一定影响，流量大样品被稀释，信号弱，噪声大；流量小，S/N 大，但不利于雾化。夹套液流量需测定，因样品而异。

（三）CE-MS 联用技术在医药研究中的应用

CE-MS 联用技术具有高分离能力和高灵敏度等特点，能够很好地解决生命物质的分析问题，近年来在蛋白质、多肽和脂类等生物大分子分离检测中得到了很好的应用。由于 CE-MS 在实现分离检测的同时，还可给出丰富的结构信息，为分子间相互作用研究及代谢组学研究提供了强有力的手段，有助于深入认识生命过程，筛选疾病生物标志物。CE-MS 还在药物分析中有着广泛的应用，除用于药物有效成分和杂质的检测，还可用于药物及其代谢物的体内药物分析，指导临床合理用药或者监控药物滥用。此外，CE-MS 还可用于中草药及其他天然产物中活性和毒性成分分析。

扫码"练一练"

简答题

1. 简述 NMR 定量分析的特点。

2. CDR 具有哪些缺点？

3. LC – MS 联用由哪些仪器组成？

参考文献

[1] 国家药典委员会. 中华人民共和国药典（2015年版）[M]. 北京：中国医药科技出版社，2015.

[2] 刘文美. 药物分析 [M]. 第6版. 北京：人民卫生出版社，2009.

[3] 杭太俊. 药物分析 [M]. 第7版. 北京：人民卫生出版社，2016.

[4] 曾苏. 药物分析学 [M]. 北京：高等教育出版社，2014.

[5] 晁若冰. 药物分析 [M]. 北京：人民卫生出版社，2007.

[6] 俞松林. 药物分析 [M]. 杭州：浙江科学技术出版社，2006.

[7] 梁述忠，王炳强. 药物分析 [M]. 北京：化学工业出版社，2004.

[8] 金学平，赵凤英. 药物分析 [M]. 北京：化学工业出版，2007.

[9] 甄汉深，贡济宇. 药物分析学 [M]，北京：中国中医药出版社，2011.

[10] 于治国. 药物分析 [M]. 第2版. 北京：中国医药科技出版社，2010.

[11] 宋粉云，傅强. 药物分析 [M]. 北京：科学出版社，2010.

[12] 赵春杰. 药物分析 [M]. 北京：清华大学出版社，2012.

[13] 李发美. 分析化学 [M]. 上册. 第7版. 北京：人民卫生出版社，2011.

[14] 赵燕燕，石敏健，刘丽艳，等. 对中国国家药品标准甘草酸单铵盐中有关物质及含量检测方法的改进 [J]. 河北大学学报（自然科学版），2014，34（4）：372－380.

[15] 张敏娟，黄秀梅，姜世贤. HPLC和UPLC法测定复方黄连素片中吴茱萸碱、吴茱萸次碱含量的方法比较 [J]. 药物分析杂志，2012，32（11）：2077－2081.

[16] 黄河花，刘东阳，胡蓓，等. 高效液相色谱串联质谱法同时定量测定人血清中脱氢表雄酮、睾酮及雄酮 [J]. 药物分析杂志，2012，32（2）：210－216.

[17] Mei Zhang, Grant A. Mooreb, Berit P. Jensena, et al. Determination of dexamethasone and dexamethasone sodium phosphate inhuman plasma and cochlear perilymph by liquid chromatography/tandem mass spectrometry [J]. J. Chromatogr. B 879 (2011) : 17－24.

[18] 李学仁，程庆春，王洪，等. 高效毛细管电泳法研究人血浆中的普鲁卡因、利多卡因、丁卡因和丁哌卡因 [J]. 中国麻醉学杂志，1998，18（1）：176.

[19] 杨丽莉，谭力，屠锡德，等. 气质联用法测定血浆中阿司匹林和水杨酸浓度及人体药代动力学研究 [J]. 药学学报，2000，35（2）：135－138.

[20] 李黎，段小涛，刘茜，等. 液相色谱－串联质谱法快速测定人血浆中布洛芬 [J]. 中国药学杂志，2008，43（21）1657－1661.

[21] 徐琛，陈益乐，赵志鹏. 高效液相色谱法测定炔丙基半胱氨酸及其有关物质的含量 [J]. 中国新药与临床杂志，2012，31：308－301.

[22] 任斌，何林，胡继承，等. 磷酸可待因缓释片人体药物动力学及生物利用度 [J]. 中国临床药学杂志，1999，8（6）343－344.

[23] 陈利琴，康学军，李琦，等. RP－HPLC法测定人全血中吗啡血药浓度 [J]. 药物

分析杂志, 2006, 26 (10): 1426 - 1429.

[24] Yilmaz B, Sahin H, Erdem AF. Determination of naproxen in human plasmaby GC – MS [J]. J Sep Sci, 2014, 37, 997 – 1003.

[25] 黄勇, 何峰, 郑林, 等. UPLC – MS/MS 法同时测定家兔血浆中 6 个黄酮类成分及其药代动力学研究 [J]. 药物分析杂志, 2012, 32 (1): 1 – 6.